U0941348

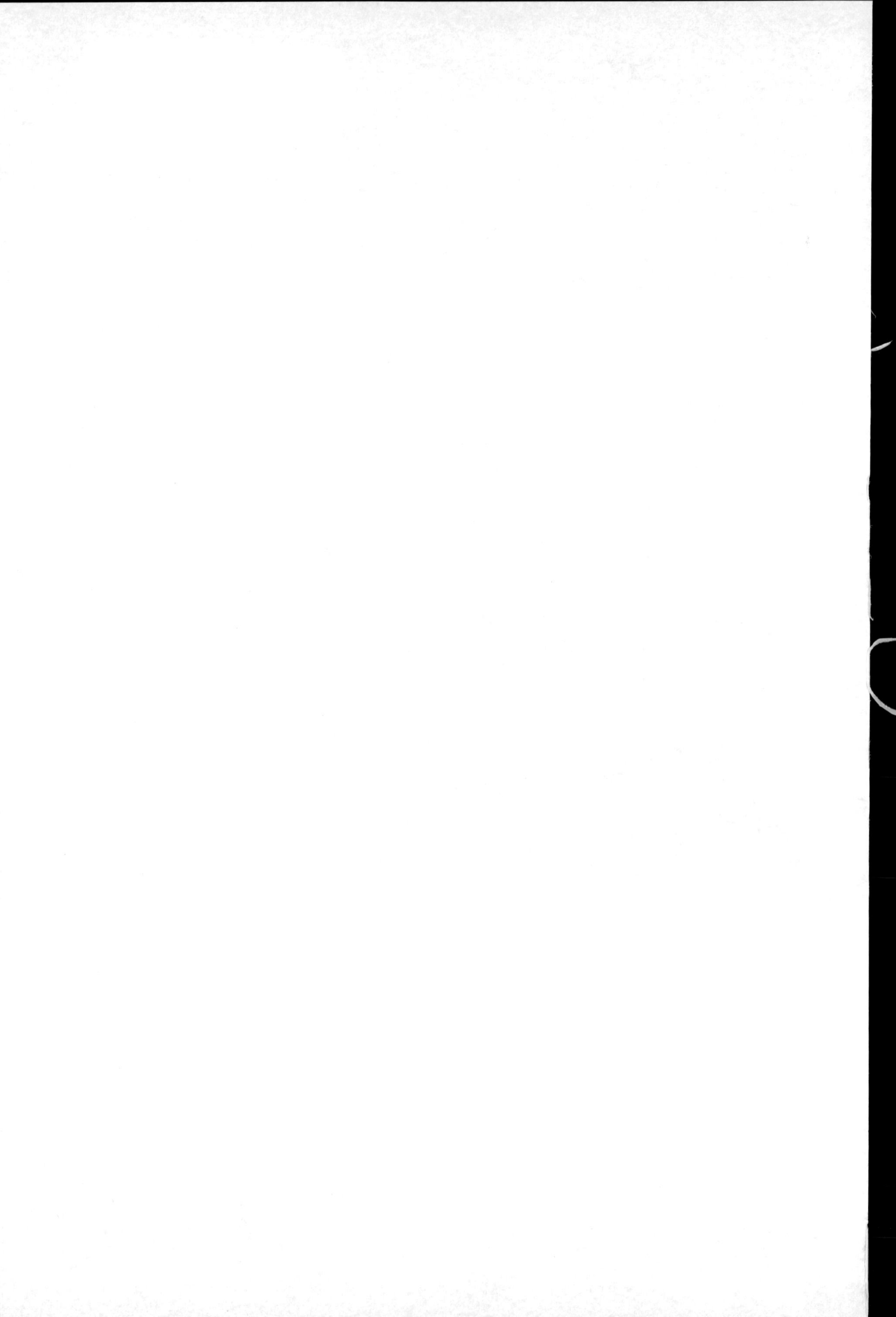

图书在版编目（CIP）数据

呼吸内科诊疗基础与临床处置要点/刘莹等主编. -- 长春：吉林科学技术出版社，2016.6
ISBN 978-7-5578-0756-6

Ⅰ. ①呼… Ⅱ. ①刘… Ⅲ. ①呼吸系统疾病－诊疗 Ⅳ. ①R56

中国版本图书馆CIP数据核字(2016)第133707号

呼吸内科诊疗基础与临床处置要点

Huxi neike zhenliao jichu yu linchuang chuzhi yaodian

主　　编　刘　莹　王林梅　张　念　于　蕾　毕红梅　周　莉
副 主 编　冯俊飞　杨耀峰　魏秀燕　熊新军
　　　　　夏　伟　管梦月　朱同刚　杨秀青
出 版 人　李　梁
责任编辑　张　凌　张　卓
封面设计　长春创意广告图文制作有限责任公司
制　　版　长春创意广告图文制作有限责任公司
开　　本　787mm×1092mm　1/16
字　　数　917千字
印　　张　37.5
版　　次　2016年6月第1版
印　　次　2017年6月第1版第2次印刷

出　　版　吉林科学技术出版社
发　　行　吉林科学技术出版社
地　　址　长春市人民大街4646号
邮　　编　130021
发行部电话/传真　0431-85635177　85651759　85651628
　　　　　　　　　85652585　85635176
储运部电话　0431-86059116
编辑部电话　0431-86037565
网　　址　www.jlstp.net
印　　刷　虎彩印艺股份有限公司

书　　号　ISBN 978-7-5578-0756-6
定　　价　150.00元

呼吸内科
诊疗基础与临床处置要点

（上）

刘　莹等◎主编

吉林科学技术出版社

主编简介

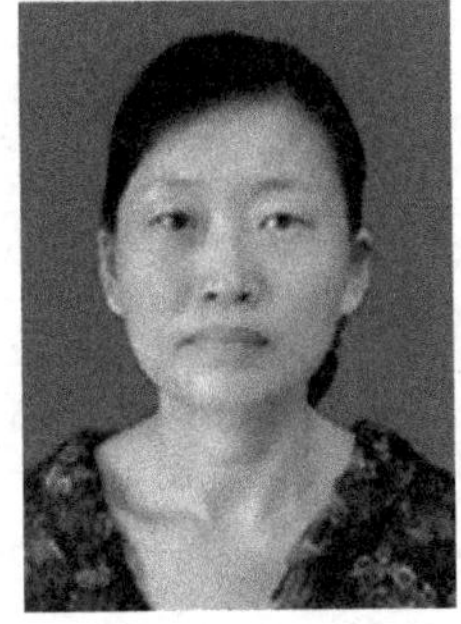

刘　莹

1973年出生，博士，副主任医师，副教授，硕士研究生导师。目前担任河南省医师协会哮喘学组委员及河南省医学会呼吸专业青年委员、河南省免疫学会细胞治疗委员会及干细胞专业委员会委员。从事呼吸专业研究近20年，目前主要研究方向为支气管肺癌和支气管哮喘的发病机制与早期诊治。具有扎实的专业基础理论知识和丰富的临床经验，熟练掌握了呼吸内科常见疾病：支气管哮喘、慢性支气管炎、肺气肿、肺心病、呼吸衰竭、难治性肺部感染、肺癌、间质性肺疾病、胸膜疾病等的诊断与治疗，对纤维支气管镜检查及镜下介入治疗、呼吸机操作及治疗、呼吸重症的监护与诊治有较深入研究。发表在国家级及核心期刊论文20余篇，论著2部，主持省厅级科课题8项。

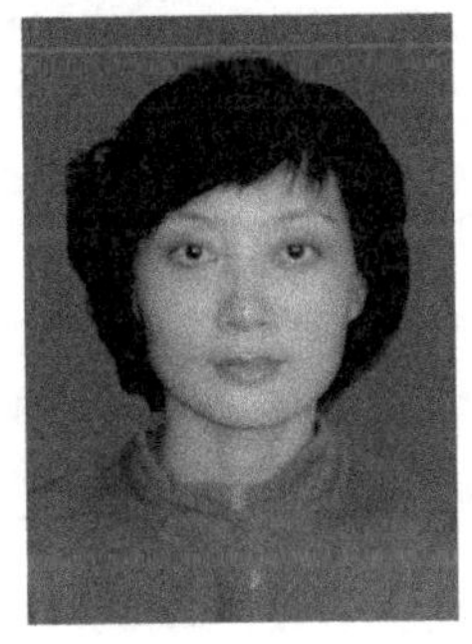

王林梅

1975年出生，1999年毕业于中南大学湘雅医学院临床医学系。2010年获郑州大学临床硕士学位。2013年曾在北京大学人民医院呼吸内科进修学习。2011年开始负责我院呼吸睡眠监测中心的诊治工作。1999年毕业后一直在郑州大学第二附属医院呼吸内科从事呼吸科临床、教学和科研工作。内科及呼吸病专业基本功扎实，准确把握专业进展方向。临床经验丰富，对呼吸科疑难杂症、危重症的诊疗有较高造诣。对呼吸机的使用及呼吸睡眠监测有较深入的研究。工作认真细致、责任心强，得到患者及同事的好评。现任河南省医学会变态反应分会青年委员、中华医学会河南省呼吸医师分会青年委员、中国睡眠研究会会员。在临床工作及科研过程中先后撰写并发表学术论文10余篇，其中SCI论文1篇。

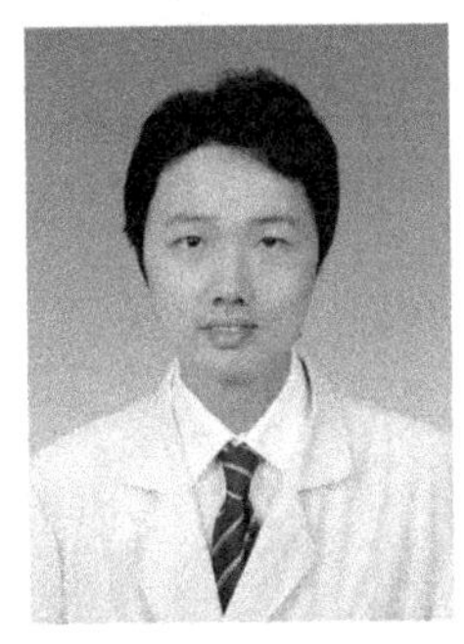

张　念

1977年出生，毕业于湖北中医药大学，医学硕士，副主任医师，现任武汉市第一医院呼吸内科副主任，中国民族医药学会肺系病分会委员，武汉市中医药学会肺系病分会委员，武汉医师协会变态反应分会委员，曾荣获“武汉市职业技能大赛执业医师（中医）状元”、“武汉市杰出青年岗位能手”光荣称号及“武汉市五一劳动奖章”。主持并参与多项国家及省、市级课题，在国家核心期刊上发表医学论文10余篇。长期从事呼吸内科的临床、科研及教学工作。擅长运用中西医结合方法治疗呼吸内科疾病及支气管镜、肺、胸膜活检诊疗技术。

编 委 会

主　编　刘　莹　王林梅　张　念
于　蕾　毕红梅　周　莉

副主编　冯俊飞　杨耀峰　魏秀燕　熊新军
夏　伟　管梦月　朱同刚　杨秀青

编　委　(按姓氏笔画排序)

于　蕾　平凉市人民医院
王林梅　郑州大学第二附属医院
石羿辉　湖北省孝感市第一人民医院
冯俊飞　云南省第三人民医院
毕红梅　青岛市第三人民医院
朱同刚　长春中医药大学附属医院
刘　莹　郑州大学第一附属医院
刘　翔　青岛市市立医院
杨秀青　濮阳市中医医院
杨耀峰　湖北省孝感市第一人民医院
张　念　武汉市第一医院
陈永彪　内蒙古民族大学附属医院
周　莉　河北医科大学第三医院
周妍卉　十堰市太和医院
湖北医药学院附属医院
夏　伟　湖北省荆州市第一人民医院
董　燕　湖北医药学院附属襄阳医院
管梦月　山东中医药大学
熊新军　湖北省汉川市人民医院
魏秀燕　山东单县杨楼医院

前　言

近几十年来，医疗实践信息在快速增长，其快速增长给临床医学带来了两方面的变化，即医生医学知识越来越丰富，以及医疗实践越来越有效，然而随着这些信息量增加的同时，临床医生也面临着来自患者的更大需求和由于医疗体系改革所带来的医疗系统前所未有的变化，当今医生的责任和压力是前所未有的。呼吸内科是临床医学的重要组成部分，呼吸内科医师在临床工作中面临着巨大的压力，近年来呼吸系统疾病的病死率明显下降，然而，临床医师对呼吸系统疾病的救治水平参差不齐，鉴于此，我们邀请了一批长期工作在临床一线的专家、教授及年轻的医师，编写了这本《呼吸内科诊疗基础与临床处置要点》，以期为临床医师提供一本简明、实用的参考书。

本书共分两篇，三十二章，上篇主要介绍呼吸病学诊疗基础，包括：呼吸系统解剖学和生理学、呼吸系统病理学、呼吸功能监测、动脉血气分析、呼吸系统影像学检查、支气管镜检查的临床应用、机械通气、呼吸系统疾病的药物、呼吸系统疾病气雾疗法、呼吸系统氧气疗法；下篇重点阐述了社区获得性肺炎、医院内获得性肺炎、肺脓肿、支气管哮喘、支气管扩张、肺不张、呼吸衰竭、急性呼吸窘迫综合征、肺血栓栓塞、肺源性心脏病、肺动脉高压、重症间质性肺疾病、肺结核急症与重症、肺癌、胸膜疾病、纵隔疾病、重度睡眠呼吸暂停低通气综合征、老年呼吸病、呼吸系统疾病的中西医结合治疗并加入了呼吸系统疾病的护理。本书体现科学性，突出实用性，希望能成为医务工作者的良师益友。

由于本书参编人数较多，文笔不尽一致，加上篇幅和编者时间有限，虽经反复多次校稿，但书中疏漏之处在所难免，望广大读者提出宝贵意见和建议，谢谢。

编　者

2016 年 6 月

目　录

上篇　呼吸内科诊疗基础

下篇　呼吸内科疾病处置

上 篇

呼吸内科诊疗基础

第一章　呼吸系统解剖学和生理学

第一节　呼吸系统解剖学

呼吸系统分为上呼吸道和下呼吸道两部分。上呼吸道由鼻、咽和喉组成；下呼吸道包括从气管起直到终末细支气管的整个支气管树。从气管到终末细支气管是气体的传导部分。从呼吸性细支气管到肺泡为气体的交换部分（图1－1）。

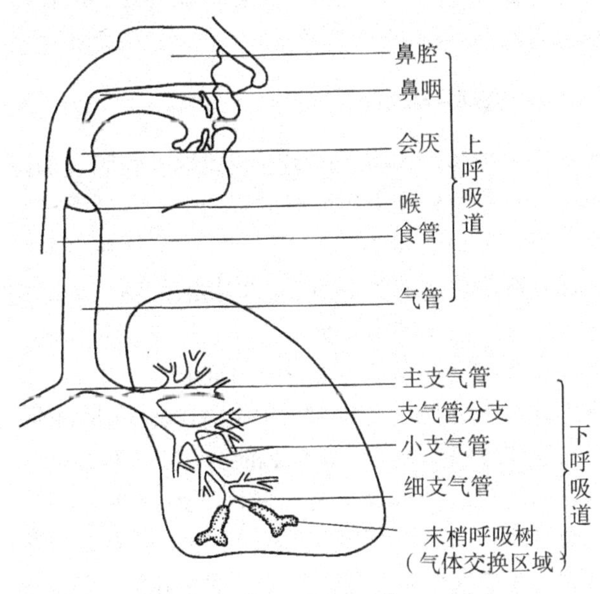

图1－1　呼吸道示意图

一、上呼吸道

鼻腔侧壁有弯曲的鼻甲，鼻腔内有鼻毛，鼻黏膜为纤毛上皮且血液供应丰富，鼻有加温、湿润和过滤吸入空气的作用。鼻咽、咽喉部的淋巴组织有防御作用。吞咽反射使会厌封闭喉口，防止食物进入气道内。喉肌收缩，关闭后鼻孔，避免异物反流至鼻腔内。

二、气管-支气管

气管上端与喉相连，下端与主支气管相接，平均长度10~12cm，直径1.8~2.4cm。气管前侧壁由15~12个呈“C”形的软骨环和平滑肌以及富含弹力的结缔组织构成，称为软骨部。气管后壁由含有平滑肌纤维的膜性组织组成，称为膜部。

气管在相当于第4胸椎的水平分为左、右支气管，其间夹角50°~100°。总支气管的结构与气管相类似，由软骨、平滑肌、纤维和结缔组织构成，但软骨环较小。右总支气管较短而陡直，平均长1~2.5cm，内径约1.5cm，故异物易进入右支气管。左总支气管细而长，平均5cm左右，内径为1.1cm。

从右总支气管的1~2cm处分出右上叶支气管后，向下成为中间支气管，并由此再分出中叶支气管。总支气管的主干伸延下去，即为下叶支气管。在左总支气管4~5cm处分出左上叶支气管。总支气管的主干伸延下去，即为下叶支气管。叶支气管再分为段支气管。

三、小气道

直径2mm以下的气道称为小气道，大约相当于第7级以下的小支气管和细支气管，其最小直径可达0.65mm左右。小气道具有如下特点：①管壁薄：炎症易波及气道全层及其周围组织。②管腔细：易因分泌物而致阻塞。③软骨缺如：易扭曲、变形和闭合。④纤毛减少或消失，微生物、尘埃等易沉积在黏膜上。⑤总截面积大，气流速度缓慢，以层流为主，有利于吸入气体在肺内的均匀分布。⑥平滑肌相对丰富，在神经体液作用下通过平滑肌的舒缩改变小气道口径，有利于通气/血流比例的调节。

四、气管和支气管黏膜组织

气管和支气管的管壁均由黏膜、黏膜下层和外膜组成。黏膜表面由柱状纤毛上皮细胞和杯状细胞等紧密结合而成，附着于纤维交织形成的基础上。①纤毛柱状上皮：分布于整个传导气道，每个细胞有纤毛300余根。长为6~10μm纤毛每秒钟向前摆动1 000~1 500次，推动黏液层向上运动。具有清除异物的重要功能。②黏液细胞：夹杂在纤毛柱状上皮细胞之间，其数目随支气管分级增加而逐步减少。整个传导气道平均每1mm^{2}面积内有6 800个黏液细胞，包括杯状细胞和浆液细胞。③基底细胞：为锥形或多角形，位于上皮基膜上。基底细胞分化能力强，能分化为纤毛柱状上皮细胞和杯状细胞。④K细胞（Kulchitskh's细胞）：又称嗜银细胞，存在于气管和各级支气管。K细胞能分泌5-羟色胺、儿茶酚胺等，参与肺循环及支气管平滑肌张力的调节。其本身也是一种化学感受器。⑤Clara细胞：为无纤毛分泌细胞，分布在细支气管以下。Clara细胞能合成、分泌蛋白质，与Ⅱ型肺泡细胞分泌的脂质共同组成表面活性物质；在应变中可以转化为纤毛细胞和杯细胞。⑥神经上皮小体：为具有内分泌功能的神经感受器，从气管到肺泡均有神经小体存在，以细支气管分叉处最多见。细胞内含有5-羟色胺等物质，具有调节支气管和肺血管口径的作用。

外膜由软骨环和肌纤维组织构成。软骨的缺口由肌纤维束和结缔组织填充连接，构成气管的膜壁，在膜壁间的平滑肌束多呈横行排列。平滑肌收缩可使气管管径变小。软骨在细支气管逐渐消失，到细支气管仅有单层纤毛上皮。外膜内还有血管、淋巴管和脂肪细胞等，并在接近肺泡的过程中逐渐变薄。

五、肺叶、肺段及肺泡

肺脏位于胸膜腔中，上端称肺尖，下端为肺底。肺底与膈肌上部的膈胸膜相连。肺内侧称纵隔面，与纵隔相依附。肺门是支气管、肺动脉、肺静脉、神经和淋巴管进出的通道。

（一）肺叶和肺段

脏层胸膜斜裂深入组织，将左肺分为上、下两叶，右肺另有水平裂将之分为上、中、下三叶。肺段分布完全根据支气管分支，故右肺有 3 叶 10 个肺段，左肺共有 2 叶 8 个肺段。肺段与肺段间有侧支通道。

（二）终末呼吸单位

为终末细支气管以下的单位。每一终末呼吸单位内含两根呼吸性细支气管，再分级 3 次，最后形成肺泡管、肺泡囊和肺泡。呼吸性细支气管表面的纤毛立方形细胞，渐变成纤毛消失的扁平细胞。肺泡管由平滑肌细微肌纤维——弹力纤维网络组成，是许多肺泡的共同通道。数个肺泡共同形成肺泡囊，与肺泡管有相同的结构和功能。终末呼吸单位是进行气体交换的唯一场所。

（三）肺泡

为多面型薄壁囊泡，平均内径 250μm。肺泡内面衬有肺泡上皮细胞，壁内有丰富的毛细管网及弹力纤维、胶原纤维、网状纤维。网眼内有巨噬细胞、成纤维细胞。成人肺泡总数平均约 3 亿个（2 亿～6 亿个之间），表面积可达 30～100m^2。在相邻肺泡间有肺泡孔相沟通。远端细支气管与邻近肺泡之间尚有上皮细胞覆盖细支气管－肺泡交通支（ Lambert 管道），两者均起侧支通气的作用。

肺泡腔表面积的 95% 由Ⅰ型肺泡细胞覆盖。Ⅰ型肺泡细胞为扁平形，胞质薄而宽，成为血气屏障的主要成分。Ⅰ型肺泡细胞间的连接为绝对不可渗型，限制肺泡间质中的液体和蛋白样物质渗入肺泡腔，也防止肺泡腔内的物质进入间质内。Ⅰ型肺泡细胞无分裂增生能力，损伤后须由Ⅱ型肺泡细胞的分裂、增殖来补充。Ⅱ型肺泡细胞为卵圆形，与Ⅰ型肺泡细胞位于同一基底膜层之上。Ⅱ型肺泡细胞有较强的分泌代谢活动，板层小体内含有磷脂、蛋白质、黏多糖，成熟后释入肺泡腔内，成为肺泡表面活性物质。Ⅱ型肺泡细胞为Ⅰ型肺泡细胞的后备细胞，当Ⅰ型肺泡细胞损伤脱落时，由Ⅱ型细胞转化成Ⅰ型肺泡细胞。但Ⅱ型肺泡细胞在分化过程中，其胞膜较正常为厚，在一定程度上降低了气体的弥散能力。

肺巨噬细胞是游走吞噬性细胞，细胞外有足突，胞质内含吞噬溶酶体，起肺泡内防御的主要作用；可释放多种细胞因子，参与多种炎症反应。在特殊环境可释放出纤维连接蛋白，趋化成纤维细胞，起组织增生纤维化的作用。

六、肺的血液循环

肺有双重血液供应。肺循环的动、静脉为气体交换的功能血管，体循环的支气管动、静脉是气道和胸膜的营养血管。

（一）肺循环

肺动脉起于右心室动脉圆锥并分为左、右两支，在相应肺门受到纤维鞘的包裹，再与支气管平行分支。到达终末细支气管水平，肺动脉成直角穿透纤维鞘，进入肺小叶即成肺小动脉。在呼吸性细支气管和肺泡囊壁层分出极多分支，构成毛细血管网。每个肺泡包绕长度9～13μm的毛细血管段。毛细血管壁有外膜细胞，内皮亦有肌纤丝分布，故能控制和调节毛细血管内血流量。肺静脉起自毛细血管网的远端，在肺小叶间隔中引流，不伴随肺动脉，最后汇集于肺门左右两侧的肺静脉，并分别组成上、下静脉干，注入左心房。

肺循环的特点为压力低（22/8mmHg）、血流量大（等于心排血量）。毛细血管的平均长度能适应红细胞接触肺泡气达0.5～1s，使氧气（O_2）的摄取和二氧化碳（CO_2）的离解达到平衡。

（二）支气管动脉和静脉

右支气管动脉始于右第3肋间动脉、右锁骨下或乳内动脉；左支气管动脉常直接从胸主动脉分出。支气管动脉进入肺内，与其周围结缔组织相连接，其分支与支气管外膜吻合成支气管周围的动脉丛，到达终末细支气管后，构成毛细血管丛。

呼吸性细支气管水平静脉丛与肺小动脉丛相连接，进入肺静脉，支气管壁和邻近组织的静脉丛连合成为支气管肺静脉，亦流向肺静脉进入左心房；来自气管、叶、段支气管壁的静脉丛，成为支气管静脉，回流至右心房。

在肺动、静脉与支气管动、静脉两种循环系统间有潜在交通支，使肺循环和支气管循环间的血流量保持平衡。主要有支气管动脉与肺动脉交通支、支气管静脉与肺静脉交通支和肺动静脉交通支。在支气管动脉阻塞时可以通过交通支代偿，防止肺组织缺血。在肺动脉高压时，亦可通过交通支降低右心压力。

七、肺的淋巴引流

肺内有丰富的淋巴组织，可分为淋巴管丛和淋巴样组织结构。肺泡旁淋巴管使大多数肺泡有直接的淋巴引流，对于颗粒的清除、感染的播散和肿瘤的转移有重要作用。肺淋巴管内有单向瓣膜，使淋巴液向肺门淋巴结引流。

八、肺的神经分布

肺脏的神经有内脏运动和感觉两类神经支配。主要来自迷走神经和胸2、3、4交感神经节的纤维。内脏运动神经主要分布于支气管的腺体、平滑肌及肺血管的平滑肌，调节支气管腺体的分泌、平滑肌的舒缩及肺血管的血流量。神经纤维在肺门处形成肺丛，随支气管和肺血管分支入肺、支气管分支逐渐变细，神经纤维亦相应减少，末梢神经消失于细支气管平滑肌、肺泡管、肺泡囊和毛细血管壁。内脏感觉神经末梢分布于气管、支气管黏膜上皮、血管外膜和脏层胸膜，接受传入感觉冲动，通过迷走神经至呼吸中枢，控制呼吸运动。

九、胸膜和胸膜腔

胸膜被覆于肺表面及胸廓内面，覆盖于肺表面的称为脏层胸膜，衬于胸廓内面的称为壁层胸膜。脏、壁层胸膜在肺根部相应的组织结构上反折会合成封闭式胸腔。两层胸膜间密闭腔隙称为胸膜腔。胸膜腔左右独立，腔内含有少量浆液，起润滑胸膜的作用。两层胸膜在肺根部还融合成一片向下的肺韧带，固定着肺脏。生理情况下，胸腔内压为负压。壁层胸膜接受体循环毛细血管的血供，脏层胸膜接受支气管动脉和肺循环的双重供应，大面积的毛细血管网使脏层胸膜维持于低压状态，有利于吸收胸液。壁层胸膜的肋面及膈胸膜面有感觉神经末梢，刺激末梢神经将在相关部位出现痛感。膈中央部分由膈神经支配，刺激后疼痛感可放射到同侧的肩部或上腹部。脏层胸膜无痛觉神经分布。

（王林梅）

第二节　呼吸运动和呼吸动力

呼吸运动是人体借助呼吸肌的收缩和松弛、肋骨的活动、膈肌的升降、肺组织的弹性、胸廓的重力作用使胸廓和肺的容积发生变化，完成通气任务。正常人的呼吸运动可以是不随意的，例如静息状态下的呼吸；它也可以是随意的，例如歌唱时的呼吸。所谓呼吸动力是从物理力学观点说明呼吸运动的过程。

一、呼吸压力

人体肺脏犹如一个有弹性的囊袋，密封于胸廓腔内，两者间的空隙叫胸膜腔。呼吸肌收缩和松弛能改变胸廓容量，产生胸廓内、肺泡内和呼吸道内压力的变化，成为呼吸运动的动力（图1-2）。

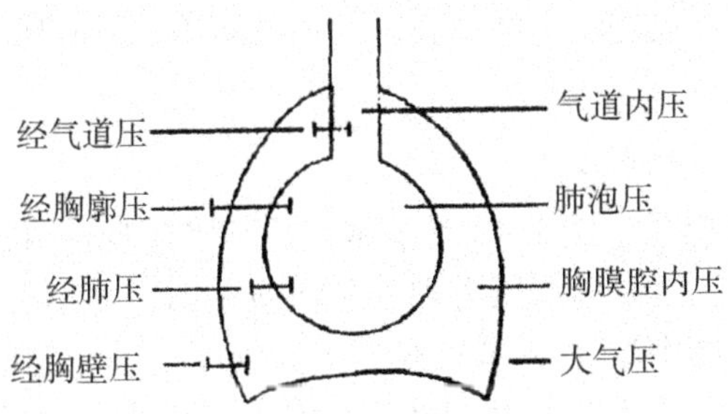

图1-2　呼吸压力示意图

1. 胸内压（或称胸膜腔内压，P_{PI}或P_{IP}）　是胸廓向外扩张，肺组织弹性向内回缩，两者作用于胸膜腔，所产生的负压，也是促使静脉血回流入胸腔的动力。在平静呼吸周期中，胸内压始终呈负相变化，范围在 -5 ~ -15cmH_2O。在平静呼气末、吸气前，当呼吸停顿的一瞬间，这两个相反方向的力量处于平衡位置。因此从动力学观点，此时的肺容量即功能残气量（FRC），它反映胸廓与肺组织的弹性情况。肺弹性减退时（例如肺气肿）功能残气量就增加。肺水肿、肺间质纤维化、间质性肺炎时，肺弹性回缩力增加，故功能残气量减少。

2. 肺泡压（或称肺内压，P_{alv}或P_A）　胸内压与肺脏向内收缩压的差数产生肺泡压。平静呼吸时，肺内压波动范围在 -5 ~ +5cmH_2O之间。吸气时，胸膜腔内的负压增加，而弹性收缩保持稳定，故肺泡内负压相应增加，产生口腔-肺泡压力差，使空气从口鼻流向肺泡。呼气时，吸气肌松弛，胸廓回缩复位，胸腔内负压减少；当低于肺弹性收缩力时，肺泡内压力转为正压（大于大气压），于是肺泡气排出体外。肺泡压力也作用于肺泡周围的毛细血管；正压挤压，负压扩张，使循环血流阻力也随之有所变化。

3. 气道内压（P_{br}）　大气压与肺泡内压的压力差，称为气道内压。吸气时，肺泡内压为负值，气道内压力从口鼻腔向肺泡递减；至吸气末，肺泡内压与大气压平衡时，气道内压等于大气压。呼气时，肺泡压转为正压，气道内压力从肺泡向口鼻腔的大气压递减；当平静呼吸终了时，肺泡压，气道内压与大气压达到平衡。

4. 经气道压（P_{airway}） 是使呼吸道扩张或压缩的压力，取决于气道内压和胸内压的压差（$P_{Br}-P_{Pl}$），也就是指气道壁内外的压力差。临床上采取措施，增加呼气阻力，提高气道内压，减少小气道内外压力差，以防止小气道闭陷，保持呼气通畅。

5. 经胸廓压（P_{chest}或P_{TT}） 是扩张和压缩胸壁和肺脏的总压力，相当于肺泡压与胸廓外大气压的差数。当肺泡压大于大气压时，胸廓扩大；反之，则缩小。机械通气时，经胸廓压是间歇正压或负压通气的动力。

6. 经肺压（P_{lung}或P_{TP}） 是肺脏扩张或收缩的压力，相当于肺泡内压与胸内压的差数。吸气时，胸腔内的负压增加，当超过肺泡内压时，肺脏扩张；呼气时，胸内压的负压减少，肺脏收缩。在正常呼吸周期中由于经肺压在肺脏的各部分变化不一致，导致吸气后的气体在肺脏分布不匀。

7. 经胸壁压（P_{wall}或P_{rc}） 是扩张或压缩胸壁的压力，它相当于胸内压与胸壁外大气压的差数。铁肺呼吸器就是利用经胸壁压的变化，作为机械呼吸的动力。

二、呼吸运动的阻力

呼吸压力的变化说明呼吸运动存在阻力。组成的阻力就是呼吸器官的弹性阻力和呼吸道气流摩擦为主的非弹性阻力。

（一）呼吸器官的弹性阻力

1. 呼吸器官的压力和容量 图1-3是正常人从呼吸流量计吸入或呼出空气，而后让胸廓松弛，描记其气道压力，而得到的压力和容量曲线。图中显示在功能残气位（FRC）时，肺脏和胸廓的松弛压力（图中的A和B）相当于大气压（等于零），也就是说FRC时肺脏的弹性回缩力平衡了胸廓向外的扩张力。超越FRC时，压力是正的；少于FRC时，压力低于大气压。由此可知，肺脏的弹性回缩力的方向总是向内，始终是吸气的阻力，但有助于呼气；而胸廓的弹性则是双向，小于肺76%时帮助吸气，大于76%时，有利于呼气。在生理条件下，肺脏被包围于胸廓中，并紧贴在胸廓内，胸肺的弹性回缩力相互牵制，产生胸内负压。静息呼气末，吸气肌完全松弛，两个反方向力量处于平衡，这时的肺容量称为功能残气量（FRC）。当肺组织回缩力减退时，FRC增加；反之，则减少。吸气肌用最大收缩力扩张胸廓，抵消肺脏回缩力后的肺容量称为肺总量（TLC）。呼气肌最大收缩，压缩胸廓，加上肺脏本身弹性回缩力的肺容量为残气容积（RV）。所以，肺总量、功能残气量和残气容积都是呼吸肌、胸廓、肺脏弹性力量三者综合作用后的肺容量。肺活量（VC）则是肺总量与残气容积的差值，也是反映呼吸动力的指标之一。

当肺弹性回缩力减退时，FRC增加；当静息呼气基线（resting resp level）上移时，肺容量愈接近肺总量76%，吸入的潮气量，愈容易超过肺总量76%，而超过后增加时的肺容量、胸肺回缩力都成为呼气肌必须克服的阻力，因此通气潜力就相当减少了。

2. 顺应性与弹性回缩力 顺应性（compliance）也称应变性，是一个物理学的概念，是弹性物体的共同属性，是单位压力改变时所引起的容积改变。呼吸系统顺应性（C）的测定，通常包括肺顺应性（C_L）、胸壁顺应性（C_{CW}）和总顺应性（C_{RS}）的测定。

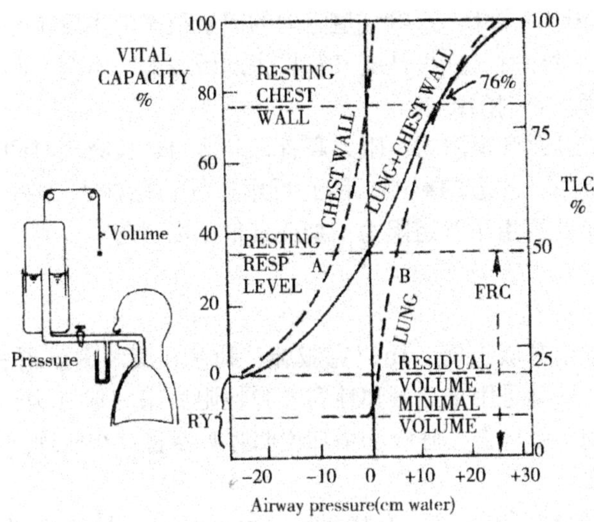

图 1－3　胸廓、肺脏和胸肺合并压力－容量曲线

胸廓和肺脏的弹性，若用顺应性来表示，即是单位压力作用下的胸廓或肺脏容量的改变。

$$\text{肺组织顺应性}（C_L）=\frac{\text{肺容积改变}（\Delta V）}{\text{经肺压}}$$

$$\text{胸壁顺应性}（C_{CW}）=\frac{\text{肺容积改变}（\Delta V）}{\text{经胸壁压}}$$

$$\text{呼吸器官总顺应性}（C_{RS}）=\frac{\text{肺容积改变}（\Delta V）}{\text{经肺压}+\text{经胸壁压}}$$

$$\therefore \frac{1}{C_{RS}}=\frac{1}{C_L}+\frac{1}{C_{CW}}$$

从上式可知呼吸器官的总顺应性必小于胸壁或肺组织的顺应性。正常人胸壁和肺组织的顺应性很接近，约为 0.22L/cmH_2O，呼吸器官的总顺应性约为 0.11L/cmH_2O。在病理情况下，如肺间质纤维化、肺水肿、肺淤血时，肺组织较为坚实，弹性阻力大，顺应性小，此时施用机械通气时必须用较大压力才能使肺容量扩张。

肺顺应性可分为静态顺应性（C_{st}）和动态顺应性（C_{dyn}）两种。前者是指在呼吸周期中，气流暂时阻断时测得的肺顺应性，它相应于肺组织的弹力，动态顺应性是指在呼吸周期中，气流未阻断时所测得的肺顺应性，它受气道阻力的影响。

3. 非弹性阻力　呼吸时产生的压力是用以克服呼吸器官的弹性和非弹性阻力。非弹性阻力包括气流通过呼吸道时的阻力和肺呼吸器官变形时所受到的黏性阻力。非弹性阻力的特点是：它们只存在呼吸运动时并与呼吸运动的速度有关，与容积大小变化无关。在正常呼吸频率时，非弹性阻力所消耗的能量约占总能量的 30%，其中气流阻力占非弹性阻力的 80%～90%。气道阻力是以单位流速所需呼吸道两端压力差表示。呼吸道两端分别为口鼻和肺泡，故呼吸空气时两端压力差为大气压与肺泡压差，以公式表示：

$$\text{气道阻力}=\frac{\text{大气压}-\text{肺泡压}（cmH_2O）}{\text{气流速度}（L/s）}$$

健康人平静呼吸时呼吸道阻力在 1～3cmH_2O·s/L 左右。呼气阻力稍大于吸气时阻力，分别为1.27与1.23cmH_2O·s/L。影响气道阻力的因素很多，主要是呼吸道内径。气道阻力增加可见于支气管哮喘发作时，它可被支气管扩张剂所缓解；阻塞性肺气肿时，气道阻力也增加，但它不受支气管扩张剂的影响。

在机械通气时，应注意气道阻力。阻力高者，应适当延长吸气时间，减低流速。

气道阻力测定不受主观意志的影响，因此可用通气功能检查（例如用力呼气流速和最大通气量）减低来了解是否由于气道阻力增加或其他原因引起。

三、呼吸功

呼吸功是指空气进出呼吸道时，用以克服肺、胸壁和腹腔内脏器官的阻力而消耗的能量。换言之，呼吸肌的活动是用来克服弹性和非弹性阻力来完成呼吸运动。在平静呼吸时，呼吸肌所做的功基本用于吸气上。呼吸功增加说明呼吸器官存在病理上的缺陷，客观上表现为呼吸困难或呼吸费力。

在正常情况下，平静呼吸的功约为0.6kg/（m·min），最大呼吸功可达10kg/（m·min）。正常人体总的氧耗量为200～300ml/min，呼吸器官的氧耗量约为0.3～1.8ml/升通气量，占总氧耗量5%以下。当每分钟通气量从正常5L/min，增加到7L/min时，呼吸器官的氧耗量占总氧耗量30%。因此，当肺弹性阻力增加（例如肺纤维化）时，呼吸变为快而浅，用以克服弹性阻力增加而消耗的功；反之，当呼吸道阻力增加时（例如支气管哮喘），呼吸变为深而慢，用以减少因阻力增加而消耗的功。施行机械呼吸时，当患者的呼吸肌完全松弛时，呼吸器使用的潮气量和吸气压力的乘积就是自发呼吸所做的功。

（于　蕾）

第三节　肺循环

一、肺血管

肺由双重循环系统供应血液，一为肺循环，全身回心的静脉血均流经肺循环，在肺内进行气体交换。肺循环由肺动脉干及其分支、毛细血管和肺静脉所组成。肺循环的血管具有管壁薄、长度短、口径粗等特点。由于肺循环只供应肺组织血液，小于0.1mm的动脉无平滑肌，肺循环是一个低阻、低压的系统。肺动脉开始与支气管伴行，到小叶中心的终末细支气管以后则沿肺泡壁组成毛细血管床。另一为支气管循环，包括支气管动脉和静脉，是肺、气道和胸膜的营养血管。肺循环与支气管循环之间通过动脉－动脉和静脉－静脉吻合支互相交通，因此当肺动脉分支阻塞时，其所支配的区域则可由支气管动脉供血。

（一）肺循环系统

1. 肺动脉　起自右心室圆锥部，肺动脉干随后分为左右肺动脉。右肺动脉在右上叶支气管的前下方行进，而左肺动脉则在左上叶支气管的上方。当右肺动脉分出肺动脉前干时，左肺动脉分出上叶动脉后即称右、左中间动脉。肺动脉与支气管相对应逐渐分支，直到终末小动脉为终端动脉，分为肺毛细血管在肺泡间隔内形成毛细血管网。

2. 毛细血管　肺泡间隔内毛细血管网由两部分所组成：①流入毛细血管，其直径约40μm，在动脉和静脉之间形成粗网。②毛细血管网，直径约10μm，在肺泡周围形成细网，当每分钟心排血量增加时，该血管网容纳增加的循环量。

肺泡的毛细血管网是全身最密的，且多吻合支与静动脉短路。毛细血管间的距离甚近，常小于毛细血管本身。肺毛细血管内的血容量为60～80ml，由于肺泡的面积有70m^2，肺毛细血管内的血流是极薄的，这有利于气体的交换。在肺循环血量下降，肺毛细血管灌注不足时，通过自主神经反射引起肺毛细血管后括约肌的收缩，有利于肺毛细血管的充盈。

3. 肺静脉　最小的肺静脉血管从肺泡管的远端起，为毛细血管后支，再会合成小叶间静脉，直径为20～30μm。最后逐渐汇合在肺门部。两侧上、下静脉干各以两支肺静脉注入左房。

（二）支气管循环

1. 支气管动脉　一般从胸主动脉腹侧相当于气管分叉部位分出，支气管动脉在支气管周围的结缔组织中伴随支气管而不断分支，直到终末细支气管远端。

2. 支气管动脉丛　支气管动脉在支气管壁外膜组织中形成动脉丛，并由此分出分支穿透肌层进入黏膜下层，再分支形成细的毛细血管丛，以营养黏膜。

3. 支气管静脉　支气管静脉分深、浅两种。深支气管静脉起源于肺内的细支气管、肺泡管的毛细血管网，并同肺静脉相吻合，最后注入肺静脉或左心房。右侧支气管静脉注入奇静脉，左侧支气管静脉通常注入副奇静脉或左最上肋间静脉。来自支气管动脉的血液只有一部分经由支气管静脉流入体循环的静脉而进入右心房。另一部分则经由肺静脉入左心房。终末小动脉之间不相交通，但可能与肺静脉间有相当大的交通支。正常时，通过肺毛细血管血压的侧支分流，也就是不通过气体交换的血流量一般很小。当肺纤维化、支气管扩张等疾病时，肺动脉和静脉之间的毛细血管前交通支和支气管、肺动脉间的交通支较正常时明显增多。在肝肺综合征时，上述交通支也明显增多。支气管扩张时，由于扩张的支气管动脉受体循环支配而压力高，一旦咯血常常量大且严重。

（三）肺毛细血管网和终末肺单位

终末肺单位包括由呼吸细支气管分出的肺泡管和肺泡。在功能上，终末肺单位与毛细血管网紧密相邻，氧分子由气相弥散入血循环，CO_2分子由血循环中透入气相就在终末肺单位中进行。理论上，气血屏障病理学结构上的增厚影响气体分子的弥散虽有可能，但是事实上临床上表现的肺泡－毛细血管弥散障碍乃是因毛细血管血流量灌注和通气的不均衡的结果。

肺血管内膜表面的内皮细胞与血液接触，具有多种重要的生理功能，如物质交换，抗凝促凝作用，抗血栓形成等。又通过代谢，转运和分泌体液因子在维持内环境稳定中起着重要作用。内皮细胞通过产生和释放内皮依赖性因子参与血管平滑肌舒缩活动的调节，分泌促进平滑肌细胞增殖的物质使血管结构发生变化。肺血管内皮细胞的损伤在缺氧性和原发性肺动脉高压，ARDS等疾病的发生，发展有着重要的作用。

二、肺循环的功能特点

1. 肺血容量与分布　在成人，肺血容量为204～314（271）ml/m^2，约为体循环的10%。在静态下，毛细血管床含量60～100ml，运动时可增至250ml。肺血流量与分布，受重力、胸内压与肺容积等因素的影响。立位时，因重力关系，肺尖部和肺底部血流量有差异，分别为0.6L/min和3.4L/min，相差约5倍。平卧位时，这种差异则不存在。运动时，无论上肺部或下肺部，血流量均增大，局部差异减小。胸内压和肺容积的改变，亦可影响肺血流量。吸气时，由于胸内负压增大，较大的肺动脉和肺静脉均扩张，而在呼气时，胸内负压减少，两者均缩小。毛细血管与肺泡组织密切接触。在吸气时，由于肺泡增大，可以受到压缩，导致血管内阻力增加，血量减少。由于同时发生的较大动脉在吸气时的扩张和肺泡表面张力的限制作用，在一定程度上，毛细血管血流受限较小。

2. 双重血源　如前所述，肺脏具有肺动脉和支气管动脉双重血源。支气管动脉分支分布于终末细支气管以上各级支气管、淋巴组织和脏层胸膜。在终末细支气管末端，分出毛细血管网，与位于呼吸性支气管周围的、由肺动脉灌注的肺泡毛细血管相结合。支气管动脉血量，虽仅为心排出量的1%～2%，但肺脏的双重血源，有重要的生理意义。两者可以相互调节、相互补充，支气管树亦可以由肺动脉循环而保持完整。

3. 气体交换　肺血液循环，在结构上，保证了非常有效的气体交换的进行。在终末肺单元，亿万毛细血管紧密地依附在肺泡周围。为了满足充分氧化的生理需要，静脉血流经仅容一个红细胞通过的纤细的毛细血管，扩散到面积达$70m^2$的广阔区域内，在0.75秒的流经时间内，气体交换在短短0.3秒中即可达到平衡。

4. 低压、低阻　平静呼吸时，肺动脉压约为3.07/1.07kPa（23/8mmHg），为体循环压力的1/6。在运动过程中，因肺血管阻力低，扩张能力强，即使在心排血量急剧增加的情况下，肺循环压力一般并不明显增高。肺循环阻力远较大循环阻力低。从毛细血管末端到左房的压力下降的梯度仅为0.13kPa（1mmHg），说明肺静脉系统阻力也很小。

5. 非呼吸功能　肺循环的主要功能是输送血液完成气体交换，除气体交换外，还具有其他功能。

（1）滤过功能：肺毛细血管可以滤过悬浮在回心静脉血内的癌细胞或其他微粒，而使脑、肾等重要器官免受损伤。肺脏尚可滞留血中白细胞。

（2）代谢功能：肺脏可以合成、储存、释放、激活或灭活多种具有生物活性的化学物质。这些过程大部分在肺血管内皮内或在肺血管内皮上进行，一氧化氮、内皮素、胺类、前列腺素类、血管紧张素转换酶等是其中较为重要的活性物质。

（3）贮血功能：通过肺内毛细血管的开张和扩张，在肺内血量增加、血压增高的过程中，肺血管阻力不增高或增高甚微。这种情况可见于激烈运动时，或由立位转换为平卧位，血液从肢体灌流入肺。因此，除脾脏外，肺脏也具有贮血功能。

6. 液体转运　正常情况下，肺内液体不断逸出、不断引流，保持着动态平衡。病理状态下，特别是在毛细血管流体静水压增加，或毛细血管内皮细胞通透性增高的情况下，肺内液体的逸出和引流的动态平衡遭到破坏，在临床上出现肺水肿。影响液体转运有关的各种因素如下：

（1）毛细血管内皮细胞通透性：诸如内皮细胞间裂隙、饮泡等。液体可以通过这些裂隙或饮泡而外溢，亦可直接通过细胞膜而渗出。在病理状态下，例如，在缺氧，吸入高浓度氧或有毒气体时，内皮细胞胞质突起可以回缩，裂隙因而扩大，或由于血液容量增加，毛细血管内流体静水压增高，裂隙也可以扩大。这些均可导致毛细血管内皮的通透性增高。

（2）毛细血管流体静水压和胶体渗透压：在正常情况下，毛细血管流体静水压约为1.33kPa（$13cmH_2O$），胶体渗透压约为3.3kPa（$33cmH_2O$）。

（3）间质流体静水压和胶体渗透压：间质流体静水压为负压，为－0.40～－0.67kPa

（-4～-6.7cmH_2O）。因此毛细血管的透壁压为［1.33-（-0.40～-0.67）］kPa或1.73～2.00kPa。间质的胶体渗透压约2.53kPa（25cmH_2O），较血液渗透压为低。

（4）淋巴引流：淋巴循环分布于胸膜表面和支气管-血管周围，最后流向肺门。位于肺泡附近的淋巴组织称“邻近肺泡淋巴管”（juxta-alveolar lymphatics）。后者可以抽吸附近的间质积液，转送到深层淋巴循环。

肺水肿发生机制主要有四个方面：①肺毛细血管内皮细胞通透性增强。②肺毛细血管流体静水压增高。③肺毛细血管胶体渗透压降低。④肺淋巴引流障碍。

四种因素中，任何一种发生障碍，均可导致间质水肿或肺泡水肿。

通过内皮细胞的液体流量（Qv）可用Starling方程式来表示：

$$Qv = kf(Pmv - Ppmv) - Jpd(\pi mv - \pi pmc)$$

Qv：单位时间内滤过的液体容量，即液体净流入；

kf：过滤系数；

Pmv：肺毛细血管内的静水压；

Ppmv：毛细血管周围的静水压力；

Jpd：血浆蛋白的渗透反射系数，此外为毛细血管膜对蛋白的渗透指数；

πmv：血浆所产生的胶体渗透压；

πpmc：间质液体所产生的胶体渗透压。

如同方程式所示，液体净流入（Qv）为跨膜净水压（P），跨膜胶体压差（π）和过滤系数的相互作用所决定，而过滤系数则与滤过膜的多孔性及其表面有关（kf）。正常情况下，跨膜静水压和胶体压之间的关系如下：任何流进肺间质的液体都由淋巴管来处理。但是当膜过滤系数改变之后，膜的漏出增加，而淋巴管的“排泄”功能不能及时处理漏出液时，则可发生原发性肺水肿。而当跨膜胶体压（π）或静水压（P）改变后，以致使大量液体从肺毛细血管和小静脉流向肺间质时，可产生继发性肺水肿。通常原发性和继发性肺水肿常混合在一起。

7. 肺的水平衡　在肺泡约0.5μm的薄层将肺毛细血管的血液与肺泡气体隔开，使肺泡不被液体充满，这对正常气体交换很重要。根据Starling定律的计算，在肺内液体是从毛细血管流向间质，在正常成人大约每小时20ml，这些肺泡周围间质内的液体去向通常是经血管周围和支气管周围的淋巴被送到肺门淋巴结，病理情况下则积聚为间质肺水肿，进而穿过肺泡上皮进入肺泡。

任何原因，凡能使将液体排出到肺毛细血管外的力增加，或将液体“吸入”到肺毛细血管内的力减少，均可促使液体进入间质和肺泡，进一步则发展为肺水肿。如过量输液、左心衰竭时肺静脉压增加、先天性心脏病患者肺血流量过高、气管切开患者吸痰时负压过大（使肺泡压下降）均可导致肺水肿。此外，血浆蛋白下降、肺毛细血管通透性增加（感染因素、胃内容物误吸、氧中毒、呼吸窘迫综合征等）均是肺水肿的原因。近来的研究表明，肺表面活性物质减少也是导致肺水肿的一个重要因素。

运动或体力劳动时，肺循环（包括肺毛细血管）压力增加，将液体“吸入”肺毛细血管内的力将减少，在心功能本已不正常的患者，易招致肺水肿。临床上中枢神经系统病变如颅脑损伤、脑水肿等亦可产生急性肺水肿，可能是脑缺氧使交感神经中枢活动亢进，反射性地造成肺小静脉痉挛的结果。

三、肺循环的压力

（一）血管内压力

肺循环压力甚低，正常人肺动脉平均压力仅 2kPa（15mmHg），而主动脉的平均压力为 13.3kPa（100mmHg），后者比前者高 6 倍，但左、右房的压力差别并不大，分别为 0.27kPa 与 0.67kPa（2 与 5mmHg）。据此，肺循环的驱动压力为 1.33kPa（10mmHg），体循环的驱动压力为 13kPa（98mmHg）。

肺循环的低压是由其功能决定的。从减轻右心负担角度言，肺动脉压只要能克服重力，将血液推向肺的不同部位（包括肺尖），即可满足气体交换的要求。

（二）跨壁压力（transmural pressure）

跨壁压力即血管周围的压差，与体循环不同，肺循环受血管周围压力影响甚大。肺毛细血管被气体所包围，易受肺泡压的影响而被压缩。正压呼吸对循环系统的影响之一，就是由于跨壁压力增大，影响了肺循环血流之故。

（三）肺动脉高压

在吸入低浓度氧时肺动脉压增高，当动脉氧饱和度降至 77% 时，肺动脉压增加 0.67kPa（5mmHg），但血流增加较少，表明同时肺血管阻力增加。肺组织局部缺氧时有上述同样表现，其临床意义在于将血液引离缺氧的局部，以减少 V/Q 比例失调的程度。此外肺血量增加（如室间隔缺损）、肺换气总面积减少（因肺气肿破坏）、肺循环阻力加大（如肺小动脉栓塞）和呼吸性酸中毒时均可使肺动脉压增高。较严重的肺动脉高压，对右心是重大负担，可引起心力衰竭，慢性的长时间的肺动脉高压，可形成慢性肺源性心脏病（肺心病）。

四、肺血流的分布特点

（一）肺血流的分布

肺血管有较大的扩张性，重力作用对肺各部血流有明显影响，肺不同部位的血流量，几乎与其高度成直线关系，越向上流量越小，肺尖与肺底的距离有 30cm，其压差可有 3kPa（30cmH_2O），即相当 23mmHg，与肺动脉压数值甚接近。肺各部位的血流量，决定于肺动脉压和肺静脉压的关系，直立位在肺的上、中、下三带和底部，有四种不同情况。

1. 第一区（上带）　从肺尖到向下约 4cm 处，肺泡压大于肺动脉压，无血流通过肺泡，形成无效腔样呼吸。正常人此区范围较小或不存在，但当肺动脉压下降（如休克）或肺泡压增加（如机械通气时正压通气）时，此区范围可能扩大。

2. 第二区（中带）　此区肺动脉压大于肺泡压，但肺静脉压仍低于肺泡压，此处的肺血流量决定于肺动脉与肺泡的压力差（而不是通常的动静脉压差），随着位置的下移，肺动脉压增加，肺泡压基本不变，开放的肺毛细血管增多，肺血流量也加大。

3. 第三区（下带）　此区肺静脉压超过肺泡压，血流量由肺动静脉压差决定，由于血管内压的增加，原来关闭的毛细血管亦将开通，原已开放的毛细血管，因重力作用亦更扩张，肺血流量较中带更大。

4. 第四区（底部）　由于间质内重力形成的压力作用，使肺泡外血管受压，血管阻力大，导致此区血流减小。

以上是立位时肺血流分布情况，平卧位时则有所改变，身体靠下的部位血流量将偏多。病理情况下，如肺泡过渡膨胀，气体滞留，或应用呼吸机时正压过大，可使大部肺转向二区或一区，使肺血流量明显减少。另一些病理情况，如血管周围间质水肿、左心衰竭、窒息缺氧等可造成肺毛细血管渗漏，由于血管阻力加大，血流减少，可使靠下的肺大都成为四区。

肺血流分布对换气功能有重要影响，肺血流及其分布的主要调节是血管运动性调节，它同时受体液因素和神经反射的影响。区域性肺血流的调节，可能与该区域的某些细胞（如肥大细胞）释放的血管活性物质有关。

（二）影响肺血流分布的因素

1. 运动　运动时，肺血流量能从静息时的5.4L/min增至30～40L/min。当大量的血液回到右心室时，心室扩张更大，从而增加了心室的收缩力，使心室排出更多的血液。此外，在运动时，原先关闭的肺血管开放，阻力血管口径加大。

2. 肺容积　在正常潮气容积范围内，肺血流分布基本上是均匀的。在功能残气容积时，肺底部血流量大于肺尖部。在残气容积时，肺尖部的血流量反而大于肺底部。在肺总量时，肺血流量从第二前肋间向肺底部递增，接近肺底部时又减少。

3. 低氧和高碳酸血症　低血氧时，肺血管收缩，通气不良的肺区血流减少，而转向通气良好的肺区。低氧对肺血管平滑肌的收缩作用可能与去极化和钾离子的释放有关。高碳酸血症时，肺血管也收缩，肺血流量减少，这可能与局部H^+浓度的增高有关。

4. 神经调节　交感神经兴奋时，肺血管收缩，血流分布减少。副交感神经兴奋时，与之相反。

（于　蕾）

第四节　肺内气体组成、运输和交换

一、肺内气体组成和气体压力梯度

呼吸空气条件下，血液中的主要气体是氧（O_2）、氮（N_2）和二氧化碳（CO_2），除此以外还有微量的氩（Ar）、一氧化碳（CO）和某些稀有气体。

海平面干燥空气含氧20.3%，故其氧分压（PO_2）为760mmHg×20.30%＝159mmHg（21.2kPa）。空气吸入到人体后，经过呼吸道、肺泡、肺泡毛细血管网、肺静脉、左心、体动脉、体循环毛细血管网、组织，最后进入到细胞的线粒体时，PO_2只剩下3.8～23.5mmHg（0.5～3.0kPa）。从空气到线粒体，PO_2逐步降低所经过的步骤，称为氧降阶梯（Oxygen cascade）。氧降阶梯中任何一个环节发生病变或缺陷都可引起缺氧或低氧血症。海平面干燥空气中含二氧化碳（CO_2）约0.04%，故二氧化碳分压（PCO_2）为760mmHg×0.04%＝3.04mmHg（0.41kPa），而体循环动脉血的$PaCO_2$却为40mmHg（5.3kPa）。此是由于机体通过正常的新陈代谢，从肺脏排出的CO_2高达13 000mEq所致；由于某种疾病引起通气过度或阻塞性通气均可引起CO_2压力梯度改变。肺科医生的职责就是要设法维持患者血液内的氧气压力和二氧化碳压力在正常范围内运行。图1－4为人体的正常氧气压力梯度和二氧化碳压力梯度的示意图。

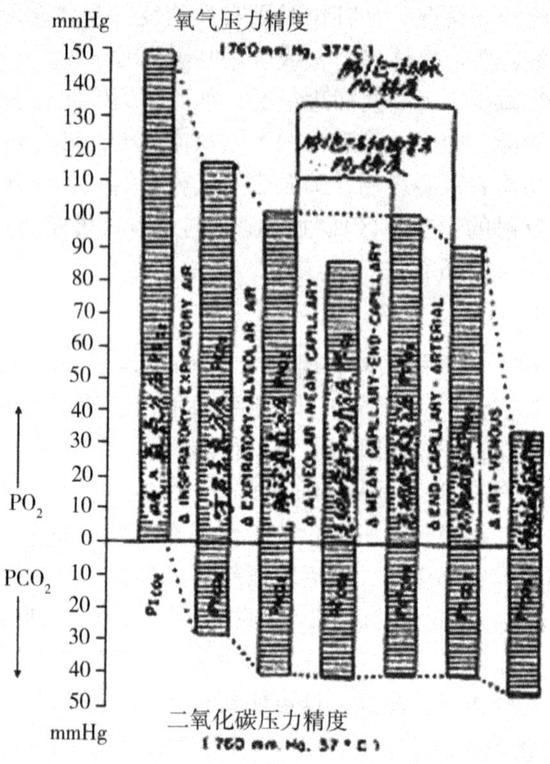

图 1-4 静息时空气、肺泡、动脉、静脉、毛细血管内 PO_2 和 PCO_2 的梯度变化

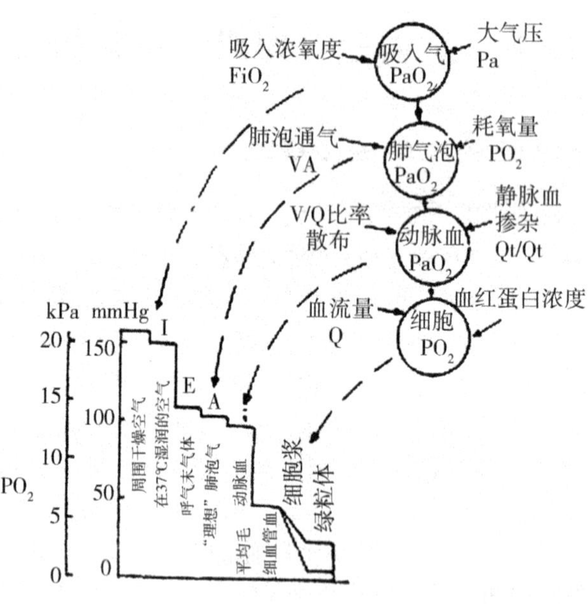

图 1-5 氧降阶梯

曲线代表大气到线粒体 PO_2 的正常下降幅度，右上提示影响 PO_2 变化的因素

从图 1-5 氧降阶图上可以了解氧气吸入疗法只对 I 段、A 段、部分 a 段和$\bar{a}$到 c 段的缺

氧或低氧血症有效，它不能改善所有原因引起的缺氧：例如静脉血分流量增加（即静脉血掺杂）引起的缺氧，氧疗就无能为力；通气/血流比值失衡时氧疗有时反而有害。由于氧疗不等于通气，因此医生们在进行氧疗时，一定先要找到原因。再者，氧运输到组织，主要依靠正常浓度的血红蛋白携带，若红细胞所含的正常血红蛋白（Hb）减少（例如缺铁性贫血），而不全血红蛋白、碳酸血红蛋白、正铁血红蛋白或硫血红蛋白含量增多时，所出现的低氧血症，氧疗也爱莫能助。

二、氧的运输和氧合血红蛋白结合（解离）曲线

（一）氧的运输

血液离开肺毛细血管网后必须把 O_2 运输到全身组织。O_2 在血液中的运输主要依靠红细胞内的血红蛋白（Hb），极少部分依靠物理溶解，通过弥散进入到红细胞内。

Hb 由血红素、铁和珠蛋白结合而成，它与 O_2 的结合具有变构的特点，就是说 Hb 的 4 个血红素集团不是同时而是相继地与 O_2 结合；例如在第一个肽键的血红素集团与 O_2 结合后就引起肽键间盐键的断裂和分子结构的改变，促使其余肽键的血红素集团与 O_2 的亲和力增加，结合速度也明显增快，从而形成了有特征性的 S 形的血红蛋白曲线。图 1－6 中的曲线就是按图中的说明绘制而成，我们习惯上称它为“氧合血红蛋白结合（解离）曲线”（简称“曲线”）。

从“曲线”可以看到，当动脉血氧分压（PaO_2）为 100mmHg 时，血氧饱和度（SaO_2）为 97.4%，当 PaO_2 从 100mmHg 下降至 80mmHg 时，SaO_2 为 95.9%，只减少 1.5%；当 PaO_2 降至 70mmHg 时，SaO_2 为 94.1%，后者与前者相比，降低的幅度也是不多。此意味着，呼吸疾病患者，当他的 PaO_2 为 70mmHg 时，SaO_2 仍可达到 94.1%，满足生理上的基本需求。当 PaO_2 从 60mmHg 下降时，曲线陡直向下。当 PaO_2 约为 40mmHg 时（也就是指血液流到静脉时），Hb 仅能结合 74.4%；当 PaO_2 降到 30mmHg 时 Hb 只能结合 32.4%，65% 都释放到组织细胞里去，保证组织从血液中摄取大量 O_2。从此 S 形的曲线不难看出，曲线的平坦部分表明即使患者患了广泛的肺疾病，Hb 还能从肺部结合 94.1% 的氧以保证生命的需要；从曲线的陡直部分也可理解，当血液流到组织时，组织细胞仍可从血液中摄取大量 O_2。由此可见曲线的生理的特点是既适应它在肺脏摄取和结合充分的 O_2，又适宜到组织里释放大量 O_2。试将此曲线的形成和理论运用到控制性氧疗上：当患者的 $PaO_2 > 60$mmHg 时，$SaO_2 > 90\%$，无需给 O_2。假定患者的 PaO_2 为 30mmHg 时，SaO_2 为 57%；此时我们只要把吸入的氧浓度从空气中的 21% 提高到 25%（也就是每分钟吸入纯氧 1L），患者的 PaO_2 就可从 30mmHg 上升到 45mmHg，提高 15mmHg，此时患者的 SaO_2 则从 57% 上升到 80%，提高 23%，可以满足生理上最低需求。此即控制性氧疗的生理学基础。

物理溶解的 O_2，虽然溶解的量很少，每 100ml 血液只溶解 0.29ml，仅占动脉血氧含量的 1.5%，但是它有两大特点：①物理溶解的 O_2 决定 PaO_2。②随着 PaO_2 的上升，物理溶解量直线上升（0.003L/100ml/PaO_2/37℃）。由于它不需要解离，可以直接从分压高的动脉血输送到组织细胞，成为供 O_2 的来源。如果在吸入气体中增加 2～3 个大氧压 O_2，那么依靠溶解的 O_2 就可以最低限度地满足组织的需要。CO 中毒时，由于 CO 与 Hb 结合的能力比氧大 200～300 倍，结合速度也快得多；因此我们不能依靠吸氧来抢救危重 CO 中毒患者，只

能把患者送到高压氧舱去。以往用换血和吸氧的办法现已摒弃。

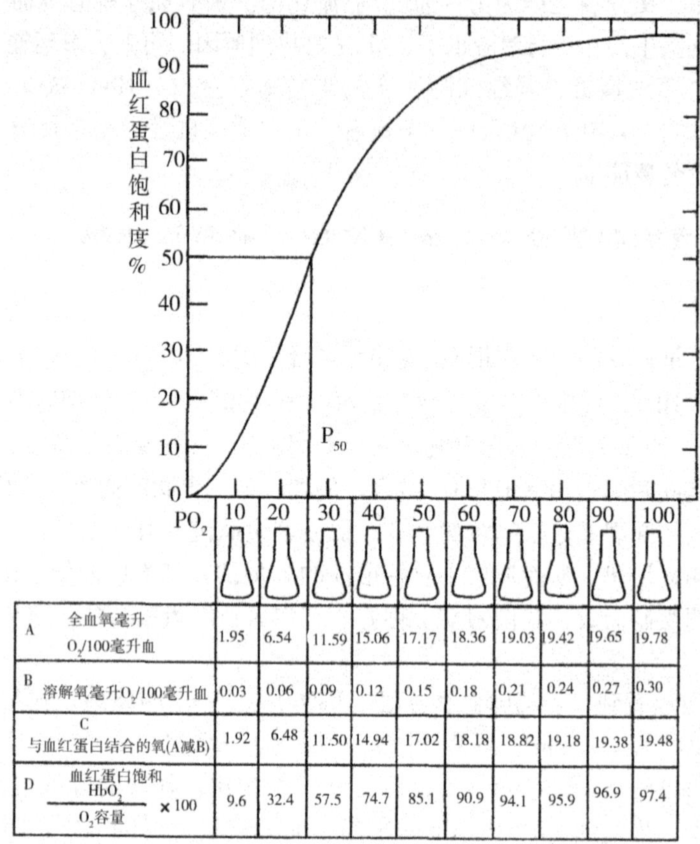

PO_2	10	20	30	40	50	60	70	80	90	100
A 全血氧毫升 O_2/100毫升血	1.95	6.54	11.59	15.06	17.17	18.36	19.03	19.42	19.65	19.78
B 溶解氧毫升O_2/100毫升血	0.03	0.06	0.09	0.12	0.15	0.18	0.21	0.24	0.27	0.30
C 与血红蛋白结合的氧(A减B)	1.92	6.48	11.50	14.94	17.02	18.18	18.82	19.18	19.38	19.48
D 血红蛋白饱和 $\frac{HbO_2}{O_2容量}\times 100$	9.6	32.4	57.5	74.7	85.1	90.9	94.1	95.9	96.9	97.4

图1-6 “标准的”HbO_2解离（和结合）曲线对于具有HbA的正常人，血液pH=7.4，体温为37℃；P_{50}=在37℃、pH=7.4的条件下，Hb与O_2结合的50%饱和度所需的血液PO_2

（二）氧合血红蛋白结合（解离）曲线

P_{50}是指pH=7.40，PCO_2=40mmHg，温度=37℃条件下，保持SaO_2为50%时所需要的PaO_2（图1-7）。由于P_{50}位于“曲线”陡直的中间位置，它的变化可以粗略地反映“曲线”的左移或右移。P_{50}>26.6mmHg表示“曲线”右移，也就是说要保持SaO_2为50%需要大于26.6mmHg的PaO_2，它提示：①Hb与O_2结合的亲和力降低，氧合Hb释放的O_2增多。②此时患者的SaO_2虽然偏低，然而组织可以没有明显的缺O_2。当H^+增多、酸中毒、PCO_2升高、高热、2，3-DPG（2，3-二磷酸甘油酸）增加时，可出现P_{50}增高和“曲线”右移。P_{50}<26.6mmHg表示曲线左移，意味着要保持SaO_2为50%，不需要26.6mmHg，它说明Hb和O_2的亲和力增加，有利于O_2在肺内与Hb结合，但不利于O_2在组织里释放，所以曲线左移将加重组织的缺氧，当［H^+］减少、碱中毒、2，3-DPG减少，体温降低时都可引起曲线左移（图1-8）。

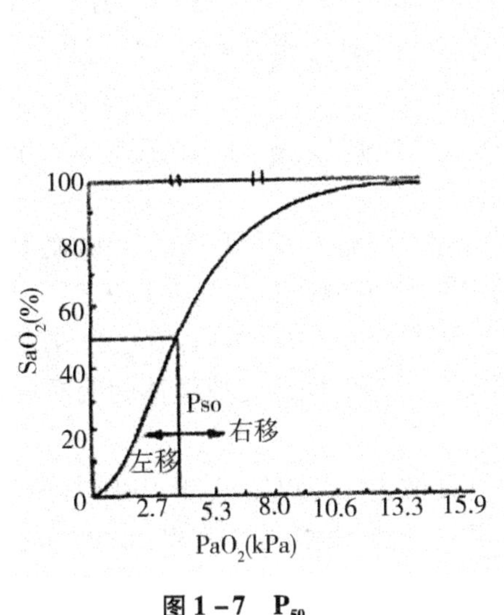

图 1-7 P_{50}

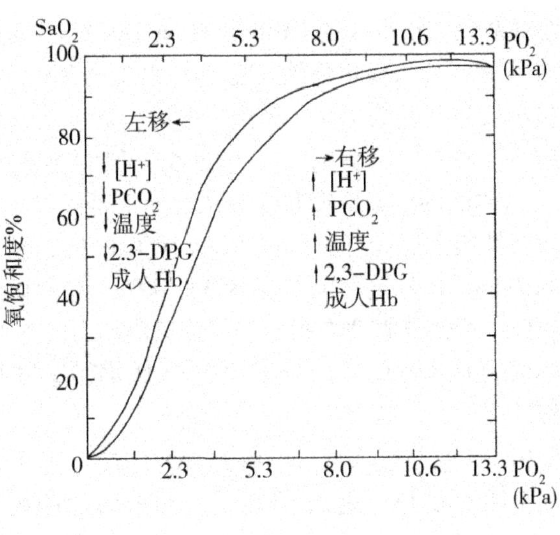

图 1-8 血红蛋白氧解离曲线

P_{50}增加和降低在生理上有重要意义，因为动脉血的 pH 偏碱，有利于 Hb 与 O_2 的结合；血液流到末梢时，pH 偏酸，有利于 O_2 的释放。

测定 P_{50}对了解患者血液的氧合血红蛋白结合（解离）曲线所处的位置有帮助。

2，3-二磷酸甘油酸（2，3-DPG）是葡萄糖酵解的产物，在红细胞内浓度很高，在其他细胞内仅微量存在，它是影响 Hb 与 O_2 亲和力的主要因素。其机制有二：①2，3-DPG 能与 Hb 结合，使 Hb 的分子结构趋向稳定，不易再与 O_2 结合；因此，游离的 2，3-DPG 愈多，“曲线”左移愈明显。②2，3-DPG 本身是一种有机酸，增加时，可降低 RBC 内 pH，通过 Bohr 效应使“曲线”右移，当 2，3-DPG 浓度增高时，第二个机制起作用。

三、二氧化碳的生成、运输和排出

人体 CO_2 产生的部位在细胞内的线粒体，因此 PCO_2 在线粒体内最高。它通过胞浆、间质、毛细血管、静脉、右心进入肺泡，然后呼出。低代谢水平高灌流量的组织，如皮肤，PCO_2 低；代谢旺盛的组织，如心肌，PCO_2 高。右心混合静脉血的 PCO_2 可代表全身组织的 PCO_2 平均水平，约为 6.1kPa（46mmHg）。

正常人静息时每分钟消耗 O_2 为 250ml，产生 CO_2 约 200ml；所以每分钟排血量为 5 升的正常人必须带走 900ml CO_2，即每升血液中含 $CO_2$400ml。既然 $CO_2 + H_2O \rightleftharpoons H_2CO_3 \rightleftharpoons H^+ + HCO_3^-$。一个静息的成人，每天产生的 CO_2 可形成 1 300mEq H^+；机体必须动员所有缓冲系统和调节机制，使血液的 pH 不变动太大，维持在 7.36～7.44。排出 CO_2 最多的器官是肺脏，它每日排出约 13 000mEq，肾脏则排泄以非挥发酸为主，每日排出 40～60mEq。

（一）CO_2 在血液中的运输

CO_2 在血液中的运送，由于其中有 $CO_2 + H_2O \rightleftharpoons H_2CO_3 \rightleftharpoons H^+ + HCO_3^-$，故 CO_2 的运输较 O_2 为复杂。血液中的 CO_2 约 1/3 存在于 RBC 内，2/3 存在于血浆中，其运输方式有三种。

1. 溶解的 CO_2　CO_2 在血液中的溶解度较 O_2 大 20 倍，CO_2 的溶解量 = α（PCO_2），

α 为溶解系数。正常人的 $PaCO_2$ =40mmHg（=5.30kPa），每升血浆可溶解 CO_2 为 1.2 毫克分子或 27ml。此仅仅占血液运送 CO_2 总量的5%。由于血液中缺乏碳酸酐酶，故溶解的 CO_2 只有极小部分（约0.1%）水化为碳酸，后者又解离为 H^+ + HCO_3^-；如有碳酸蓄积，可使反应停止。血液中溶解的 CO_2 量虽少，但它决定 CO_2 弥散的驱动压力，直接影响血液的pH，且对体液的酸碱平衡和呼吸调节起重要作用。

正常健康人混合静脉血的 PCO_2 为6.0kPa，动脉血的 PCO_2 为5.3kPa，动静脉血 PCO_2 差为0.7kPa，而肺泡气的 PO_2 为13.3kPa，静脉血的 PO_2 为5.3kPa，其差为8.0kPa。由此可见，CO_2 的弥散驱动力相当于氧弥散驱动力的1/10。可是由于 CO_2 的溶解系数为 O_2 的10倍，弥散能力约为 O_2 的20倍，所以 CO_2 能在较小驱动力和短时间内完成气体的交换任务；在一般情况下，不致发生 CO_2 弥散障碍。

2. HCO_3^- 盐　进入血液溶解的 CO_2，有一部分通过弥散进入 RBC，由于 RBC 内含有大量碳酸酐酶，故 CO_2 进入 RBC 后，在该酶的催化作用下，迅速水化为碳酸，进而解离为 H^+ + HCO_3^-。

由此可见，在肺部 Hb 与 O_2 结合，促使 CO_2 释放，在组织内 CO_2 结合水成为 HCO_3^- 有助于 O_2 的解离。血浆中的 CO_2 绝大部分不是以溶解形式存在，而是以 HCO_3^- 形式存在。HCO_3^- 占动脉血 CO_2 总量的85%~90%，其中1/4存在于 RBC 内，3/4存在于血浆中。

RBC 内形成的 HCO_3^-，大部分扩散到血浆；与此同时，Cl^- 向 RBC 内转移（称为氯转发）。在肺里，反应向相反方向进行，RBC 内 HCO_3^- 转换为 CO_2→血浆→肺泡，血浆 HCO_3^- 进入到 RBC，而 Cl^- 转移到血浆。

3. 氨基甲酸血红蛋白　由血浆进入 RBC 的 CO_2，除大部分变为 H_2CO_3 和 HCO_3^- 外，尚有一部分可与血红蛋白的 α 氨基结合成为氨基甲酸血红蛋白，同时产生 H^+，后者大部分被 Hb 分子中的组氨酸的咪唑基所缓冲，小部分被磷酸盐所缓冲。氨基血红蛋白虽然只占 CO_2 总量的5%~7%，但是它是可变并易于交换，在 CO_2 运送中发挥重要作用。

（二）CO_2 通过肺脏的排出

在肺脏里，P_ACO_2（5.3kPa）低于流入肺泡毛细血管的 P_VCO_2（6.0kPa），因此 CO_2 从血液进入到肺泡。当 Hb 充分氧合时，它结合 CO_2 和缓解 H^+ 的能力减弱，故 CO_2 和 H^+ 均从 Hb 分子中释放；CO_2 通过弥散作用经血浆进入肺泡，H^+ 则在碳酸酐酶的催化下与 RBC 内的 HCO_3^- 结合，后者分解产生的 CO_2 亦弥散到血浆和肺泡内。因此，RBC 内的 HCO_3^- 不断减少，而血浆中的 HCO_3^- 则进入 RBC 内进行补充，同时 Cl^- 离开 RBC 进入到血浆中以维持离子平衡。

（三）二氧化碳解离曲线

与血红蛋白氧解离曲线呈"S"形不同，CO_2 解离曲线基本上呈直线（图1-9）。准确地说，血液的 CO_2 含量与 PCO_2 呈函数关系；在 PCO_2 的生理范围内（4.6~5.9kPa），血中 CO_2 含量与 PCO_2 呈正比。通气不足时 P_ACO_2↑，于是动脉、毛细血管、静脉血的 CO_2 含量也增加；通气过度时，P_ACO_2↓，于是动脉、毛细血管、静脉血 CO_2 的含量也减少。肺泡通气量增加一倍，P_ACO_2 下降一半，肺泡通气量减半时，P_ACO_2 则升高一倍。

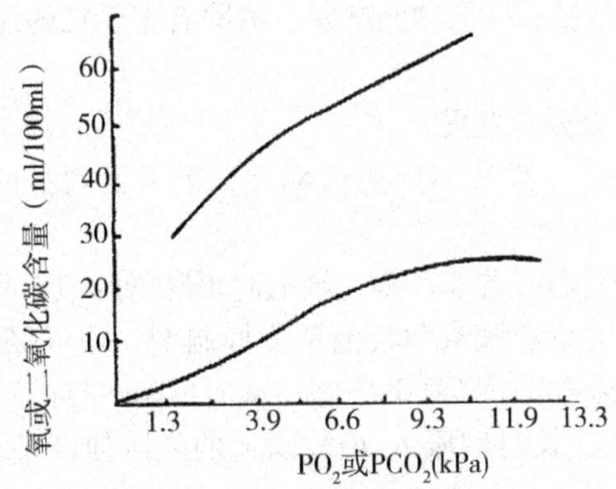

图1-9　CO_2 解离曲线（上）与氧合血红蛋白解离曲线（下）的比较

众所周知，血液的 PCO_2 影响血氧饱和度（Bohr 效应）。换言之，在组织水平，当 SaO_2 降至75%以下时，CO_2 解离曲线左移，CO_2 与 Hb 结合增强，从而有利于血液从组织摄取 CO_2；在肺毛细血管内，HbO_2 接近饱和，CO_2 解离曲线右移，Hb 与 CO_2 的亲和力降低，有利于 CO_2 从血液中释放和析出。

（于　蕾）

第五节　呼吸道和肺的防御功能

肺为开放器官，成人每天进入肺内的空气量达 1 万升以上，如果其中的尘埃颗粒都沉积在肺内，很快会将呼吸道填满，尚且不考虑致病微生物的有害作用。为了保证肺脏的正常气体交换功能，整个呼吸道和肺有复杂完善的防御系统。一旦上述防御系统被破坏，例如反复感冒，长期烟、尘刺激和大气污染等都可以引起呼吸道和肺脏疾病，例如慢性阻塞性肺疾病、肺源性心脏病、肺间质纤维化、尘肺和肺癌等。

一、对有害气体的防御

呼吸道对少量有害气体的防御机制有：反射性停止呼吸、呼吸频率和深度发生变化、咳嗽和支气管痉挛。呼吸道对吸入的有害颗粒，首先是机械阻拦，然后是排出。不同部位的呼吸道有不同的功能，包括肺泡的吞噬作用和支气管黏液纤毛的清除作用。上述作用是相互配合的，值得强调的是吞噬细胞对有害微生物和防御作用。在人类生活过程中，经常有细菌颗粒沉落在肺泡表面，它的排除速度较慢，易对机体形成危害；但是正常肺泡内仍能保持无菌状态，全赖吞噬细胞和肺泡液的作用。全肺约有 6 亿吞噬细胞，可吞噬进入肺泡的细菌，在数小时内将其杀灭；有些吞噬细胞还可抵御病毒、真菌和结核杆菌。肺泡表面活性物质对肺也起重要的防御作用。据研究，呼吸道分泌物中的免疫球蛋白 A（IgA）在防御呼吸道感染上也起一定作用。对不同微生物，机体产生不同的分泌物 IgA。呼吸道内其他抵御微生物的物质，尚有其他免疫球蛋白、溶菌酶和干扰素等。

二、影响呼吸道防御功能的因素

1. 张口呼吸　各种原因的鼻堵塞时，患者常张口呼吸，影响吸入气体的加温和湿润作用，使气管黏膜易于干燥、黏液纤毛功能减弱、清除有害颗粒的速度变慢，也使分泌物涸结在气管膜上，不易咯出。

2. 冷空气刺激　使纤毛运动变慢。

3. 气管切开或气管插管　除影响纤毛运动外，由于受刺激使分泌物加多，不易清除，导致感染的机会加多。

4. 缺氧　肺泡吞噬细胞需要的氧甚多，缺氧时可降低肺泡吞噬细胞的防御功能。

5. 药物　大剂量肾上腺皮质激素和其他免疫抑制剂，均可降低呼吸道免疫能力。可待因、吗啡等麻醉药物也可抑制咳嗽和纤毛功能，从而影响呼吸道的消除能力。

6. 高浓度长时间吸氧　长时间吸入70%以上的氧可使纤毛运动减弱，甚至纤毛上皮脱落。

（于　蕾）

第六节　呼吸调节

呼吸的调节机制比较复杂，它通过中枢神经系统、神经性反射和体液化学变化等三个途径对呼吸进行调节。

一、呼吸的中枢性调节

呼吸中枢的神经细胞群分布在大脑皮层、间脑、脑桥、延髓和脊髓等部位。这些部位的神经细胞相互协调和抑制，通过对各种传入冲动的分析，以实现对呼吸运动节律的统一调节。

1. 随意呼吸的调节　主要从大脑皮层发挥作用。

2. 自主呼吸的调节　①延髓呼吸中枢：它从许多感受器直接或间接接受信息，并与脑桥和大脑皮层取得联系。此中枢对呼吸的节律性产生和维持有关。②脑桥的呼吸调整中枢：它有使吸气转变为呼气，防止吸气过长或过深。它有完善呼吸节律的作用。③脑桥的长吸中枢：它有使呼气转向吸气的作用。

二、呼吸的反射性调节

1. 肺牵张反射（亦即黑－伯反射）　肺牵张感受器位于呼吸道的平滑肌中。吸气时，肺扩张刺激感受器，兴奋由迷走神经传入到呼吸中枢，抑制吸气中枢；呼气时，反射消失，发生吸气。此反射为一种反馈节制机制。它的生理意义是终止吸气过程，使吸气不致过长、过深，使吸气能及时转入到呼气。

2. 呼吸肌本体感受性反射　肌梭就是肌肉本体的感受器。当肌肉被动地拉长或主动收缩时，肌梭感受刺激而兴奋，冲动传入脊髓前角 α 神经元，使之兴奋，引起肌梭肌纤维收缩。呼吸道阻力增加时，呼吸运动立即加强。

三、呼吸的化学性调节

肺脏的正常通气和换气使 PaO_2、$PaCO_2$ 和 pH 维持相对的稳定，而 PaO_2、$PaCO_2$ 和 pH 的变化又可影响肺的通气量，此即呼吸的化学性调节。肺的化学感受器可分两大类：

1. 中枢性化学感受器　位于延髓的腹外侧表面。它对［H^+］比对 CO_2 更为敏感；然而，［H^+］不易通过血脑屏障而 CO_2 容易通过。$PaCO_2$ 上升时，CO_2 从脑血管进入到脑脊髓液，与 H_2O 结合成为 H_2CO_3，释出［H^+］，刺激中枢化学感受器；因此对中枢化学感受器起主导作用的是［H^+］，氧气对中枢化学感受器无刺激作用。

2. 周围化学感受器　位于主动脉体或颈动脉体。它对血液中的 O_2、CO_2 和［H^+］的变化敏感。对氧的敏感性决定于 PaO_2；换言之，缺氧或低氧血症对颈动脉体有刺激作用，而高 PaO_2 对通气反而有抑制作用。因此，慢性呼吸衰竭患者，由于长期的高碳酸血症和［H^+］升高使中枢化学感受器反应减弱；此时对呼吸起驱动作用的是缺氧或低氧血症对周围化学感受器的刺激。若在氧疗初期，就给患者吸入高浓度氧气，会削弱周围化学感受器的驱动作用，使患者的呼吸变慢，引起 CO_2 进一步潴留，甚至导致“CO_2 麻醉状态”。

（魏秀燕）

第二章　呼吸系统病理学检查

病理学是一门基础医学与临床医学之间的桥梁学科，是研究疾病病因，发病机制，病变组织器官的大体及显微镜下改变及疾病的进展和转归等，现代病理学还包含了疾病的分子生物学和生化改变。呼吸系统疾病丰富多样，堪称浩瀚，其病理学分类多种多样，如有按照疾病的病因或损伤类型进行分类的，也有按病变解剖分布进行讨论的，不同的分类方式可以说各有利弊。随着纤维支气管镜及胸腔镜技术的广泛应用以及影像学技术的进展，除了常规的肺叶切除标本外，在日常诊疗工作中，面临大量的经纤维支气管镜肺活检、CT 引导下经皮肺细针穿刺活检及胸腔镜肺活检标本，这些标本的特点是取材组织较少，提供的病理组织学表现有限，这是广大病理工作者面临的巨大挑战。与此同时，描述性病理诊断大量增加，呼吸科医师面对病理描述性诊断常倍感困惑，如何解读这些病理形态变化以及其含义变得非常重要。因此，本章试图按疾病的主要病理变化为基本框架对呼吸系统疾病的基本病理学进行分类讨论。

第一节　细胞损伤的一般特征

当内外因素的刺激作用超过了组织细胞的适应限度时，引起细胞损伤。根据损伤的程度可分为可逆性及不可逆性损伤两类。可逆性损伤细胞仍能存活，在去除损伤因子后，发生可逆损伤的细胞可以恢复或部分恢复其正常功能。不可逆性损伤细胞失去了维持其基本功能的能力，引起细胞死亡。细胞有两种死亡方式：凋亡（程序性细胞死亡）和坏死。本章简单介绍呼吸系统常见的细胞损伤的一般病理特征。

坏死（necrosis）是指活体内局部组织细胞的死亡，坏死后细胞内物质漏出，引起周围组织的炎症性反应。这是鉴别坏死和凋亡的重要形态学依据，坏死后细胞发生一系列的形态学改变，主要表现为核溶解、核固缩和核碎裂、细胞膜破裂及崩解。由于坏死过程中蛋白质酸变性，酶消化及坏死物中成分的差别，坏死在病理形态上可分为多种类型。不同类型的坏死提示不同的病因。在肺组织中常见三种类型坏死，即凝固性坏死、液化性坏死和干酪样坏死。细胞死亡之后发生细胞蛋白的变性，可引起凝固性坏死（coagulative necrosis），凝固性坏死灶大体上表现为灰白色，质实，早期阶段可有微小的肿胀，随时间延长而变得质软，黄色。镜下可见坏死区细胞及组织结构消失，但保留了细胞及组织外形轮廓。常见于肺栓塞引起的缺血性坏死。液化性坏死（liquefaction necrosis/colliquative necrosis）是由于坏死区细胞内含水分较多或由于水解酶的溶解作用，坏死细胞被完全溶解液化。肺的化脓性感染时，由于大量中性粒细胞的产生，释放水解酶，溶解坏死组织形成肺脓肿属于液化性坏死。大体病变质软，中心有坏死。显微镜下中心部位由坏死组织和中性粒细胞构成，随着病变愈合，成纤维细胞和肉芽组织围绕病变。干酪样坏死（caseous necrosis）常与分枝杆菌和真菌感染有关，因肉眼观微黄，质软，细腻，状似干酪而得名。干酪性坏死也可认为是一种特殊类型的凝固性坏死。镜下表现为无结构颗粒状物，看不到细胞及组织结构轮廓，是一种彻底的坏死。结核病的干酪样坏死周边可见上皮样细胞，多核巨细胞围绕，外周有纤维组织增生及淋巴细胞聚集。

凋亡（apoptosis）是在不同时相的单个细胞程序性死亡。凋亡作为一种生理机制，消除体内多余的、衰老的或损伤的细胞，因此，在健康成人的器官生长或修复阶段的组织重塑过程中，凋亡都起到非常重要的作用。病理学上，畸形、自身免疫性疾病、肿瘤可以引起凋亡减少，而缺血再灌注、多种感染、急性和慢性变质性疾病损伤可以引起凋亡增多。

在电子显微镜下，凋亡的细胞首先出现细胞连接和特定胞质膜结构的消失，然后出现细胞表面小泡的形成，而后 DNA 裂解，染色质聚集成不规则形、新月形、念珠状及凋亡小体形成。在凋亡过程中，巨噬细胞或邻近的细胞通过吞噬作用消除凋亡小体，而不是通过水解酶或反应性氧原子物质的释放，所以没有炎症反应的表现。早期通过特殊技术标记凋亡细胞中碎片的高度重复脱氧核糖核苷酸（DNA），可在光镜下辨认细胞凋亡。

萎缩（atrophy）是指发育正常的实质细胞体积变小。萎缩可分为生理性和病理性两大类，可由于多种因素引起，如营养不良、失用性、神经支配丧失、血液供应减少、压迫、内分泌紊乱等。萎缩细胞体积变小，细胞内线粒体、内质网等细胞器数量明显减少，自噬空泡增加。萎缩在呼吸系统表现不明显，肺气肿时可有支气管软骨的萎缩；干燥综合征患者累及肺部可有气管、支气管黏膜腺体萎缩。

增生（hyperplasia）是指器官或组织的实质细胞数目增多。增生在许多肺部疾病中均可见到，如各种因素引起肺泡Ⅰ型上皮细胞损伤时，常有Ⅱ型肺泡上皮增生。很多慢性阻塞性肺疾病，尤其是慢性支气管炎，气管支气管黏膜杯状细胞和黏膜腺体细胞增生。哮喘和特发性肺纤维化，可有小气道平滑肌增生。

化生（metaplasia）是一种分化成熟的细胞被另一种分化成熟的细胞所替代的过程。化生是机体对一些慢性损伤的适应性反应，是非特异性的。化生的组织对损伤的抵抗力增加，但同时失去了正常组织的功能，反而削弱其防御能力。呼吸系统常见以下几种化生：①支气管黏膜纤毛柱状上皮的鳞状上皮化生。表现为纤毛呼吸上皮被复层鳞状上皮取代，可见于长期吸烟、维生素 A 缺乏、放疗或细胞毒性药物治疗、支气管扩张、病毒感染等其他慢性损伤。鳞化的支气管黏膜上皮是一种异常增生，由于失去了呼吸道黏膜上皮的纤毛 - 黏液防御机制，从而增加感染的概率。增生的鳞状上皮可以发生非典型增生，继而癌变。②肺泡上皮鳞状上皮化生和细支气管上皮化生，见于多种慢性损伤。③气管及支气管软骨环的骨化，常见于气管支气管骨化症。④细支气管黏膜上皮的杯状细胞化生。

细胞内外异常物质积聚：细胞反复及持续性非致死性损伤，可导致正常及异常代谢产物在细胞内外积聚。①含铁血黄素沉积（hemosiderin）：肺泡腔内吞噬含铁血黄素的巨噬细胞聚集见于慢性充血性心力衰竭、各种原因引起的肺出血、Good - pasture 综合征、特发性肺含铁血黄素沉着病等，红细胞或血红蛋白被吞噬细胞吞噬后，通过溶解酶消化形成铁蛋白微粒，这些铁蛋白微粒聚集成形状大小不一的金黄色或棕黄色颗粒，具有折光性，由于含有 Fe^{3+}，普鲁士蓝染色呈蓝色。②脂质积聚：可分为内源性和外源性脂质聚集，常见于脂质性肺炎（lipid pneumonia）。③脂蛋白沉积：肺泡腔内脂蛋白沉积症主要见于肺泡蛋白沉积症（pulmonary alveolar proteinosis），表现为肺泡腔内大量粉染颗粒状脂蛋白物质沉积，其内可有针状裂隙及泡沫细胞，这些脂蛋白物质用淀粉酶消化的过碘酸雪夫氏反应（D－PAS）呈阳性。④骨化（ossification）：肺内骨化可见于多种情况，老年人的气管、支气管软骨环可发生骨化性改变，在慢性营养不良性钙化的基础上也可继发骨化，肺骨化病时在肺实质内见分支状的骨组织，其内尚可见骨髓的造血及脂肪组织。⑤病理性钙化（pathologic calcification）：是指骨及牙齿以外的组织内有固体的钙盐沉积，可分为营养不良性钙化和转移性钙化两种，营养不良性钙化（dystrophic calcification）继发于局部坏死组织及异物的异常钙盐沉积，可见于结核坏死灶、陈旧性瘢痕组织及异物（如石棉纤维、坏死的寄生虫体、虫卵），营养不良性钙化不伴有高钙血症，对机体影响相对较小，高钙血症及钙代谢异常患者可有转移性钙化（metastatic calcification）。在肺组织内转移性钙化可发生于气道、肺泡壁和血管壁，肺泡微石症（pulmonary alveolar microlithiasis）是肺脏发生的一种特殊的钙化类型，原因不明，有些病例有家族史，表现为肺泡腔内或肺实质内有层状同心圆结构的钙化小体。除此以外，外源性物质如各种粉尘、矿物质和重金属等吸入肺内便可引起其在肺组织内沉积及损伤。

肺淀粉样变（pulmonary amyloidosis）可作为许多全身性疾病的一部分，也可是局限于呼吸系统。局限于肺的淀粉样变可表现为四种形式即气管支气管淀粉样变、肺实质结节性淀粉样变、弥漫性肺组织淀粉样变及胸膜淀粉样变。

此外，其他可在肺内检测到的外来物质如灰尘、石棉小体、矿物质和重金属等。

（张　念）

第二节　急性肺损伤

很多因素都可引起肺组织的急性损伤，如感染、休克、结缔组织病、药物反应、放射、吸入有毒气体等等，也有些是原因不明的即特发性肺损伤。这些损伤的病理学特征一般不具有特异性，可表现为肺间质水肿，Ⅱ型肺泡上皮增生，纤维素样渗出，坏死。急性嗜酸细胞性肺炎，肺出血，弥漫性肺泡损伤，也有人把急性纤维素性机化性肺炎归入急性肺损伤的范畴。急性肺损伤可有轻重程度的差异，严重的急性肺损伤患者临床上表现为急性呼吸窘迫综合征（acute respiratory distress syndrome，简称 ARDS），其病理组织学常表现为弥漫性肺泡损伤。急性肺损伤或 ARDS 是一种临床表现，而弥漫性肺泡损伤是描述一种相应的病理改变，二者不可等同。本章将主要介绍弥漫性肺泡损伤。

弥漫性肺泡损伤（diffuse alveolar damage，DAD）是一个病理形态学概念，它首先由 Katzenstien 等于 1976 年提出，临床主要表现有急性呼吸困难和 X 线示肺弥漫性浸润性病变。最常见于急性呼吸窘迫综合征（ARDS）以及其他相关的综合征包括休克肺、非心源性肺水肿、创伤性湿肺、成人透明膜疾病、呼吸器肺等急性呼吸衰竭的患者。现在已知它是由多种原因引起，包括细菌、真菌、病毒等感染、吸入一些有害气体、药物反应、休克、放射、急性间质性肺炎、急性胰腺炎、心肺搭桥、气体栓塞、系统性红斑狼疮等其他原因引起的全身系统性疾病。

大体上，弥漫性肺泡损伤表现为两肺膨隆，体积增大，重量增加，呈灰红或灰黑色，整个肺叶发实，触之较韧，含气量少。肺切面呈灰红色。

根据疾病的发展过程可将 DAD 分为急性期（渗出期）和增生期（机化期）。在同一个患者病变肺脏两期的病理改变是一个连续的过程，两者没有很明确的分界。急性期（渗出期）：早期的显微镜下主要为渗出性改变。在肺损伤12～24小时，主要表现肺间质和肺泡腔内水肿伴不等量的红细胞渗出（出血）和纤维素沉积。电镜下观察，肺毛细血管内皮细胞和Ⅰ型肺泡上皮细胞肿胀、变性和脱落。在第3～7天有透明膜形成和数量增多。DAD急性期的特征性改变为均质红染的透明膜形成，透明膜是一层紧贴肺泡壁的红染均质样物。电镜下证实其内含有丰富的胞质物和脱落细胞的核碎片及纤维素。在肺泡、肺间质尤其是毛细血管内有大量的中性粒细胞浸润。间质中还可见淋巴细胞，浆细胞，巨噬细胞浸润。在毛细血管或肺小动脉内可见纤维蛋白血栓。增生期：发生在损伤的1周后，病理学上表现为Ⅱ型肺泡上皮和成纤维细胞明显增生。由于Ⅰ型肺泡上皮细胞肿胀，变性甚至脱落，Ⅱ型肺泡上皮增生并替代Ⅰ型上皮细胞衬附在肺泡壁上，增生的Ⅱ型肺泡上皮细胞像大头针帽样突向肺泡腔，细胞核较大，核染色质深染，有较大嗜酸性核仁，并可见核分裂。不要把DAD增生的Ⅱ型肺泡上皮误诊为细支气管肺泡癌。增生的Ⅱ型上皮细胞修复损伤的肺泡。正常情况下肺泡壁大约有95%被覆Ⅰ型肺泡上皮，Ⅱ型肺泡细胞不足5%。在弥漫性肺泡损伤时Ⅰ型肺泡上皮细胞肿胀变性，大量脱落后，由Ⅱ型肺泡上皮细胞增生替代。实验证明Ⅱ型细胞增生是一种修复现象，它可以防止肺组织进一步受损，但Ⅱ型肺泡细胞覆盖面积的增大，会减少肺气体交换的面积，影响正常呼吸功能。增生期（机化期）：开始在发病的1周后或更长时间，其特点是Ⅱ型肺泡细胞增生和肺泡间隔内成纤维细胞增生。此期水肿症状减轻，透明膜被吞噬细胞吞噬和降解而数量减少，间质细胞增生和胶原纤维沉积导致间隔明显增厚，病变最终导致肺间质纤维化，广泛肺实质破坏，可有蜂窝肺形成。

DAD的分期是一种人为分期，在弥漫性肺泡损伤患者身上很难见到截然分期，再加上患者在治疗过程中也可以有新的病情，例如在给患者吸氧过程中，如果氧浓度过高或患者伴有休克或感染等，又会成为新的致病因素使患者产生新的病变，所以实际临床上往往是两期症状和病变同时存在。弥漫性肺泡损伤预后差，死亡率高，疾病早期诊断和及时治疗非常重要。

（张　念）

第三节　以弥漫性纤维化为主要表现的慢性肺损伤

以弥漫性纤维化为主要表现的肺部疾病主要见于特发性间质性肺炎、结缔组织病累及肺、肺尘埃沉着病、慢性药物反应、慢性外源性过敏性肺炎、结节病、放疗损伤、肺朗格汉斯细胞组织细胞增生症纤维化期等慢性肺损伤。在这组疾病中，特发性间质性肺炎占有非常重要的位置，包括寻常性间质性肺炎（UIP）、非特异性间质性肺炎（NSIP）、机化性肺炎。在病理组织学上，这组疾病相对缺乏特异性，其诊断依据病变组织内组成成分、纤维化时相、分布，常需要结合临床、影像和病理表现。美国胸科协会/欧洲呼吸协会（ATS/ERS）2002年对特发性间质性肺炎分类发表了多学科共识，见表2－1。本章主要介绍UIP和NSIP及机化性肺炎三种以纤维组织增生为主的病变。

表 2－1　2002 年 ATS/ERS 对特发性间质性肺炎多学科分类

寻常性间质性肺炎（UIP）/特发性肺纤维化（IPF） /隐源性纤维性肺泡炎（CFA）
非特异性间质性肺炎（NSIP）
机化性肺炎/隐源性机化性肺炎（COP）
弥漫性肺泡损伤（DAD）/急性间质性肺炎（AIP）
呼吸性细支气管炎间质性肺疾病（RBILD）
脱屑性间质性肺炎（DIP）
淋巴性间质性肺炎（LIP）

一、寻常性间质性肺炎/特发性肺纤维化（UIP/IPF）

特发性肺纤维化（idiopathic pulmonary fibrosis，IPF），也称为隐源性纤维性肺泡炎（CFA），是一种常见的特发性间质性肺炎类型。多见于老年人，常 50～70 岁发病，男性多见，男女比例为 2 ：1。临床上常表现为隐匿起病，慢性进展性气促，咳嗽。近半数可有杵状指。肺功能检查常表现为限制性功能障碍。典型的胸部 HRCT 表现为双肺下叶基底部和周边部条索状阴影，常有牵拉性支气管扩张和蜂窝肺。

特发性肺纤维化病理组织学表现为寻常性（普通性）间质性肺炎（usual interstitial pneumonia，UIP）。UIP 的病理特征如下：肉眼观察，患者双肺体积缩小，重量增加，质地较硬，脏层胸膜有局灶性瘢痕形成。切面双肺斑片状实变，以双肺下叶周边部和胸膜下为重，病变轻重不一，较轻的部分尚存在较正常的肺结构，严重受累处被厚层纤维性囊壁分隔形成多房囊状结构，即“蜂窝肺”改变。镜下，病变最显著的特点是病变呈斑片状纤维化，分布不一致，常位于双肺周边部或胸膜下，致密的纤维化引起肺结构的重建常伴有“蜂窝肺”形成。纤维化区可有大量增生的平滑肌束即所谓“肌硬化”。病变时相不一，新老病变并存，病变中既可见大量的胶原纤维沉积，又可见成纤维细胞灶（fibroblast foci）。纤维化区与正常肺泡组织交错分布，成纤维细胞灶常位于纤维化与正常肺组织交接处。总之，UIP 的病理组织学特点可归纳为病变斑片状，轻重不一，新老病变并存以及有纤维化母细胞灶和“蜂窝肺”形成。

二、非特异性间质性肺炎（NSIP）

非特异性间质性肺炎（nonspecific interstitial pneumoma，NSIP）由 Katzenstein 于 1994 首次提出。Katzenstein 等在研究 IIP 时，发现有一组患者预后好于 IPF，而在病理组织学上无法归入当时已知的 IIP 类型，即不同于 UIP、DIP、LIP 和 AIP，首次将这组难于分类的疾病类型称之为非特异性间质性肺炎。在 2002 年 ATS/ERS 关于特发性间质性肺炎分类的多学科共识中，将非特异性间质性肺炎归入了 IIP 中，并注明作为暂时的疾病类型。非特异性间质性肺炎可为特发性或继发于胶原血管疾病（红斑狼疮、多发性肌炎、皮肌炎、硬皮病、干燥综合征、类风湿性关节炎等）；药物反应（胺碘酮）；有机粉尘吸入等疾病。特别是外源性过敏性肺泡炎可因其类似的病理改变。目前业内普遍接受特发性非特异性间质性肺炎（iNSIP）为 IIP 中的一种特定疾病类型。INSIP 临床上常表现为气促、咳嗽，女性多见，多无吸烟史（69%），中位发病年龄 52 岁。肺功能检查多表现为限制性通气障碍。HRCT 的典型表现为双肺对称性，下肺为主的条索状影，伴牵张性支气管扩张。

病理组织学上，非特异性间质性肺炎分为富细胞型和纤维化型（包括富细胞－纤维化型，纤维化型两个亚型）。富细胞型 NSIP 组织学特征：肺泡间隔增宽，间质轻、中度间质炎细胞浸润，主要为小淋巴细胞，偶见浆细胞，病变呈片状或弥漫分布。间质淋巴细胞聚集和生发中心形成。肺泡Ⅱ型上皮增生。近半数病例有灶性 BOOP 改变，但在整个病变中，它占的比例很小。NSIP 纤维化型组织学主要特征间质纤维化，病变时相一致，经常保留肺脏结构，缺乏 UIP 的新老斑病变并存特征。在大约 20% 病例可以找到成纤维细胞灶，但数量较少。

NSIP 与 UIP 两者有不同的预后。iNSIP 的预后较好。Travis（2000）等就 iNSIP 的富细胞型/纤维化型及 UIP 进行了随访，iNSIP 富细胞型、纤维化型、UIP 的 5 年存活率分别是 100%、90%、43%；而 10 年存活率分别为 100%、35%、15%。

三、隐源性机化性肺炎（COP）

隐源性机化性肺炎（cryptogenic organizing pneumonia，以下简称 COP），也称为特发性闭塞性细支气管炎伴机化性肺炎（Idiopathic bronchiolar obliterans with organizing pneumonia，IBOOP）。在 2002 年 ATS/ERS 关于特发性间质性肺炎分类的多学科共识中，提倡应用隐源性机化性肺炎这一名称。这一方面是由于这一名称更贴近其不能病理形态改变，同时也是为了避免与缩窄闭塞性细支气管炎（constrictive bronchiolar obliterans）混淆。

临床上，隐源性机化性肺炎平均发病年龄 55 岁，男女发病率相仿，与吸烟无明显关系。患者常表现为咳嗽、气短，症状常小于 3 个月。可伴有乏力、体重下降、寒战、发热等全身症状。可有血沉加快，C 反应蛋白和外周血中性粒细胞增多。一般无杵状指。肺功能主要表现为轻～中度限制性通气障碍。胸部 HRCT 表现为双肺多发胸膜下或支气管周分布的肺泡实变影和磨玻璃影，常伴有支气管充气症。病变可自发性消退或有游走性。

病理组织学上，隐源性机化性肺炎表现机化性肺炎，即为肺泡管、肺泡和支气管内疏松纤维组织息肉样增生，其疏松纤维组织主要由成纤维细胞和蓝染的黏液样基质构成。病变时相均一，保留肺泡结构，间质可有少许炎细胞浸润。病变内缺乏明显的间质的纤维化，无明显中性粒细胞和嗜酸性粒细胞浸润，无肉芽肿和血管炎。

隐源性机化性肺炎需要与机化性肺炎相鉴别。机化性肺炎可继发性一些呼吸疾病如病毒细菌的感染；有毒物吸入（NO_2）；胺碘酮、柳氮磺胺吡啶等药物中毒；类风湿性关节炎，红斑狼疮；多发性肌炎等结缔组织病，另外肺肿瘤阻塞支气管、肺肉芽肿、血管炎、肺梗阻、嗜酸性肺炎、过敏性肺组织炎、非特异性间质肺炎、肺嗜酸性肉芽肿等肺部病变中有时存在少量的肺泡腔机化。因此，对任何机化性肺炎的病理诊断，临床医生都必须结合临床和实验室检查区别特发性和继发性，特别是感染后机化性肺炎。UIP、NSIP、COP 病理特点比较见表 2－2。

表 2－2　UIP、NSIP、COP 病理特征比较

病理特征	UIP	NSIP	COP
病变时相	新老并存	单一	单一
间质炎症	少	明显	少

续 表

病理特征	UIP	NSIP	COP
分布	斑片状	弥漫	斑片状
病变部位	间质	间质	细支气管/肺泡腔
BOOP	偶有/灶性	偶有/灶性	较多
成纤维细胞灶	偶有	常有	无
蜂窝肺	很少	有	无

（张　念）

第四节　以组织细胞增生为主要病变的肺损伤

肺组织内组织（吞噬）细胞增多为主要表现的疾病见表 2－3。其中脱屑性间质性肺炎（DIP），呼吸性细支气管炎相关间质性肺炎（RBILD）和肺朗格汉斯细胞组织细胞增生症也统称为吸烟相关性间质性肺疾病。本节主要介绍以上三种疾病，并简单介绍Erdheim－chester 病和 Rosai－dorfman 病两种少见的组织细胞疾病。另外，肺泡腔内泡沫细胞积聚缺乏特异性，可见于很多疾病，如：阻塞性肺炎，胺碘酮药物反应，脂质性肺炎等。慢性肺泡出血时，肺泡腔内有较多的吞噬含铁血黄素的组织细胞。

表 2－3　肺组织内组织细胞增多性疾病

脱屑性间质性肺炎
呼吸性细支气管炎相关间质性肺炎
肺朗格汉斯细胞组织细胞增多症
阻塞性肺炎
Erdheim－chester 病
Rosai－Dorfman 病
脂质性肺炎
慢性肺出血
药物反应
部分特殊感染

一、呼吸性细支气管炎相关性间质性肺炎（RBILD）

呼吸性细支气管炎（respiratory bronchiolitis，简称 RB），也称为吸烟者细支气管炎，常在无症状的吸烟者的肺组织中看到，肺癌伴严重吸烟者肺切除标本亦会有此形态改变，因此亦称为吸烟者细支气管炎。当呼吸性细支气管炎患者有间质性肺疾病临床症状及特征称为呼吸性细支气管炎相关性间质性肺炎（respiratory bronchiolitis－associated interstitial lung disease，RBILD），RBILD 在病理组织学上表现为：病变斑片状分布，细支气管腔及其周围的肺泡腔内有较多吞噬细胞聚集，这些吞噬细胞胞质较宽，其内可见粉尘样棕黄色色素颗粒。普鲁士蓝染色阳性。细支气管管壁可有轻度的纤维化及散在炎细胞浸润。细支气管周边肺泡上皮细胞可有细支气管黏膜上皮化生。

二、脱屑性间质性肺炎（DIP）

脱屑性间质性肺炎（desquamative interstitial pneumoma，DIP）最早认为其病变中肺泡腔内的细胞为脱落的肺泡上皮细胞，因此得名为“脱屑性间质性肺炎”。随着免疫组织化学的发展和应用，现在已证明，其病变中肺泡腔内的细胞为组织细胞，因此，有人提出脱屑性间质性肺炎的名称不能代表其病变实质，应更名为肺泡组织细胞肺炎，但还没有得到广泛认可。目前临床上仍使用脱屑性间质性肺炎这一名称。DIP 最早由 Liebow 于 1965 年描述，并且认为它是 UIP 的早期阶段。随着对 UIP 的研究及认识的深入，目前认为 DIP 是一个具有不同于 UIP 临床病理特征的独立疾病。多数 DIP 的患者有吸烟史，男性多见，临床上表现为慢性进展的气促、干咳，一半患者有杵状指。肺功能检查有轻度限制性和中度弥散功能障碍。HRCT 常表现为双肺磨玻璃状阴影。

病理组织学表现为弥漫性肺泡腔内巨噬细胞聚集，肺间质有轻度纤维化，炎细胞渗出明显。巨噬细胞胞质丰富，其内可见类似 RBILD 的黄棕色色素颗粒。

三、肺朗格汉斯细胞组织细胞增生症（PLCH）

朗格汉斯细胞组织细胞增生症曾有多种名称，如：嗜酸性细胞肉芽肿、朗格汉斯细胞肉芽肿病、组织细胞增生症 X、Hand－Schuller－Christian 病和 Letterer－Siwe 病。肺部的朗格汉斯细胞组织细胞增生症可以是全身系统性病变的肺部累及，也可是孤立性肺部病变。虽然在病理形态学上非常相似，但无论是病因，还是病变性质二者均有明显差异。因此，二者为两种不同的病变，局限于肺组织的朗格汉斯细胞组织细胞增生症是一种与吸烟密切相关的反应性朗格汉斯细胞增生性疾病，而系统性朗格汉斯细胞组织细胞增生症为组织细胞单克隆性增生的肿瘤细胞病变。

肺朗格汉斯细胞组织细胞增生症（pulmonary Langerhans cell histiocytosis，PLCH）病理形态学上其病变分为两期，即细胞期和纤维化期。病变早期即细胞期，细胞成分较多，在小气道周围可见朗格汉斯细胞、嗜酸性粒细胞聚集形成的结节状病灶，结节牵拉周围的肺泡壁及细支气管壁形成囊腔，囊腔壁无明显的上皮细胞被覆。以上病理组织学改变形成的 PLCH 特征性影像学特征，特别是在 HRCT 上表现为双肺多发小结节及薄壁囊腔改变，上叶多见。朗格汉斯细胞（Langerhans cell）中等大小，胞质透明或嗜酸性，边界不清，核呈卵圆形或肾形，外形不规则，扭曲，常有切迹和核构。免疫组化染色 CD1a 和 S－100 阳性。电镜检查朗格汉斯细胞胞质内有特征性“网球拍”状的 Biebeck 颗粒。随着病变进展，Langerhans 细胞逐渐减少，纤维组织增生，病变进入纤维化期，最后形成小叶中心性星状瘢痕。

四、Erdheim－chester 病

Erdheim－chester 病（Erdheim－chester disease）是一种罕见的系统性组织细胞疾病，常发生于中年成人，主要累及四肢长骨，一半以上可有骨外累及，常见的部位有皮肤、垂体、眼眶、心包和腹膜后等。1/3 的患者可有肺部病变，累及肺部患者常表现有进行性气促，类脂质样肉芽肿性病变浸润为特征。CT 显示脏层胸膜及小叶间隔增宽，纤细的条索阴影，小叶中心性实变影或磨玻璃影。

病理组织学表现为黄瘤样组织细胞，淋巴细胞及散在的 Touton 巨细胞在肺间质浸润。

常伴有显著的胸膜下和沿淋巴管分布的纤维化。免疫组化，组织细胞 CD68 和ⅫⅢa 阳性，S-100 部分患者阳性而 CD1a 阴性。电镜检查无 Biebeck 颗粒。

五、Rosai-Dorfman 病

Rosai-Dorfman 病（Rosai-Dorfman disease），又称为窦组织细胞增生症伴巨大淋巴结病（sinus histocytosis with massive lymphadenopethy），是一种罕见的、病因未明的、以淋巴结明显肿大为临床特征的组织细胞增生性疾病。典型的 Rosai-Dorfman 病为颈部巨大、无痛性淋巴结肿大。可伴有发热、血沉快、白细胞增多和多克隆丙种球蛋白血症。1/4 以上的病例可有结外组织累及，结外病变常发生在巨大淋巴结病的基础上。但也有些病例，以结外病变为主要或唯一的表现，易被误诊。结外病变常见于眼眶和眼睑、上呼吸道、皮肤、涎腺、中枢神经系统等。肺组织的 Rosai-Dorfman 病较少见，肺组织病变与淋巴结内病变相似，表现为肺间质的淋巴管扩张，其内有体积大的组织细胞及淋巴细胞浸润和淋巴滤泡形成。病变中的组织细胞胞质丰富，胞质内吞噬完整的浆细胞和淋巴细胞。免疫组化染色体积大的组织细胞 S100 阳性、CD68 阳性，CD1a 阴性。

（张　念）

第五节　肉芽肿性肺损伤

很多呼吸系统疾病可出现肉芽肿病变，其原因广泛，包括各种病原体感染、结缔组织病、血管炎病变、过敏性疾病、恶性肿瘤、药物反应等。在弥漫性肉芽肿性疾病的病理诊断中肉芽肿的解剖学分布特点、肉芽肿结节本身的形态及其伴随病变对其诊断非常重要。如结节病、铍中毒的肉芽肿病变沿淋巴管分布，而感染性肉芽肿病变常沿气道中心性分布。典型的肺结核病的肉芽肿结节伴有坏死，而结节病、外源性过敏性肺泡炎为非坏死性肉芽肿结节。同样为非坏死性肉芽肿结节，结节病的肉芽肿结节中上皮细胞排列密集；而外源性过敏性肺泡炎的上皮样细胞松散。本节介绍肺部常见的感染性及非感染性肉芽肿病变。

一、感染性肉芽肿性疾病

感染性肉芽肿性病变常表现为坏死性肉芽肿结节，或坏死性和非坏死性肉芽肿结节混合存在。但对于这类病变，病理组织学形态是相对的，非感染性肉芽肿病变也可以出现坏死，如 Wegener 肉芽肿病，坏死性结节病样肉芽肿病常有大片地图样坏死。特别是随着 HIV 感染增加及免疫抑制剂应用，其肉芽肿病变更加不典型。因此，在诊断任何非感染性的肉芽肿病前，均有必要用各种手段寻找病原菌，除外感染性因素。

（一）分枝杆菌感染

近十几年来，随着 HIV 感染不断上升及结核耐药菌株的增多，结核在全世界死灰复燃，我国更是结核病感染的传统大国，肺结核更是多发病和常见病。结核分枝杆菌感染的典型病理形态学表现为坏死性肉芽肿性炎。镜下其坏死彻底呈红染颗粒状，看不到肺组织结构支架。由于坏死物含较多脂质，肉眼呈灰黄色，细腻，呈奶酪样，故也称为干酪样坏死。坏死周边有上皮样组织细胞及多核巨细胞围绕。Ziehi-Neelsen 抗酸染色结核分枝杆菌呈紫红色，杆状，微弯曲，一端膨大。

非结核分枝杆菌引起的肺部感染，随不同的地区，其发病率及菌株均有不同，慢性肺部疾病、恶性肿瘤、HIV 感染、免疫损伤性疾病及免疫抑制剂治疗均为其易感因素。非结核分枝杆菌可以引起与结核分枝杆菌相似的病理组织学改变，常见坏死性肉芽肿结节，也可表现为非坏死性肉芽肿结节、非特异性炎症反应、梭形组织细胞增生和纤维化、机化性肺炎及急慢性炎细胞浸润等。非结核分枝杆菌抗酸染色可以表现为结核分枝杆菌相似的形态。也有报道一些非结核分枝杆菌，如 M Kansasii 菌体较长，呈 C 形或 S 形弯曲或串珠状。培养及 PCR 检测可以对结核及非结核分枝杆菌进行诊断和菌型鉴定。

（二）肉芽肿性真菌感染

真菌可以引起类似分枝杆菌感染的肉芽肿病变，常见的肺部肉芽肿性真菌感染有组织胞质菌、隐球菌、芽生菌（酵母菌）和球孢子菌等。

组织胞质菌病（histoplasmosis）是由于感染 H. capsulatum 引起，此菌分布广泛，常存在于土壤中，吸入污染组织胞质菌的尘土颗粒可引起发病，绝大多数组织胞质菌感染患者无症状，只是患者的皮肤及血清出现组织胞质菌抗体或 X 线检测肺部有钙化。根据临床症状及病程组织胞质菌病可以分为急性肺组织胞质菌病，播散性组织胞质菌病及慢性肺组织胞质菌病。病理组织学上组织胞质菌病常表现为坏死性或非坏死性肉芽肿性炎，其坏死区常伴有钙化。播散组织胞质菌病常不形成界限清楚的肉芽肿结节，而表现为肺泡腔及间质内弥漫性组织细胞浸润。组织细胞和多核巨细胞胞质内可见无数的组织胞质菌孢子。组织胞质菌体积较小，圆形或卵圆形，大小较一致，直径 1 ~ 5μm，平均 3μm，可有出芽。每个真菌菌体中心部有一个小核。银染菌体呈棕褐色，PAS 染色呈红色。

隐球菌感染（cryptococci）的病理组织学表现多种多样，在免疫正常的人群可以形成肉芽肿性结节，可以伴坏死或机化性肺炎。但更常见的为非坏死性肉芽肿结节，或表现为在大量慢性炎症背景上散在宽胞质的多核巨细胞。隐球菌存在于细胞内或细胞外，尤以多核巨细胞内较多见。免疫抑制或免疫异常的患者感染隐球菌可缺乏肉芽肿反应，表现为肺泡腔内大量隐球菌菌体。在 HE 染色切片上，隐球菌为淡蓝色，周围见透亮的晕，圆形或卵圆形，大小不等，之间 2 ~ 15μm，直径 4 ~ 5μm。银染菌体呈棕褐色，PAS 染色呈红色。由于其菌体荚膜含有丰富的黏多糖，黏卡染色呈现鲜红色，这点可用于隐球菌与其他球状真菌的鉴别。

肺的芽生菌病（blastomycosis，也称酵母菌病）和球孢子菌病（coccidioidomycosis）组织病理学上均表现为坏死性肉芽肿病变，其坏死物中含有较多的中性粒细胞微脓肿，因此表现为肉芽肿炎症和化脓性炎症共存。芽生菌菌体大小一致，有厚的折光性胞壁，菌体中心可见一嗜碱性胞核，球孢子菌菌体较大，球状，直径 30 ~ 60μm，胞壁较厚，有折光性，菌体内可见内生孢子。

二、结节病

结节病（sarcoidosis）是一种原因不明的肉芽肿性多系统性疾病。肺部是其最常见的累及器官，40% 以上有肺部病变。有时病变仅局限于肺部。结节病的病理诊断需结合临床、影像及实验室检查综合判断。

在病理组织学上，结节病以非坏死性上皮样细胞肉芽肿和不同程度的肺间质纤维化为其病变特点。偶有少许纤维素样坏死。其上皮样细胞紧密排列，常伴有多核巨细胞，结节周边包裹有显著纤维组织增生及玻璃样变。结节病的肉芽肿病变常沿淋巴管分布，即分布在支气管血管束、小叶间隔、叶间裂及胸膜下。由于其以上的分布特点，经支气管镜肺活检常可获取到病变。因此，对临床怀疑结节病的患者，在做支气管镜时，应同时夹取支气管黏膜和透壁肺活检，两者结合将大大提高结节病的诊断率。在肺组织其肉芽肿结节位于肺间质，肺泡腔内没有病变。结节病的细胞内及细胞外可见多种包涵体，如星状小体（asteroid body）、西曼体（schaumann body）等。以上包涵体并非结节病的特异性改变，也可见于其他疾病。结节病的病变组织中血管壁常可见肉芽肿病变，并压迫管腔，使管腔狭窄，但一般无坏死，也很少引起肺动脉高压。

三、外源性过敏性肺泡炎

外源性过敏性肺泡炎（extrinsic allergic alveolitis）也称为过敏性肺组织炎（hypersensitivity pneumoniotis），是一种肺对吸入的有机性或小分子无机性抗原的炎症反应性疾病。

外源性过敏性肺泡炎临床上根据病程可分为急性、亚急性和慢性。急性过敏性肺炎是由于一次性吸入大量变应原引起，临床表现为急性发热、寒战、咳嗽，常在暴露抗原4～8小时发病，24～48小时完全缓解。由于发病急剧、常有明确变应原，症状短期缓解，一般不需肺活检。急性外源性过敏性肺泡炎很少进行病理组织学检查，有报道急性期表现为肺泡腔内急性炎细胞浸润和坏死。

亚急性外源性过敏性肺泡炎是由于间断性接触小剂量变应原引起，常在几周内发病，症状比急性较轻，HRCT表现为小叶中心性磨玻璃影，亚急性病理组织学表现为细支气管炎，以细支气管为中心的富细胞性间质性肺炎，非坏死性松散的肉芽肿结节以及小灶状肺泡腔内机化。其病变组织内主要以淋巴细胞，浆细胞浸润，一般无明显嗜酸性粒细胞。病变呈斑片状或弥漫性分布，当其呈弥漫性分布时，如找不到肉芽肿结节，这时富细胞的间质性肺炎与NSIP很难区别。外源性过敏性肺泡炎的肉芽肿结节呈散在分布，上皮样组织细胞排列松散，不伴有坏死，有时仅见间质中散在的多核巨细胞。

慢性外源性过敏性肺泡炎为微量抗原持续性或反复性刺激引起，起病隐匿，表现为缓慢起病或反复发作的呼吸困难，伴咳嗽、乏力。其肺组织内出现明显纤维化，可呈NSIP或UIP样纤维化，但慢性外源性过敏性肺泡炎的纤维化常同时分布在细支气管周围及胸膜下，两者可相交联，形成桥状纤维化。

四、铍沉积病

铍沉积病（berylliosis）是吸入含铍的粉尘而引起的一种慢性肉芽肿性疾病。其病变与结节病相似，表现为沿淋巴管分布的肉芽肿结节。患者的职业接触史对诊断非常重要。

五、坏死性肉芽肿血管炎（Wegener肉芽肿）及Churg－Strauss综合征

（见第七节）

六、坏死性结节病样肉芽肿病（NSG）

坏死性结节病样肉芽肿病（necrotizinig sarcoid granulomatisis，NSG）是一种少见的主要累及肺部的肉芽肿性疾病。关于NSG是一个血管炎性综合征还是结节病的一个特殊类型，

亦或是一种特殊感染性疾病，一直存在争议。其病理组织学主要表现为丰富的结节病样的上皮样细胞肉芽肿、大片坏死和血管炎。NSG 的肉芽肿结节与结节病的肉芽肿结节形态相似。

七、支气管中心性肉芽肿病

支气管中心性肉芽肿病（bronchoceutric granulomatosis）是一种以气道为中心并破坏支气管全层及细支气管壁的肉芽肿性病变。其病理组织学表现为支气管及细支气管黏膜及管壁破坏，管壁见栅栏状的上皮样组织细胞及多核巨细胞，病变中心及支气管管腔内可见坏死物。在过敏性支气管肺真菌病的患者可伴有显著的嗜酸细胞浸润，坏死物中可见真菌菌丝。

支气管中心性肉芽肿病是一种病理形态学改变，可由多种病因引起，包括感染性和非感染性。如以上提到的过敏性支气管肺真菌病，细菌、真菌及芽生菌感染，类风湿性关节炎，坏死性肉芽肿血管炎（Wegener 肉芽肿病）等。区别感染性和非感染性非常重要，临床上伴有哮喘及外周嗜酸细胞增高的患者，常提示非感染性，对所有的病例均应进行特殊染色寻找病原体。

（张　念）

第六节　主要累及小气道的肺损伤

一、缩窄闭塞性细支气管炎

缩窄闭塞性细支气管炎（constrictive bronchiolitis obliterans，简称 CBO）是一种以细支气管管壁纤维化，管腔狭窄为特点的细支气管病变。常见于同种移植（心肺或肺移植）的排异，骨髓移植，青霉胺药物中毒，类风湿性关节炎和病毒、支原体感染，少数原因不明（特发性）。临床表现为进行性气促，咳嗽，肺功能显示阻塞性通气功能障碍。胸部 X 线通常显示肺过度膨胀，而无浸润影。HRCT 表现为气体陷闭和马赛克征。

CBO 的病理组织特征为细支气管管壁纤维组织增生，进而导致管腔狭窄，甚至闭塞。病变早期，细支气管黏膜上皮下纤维组织增生，增生的纤维组织层状环绕细支气管管壁，黏膜上皮和平滑肌之间的间距增宽，细支气管受压，管腔狭窄。最后，管腔消失，残留不规则的平滑肌束，间断的弹性纤维和纤维瘢痕。

CBO（缩窄闭塞性细支气管炎）一定不能与 BOOP（闭塞性细支气管炎伴机化性肺炎）混淆，两者名称中虽有部分相同的字，但无论是病理形态还是临床治疗和预后均截然不同。前者，CBO，是细支气管管壁纤维组织增生，管腔狭窄，糖皮质激素治疗效果差。后者是细支气管管腔内的成纤维细胞息肉样增生，管腔阻塞，糖皮质激素治疗效果较好。

二、弥漫性泛细支气管炎

弥漫性泛细支气管炎（diffuse panbronchiolitis，DPB）为一种特殊类型的小气道病变。亚洲人多见，本病由日本人首次报道和命名。临床表现主要为咳嗽、咳痰、活动时呼吸困难，80% 以上的患者有或既往有慢性鼻窦炎。胸部 CT 对诊断具有重要意义，显示两肺弥漫性小叶中心性颗粒样结节状阴影。肺功能检查主要为阻塞性通气功能障碍。

DPB 的肺组织肉眼检查可见散在多个灰黄色小结节，直径 2 ~ 3mm，结节周边常见扩张的细支气管，肺组织可伴有过度充气。低倍镜下，病变沿小气道分布。主要累及呼吸性细支气管及其周围的肺组织，这也是HRCT上显示小叶中心性结节状阴影的病变基础。呼吸性及膜性细支气管管壁增厚，其间质及周围的肺泡囊、肺泡壁间隔增宽，间质内有以泡沫细胞为主的炎细胞浸润，其间质中浸润的泡沫细胞数量较多，呈片状、平铺排列，间插少许淋巴细胞、浆细胞。细支气管管腔和其周围的肺泡腔可有成纤维细胞息肉状增生和机化，其机化病灶一般较小。细支气管和小支气管管壁可有淋巴组织增生和淋巴滤泡形成。远离细支气管的肺组织，除肺泡腔可伴有过度充气外，无明显异常。

部分典型的DPB患者，通过临床症状、体征及影像学检查，特别是高分辨CT可以做出初步诊断。但是，DPB的临床体征及CT表现并非特异性，与其他疾病有重叠。因此，病理组织学检查对DPB的最后确诊非常重要。由于DPB的特征性病理改变位于呼吸性细支气管及其周围组织，经支气管镜黏膜活检或经支气管镜肺活检常难以取到病变，而影响病理诊断。所以，患者常需采取胸腔镜下肺活检或开胸肺活检标本进行病理检查。

（张　念）

第七节　常见肺部血管性疾病

肺的血管炎性疾病几乎均为全身性疾病的一部分，坏死性肉芽肿血管炎（Wegener肉芽肿病），Churg－Strauss综合征（CSS），显微镜下多血管炎（MPA）是最常见的累及肺部的血管炎性综合征。其他偶见的累及肺部的血管炎性疾病还包括高安动脉炎、巨细胞性动脉炎、贝赫切特病、结节性多动脉炎、过敏性紫癜、冷球蛋白血症。另外，可以出现血管壁炎症性改变的疾病还包括结缔组织病、淋巴瘤样肉芽肿、支气管中心性肉芽肿病、坏死性结节病样肉芽肿病、高血压，肺部感染性疾病、恶性淋巴瘤、药物性损伤及放疗后的肺部改变等。由此可见，肺部的血管炎性疾病，病因复杂，常有肺外器官的异常表现，有时肺外表现及实验室检查是诊断的重要指标。甚至是判断预后的重要因素。因此，在肺部血管炎性疾病的诊断中，必须结合临床表现及实验室检查，这些资料对诊断非常重要，可以说是不可或缺的。本节主要讨论Wegener肉芽肿病、Churg－Strauss综合征和显微镜下多血管炎三种常见的肺部血管炎性疾病，三者的鉴别诊断要点见表2－4。

表2－4　WG、CSS及MPA临床、影像及病理特征比较

	WG	CSS	MPA
哮喘	无	有	无
上呼吸道病变	常有，坏死性炎症	过敏性鼻窦炎	无
肾损伤	常有	偶见	常有
心损伤	无	常有	无
外周血嗜酸性粒细胞增多	一般无	有	无
ANCA	阳性（60%～95%），常为C－ANCA	阳性（50%～70%），常为P－ANCA	阳性（70%～80%），常为P－ANCA

续 表

	WG	CSS	MPA
影像学	常为双侧多发结节，下叶多见，游走性，可以伴有空洞（25% ~50%）	双侧多发性实变结节，周边部多见，一般无空洞形成	双侧肺泡充填影，下叶多见
组织中的嗜酸性粒细胞浸润	偶有（60%）	常有	无
肉芽肿性炎	常有	常有	无
嗜中性粒细胞微脓肿	常有	无	无

一、坏死性肉芽肿血管炎（Wegener 肉芽肿）

Wegener 肉芽肿（Wegener granulomatosis，WG）是一种不明原因的系统性血管炎性疾病，现已改名为坏死性肉芽肿血管炎。可以发生于任何年龄，常见于成人，中位年龄为 50 岁。全身许多器官均可累及，如鼻、鼻窦、眼、耳、涎腺、口腔、肺、肾、关节、皮肤、乳腺、纵隔、胃肠道、胰腺、子宫、阴道、心脏、脾、外周和中枢神经系统。最常累及上呼吸道、肺和肾脏。在鼻部引起坏死性炎症形成“马鞍鼻”。实验室检查 60% ~95% 的 WG 患者有血清抗中性粒细胞胞质抗体（the serum antineutrophil cytoplasmic antibodies，以下简称 ANCA）阳性，常表现为 C – ANCA 阳性。这也是 WG 的重要诊断特征之一。WG 的肺部累及约占 45%，临床表现为咳嗽、气促、咯血和胸痛。影像学表现为双肺多发性实变影，病灶大小不等，边界较清楚，下叶多见。病灶可呈游走性。25% ~50% 病灶中央可见空洞形成。空洞的壁较厚，不规则。治疗后空洞壁可以变薄或空洞完全消失。

WG 大体上表现为双肺多发性实变结节，灰黄色，常伴有地图状坏死。镜下可见肉芽肿性炎症，坏死和血管炎。典型的 WG 的坏死呈地图状、不规则，其内见较多的中性粒细胞及碎裂的细胞核，因此在 HE 染色上呈蓝染，也成为嗜碱性坏死。坏死的周边部常见组织细胞呈栅栏状排列，和多核巨细胞及多种炎症细胞浸润。病变中一般不出现紧密排列的结节病样的上皮样细胞肉芽肿结节。WG 病变中浸润的炎症细胞，成分混杂，可见中性粒细胞、淋巴细胞、浆细胞、组织细胞及嗜酸性粒细胞。常见中性粒细胞聚集形成中性粒细胞微脓肿。WG 的血管炎常累及大于 5mm 的小动脉和静脉。在病灶或坏死的周边部血管壁可见急、慢性多种炎细胞浸润，肉芽肿及多核巨细胞，常有管壁破坏，弹性纤维断裂。治疗后的病例血管壁出现纤维化及管腔狭窄或闭塞。除了以上典型的病理组织学表现外，WG 可以有特殊或少见异型，如，弥漫性肺出血支气管中心性肉芽肿或闭塞性细支气管炎机化性肺炎，有时以以上病变为主要改变。

二、Churg – Strauss 综合征

Churg – Strauss 综合征（Churg – Strauss syndrome，CSS）是一种以哮喘，外周血嗜酸细胞升高和血管炎三联征为特征的多系统疾病。过去也称为过敏性血管炎和肉芽肿病（allergic angitis and granulomatosis）。由 Churg 和 Strauss 于 1951 年首次报道而得名。

1990 年美国风湿协会提出 CSS 的诊断标准，其包括以下 6 条：①哮喘。②外周血嗜酸细胞计数大于 10%。③单发或多发神经病变。④影像学游走性肺部病变。⑤鼻窦病变。

⑥活检血管壁外嗜酸细胞浸润。以上 6 条中有 4 条即可诊断为 CSS。以上诊断标准对 CSS 诊断的敏感性为 85%，特异性 99.7%。目前，绝大多数 CSS 通过临床症状和实验室检查可明确诊断，有时经皮肤或神经肌肉活检，一般不需要进行肺活检。

CSS 男女发病率大致相同，中位发病年龄为 50 岁，主要累及上呼吸道、肺、皮肤和周围神经系统，部分有心脏和肾脏累及。当伴有心脏和肾的累及常预后较差。实验室检查外周血嗜酸细胞升高，血沉加快及 P－ANCA 炎性及血清 IgE 升高。影像学表现为双肺胸膜下多发性实变或磨玻璃影。一般不形成空洞。

CSS 的病程可分 3 期。早期主要表现为过敏性鼻炎，哮喘；外周血嗜酸性粒细胞增多及嗜酸性粒细胞浸润性病变。病变进一步进展进入血管期，此期患者出现血管炎的症状及体征。最后为血管后期，患者有神经病变，高血压，持续性哮喘和过敏性鼻炎，心脏、肾及胃肠道累及。CSS 的典型病理组织学表现为哮喘性支气管炎，嗜酸细胞肺炎及坏死性血管炎和血管外肉芽肿病变。CSS 的血管炎可以累及动脉、静脉或毛细血管，血管壁可见较多嗜酸性粒细胞、淋巴细胞、上皮样细胞及多核巨细胞浸润，常见纤维素性坏死。血管外可见栅栏状组织细胞及多核巨细胞组成的肉芽肿病变，肉芽肿的中心部可见坏死，坏死物中见丰富的嗜酸性粒细胞及嗜酸性粒细胞核碎裂，这种病理改变也称为“过敏性肉芽肿”。以上典型的病理改变并不一定在每例患者中均可见到，特别是经过激素治疗的患者。

三、显微镜下多血管炎

显微镜下多血管炎（microscopic polyangiitis，MPA），以前称为显微镜下多动脉炎，是一种病变局限于小动脉、小静脉和毛细血管的系统性血管炎病变。其病变不仅累及动脉，还有静脉和毛细血管，因此显微镜下多血管炎更符合其病理特点。MPA 临床上常表现为发热，体重下降，口腔溃疡，听力下降，咽喉疼痛，皮肤红斑及结节，外周神经病变、肾小球肾炎等症状。大约 50% 的患者可有肺部病变。累及肺部可出现气短，咳嗽，咯血，胸痛。约 80% 患者 ANCA 阳性，常为 P－ANCA 阳性。MPA 患者的胸部 CT 上常表现为磨玻璃样阴影及肺泡填充影病变。在病理组织学上，MPA 表现为肺出血，肺泡腔内含铁血黄素沉着及中性粒细胞血管炎。病变局限于小动脉、小静脉和毛细血管。病变区肺泡间隔增宽，间隔内有较多中性粒细胞聚集，毛细血管有纤维素性坏死和中性粒细胞浸润。

四、肺动脉高压

肺动脉高压（pulmonary hypertension）是指静息时平均肺动脉压≥25mmHg。肺动脉高压按病因可以分为原发性（特发性）及继发性。原发性肺动脉高压病因不明，女性多见，多为散发性，偶见家族性发病。家族性肺动脉高压发病年龄较早，为一种常染色体显性遗传性疾病，在其家族中有 $BMPR_2$ 基因突变，此基因位于 2 号染色体长臂 31 ~ 32 区带（$2q^{31\sim32}$）。继发性肺动脉高压，顾名思义，是由于继发于其他疾病。很多疾病可引起肺动脉高压，如结缔组织病、先天性肺循环分流、门脉高压、HIV 感染、药物等。

一般情况下，根据临床表现及相关辅助检查，即可作出肺动脉高压的诊断。多数情况下并不需要病理组织学检查。本文主要介绍肺动脉高压基本病理形态改变。肺动脉高压的主要病理组织学改变表现在肺的肌性动脉和细动脉。为了更好的帮助我们观察和分辨以上血管的层次及病变，我们常借助一些特殊染色，如弹性纤维染色就是一种常用的特染方法。在病理组织学上，肺动脉高压的血管有以下6种病理变化：

1. 小动脉中膜肌层增生（muscular hypertrophy in the media of arteries） 肺组织内小动脉中膜平滑肌增生是肺动脉高压常见的病理改变。而且在轻、中度肺动脉高压情况下，中膜平滑肌增生的程度与肺动脉高压的程度呈正比。中膜平滑肌的增生常用中膜面积（或厚度）占血管管腔总面积（或直径）的百分比来表示。不同管径的小动脉，其中膜所占的面积或比例不同。正常情况下，这一比值应小于20%。肺腺泡前肌性小动脉中膜占管腔的比例是1%～2%，30～300μm的小肌性动脉中膜的比例可高达5%。

2. 细动脉肌化（muscularization of arterioles） 细动脉的肌化是另一个肺动脉高压的早期改变，即细动脉管壁出现中膜平滑肌层。细动脉肌化后单纯从形态学上与肺小动脉无法区别，但二者的位置不同，小动脉伴随细支气管走行。因此，细动脉的肌化表现为远离细支气管的肺间质内出现肌性的小动脉样结构。

3. 动脉内膜增生和同心圈状层状纤维化（intimal proliferation and conceutric laminar fibrosis） 肺动脉高压时，动脉内膜由于细胞增生及纤维化而增厚，二者常同时存在，内膜显著增厚时，可引起管腔的狭窄和闭塞。

4. 丛状病变（plexiform lesions） 丛状病变常见于中度肺动脉高压。常见于紧邻中膜和内膜增厚而阻塞的肺动脉远端的肌性小动脉，表现为动脉内膜内皮细胞异常增生，有多个不规则的管腔，形成肾小球样的结构。形态似血栓机化，但二者不同，丛状病变时有内弹力膜破坏。

5. 纤维素样坏死及动脉炎（fibrinoid necrosis and arteritis） 纤维素样坏死和动脉炎常见于中度肺动脉高压。表现为动脉管壁，特别是中膜坏死，弹力膜破坏，及纤维素样物沉积。坏死性动脉炎的血管壁有炎细胞浸润，常为中性粒细胞，偶见淋巴细胞。

6. 血管扩张及血管瘤样病变（dilation and angiomatoid lesions） 肺动脉管腔变薄、扩张、迂曲形成血管瘤样病变。

（张　念）

第三章　呼吸功能监测

第一节　通气功能测定

呼吸功能的第一步就是肺的通气功能。

1. 吸气　靠呼吸肌的收缩，胸廓扩张而容积增大，肺脏受其牵引而随之扩张，肺内压低于大气压（平静吸气时约 -0.27kPa）空气逐渐被吸入肺内，完成吸气功能。

2. 呼气　借助于肋骨还原，膈肌松弛，肺脏弹性回缩，此时肺内压力高于大气压（平静呼气时约 +0.4kPa）气体从肺内排出，完成呼气动作。

3. 肺容量　指肺内容纳气体的量，随呼吸即胸廓的扩张与收缩而改变。平静呼吸时呼吸幅度小故气量变化不大；深吸气时肺扩张吸入气量增大。

一、肺容积

（一）基本肺容积（basal lung volume）

1. 潮气量　平静呼吸时每次吸入或呼出的气量为潮气量（tidal volume，V_T），正常男性为 0.4～0.8L，女性为 0.3～0.6L。由于每分钟吸入 O_2 量大于呼出 CO_2 量，故呼和吸的容积不等，二者之比值（呼吸商）约 0.8。潮气容积受机体代谢率、运动量、情绪等因素影响。V_T 与呼吸频率（f）决定 MV。V_T 越小，则需较高 f 方可达到足够通气量。

2. 补吸气量　平静吸气末再用力吸气时所能吸入的最大气量为补吸气量（inspiratory reserve volume，IRV），补吸气量 = IC - V_T，正常男性为 2L，女性为 1L。

3. 补呼气量　平静呼气末再继续呼气所能呼出的最大气量为补呼气量（expiratory reserve volume，ERV），男性为 0.8～1.8L，女性为 0.5～1.1L。体位对 ERV 有明显影响，仰卧较立位可减少数百毫升，系由膈肌抬高和肺血容量增加所致。肥胖、妊娠、腹水、肠胀气等都可以减少 ERV。

4. 残气量　深呼气末肺内剩余的气量为残气量（residual volume，RV），男性为 1.2～2.3L，女性为 0.9～1.7L。RV 的改变与功能残气量（function residual capacity，FRC）具有相同的生理学意义。临床上以 RV 占肺总量（total lung capacity，TLC）的百分比（RV/TLC）作为肺泡内气体滞留的指标。

（二）基本肺容量（basal lung capacity）

1. 深吸气量（inspiratory capacity，IC）　由平静呼气末至肺总量位所能吸入的最大气量为 IC，IC = V_T + IRV，是 VC 主要组成成分（约占 75%）。男性为 2～3L，女性为 1.4～2L。IC 与吸气肌力的大小、胸肺弹性和气道通畅情况有关，MVV 主要取决于 IC。

2. 功能残气量　平静呼气末肺脏内存留的气量为 FRC，包括 RV 和 ERV。男性为 2.2～

3.6L，女性为1.8~2.5L。FRC生理上有稳定肺泡气体分压的缓冲作用，间歇减少通气会影响肺泡内气体交换。若FRC减少，PaO_2和$PaCO_2$在呼吸周期内会出现较大波动。尤其在呼气时，肺泡内没有足量剩余气体与肺循环血进行气体交换，以致产生静动脉分流。FRC增加，吸入新鲜空气会被肺泡残气所稀释，PaO_2降低，$PaCO_2$增高，也会影响换气效率。FRC取决于胸廓和肺脏组织弹性平衡，也具有呼吸动力学意义。

3. 肺活量　深吸气末（TLC位）作深呼气（至RV位）所能呼出的最大气量为VC，VC = IC + ERV（男性为2.9~4.3L，女性为2.0~3.0L）。VC大小与体表面积、性别、年龄、胸廓结构、呼吸肌强度有关，个体差异较大，并受职业、体力锻炼等因素影响，在表达呼吸生理功能上有一定局限性。若对个体VC行动态观察，是反映肺组织病理和生理变化的简单、实用的指标。

4. 肺总量　深吸气（至TLC位）后肺内所含的气量为TLC，TLC = RV + VC（男性为4.4~6.0L，女性为3.3~4.4L）。肺气肿、阻塞性通气障碍、肺泡内气体滞留、肺泡扩张者，使TLC增加；肺组织广泛性病变、肺不张、肺纤维化、胸腔积液、气胸等，TLC减少。

二、肺泡通气量

吸新鲜空气进入肺泡，并排出经过气体交换的肺泡气。进入肺脏的气体并不能全部进入肺泡参与气体交换，故通气有肺通气和肺泡通气（alveolar ventilation，V_A）之分。吸入气体到达肺泡者才能进行气体交换。正常人每次呼吸的V_T中约有三分之一未进行气体交换。V_T减去无效腔量乘以f得V_A。正常人V_A为4~6L。

三、静息通气量

是指在基础代谢情况下所测得的每分钟呼出的气量，即维持基础代谢所需的每分通气量（minute ventilation，MV）。$MV = V_T \times f$。男性为7~12L，女性为6~10L。MV增加表示f或/及V_T增加。肺有较强的贮备力，若无严重通气障碍，一般MV不会异常。

四、肺通气和血流分布

肺泡是进行气体交换的唯一场所，只有肺脏通气和血流均匀地分布到每个肺泡，才能使吸入肺内的气体达到充分有效的气体交换。

（一）吸入气在肺内的分布

一般吸入气体需经过20余级气道分支方能到达肺泡。小气道阻力的差异就可产生吸入气分布不均，另外由于重力对肺组织和血流灌注的影响，使上下部位肺组织弹性不同，从而造成肺泡扩张和充盈气量的差异。重力对胸腔内负压也有影响。吸气时，胸腔内负压以0.025kPa梯度自肺尖向肺底递减。胸膜腔内压力梯度和肺组织顺应性变化对吸气分布亦有一定影响。时间常数是影响吸气分布的又一主要因素。理论上肺泡顺应性与气道阻力乘积即为时间常数。它与肺泡顺应性和进入该肺泡的气道阻力有关系。

体位变化也会影响吸入气体在肺内的分布。立位时，左右肺气体分布为47%与53%；仰卧位时，FRC减少，两肺分布比例并无变化；右侧卧时，左右肺通气量分别占39%和61%；左侧卧时，左右肺通气分别为53%和47%。上述各因素在生理情况下可致吸气分布不均，在病理情况下，吸气分布不均会更突出。

（二）肺血流在肺内的分布

肺循环是低压、低阻系统，肺内血流的分布易受重力、血压、胸腔和肺泡压力等因素影响。立位时因重力关系，肺尖和肺底部血流量相差可达6倍。呼吸引起的胸膜腔内压和肺泡压变化也影响血管径而改变其血流量，体位改变也会引起肺内血流灌注的变化。正常的肺通气量（V）和血流总量（Q）分别为4L/min和5L/min，二者之比约为0.8。虽然每个肺泡通气和血流量可能不同，但只要V/Q比例能保持0.8，整个肺脏的换气功能依然正常。人体对通气和血流比例具备自动调节能力，如V不足，灌注该部位肺泡的肺小动脉就收缩，相应减少血流量；肺动脉阻断后，引流入这部分肺泡的细支气管也会痉挛收缩，相应减少通气量。但这种调节功能，不常十分有效，故健康人肺脏各部位V、Q和V/Q比例仍有较大差别。

（三）V/Q比例与换气功能

V/Q比例对换气功能的影响，可用有通气无血流，或有血流无通气的例子说明：若以0.8为正常比值，则前者比值为8（>0.8），后者为0（<0.8），当V/Q<0.8时，通过肺泡周围毛细血管的混合静脉血就不能与肺泡气充分的交换而进入动脉，形成静动脉分流（简称静脉分流）。该分流系生理原因所致，故又称为生理静脉分流。解剖上也有少量静脉血不经肺泡进行气体交换直接进入动脉，占CO的1%～2%。当V/Q>0.8时，则进入肺泡的部分潮气容积不能与肺血流进行气体交换，这样产生的无效腔为肺泡无效腔，解剖无效腔与肺泡无效腔总称为生理无效腔。V/Q失调，无论是无效腔增加还是静脉分流，其结果理应是PaO_2降低和$PaCO_2$升高。但临床上除伴有严重通气不足外，一般都以缺氧为主，并无CO_2潴留或$PaCO_2$低于正常。其原因是：①静脉分流主要产生缺氧，因为正常动静脉血氧分压差远较CO_2分压差大。前者约为8kPa，后者为0.8kPa。静脉血分流进入动脉后，PO_2下降的程度远超过PCO_2升高。②O_2和CO_2解离曲线形态的差别对缺O_2和CO_2潴留产生不同的代偿效果，当V/Q失调至产生缺O_2和CO_2潴留时，就会增加通气量。通气增加，$PaCO_2$降低可排出更多CO_2。

五、最大自主通气

单位时间内最大呼气量称为最大自主通气，又叫MVV。在单位时间内以最快最深幅度的呼吸测得。一般测15s或12s，f10～15bpm为宜，15s×4或12s×5计算1min的通气量。通气储量百分比=（MVV－MV）/MVV×100%，其在93%以上为正常，93%～87%为轻度减低，87%～80%为中度减低，80%～70%为重度减低，70%以下为极重度减低。30岁以前随年龄增长而增大，30岁以后与年龄成反比。

（一）正常MVV决定因素

①胸廓正常活动自如。②呼吸肌功能正常。③气管支气管通畅，气流阻力达最低。④肺组织伸张用最小的功。⑤正常的呼吸神经肌肉协调作用。

（二）影响MVV的因素

在以下情况下可影响最大自主通气量：①骨骼受累，如风湿脊椎炎，胸廓畸形。②呼吸肌减弱，如重症肌无力，肌炎。③气道阻力增加，如支气管哮喘、阻塞性肺气肿、支气管肿瘤等。

六、用力肺活量

指用力吸气达TLC位后再用力呼气至RV位所呼出的气量为用力肺活量（forced vital capacity，FVC）。

（一）第1秒用力呼气量

最大吸气至TLC位后1s之内用力呼出的气量称为FEV_1，又称时间VC；FEV_2和FEV_3分别代表第2和3s内所呼出的气量。FEV_3是检测早期气道阻力的指标，是了解终末流量的简单测定方法。

$FEV_1\%$用FEV_1占FVC的百分比表示。$FEV_1\%$是测定气道有无阻塞的一项有用指标。$FEV_1\% < 70\%$表明有气流阻塞，常见于COPD或气管痉挛。

（二）最大呼气中期流速

从FVC曲线上计算用力呼出VC 25%～75%平均流量即为最大呼气中期流速（maximal midexpiratory flow，MMEF）。即将最大呼气总量分为四部分，取其中间（二、三）部分（25%～75%）的呼气量（AB）和该部分时间（CD）之比为中期流速，为AB/（m）L/s。1955年Leuallen认为第一部分流速很快增加，受主观用力因素影响；第四部分由于肺弹性减弱近残气位时流速常减慢，用肺量计不易测准。因此中期部分呼气流量与时间的关系最能反映气道通畅的实际情况。对呼吸强度的依赖性小于$FEV_1\%$是检测早期气道阻塞较敏感的指标。与MMEF相关的参数最大呼气中期时间（mid expiratory time，MET）是呼出25%～75% VC所经历的时间，用于评价FVC下降时的小气道功能状态。

MMEF与FVC和MVV相近似，Leuallen认为识别气道阻塞较FVC、MVV更敏感。后者对气道阻塞程度的估计往往过低。

（三）流速容量曲线测定

最大呼气流速－曲线是指受试者在最大用力呼气过程中，将其呼出的气体容积及相应的呼气流量描记成的一条曲线图形，称为MEFV曲线或F－V曲线。它主要反映用力呼气过程中胸膜腔内压、肺弹性回缩压、气道阻力对呼气流速的影响。其前半部分与用力大小有关，后半部分取决于肺弹性气道的生理功能。近年来小气道阻塞性疾病的早期诊断问题引起国内外学者的重视。F－V曲线被认为是早期检测小气道疾病和判断疗效较敏感的方法之 。FEF 75%～85%是检测小气道阻塞更敏感的指标。

（四）F－V线的特征

正常人此曲线在高肺容量阶段（>75% VC），即MEFV上升支部分与呼气用力有关，称最大呼气流量用力依赖部分。当上升支达最高峰后开始下降，即MEFV曲线降支部分为低肺容量阶段（<75% VC），其V_{max}仅随肺容量减少而逐渐降低，最后为零。此段称为最大呼气流量非用力依赖部分，亦有人称为限速现象。COPD患者气道阻力大，F－V曲线各段流速均较正常人明显减低。限制型通气障碍者流速高、VC小，故F－V曲线高耸，倾斜度大。

七、无效腔及其测定

无效腔即生理无效腔（physiological dead space，V_D），包括解剖无效腔（anatomical dead space，V_{Dan}）和肺泡无效腔（alveolar dead space，V_{Dalv}）。V_D 量等于 V_{Dan} 量加 V_{Dalv} 量。V_{Dan} 量等于从口到细支气管这部分呼吸道不参与气体交换的气量。V_{Dalv} 量是指当通气好而血流灌注不良时，气体交换不能充分进行，这部分无效通气量为 V_{Dalv} 量。正常人 V_{Dalv} 量极小可忽略不计，故生理无效腔量等于 V_{Dan} 量；病理状态下，V_{Dan} 量变化不大，VD 量主要反映 V_{Dalv} 量。VD 正常值为 22.56% ~36.78%。

无效腔量测定据改良 Bohr 公式：

$$\frac{V_D}{V_T}=\frac{PaCO_2-PeCO_2}{PaCO_2}$$

肺泡正常换气功能取决于正常的肺泡 V/Q。$V_T=V_D+V_A$，因此，V_{Dan} 特别是 V_{Dalv}，能对肺泡通气量（alveolar ventilation，V_A）产生直接影响。V_T 加大，f 加快，对提高肺泡通气有很大作用。临床呼吸浅快者只增加无效通气，V_A 反而减少，故易引起缺氧。

八、肺泡通气量测量

（一）肺泡通气量

静息状态下每分钟吸入气量中能达到肺泡进行气体交换的有效通气量，$V_A=MV\times(100-V_D)\%$。呼出 CO_2 来自肺泡气，单位时间呼出气中 CO_2 应等于该时间内肺泡通气量乘以肺泡气 CO_2 浓度。故 $V_A=VCO_2$/肺泡 CO_2 浓度。临床意义：肺泡通气不足，CO_2 潴留（呼酸）；过度通气导致呼碱。

（二）肺泡气分布

正常人肺泡数约有 7 亿之多。健康人肺泡气分布也并非绝对均匀。正常人可有轻度不均匀，老年人会加重，多与肺弹性减低，气道阻塞等因素有关。

九、最大呼气流速 - 容积曲线分析

最大呼气流速 - 容积曲线系指受试者在最大用力呼气或吸气过程中，将呼出或吸入气体流速及相应肺容量描记成的一条曲线图形（图 3 - 1）。又称为 MEF - V 曲线或 F - V 曲线。呼气部分反映用力呼气过程中胸膜腔内压、肺弹性回缩压、气道阻力对呼气流速的影响。MEF - V 曲线前半部分与受试者呼气时用力大小密切相关，而后半部分主要取决于肺组织弹性回缩力和外周气道的生理功能。许多学者认为，MEF - V 曲线的形态及曲线中一些测试参数可作为小气道阻塞的早期诊断依据。亦反映了大气道阻塞和呼吸肌肌力的变化，主要与呼气肌功能有关。

关于 F - V 曲线呼气部分分析衍生出一些新指标。诸如：MEF - V 降支斜率［V60 ~ V40 的流速斜率（MTC60）、V75 ~ V50 的流速斜率（MTC75）、V50 ~ V25 的流速斜率（MTC50）］、阻塞指数、MTTp［MTTp（62.5% ~87.5% FVC）］、气速指数（AVI）、气滞指数、呼气流速峰值时间（TPEF）、呼气流速峰值容积、呼出 25% VC 时的时间（TFEF75）、呼出 50% VC 时的时间（TFFF50）、呼出 75% VC 时的时间（TFEF25）、最大用力呼气中段时间（MET）以及 MTTp 用力呼气过程中某一肺容积阶段内气体平均排出时间等，下面简述上述指标的临床意义。

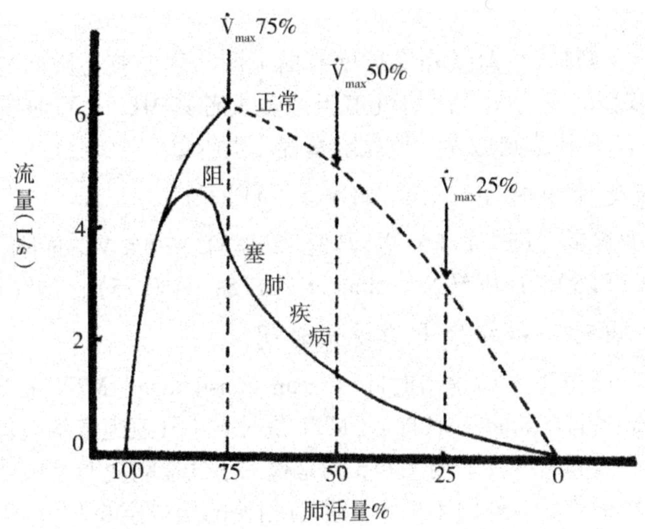

图 3-1 流速-容量曲线

（一）MEF-V 曲线降支斜率

对小气道功能的判定有很大意义。我们分析测定 MTC75、MTC50 及 MTC60。这三部分斜率中以中段 V60～V40 流速斜率最为有意义，因其既排除了主观用力因素的影响，又克服了肺弹性回缩力不足对斜率的影响。MEF-V 降支斜率有助于区别限制型和阻塞型通气功能障碍。限制型 MEF-V 降支斜率大（FVC 降低，F-V 降支变陡直，斜率增大）；阻塞型 MEF-V 降支斜率小（FVC 变化不大，而因阻塞呼气阻力增大，流速减慢，呼气时间延长使 MEF-V 降支变得较缓平，斜率小）。

（二）气滞指数

用力呼气过程中由于外周气道提前闭合致使空气滞留（air trapping）于肺内。通过测定滞留于肺内气体容量的多少，可间接反映外周气道阻塞程度。用等压点学说解释气滞指数现象：用力呼气时，由于小气道阻塞和/或肺泡弹性回缩下降，等压点向外周移动的更快、更远，外周小气道被压缩，RV 增加；相反呼气慢时等压点向外移动较慢，气道闭合较晚，呼出气体容量较大，这就造成 VC 与 FVC 的差别。测定方法：气滞指数 = [（VC-FVC）/VC] ×100%。目前，一些学者发现气滞指数与小气道病变有关，是一项检测早期小气道病变指标。

（三）气速指数

气速指数（AVI）有助于鉴别通气功能损害的类型，测定方法：AVI = MVV/VC。因肺组织缺损或胸廓以及肺扩张受限制所引起的功能损害，VC 下降较 MVV 下降更为明显，AVI > 1.0。由于气道阻塞或肺的弹性回缩力减退引起的功能损害，MVV 的减低较 VC 的减低更为明显，AVI < 1.0。混合型通气功能障碍时，AVI 在 0.95～1.05 范围内，接近于 1。

（四）阻塞指数

系指自 PEF 顶点向下（FVC-L 轴）作一垂线，过其中点作一水平线，分别交 MEFV 曲线的升支和降支于 A、B 两点，据公式阻塞指数 = FVC/AB 则可得阻塞指数。其参考正常值为1.6～2.2。

阻塞指数是反映MEF－V曲线降支坡度或向下凹陷程度较为敏感的指标。阻塞指数与COPD患者气道阻塞程度成正比，因为气道阻塞愈重者其MEF－V曲线降支向下凹陷愈明显，AB值愈小，FVC/AB值则愈大，气道阻塞程度也越重。

（五）呼气流速峰值时间（time at pef，TPEF）

呼气流速峰值的容量（FEV PFF）以及呼出25% VC～75% VC的时限［（time at FEF25，TFEF25）、（time at FEF50，TFFF50）、（time at FEF75，TFEF75）］与呼吸肌力的变化有关。

（六）平均排出时间和部分平均排出时间

MTT为用力呼气肺量图平均排出时间（mean transit time，MTT）；MTTp为部分平均排出时间（partial mean transit time，MTTp）。MTT是对大小气道阻塞均较敏感的指标，可作为一项单独全面的肺功能测定指标。而MTTp则是检测小气道病变非常敏感的指标，对肺内气体排空时间的变化较敏感。在外周小气道阻塞时相差的慢排空单位增多，MTT延长，MTTp延长更为明显。

目前肺功能仪一般只分析呼气流速－容量曲线部分，随着科学的发展吸气流速也逐渐引是临床工作者的重视。临床观察发现，吸气流速容量指标与上气道阻塞、呼吸肌力学、吸气肌群，以及顺应性等方面有关，具有一定临床诊断意义。如VE50/VI50对判断上气道阻塞类型很有帮助。固定阻塞型为VE50/VI50值近似等于1。胸外气道阻塞可变型VE50/VI50值>1。胸腔内气道阳力可变型VE50/VI50值<1。

十、FVC、FEV_1、MTT、MTTp测量方法

（一）FVC

起点必须是最大吸气量位即TLC位。FVC终点确定采用1978年美国胸科学会（ATS）推荐的方法：0.5s内容量相差少于25ml或容量低于0.05L/s作为终止点。

（二）FEV_1

起始点用后外推法。画后外推线标定FVC曲线的时间，容量零点。1979年由ATS推荐的标准化法，用以补偿含糊的起点，后外推的容量不超过10%，FVC。

（三）MTT和MTTp

MTT以用力呼气肺量图（FVC－t曲线）面积除以FVC求得。

$\int Vdt = FVC \times MTT$

$MTT = \int Vdt / FVC$

V为任何时间t的容量变化；$\int Vdt = t/n\ [fvc/2 + (\sum n - 1V)]$；n为时间轴上划分等分的数目；t/n为每段所占的时间；$\sum n - 1V$代表被分成n等分的各个时间肺容量的和。

MTTp测定是将容量轴分成10等份，然后计算每一个10% FVC用力呼气肺量图的面积（阴影面积），再求其MTTp，计算原则同MTT。本研究测定MTTp（62.5%～87.5% FVC），避免了主观用力因素的影响。

（周妍卉）

第二节 弥散功能

一般指弥散量。O_2 和 CO_2 通过肺毛细血管膜进行气体交换过程称为弥散。肺弥散量测定是以肺泡毛细血管膜（血－气屏障）两侧某气体分压差为 0.133kPa 时，在单位时间内（1min）所能通过该膜的气量（ml）。由于 CO_2 弥散率为 O_2 的 20 倍，因此，在临床上弥散主要指 O_2 的弥散量，不存在 CO_2 的弥散障碍。弥散量是测定肺泡膜弥散功能的生理指标。

$$弥散量=\frac{通过肺泡沫的气量}{肺泡中气体分压-肺毛细血管血压气体分压}$$

单位 = ml/（mmHg·min）

一、弥散量测定原理

计算氧的弥散量（DLO_2）方法较复杂。CO 与 Hb 亲合力很强，比 O_2 大 210 倍。吸入少量 CO 很快经肺泡膜入血与 RBC 中 Hb 结合。血浆中一氧化碳分压（PCO）接近于零可忽略不计。所以肺泡气的 PCO 即为肺泡膜两侧的 PCO 差。以此计算一氧化碳的弥散量 DLco 用以反映肺泡膜的弥散功能。

二、弥散量测定方法

弥散量测定方法：①一口气法。②稳定状态法。③重复呼吸法。

一口气法：让受试者呼气至 RV 位后最大限度地吸入含 0.3% CO、10% He、20% O_2 以及 N_2 平衡混合气体至 TLC 位，屏气 10s 后呼气至 RV 位。呼气过程中连续测定 CO 和 He 浓度，呼出气中水蒸气被吸收。根据弥散开始时与屏气后肺泡气 CO 浓度，间接计算出弥散量（DLco）。

不同方法对弥散量的测定值有一定影响。一口气法简便，用于病情较轻，合作好的患者。如病情较重的患者不能屏气，合作不好者用稳定状态法较理想。重复呼吸法虽测定精确性高，但因操作较困难故不常应用。

三、影响弥散量因素

（1）血－气屏障两侧弥散气体和血液内该气体的分压差小者弥散量低，如通气功能障碍的患者，PAO_2 低与肺泡毛细血管血中 PO_2，差小可造成弥散量减低。

（2）肺泡气和毛细血管内血液间的距离大者弥散量会降低，如肺间质纤维化、肺水肿患者弥散量均减低。

（3）弥散面积（即指功能性肺泡与血流灌注的毛细血管的接触面积）减少者弥散量会降低，如肺气肿、V/Q 失调者。

（4）弥散气体在组织中的溶解度即肺泡气在肺泡毛细血管膜中的溶解度愈高弥散亦愈容易。

（5）毛细血管内 Hb 数量的多少与弥散量有关。贫血者弥散量低，红细胞增多症者弥散量增高。

弥散量正常值以大于预计值80%为正常。弥散量减低的分级：

（1）弥散量大于预计值80%为基本正常。

（2）弥散量占预计值65%～80%为轻度减低。

（3）弥散量占预计值50%～64%为中度减低。

（4）弥散量小于预计值50%为重度减低。

临床工作中弥散量检查常用于肺间质疾患的诊断以及用于估计肺疾病的严重性及类型。

（刘　翔）

第三节　呼吸动力学

呼吸肌舒张和收缩使胸廓运动，从而引起胸膜腔内压变化。胸膜腔内压力改变同时又影响肺内压以致产生肺泡－呼吸道口压差使肺泡充气或排气产生通气。呼吸肌活动主要是克服通气阻力：①胸廓、肺组织弹性阻力。②呼吸道气体流动产生以摩擦力为主的肺黏性阻力。用力学观点分析呼吸运动，对呼吸器官疾病的病理生理和发病机制的探索提供一种新的途径和方法。

一、呼吸肌

呼吸肌的舒缩是自然呼吸动力。肺和胸廓均为弹性组织，在FRC位时，胸廓向外扩张与肺组织向内收缩的弹性力处于平衡状态。从FRC位开始吸气，肺组织向内收缩力逐渐增大，胸廓向外扩张力逐渐减少，当达一定肺容量时（约为TLC的67%），胸廓弹力也转为向内收缩，胸廓与肺组织的弹性回缩力都是向内的。正常情况下，吸气运动是主动的，吸气肌主动收缩，肺与胸廓受牵拉而扩张时，贮存了势能。呼气则靠受牵拉组织的弹性回缩、势能释放来完成，所以是被动约。只有用力快速呼吸或气道阻力增大时，呼气肌才主动收缩。

膈肌是最主要吸气肌，静息时吸气主要靠膈肌收缩完成。参与吸气动作的还有肋间外肌和辅助吸气肌（斜角肌、胸锁乳突肌等）。即使骨性胸廓完全固定时，MVV仅减少20%～30%。参与主动呼气的肌肉有腹肌、肋间内肌。膈肌参与早期呼气活动。一般健康人当MV超过50L时，这些肌肉才开始参与活动。

通常呼吸肌耗氧很少，其功率也很低，仅5%～10%。但当疾病状态下，其VO_2，则明显增加，久之则必产生呼吸肌疲劳，以至增生、肥厚。呼吸肌疲劳与呼衰的关系是一个值得探讨的课题，越来越受到临床工作者的重视。

二、呼吸肌功能测定

在呼衰机制中注意通气、换气及呼吸控制和通气调节因素，但对呼吸动力－呼吸肌功能却重视不够。20世纪70年代后才开始有系统研究。导致呼衰有三个原因：①中枢控制功能障碍。②胸肺运动机械负荷过重。③呼吸肌疲劳。COPD患者后两个因素起重要作用。肺气肿吸气肌长期处于力量－长度关系不利位置上，肌组织血供少能量不足易疲劳。测量方法：经膈压测定、MIP和MEP及F－V测定。吸气肌疲劳的临床表现：①腹式反常呼吸，即吸气时，由于胸膜腔内压降低，胸腹压差增加，当膈肌疲劳无力时膈即向上移位，腹压降低，腹壁下陷。②胸腹交替呼吸，以及呼吸不断变浅速。

三、呼吸器官的弹性

呼吸肌活动的力量是作用于克服呼吸运动的阻力。呼吸压力的变化也反映了呼吸阻力的存在。呼吸运动阻力主要来自两个方面：呼吸器官的弹性阻力和以呼吸道气流摩擦阻力为主的非弹性阻力。

（一）呼吸器官的压力－容量曲线

胸廓与肺组织弹性反映压力与容量间的依从关系，可用压力－容量曲线表示。在肺容量为功能气量（约等于 TLC 的 40%）时，肺内压为零，即肺内压与大气压相等。这时肺脏向内回缩与胸廓向外扩张的弹性力相等、方向相反，相互抵消（同时也形成此时的胸膜腔负压）。在肺容量大约等于 TLC 的 67% 时，胸廓处于自然位置，不表现弹性力量（此时的胸内负压仅反映肺脏的回缩力）。在肺容量超过 TLC 的 67% 时，胸廓与肺脏弹性回缩方向相同，共同构成肺扩张的阻力。肺容量小于 TLC 的 40% 时，呼吸肌收缩力量完全用于克服胸廓向外扩张的弹性力量。肺弹性方向始终向内，直到肺不再扩张时，故其弹性有利于呼气。

（二）应变性与弹性回缩力

应变性和弹性回缩力都是表示物质弹性的指标。但含义并不相同。呼吸器官弹性回缩力是改变肺或/和胸廓容量所需要的压力，而应变性则反映弹性回缩力与相应容量变化的相互关系。可见应变性是不同容量所要求弹性回缩力点的连线。所以，不同应变性肺组织（不同斜率的肺容量－压力线）可能有相同的弹性回缩力（即不同斜率容量－回缩力相关线的交点）；而相同应变性肺组织在某肺容量的回缩压力可能不同（相关线斜率相同但位置不同）。说明肺组织（或胸廓或整个呼吸器官）静态弹性特点，应该包括容量和弹性回缩压力关系线的斜率及其位置。阻塞性肺疾患者肺容量 弹性回缩力关系线与正常者比较，哮喘患者的关系线的斜率与正常相同，但位置左移；肺气肿患者，斜率和位置都异于正常。

（三）静态与动态应变性（顺应性）

应变性是容量和相应弹性回缩压力之间的关系。呼吸器官及其组成部分的应变性可用公式表示：

应变性（C）＝容量改变（△V）/压力改变（△P）。

（1）胸壁应变性（$C_{胸壁}$）＝肺（△V）/胸壁（△P）。

（2）肺组织直变性（$C_{肺}$）＝肺（△V）/肺（△P）。

（3）呼吸器官总应变性（$C_{胸壁}$＋肺）＝肺（△V）/肺（△P）＋肺（△V）/胸壁（△P）。

（4）$1/C_{总}$＝肺（△V）/肺（△P）＋肺（△V）/胸壁（△P）＝$1/C_{肺}+1/C_{胸壁}$。

从（4）式可知呼吸器官的总应变性必小于胸壁或肺组织的应变性。正常人胸壁和肺组织应变很接近，约为 0.22L/cmH_2O。呼吸器官总应变性为 0.11L/cmH_2O。在病理情况下，如肺间质纤维化、肺水肿、肺充血等时，肺组织较坚实，弹性阻力大应变性减小。

肺组织应变性改变是阻塞性肺疾患的重要病理生理。肺应变性有动态和静态之分。缓慢呼吸时，一次 V_T 前后呼吸间歇，气流停止时，肺内气体压力与大气压平衡。所测得△V/△P 值为静态应变性。如果 f 较快，呼吸间歇短暂；肺内气体不能取得平衡，则测得△V/△P 值为动态应变性。前者纯粹反映肺组织的弹性阻力而后者兼有气道阻力的影响。气道阻力愈大，呼吸间歇时，肺组织各部分压力愈不易平衡。动静态应变性值的差别愈显著。频率依赖性肺应变性测定作为衡量小气道阻塞程度指标的原理即在此。

肺应变性值也与测定时的肺容量有关系。如两侧肺扩张 1L 需压力 0.5kPa。计算肺应变性为 0.2L/cmH_2O。假设两肺容量相同，应变性相等，进入单侧肺的气量为 0.5L，压力仍为 0.5kPa。每侧肺应变性降为 0.1L/cmH_2O，为原测定值的 1/2。这就是婴幼儿肺应变性虽明显小于成人，但不意味着其肺的弹性较成人差的道理。为避免肺容量对测定肺应变性值的影响，生理上以特异性肺应变性作为衡量肺组织弹性的指标（肺应变性/肺容量）。

四、呼吸压力

呼吸肌的舒缩使胸廓容量变化。从而使胸内、肺内和呼吸道内压力发生变化。成为呼吸运动的机械动力。

（一）胸膜腔内压

在静息状态下，胸廓弹性方向向外，肺组织弹性向内，两个方向相反的弹性力作用于胸膜腔，使胸膜腔出现负压。平静呼气末吸气肌松弛二个反方向的弹性力处于平衡，此时的肺容量（FRC）反映了胸廓和肺组织弹性力量的消长。肺组织弹性回缩力减退，FRC 增加；若 RV 增加则 FRC 减少。

（二）肺泡压（或肺内压）

肺泡压是胸膜腔内压与肺组织弹性收缩压之差。吸气时，胸膜腔内压增加，肺弹性收缩保持稳定，肺泡内负压相应增加，产生口腔（大气压）-肺泡内压差。空气即被吸入肺泡。待肺泡压力与大气压平衡时，吸气停止，呼气时，吸气肌松弛，胸廓回缩复位胸内负压减小，当低于肺弹性收缩压时肺泡内压力转为正压（大于大气压）。肺泡压的变化也作用于肺泡周围的毛细血管，使肺循环血流阻力也随之有所变化。

（三）气道内压

大气-肺泡压力差产生气道内压力的变化。在吸气时，肺泡压为负压，气道内压力自口鼻腔向肺泡递减，至吸气末，当肺泡压与大气压平衡时，气道内压力等于大气压。呼气时，肺泡压转为正压，呼吸道内压力由肺泡向口鼻腔大气压递减。呼气末，肺泡压呼吸道压与大气压达平衡。呼吸周期中，气道压力递减的梯度取决于气道阻塞情况。阻塞愈明显阻力愈大，阻塞部位前后的压差也愈大。

（四）经气道压

是使呼吸道扩张或压缩的压力，取决于气道内外压差。胸腔内经气道压为气道内压与胸膜腔内压之差。吸气时，胸腔负压降低，气道内外压差增大，气道管径相应增大。临床上采取增加呼气阻力措施提高气道内压，减少气道内外压力差，防止气道陷闭，保持呼吸通畅。

（五）经胸廓压

是指扩张或压缩胸壁和肺脏的总压力。相当于肺泡压与胸廓外大气压差。肺泡压大于大气压，胸肺扩大；反之缩小。当自主呼吸消失使用机械呼吸（呼吸机）时，呼气末的气道压力即为经胸廓压。这时的经胸廓压增加提示胸壁或/和肺组织总弹性减损。经胸廓压是间歇正压或负压机械通气的呼吸动力。

（六）经肺压

是使肺脏扩张或压缩的压力，相当于肺泡压与胸膜腔内压之差。吸气时，胸膜腔负压增大，超过肺泡压。呼气时肺扩张，负压减小，它与肺泡压力之差也随之减少，肺脏收缩。呼吸周期中，由于经肺压存在区域性差异，故肺脏各部分容积变化程度不一致导致吸气分布不均。

（七）经胸壁压

是扩张或压缩胸壁的压力。相当于胸膜腔内压与胸壁外大气压之差。呼吸机（铁肺呼吸器）即利用经胸壁压的变化作为机械呼吸的动力。

五、气道阻力

气道阻力（Resistance Air way，RAW）是呼吸过程中空气流经呼吸道时与气道内壁产生的摩擦力，其占非弹性阻力的大部分；而呼吸器官的黏性阻力则相应较小，测定困难且临床意义不大。肺组织的黏性阻力约相当于气道阻力的1/4，肺结节病、纤维化时有所增高，但极少达限制呼吸的程度。某段气道阻力，以单位流速下所需该段气道两端压力差来表示。总气道阻力通常以每秒通过一升空气量（V）在肺泡和气道开口处（口腔）所造成压力差（△PA）来表示。

RAW = △PA/V

呼吸时产生的阻力是用以克服呼吸器官弹性和非弹性阻力。非弹性阻力包括呼吸道阻力、肺呼吸运动时的摩擦阻力（组织阻力）。正常情况下，组织阻力仅占全部非弹性阻力的10%～20%，但在实质病变时有较明显的增加。

气道阻力测量一般采用通气阻断法及体描法测量。正常人为0.06～0.24kPa。气道阻力很大一部分位于上呼吸道（鼻、口、咽和气管）。用鼻平静呼吸时鼻阻力占全部呼吸道阻力50%；用口平静呼吸时，咽喉（25%）和气管（15%）阻力占全部阻力30%～40%；若MV增加，阻力增大，f为30bpm时阻力约为10bpm时的2倍。如当活动剧烈时，阻力可增至50%。其余阻力大都位于中等大支气管如肺叶、肺段和亚段直至七级分支。正常情况下，小气道阻力仅占总阻力的10%～20%。除气道阻力外，在呼吸生理中还有其他阻力概念，其存在部位和测定方法及生理意义都不大相同。

六、呼吸功

指呼吸使空气进出呼吸道时以克服肺、胸壁和腹腔内脏器的阻力而消耗的能量。据物理学定律：功=力×距离或功=压力×容积。用于呼吸力学上，功等于胸腔压力差乘以容量改变。正常情况下平静呼吸功约为0.5kg·m/min（1kg·m/min=9.8J/min），最大呼吸功可达10kg·m/min。在短时间内作最大限度呼吸可达到250kg·m/min。正常人呼吸功小；慢阻肺患者呼吸功增大。阻塞型通气功能障碍等患者气道阻力增大，呼吸功亦增加。生理呼吸功包括克服肺和胸廓弹性回缩力所做的弹性功，克服气管和肺组织气流阻力所做的阻力功，克服气体和组织产生位移所做的惰性功。后者较前两者小通常忽略不计。呼吸总功=生理呼吸功+附加功（附加功是指通过使用呼吸设备自主呼吸所增加的那部分呼吸功）。在生理情况下，MV不变时，不同f和V_T时的呼吸功消耗各异。近来一些学者提出呼吸功监测对呼吸支持治疗具有重要指导作用，尤其对呼吸机依赖患者的病因诊断和判断脱机时机是一个有价值的指标。

（杨秀青）

第四节　脉冲振荡肺功能测定及临床应用

一、强迫振荡技术

脉冲强迫振荡肺功能测定技术经过数十年研究，近年来成功地将工程学上强迫振荡技术用于呼吸力学方面的测定，成为肺功能诊断的最新技术。强迫振荡技术的基本理论由 1950 年 0tis 和 1956 年 Dubois 等分别提出。通过不同频率的振荡正弦波测量胸部全部阻抗并提出共振频率概念。因该技术需准确地获得压力和流量信号以及数据的快速分析处理，致使研究进展缓慢。随着科学进展及计算机技术的应用，快速付里叶转换（FFT）数据处理系统的开发使该项技术研究进展迅速，20 世纪 90 年代研制出适用于临床的阻抗频谱测试分析仪。受试者在静息状态下自主呼吸即可准确、快速地测出呼吸系统阻力和顺应性，无须特殊配合，适用范围广泛，尤其适用于老年人和儿童以及肺功能差的重症患者的肺功能检查。测试结果比较全面地反映了受试者呼吸动力学特征。如德国耶格公司或 CUSTO 公司的脉冲振荡肺功能仪采用强迫振荡技术（FOT），为测定气道阻力提供了新的方法和途径。

二、FOT 的结构及测定原理

（一）FOT 结构

主要由扬声器、Y 型接管、压差式流速传感器、终末阻力器和传感器（transducers）等组成。

（二）FOT 测定原理

将一定频率的正弦形外置振荡信号施加于人体呼吸系统上，振荡波激励呼吸系统中的气体使其处于受迫振荡状态，再测定其对正弦形振荡信号的压力（P）和流速（V）的反应。测定时，受试者平静呼吸，通过压差式流速传感器、Y 型接管和终末阻力器来确定呼吸阻抗 Z（Z = P/V）。终末阻力器的阻力 <0.1kPa/（L·s）对呼吸的影响可忽略不计。

1. FOT 方法　FOT 系人为地将外置信号源产生的脉冲振荡信号施加于气道，使气道和肺组织产生相应的振荡反应。脉冲振荡频率以赫兹（Hz）表示。振荡频率不同，气道反应也不同。

2. FOT 频率　FOT 脉冲频率由微机脉冲模块控制。不同产品的脉冲频率范围各异，如德国 CUSTO 公司产品“ORM”为早期单频正弦波，其频率为 4～16Hz，德国耶格公司产品“IOS”为多频脉冲振荡，振荡频率为 5～35Hz；我国中科院半导体研究所研制的强迫振荡肺功能测试系统为矩形方波振荡，其频率为 4～50Hz。频谱范围以 5～35Hz 为佳，该范围内频率和振幅均有较高稳定性。自然呼吸频率相当小，其频域为 0.2～5Hz。

3. FOT 测定分析　脉冲模块产生的电波经过滤波和放大后，叠加到呼吸波上，使呼吸波发生相应频率的变化，气流速度曲线亦发生快速改变。经频谱分析，即 FFT，便可把所测得的时域信号转变为频域信号，再经数据处理分析可得出该呼吸系统中的所有呼吸力学参数，包括气道阻力，顺应性和气道黏滞度等。

4. 气道阻力测定　FOT 法不同于常规肺功能阻力测定，后者包括：

（1）阻断法：用阻断后的口腔压代替阻断前的肺泡压。

（2）食管测压法：用食管内压代替胸膜腔内压。

（3）体描法：先阻断呼吸通路，受试者继续保持呼吸动作，通过测量口腔压（代替肺泡压）和体描箱内压力的变化，求得呼吸压差。

（4）FOT 法：其所测得的阻力不只是通常所说的气道阻力（黏性阻力），而是整个呼吸系统的呼吸阻力，即为呼吸阻抗（impedance），俗称呼吸阻力（Z）。实际上是指呼吸的黏性阻力（resistance）、弹性阻力（capacitance）和惯性阻力（inertance）的总和，故又称为综合阻抗（Zrs）。

5. 呼吸阻力的分布

（1）黏性阻力：是指气道阻力，来自气道和肺组织，但主要来自气道，包括中心气道阻力（Rc）和周边气道（Rp）阻力两部分。

（2）弹性阻力：主要分布于肺组织（肺间质和肺泡）和小气道。临床上所说的肺顺应性（compliance）即为弹性阻力的倒数。肺弹性阻力越大，肺顺应性就越小。

（3）惯性阻力：主要分布于大气道和胸廓。

三、临床应用

（一）测定结果分析及正常判断标准

1. FOT 指标　FOT 呼吸阻抗测量就是对呼吸波进行分析，得出呼吸阻抗及其分布。如总气道阻力、中心气道阻力、周边气道阻力、肺和胸廓的顺应性等指标，此外还能提供阻力和电抗的容积依赖和流速依赖及其变化等的呼吸生理和呼吸动力学有关知识。其呼吸阻抗测量的精确度符合 ATS 和 ERS 推荐标准。

2. 正常判断标准　VOGEL 和 U. SMIDT 提出 FOT 健康受试者的标准：①正常呼吸时 R 保持在 2kPa/（L·s）以下，从 5Hz 到 35Hz 之间几乎呈水平无差异。②正常呼吸情况下相当于 5Hz 时 X 值几乎为零，随着频率增加当频率达 35Hz 时 X 值仅升高约 2kPa/（L·s）。③正常呼吸时几乎没有流量或容积的频率依赖性。④正常呼吸时所有结构参数几乎保持不变。⑤在用 VC 方式呼吸过程中的整个容积变化范围内，5Hz 时的 R 和 X 容积依赖性明显；最大呼气比最大吸气 R 值高 3kPa/（L·s），X 值低 2kPa/（L·s），这些差别随着频率的增加减少到零。⑥在结构参数中正常受试者在最大呼气过程中也可升至 10～20kPa/（L·s）。

（二）阻塞型通气功能障碍

阻塞性通气功能障碍者呼吸阻力增高。一般成人平静呼吸时呼吸阻力 R_{fo}（8Hz）< 0.35kPa/（L·s）者呼吸阻力正常；R_{fo} >0.35kPa/（L·s）者呼吸阻力增高；R_{fo}在0.35～0.50kPa/（L·s）之间者为轻度呼吸阻力增高；R_{fo}在 0.50～0.70kPa/（L·s）之间者为中度呼吸阻力增高；Rfo >0.70kPa/（L·s）者为重度呼吸阻力增高。

R（8～16）Hz >0.7kPa/（L·s），phi < －10°表明有频率依赖性和相位角减低，共振频率增加，可作为阻塞型障碍的诊断依据。动态顺应性频率依赖性是诊断周围气道阻塞较敏

感的指标。

气道阻塞明显者周边阻力（Rp）和中心阻力（Rc）均升高，但早期可正常，甚至吸气末阻力和电抗值亦可正常；在吸气过程中表现出明显的流速依赖性（flow - dependent），阻力升高、电抗降低，在呼气过程中更加显著；在5Hz时具有特征性的R和X的流量增加梯度，呼气末阻力增加、电抗降低，在最大呼气时尤为明显，这与呼吸肌的影响有关；正常呼吸时阻力和电抗随容积而变化，在用VC方式呼吸过程中更为明显，常高于正常人许多倍。

1. 小气道阻塞　小气道阻塞者，低频段增高，但高频段降低。而大气道阻塞者则各频段阻力值均增高。其电抗（X）值较正常人低，共振频率点右移，至较高频率时才变为正值，出现共振频率增高。有呼吸系统症状的患者，主要表现为8Hz～24Hz各频率R增高，同时X变为负值增大，共振频率增加。这是检测早期气道阻塞较敏感的指标。

2. 中心气道阻塞　在用FOT方法检测时，中频段R20主要反映中心气道阻力的变化情况。中心气道阻塞者各个频段阻力均增高，R5和R20均增高亦处于同一水平，而电抗X正常或减低，共振频率正常或增高。小气道正常时其气道阻力远较中心气道阻力低，此时阻力主要来自中心气道（大气道）即Rc增高。

3. 周围气道阻塞（peripheral obstruction）　阻力频谱（resistance spectrum）可出现全部或部分明显超出正常范围。周围气道阻塞时R5明显高于R20。与中心气道阻塞对比，其电抗频谱（reactance spectrum）中X5明显减低，共振频率明显增加。

COPD患者与健康者比较周边及部分中心阻力增高，共振频率增高，周边电抗下降；阻力线R，低频段明显升高，随频率增高迅速下降，呈下凹曲线，低频段和中频段R值出现明显差距，表明阻力源于周边气道和部分中心气道。电抗X低频段明显降低，共振频率增大，周边弹性明显增加，顺应性明显下降。吸气末、呼气末阻力增加，电抗下降以及出现气体滞留这是阻塞型通气功能障碍的特征。

（三）限制型通气功能障碍

限制型通气功能障碍者如胸腔积液患者阻力线R低频段略高于健康人，电抗X略低于正常人，共振频率略有增大，无特殊特征改变，但在频谱微分均值图上低频或全频段，呼气末、吸气末阻力增大电抗下降，吸气末、呼气末两点位置翻转；吸气末、呼气末阻力增加，吸气末电抗降低，是该组胸腔积液患者，即限制型通气功能障碍的特征表现。

（杨秀青）

第五节　肺功能临床诊断及评价

一、通气功能

（一）正常通气功能的判定

一般讲凡实测值/正常预计值≥80%者即为正常，而RV其实测值/预计值≤120%者为正常。MTT则≤50%为正常，RV/TLC≤40%为正常。

（二）通气功能大致正常的判定

凡以实测值占正常预计值80%以上者为正常，则以大于96%的正常低值至正常低值为通气功能大致正常的范围。例如 VC 正常低值为 80%（预计值的 80%）其大致正常低值为 80×96% =77，故 VC 大致正常范围为 77% ~80%。余以此类推。

（三）通气功能异常的判定

1. 上气道阻塞（UAO） UAO 的诊断通常是较困难的问题。UAO 患者，因 MVV 受高肺容量位吸气阻力呼气阻力的影响，故呈现特征性下降。尤其胸内固定型或可变型气道阻塞的患者。胸内可变型气道狭窄的患者，MVV 与 FEV_1 相比不呈比例下降。上气道梗阻者 MVV/FEV_1 为 19.5，而正常人为 41，肺间质疾患者为 44，慢性气道疾患者为 39.4，哮喘患者为 40.6。1983 年 Owerls 指出 $MVV/FEV_1 < 25.0$ 可认为 UAO。早在 1968 年 Jovdaroglon 和 Pride 将 F－V 曲线引入 UAO 诊断，后来经 Miller 和 Hyatt 等研究了 UAO 患者 F－V 曲线的变化，发现 F－V 曲线对 UAO 诊断很有价值。可根据 F－V 曲线变化估价病变程度，并据 F－V 曲线特征对 UAO 进行分类定位诊断。UAO 患者 F－V 曲线的特点是呼气相和吸气相流速呈显著受限，而呈现特征性平台状。不同患者 F－V 曲线形态变化主要决定于气道阻塞的性质和阻塞的部位并与阻塞程度密切相关。据病变处气道柔软程度（柔软或僵硬）可区分阻塞类型即固定型和可变型 UAO。病变处僵硬则属于固定型 UAO，而病变处柔软则属于可变型 UAO。胸腔内 UAO 常常引起呼气流速受限，而胸腔外 UAO 主要表现为吸气相流速限制。OSAS 表现为胸外 UAO。

2. 小气道功能异常 MEF－V 曲线主要用途是用以检测小气道病变和 COPD 患者。小气道阻塞及 COPD 患者 MEF－V 曲线特点为：①同一肺容量水平 V_{max} 低于正常人。②曲线降支凹向容量轴，曲线降支坡度变小。③严重时 V_{peak} 提前出现，或往左，V_{peak} 降低。

小气道阻塞的 COPD 患者 F－V 曲线变化主因：①上述情况下 Pst（i）出现不同程度的降低。②由于小气道炎症、充血、水肿、平滑肌痉挛和肥厚、黏液阻塞，小气道口径变小，外周气道阻力增加。用力呼气时肺泡压（Palv）消耗更快，从肺泡到口鼻端压力降梯度更大，等压点向外周移动快。较高肺容积水平时，正常人等压点处在大气道水平，V_{max} 正处上升阶段而 COPD 患者等压点已移到外周小气道水平，出现下游段气道动态压缩，即限速现象提前出现，表现 F－V 曲线 Vpeak 左移。在相同肺容积时与正常人比由于 Pst（L）降低和/或外周气道阻力增加，等压点较正常人更靠近肺泡侧，因此下游段被压部分更长，外周气道阻力更大，V_{max} 更低。

3. 限制型通气功能障碍 系指肺体积受限引起的肺容量减少而不伴随气体流量的下降。限制型通气功能障碍的特三为 VC 下降、TLC 下降、RV 不改变或下降、RV/TLC、FEV_1 及 MMEF 正常或略低，呼气流速和 MVV 相对正常。AVI >1.0。若 RV 正常或下降，低于 VC 则 RV/TLC 增高，由于 TLC 值下降，RV/TLC 增高此时并非由于过度充气或肺气肿所致。肺间质疾患通常 VC 下降明显，胸廓活动受限和神经肌肉疾病患者 RV 可正常。此种情况 VC 下降、TLC 正常，仍可认为有限制性的障碍。引起限制型通气障碍的原因有：①肺间质疾患：如间质肺炎，肺纤维化及肺气肿等。②胸膜疾患：如胸腔积液、气胸，血胸及纤维胸等。③肺占位性病变与肺切除：如肺肿瘤、肺囊肿、肺不张等。④胸壁疾患：如强直性脊椎炎、脊椎胸廓畸形及胸廓成形术等。⑤胸外情况：如肥胖、腹水。妊娠等肺间质疾患者其 VC 下降，TLC 早期无变化。因肺弹性回缩力增加，对气道牵引力增大，使流速常增高 FEV_1/FVC 升高。MVV 常正常，气速指数 >1.0。胸壁疾患者其 VC、TLC 均下降，MVV 也可能下降，RV 及 FRC 可正常或略有下降。神经肌肉疾患者，如吉兰－巴雷综合征、重症肌无力等，早期为最大吸气压（MIP）和最大呼气压（MEF）下降。吸气肌、膈肌力弱者，IC下降，吸气流量下降。呼气肌力弱者呼气流量降低，ERV 下降，RV 升高，VC、MVV 下降。

4. 阻塞型通气功能障碍　导致气道阻塞或狭窄而致气体流量下降，阻塞型通气功能障碍的特征为 MVV、FEV_1 及 MMEF 均下降，VC 正常或略低，RV、RV/TLC、RAW 均升高。常见原因有：①上呼吸道疾患，如咽喉及气管肿物、水肿，感冒及异物等。②外周气道疾患，如支气管哮喘，慢性阻塞性支气管炎，闭塞性细支气管炎等。③肺实质疾患，如肺气肿、肺大泡等。阻塞性通气功能障碍患者，MVV 下降常伴有 FEV_1 呈比例下降。MVV 和 FEV_1 密切相关。不少学者报道用 FEV。推测 MVV 回归方程为临床提供一项有用的测试方法。如 $MVV = FEV_1 \times 33 + 9$。

气道阻塞可逆行性判断：选用 FVC、FEV_1、FEF25/75 三种参数，若其中有两种有明显改善提示为可逆性。通气改善率可按下式计算：

通气改善率 =（用药后测得值 - 用药前测得值）/用药前测得值 ×100%

气道阻塞可逆程度分为：①轻度可逆：通气改善率为 15% ~25%。②中度可逆：通气改善率为 25% ~40%。③显著可逆：通气改善率 >40%。一般正常人无变化，COPD 患者可稍有改善，通气改善率在 15% 以上才判为阳性。支气管哮喘患者通气改善率多在 25% 以上。

5. 混合型通气功能障碍　特征为 VC 小、呼气流速减低、FEV_1/FVC 低、RAW 高、RV 和 TLC 不增高。引起混合型通气功能障碍原因有矽肺、结节病、支气管扩张等。

6. 最大吸气压和最大呼气压　MIP 和 MEP 与最大呼气流速 - 容量曲线多数指标值密切相关。我们经过正常人所测最大吸气压和最大呼气压与呼气或吸气流速 - 容量曲线各指标值密切相关。F - V 曲线上升支与主观用力因素和呼吸肌力学密切相关。若用时间序列分析方法分析判断不同时间点流速的变化来监测和评估呼吸肌力学变化，亦是一简便可行的方法。

（四）肺功能对手术危险性的评估

呼吸系统疾病患者进行手术时，特别是肺切除时进行肺功能检查对评估承受手术危险性方面很有帮助。主要是看肺功能是否有足够的贮备。呼吸疾病患者术后出现并发症的主要原因是无效咳嗽，致使分泌物滞留。通气贮量% 和 MVV 被认为是手术前预计术后肺并发症的重要预测指标。通气贮量% = [（MVV - MV）/MV] ×100%，其反映肺通气贮备能力；93% 以上为正常；<70% 胸科手术禁忌。MVV <50% 胸科手术应慎重考虑或列为禁忌。1987 年 Tisi 认为 FEV_1 <1.0L、MVV <50% 预计值提示多数患者不能耐受手术切除具有功能的肺组织，并且是术后并发症的高危指标。即使切除后也无法维持足够的肺功能。有的学者认为 MVV <50% 时不能有效地咳嗽。MVV <33% 时易出现分泌物滞留。

有的学者认为术前检测 VC、FVC、MMEF 和 MVV，对术后合并证危险的评价有帮助：①MMEF 明显减低者术后较容易出现肺部并发症。②MMEF <3.3L/s 术后可出现并发症。③MMEF <1.7L/s 术后会出现明显的肺部并发症。④MMEF <0.84L/s 术后会有较高的并发症危险。

当术前存在高碳酸血症和低氧血症，即 $PaCO_2$ >5.6kPa、PaO_2 <8kPa 发生呼衰时需呼吸监护，如果 $PaCO_2$ >7.05kPa，PaO_2 <6.65kPa 时，进行大手术是有危险的。某些学者认为弥散量 DL <50% 预计值，术后便有发生肺部并发症的危险。RV/TLC <50% 时其预后与 DL <50% 预计值的预后是一致的。在腹部手术时，检查 RV/TLC 和 DL 很有意义。

(五) 尘肺分析判定

尘肺就广义而言每个人自出生以来无时无刻不受到空气中烟尘和有毒气体的危害。所不同的是每个人所处的生活和工作环境不同，因而肺所受到的损害程度也就不同。职业性尘肺如矽肺，多见于矿山开采工人，棉尘症多见于棉麻工人等等。各种尘肺的基本病理改变为弥漫性间质纤维化。不同尘肺虽具有不同的病理生理特点，肺功能损害的表现也有差异。许多学者认为，VC 或 FVC、FEV_1、V25/H 是测定尘肺的主要指标。其测定比较稳定、重复性好、方法简便易行，有一定的诊断价值。

尘肺的判定标准；判定标准分为尘（-）、尘（+）、尘（++）。其中尘（-）表明在尘肺方面没有肺功能障碍；尘（+）表明在尘肺方面没有明显肺功能障碍；尘（++）表明在尘肺方面有明显的肺功能障碍。

(六) 肺功能分级判定标准

肺功能正常与异常值之间界线划分是个困难问题。肺功能分级各等级间界线划分亦较复杂，现仅就目前传统常用评价标准作一介绍。

肺功能（治疗前后对比）疗效分级评定：肺实质性疾患如慢阻肺患者，经临床药物治疗后肺功能与治疗前比较其改善情况分级判定：①与服药前比较≥15%为显效。②与服药前比较在3%~14%为有效。③与服药前比较±2%为无效。

现测肺功能与以前所测肺功能比较，判定情况改善的指标：①与上次肺功能比较<±5%者为无显著变化。②与上次肺功能比较在±（5%~15%）为有所改善（或有所减低）。③与上次肺功能比较在±（15%~25%）为有明显改善（或明显减低）。④与上次肺功能比较在±（25%~40%）为显著改善（或显著减低）。⑤与上次肺功能比较>±40%者为高度显著性改善（或高度显著性减低）。

二、换气功能

换气功能与 V/Q、肺内分流、VD 和弥散功能有关。

(一) 换气功能与 V/Q

换气功能与 V/Q 密切相关。正常 V/Q 是维持换气功能正常的必要条件。凡影响局部肺顺应性、气道阻力和血管阻力的病理因素均可引起 V/Q 异常，从而影响换气功能。当 V/Q 出现区域性差异时，经自身调节能使 V/Q 趋于正常。

V/Q 比例改变对 O_2 和 CO_2 的效应：当部分肺血流正常而无通气，V/Q=0 时，混合静脉血不能获得氧和排除 CO_2，形成静-动脉分流，引起低氧血症和 SaO_2 减低。当肺通气正常时，肺泡通气量成倍增加，此时氧解离曲线处于水平段，故 PaO_2 和 SaO_2 仅略增加。因此，当 V/Q=0 时，单靠增加肺泡通气量仍不能改善其低氧血症。当肺泡通气量增加或血流量减少致 V/Q 增高时，肺泡 CO_2 排出增加，产生低碳酸血症，引起细小支气管收缩以调节肺泡通气，减少通气量使 V/Q 降低。当 V/Q 降低时，PaO_2 降低产生低氧血症，引起毛细血管收缩来调节血流，减少肺泡血流量使 V/Q 增加。

V/Q 在正常肺中各部位理应都等于 0.8，但实际上，即使健康人其肺 V/Q 亦并非完全正常，只是绝大多数肺泡 V/Q 接近于 0.8。肺部疾病患者则有较多的肺泡 V/Q 出现明显异常。在慢性支气管炎和肺气肿时，Briscoe 等提出双态分布，即快肺泡 V/Q 增高，而慢肺泡则 V/Q 偏低。当肺通气和血流完全不均时则可导致严重低氧血症或 CO_2 潴留。当患者因低氧血症或 CO_2 潴留而出现反应性通气增加时，$PaCO_2$ 可降低。

（二）弥散量

肺弥散量是反映人体换气功能的重要指标。肺弥散量的障碍是多种因素影响的结果。凡是影响肺泡毛细血管膜面积，肺毛细血管床容积以及氧与 Hb 反应等因素均影响弥散量，亦影响换气功能。

1. 肺间质疾患　如特发性弥漫性肺间质纤维化，使肺泡毛细血管阻滞，导致气体交换障碍。其主要原因包括弥散量减低和通气血流不均等。

2. 慢性阻塞性肺疾患　如 COPD 和肺气肿由于肺泡壁破坏，肺毛细血管床损害，毛细血管床减少，致使通气血流不均导致弥散量减低。慢性支气管炎主因支气管阻塞而肺实质不受影响故不影响其弥散功能。哮喘患者若无肺毛细血管床损害，亦无弥散障碍。肺水肿患者早期仅肺泡腔水肿时可无弥散变化，但当慢性肺水肿发展为肺间质纤维化时则引起弥散量减低。

3. 其他　如肺切除术，气胸，脊柱侧弯等主因肺容积减少而致弥散量减低；贫血患者 Hb 减少弥散减低；而红细胞增多症者，红细胞摄氧增加因而弥散增加；心血管先天异常导致肺血流增加者弥散量也应增加。

（三）肺泡气－动脉血氧分压差 $P_{(A-a)}O_2$

反映肺泡氧通过气－血屏障的难易程度，反映氧的交换率。呼吸空气时 $P_{(A-a)}O_2$ 正常值为 1.33～2.00kPa，当 $P_{(A-a)}O_2$ 大于 4.67kPa 时表明有换气功能障碍。任何原因所致的 V/Q 比例失调，弥散功能障碍或分流增加均可使 $P_{(A-a)}O_2$ 增加。如低氧吸入时，若有弥散功能障碍，则 $P_{(A-a)}O_2$ 增大。吸入纯氧时，$P_{(A-a)}O_2$ 增大，表明有分流存在。

从 ABG 结果可简便地评价其换气功能及低氧血症的原因：对 PaO_2 低的患者，若 PaO_2 与 $PaCO_2$ 之和在 14.63～18.62kPa，提示通气不足；若该值 <14.63kPa，提示换气功能障碍（亦适用于吸氧患者）；如果该值 >18.62kPa，可能有检测技术误差。

（四）氧合指数（PaO_2/FiO_2）

FiO_2 变化时，即可反映氧交换情况，故经常被用于呼衰患者的床旁监测。当 $PaO_2/FiO_2<40$kPa 时，应考虑急性肺损伤；<26.7kPa 时，则为诊断 ARDS 的指标。另外 PaO_2/P_AO_2 与 $PaCO_2/FiO_2$ 相似，也常用来监测氧交换率。正常值为 0.93，其随低氧血症的加重而明显降低。

（杨秀青）

第四章　动脉血气分析

动脉血气（arterial blood gas，ABG）分析系指对人体动脉血中 O_2、CO_2 及 pH 值测定分析，主要包括 pH、$PaCO_2$、PaO_2、BE、HCO_3^-、TCO_2、CaO_2、SaO_2 等指标。ABG 的重要性：

（1）可直接提供血液中 O_2 和 CO_2 的实际指标，以判断缺氧、高碳酸血症和低碳酸血症，反应肺通气和换气功能的最终结果。

（2）从 ABG 分析结果可判断缺氧原因。

（3）动、静脉血气结合起来可判明组织气体代谢情况。

（4）可确切反映体内酸碱平衡情况，并判断酸碱失常的性质。

第一节　气体定律与血气分析

所有血气分析仪都是含有 PO_2、PCO_2 和 pH 三个电极系统的设备，其测定原理都是测定未知容量中离子或气体浓度改变所造成的相应电流或电压变化。

一、气体定律和血气测定的关系

ABG 与气体的物理特性和气体定律有关。血中主要气体包括 O_2、N_2、CO_2 三种，了解气体容积与温度和压力之间的关系对理解 ABG 的理论十分有益。

（一）波义耳（Boyle）定律

当温度不变时，气体所产生的压力和容积成反比。

（二）查理（Charles）定律

当压力不变时，气体的容积与温度成正比。

（三）道尔顿（Dalton）定律

混合气体总压力等于各气体分压之和；每种气体在混合气中所产生的压力与该气体存在的分子数目有关并且与它在总混合气体中所占部分成正比；每种气体所产生的分压是独立的，与其他气体存在无关。

（四）亨利（Henry）定律

在一定温度下，气体溶于液体的量与该气体分压成正比。因此，溶解气体的分子数与它的分压之间呈线性关系。

二、氧、二氧化碳和 pH 电极

（一）氧电极

用于测定 PO_2 或溶解血中的氧总量。现代所用的氧电极多数是根据亨利定律设计的极谱法电极，是由浸泡在 KCl 溶液中的银/AgCl 阳极和铂阴极用半透膜覆盖而成。所测溶液中的氧透过半透膜，在电极电压作用下，在阴极处被还原为 OH^-，阳极 Ag^+ 与 Cl^- 结合成 AgCl。氧被还原的量与阳极反应中产生的电子数成比例，阴阳两极间电流变化与 PO_2 成一定比例。测定阴阳两极间电流改变便可得知电极溶液中氧的含量。反应方程式如下：

阳极　$Ag + Cl^- —— AgCl + e^-$

阴极　$O_2 + 2H^+ + 4e —— H_2O + 2e^- + 2\ (OH^-)$

（二）二氧化碳电极

它是根据 Severinghaus 工作原理设计的。由特殊的 pH 玻璃电极和能通过 CO_2 膜覆盖的参比电极构成。所测溶液中 CO_2 通过半透膜与水结合形成 H_2CO_3，然后再离解为 HCO_3^- 和 H^+，其方程式如下：

$CO_2 + H_2O \rightarrow H_2CO_3 \rightarrow H^+ + HCO_3^-$

H^+ 使 pH 值改变被 pH 玻璃电极所感应，其 pH 值和标本中的 PCO_2 成正比。

（三）pH 电极

是用一特制的玻璃膜内含已知 pH 溶液，内部已知溶液与外部标本液间 H^+ 形成梯度差，可用电位计测定，跨越 pH 电极敏感玻璃膜所产生的电位差与两种溶液中 pH 差值成一定比例。

（周　莉）

第二节　血气监测

一、血气监测方法

危重症患者进行血气监测是十分重要的，因血液和组织内有关气体浓度变化反映了肺损伤的现状和程度以及体液的酸碱失常情况。有创性血气监测包括间断性和连续性监测。间断血气监测指间断取动脉血或动脉化的耳垂血经 ABG 进行监测；连续血气监测分为有创性和无创性连续血气监测分析。目前广泛用于临床，对医护人员救护患者起重要指导作用。

（一）有创性血气监测

1. 间断性血气监测　所测标本间断地直接经外周动脉穿刺或从保留动脉导管以及末梢动脉化的毛细血管取得。间断地检测患者的氧合、通气和酸碱平衡状况。危重症患者应常规进行 ABG 分析。PaO_2 测定以 kPa 为单位，SaO_2 以百分比表示，CaO_2 的单位为 mmol/L，$PaCO_2$ 以 kPa 表示。H^+ 浓度（mmol/L）是替代 pH 值的新概念，因后者广泛应用，故二者均为国际单位所接受。应用电极测 PaO_2、$PaCO_2$ 和 pH 值，用血氧计测 SaO_2，用分光比色技术和氧含量分析仪直接测量 CaO_2，经计算和气体标准化分析了解机体酸碱平衡情况。

氧是机体进行能量代谢所必需的，需氧代谢最终产物是 CO_2，厌氧代谢最终产物是氢离子 H^+。所有动物均需要足够有效的氧来维持体内正常平衡。机体排除适量的 CO_2 维持体内正常的 $PaCO_2$，以防止 H^+ 过度蓄积。氧的弥散障碍和 CO_2 蓄积是呼吸和心血管功能损伤的结果。H^+ 浓度增加会抑制机体的所有功能。因此，对机体内血 PO_2、PCO_2 和 pH 值测定，对及时发现和纠正其异常变化维持机体内正常平衡十分有益。早在20世纪60年代中期血气已普遍应用于临床，对临床工作有很大的指导意义。目前广泛用于危重症患者的救护如手术室或ICU。PaC_2 和 $PaCO_2$ 测定可反映机体呼吸和循环功能及其代谢能力。pH值测定可反映机体酸碱状态进一步了解机体代谢功能，可指导我们对危重急症患者的处理。

2. 连续血气监测　连续ABG监测较间断监测更能及时了解患者体内代谢和酸碱平衡状况。更适合危重症患者。连续监测的主要指标是 PaO_2，其次是 $PaCO_2$，特别是婴幼儿更需连续、稳定、迅速而准确的ABG测定方法。许多婴幼儿ICU病房配有连续监测设备，但成人进展却较缓慢。多数连续监测系统均需定期与ABG分析对比以协助校准。

有创连续血气监测系统系指把微型 O_2、CO_2 和pH电极置入血管内进行连续测定的方法。

（1）血管内氧电极：早在1958年，Kreuzer和Nessler改进了Clark原始极谱法 O_2 电极在血管内应用。该系统阴极和阳极两者之间用膜隔开，被称为双极电极系统。Clark型双极电极形似两腔导管，一个管供应血样本供校准分析用，另一个作为电信号接口与放大器和监视器连接。5-Fr电极可置入主要大血管，婴儿可置入脐动脉。Clark型电极外径仅0.65mm可插入成人周围动脉。

连续血管内 PO_2 监测直接反映 FiO_2 和通气变化，即使经导管取血行常规ABG也未必能及时发现这些变化。连续监测 PaO_2 可对呼吸功能的变化做出迅速评价。

（2）血管内 CO_2 电极：血管内 CO_2 电极与连续氧电极比较处于初期试验阶段，尚未应用于临床。CO_2/pH电极在动物实验中颇有希望，一般血管内 CO_2/pH电极不稳定且需要反复校准（2h校准一次），需用ABG分析校准。

（3）血氧饱和度光纤系统：SaO_2 由分光光度计和血氧定量计发展为纤维光学系统，可直接插入血管内测量 SaO_2。纤维光学导管也可用于测量和连续监测 SvO_2，该类导管价廉、耐用、可重复使用。

（二）无创血气监测

无创血气监测是通过皮肤局部加热（多采取耳垂部位），使毛细血管动脉化，再经几种不同波长的光束透照，显示 SaO_2、PaO_2 和 $PaCO_2$，操作简便易被患者接受有一定实用价值。

1. 经皮测氧仪　测定 SaO_2。加热局部皮肤使毛细血管动脉化，经不同波长光束照射分析 HbO_2 与还原血红蛋白的频谱差值，显示 SaO_2。该设备在饱和度为50%～100%范围内读数较准确。在 PaO_2 为13.33～80kPa时，不能从 SaO_2 改变观察 PaO_2 的变化，不能监测肺分流，目前该项技术逐渐被经皮氧分压测定代替。

2. 经皮氧分压（transcutaneous oxygen pressure，$TcPO_2$）　电极温度为44～45℃，可局部加热皮肤使毛细血管动脉化。$TcPO_2$、PaO_2、CaO_2 与局部血流有关，其相对值的变化较绝对值更有意义。不仅能监测ABG的变化趋势，而且能反映局部皮肤灌流变化。在休克早期先有皮肤灌流减少，进一步发展才出现低血压、心动过速和无尿等临床表现。故当患者 PaO_2 不变时，$TcPO_2$ 降低，可提示休克先兆。$TcPO_2$ 可监测肺分流，即发现肺中异常肺泡—动脉氧分压梯度的增高。在CO正常时，$TcPO_2$ 下降和肺分流增加一致。另外 $TcPO_2$ 监测对周围血管疾患以及整形术皮片存活状况等有一定价值。

3. 经皮二氧化碳分压（transcutaneous carbon dioxide pressure，$TcPCO_2$）　同 $TcPO_2$ 一样

用电极温度加热局部皮肤使毛细血管动脉化。所测值高于 $PaCO_2$ 1.3～4.0kPa，在血流动力学稳定的情况下 $TcPCO_2$ 与 $PaCO_2$ 呈线性关系。

末梢循环良好情况下，$TcPO_2$ 能反映 PaO_2 动态变化，而 $TcPCO_2$ 则能反映 $PaCO_2$ 动态变化。一般 PaO_2 稍高于 $TcPO_2$，$PaCO_2$ 稍低于 $TcPCO_2$，婴儿较成人差别小。PaO_2 低于 8kPa 时，$TcPO_2$ 测定相对较准确。影响经皮血气测定因素较多，如年龄、皮肤厚度、水肿或服用血管扩张药等。

经皮血气分析虽受皮肤和血流影响有一定误差，但用其代替 ABG 测定对临床仍有一定实用价值。

二、监测指标与正常参考值

（一）动脉氧分压

系指血浆中物理溶解的氧分子所产生的氧分压。当吸空气时，血中溶解氧很少，每 100ml 血仅能溶解 0.3ml。绝大部分氧是与 Hb 结合并以此形式运送。PaO_2 是反映机体氧合状况重要指标。是判断低氧血症的最佳指标。正常范围 10.67～13.33kPa。仰卧位年龄预计值为 PaO_2 = ［103－年龄（岁）×0.42］×0.133±0.53kPa。PaO_2≥年龄预计值为正常；在年龄预计值～8kPa 为轻度低氧血症；5.33～8kPa 为中度低氧血症；2.67～5.33kPa 为重度低氧血症。当 PaO_2 <4.67kPa 时，乳酸产量明显增加，当 PaO_2 <4kPa 时，乳酸产量约增加 3 倍，形成缺氧性 LA。影响 PaO_2 的因素有：①肺通气功能的下降，肺泡气的 PO_2 降低如Ⅱ型呼衰。②气－血屏障病变，气体弥散距离加大，如肺纤维化、肺水肿等。③肺泡的弥散面减少，如肺不张、肺炎等。④V/Q 失调造成无效腔效应或静动脉分流效应如 ARDS、肺纤维化、肺炎等。V/Q 失调是造成 PaO_2 下降的主要原因。PaO_2 是判断呼衰的一项主要指标 PaO_2 <8kPa 即定为呼衰。PaO_2 <5.3kPa 为重度缺氧，PaO_2 <2.67kPa 有氧代谢停止，生命不能维持。

（二）动脉血氧饱和度

SaO_2 是指某一血样本中，Hb 实际结合氧量与应当结合氧量之比（即单位 Hb 含氧的百分数）。正常值 95%～100%。SaO_2 判断缺氧虽不如 PaO_2 敏感，但是计算 CaO_2 和判断分流量不可少的参数。如 Hb＝150g/L 实际结合氧量为 14.07ml，应结合氧量为 15×1.34（或 1.39）＝20.1ml（1.34 为 1gHb 氧结合系数）。SaO_2＝14.07/20.1＝70%。影响 SaO_2 的因素有：①Hb 与氧结合的能力如一氧化碳中毒时碳氧血红蛋白形成，即不能与氧结合，如中毒时高铁血红蛋白形成也不能与氧结合。②动脉血氧分压 PaO_2 与 SaO_2 相关曲线呈 S 形，称血红蛋白氧离曲线。PaO_2 在 8kPa 以上时，PaO_2 变化明显，SaO_2 增减很小，此段曲线较为平坦。PaO_2 <8kPa 时，此段曲线变得陡直，PaO_2 有较小的变化，SaO_2 也有较大幅度的变化。由此可见当 PaO_2 在 8kPa 以上时尽管缺氧已很明显，而 SaO_2，仍在 90% 以上，说明 SaO_2 对缺氧的敏感性远不如 PaO_2。

（三）动脉血氧含量

CaO_2 为单位动脉全血实际结合的氧量 mmol（或 ml）。正常值为 8.55～9.4mmol/L，包括与 Hb 结合的氧和物理溶解氧的总和。正常情况下 CaO_2 主要为血红蛋白结合氧，充分氧合时每克血红蛋白可结合 1.34ml 或 1.39ml 氧。影响 CaO_2 因素有：血红蛋白量减少（贫血）；SaO_2 和 PaO_2 降低。计算方法如下：

$CaO_2 = 1.34 \times Hb \times SaO_2 + 0.0031 \times PaO_2$（mmHg）

正常值为15%～22%。PaO_2 和 SaO_2 降低，贫血均引起 CaO_2 降低。缺氧性质的判断：①贫血缺氧 PaO_2 及 SaO_2 正常，而 CaO_2 减低。②运输性缺氧 PaO_2 正常，SaO_2 及 CaO_2 下降。③呼吸性缺氧 PaO_2 下降，SaO_2 下降，CaO_2 下降。

（四）酸碱度（pH 值）

液体酸碱度是指 1L 该溶液中所含多少摩尔当量 H^+。通常用 pH 值（7.40 ±0.04）或 H^+（40 ± 0.04mmol/L）表示，pH 值 = log1/H^+ 两者呈负对数关系。只有当 HCO_3^- ：$PaCO_2$ =0.6 ：1 或 HCO_3^- ：H_2CO_3 =20 ：1 时，pH 值 =7.40 或 H^+ =40mmol/L。用简化 H－H方程式判断，$H^+ = 24 \times PCO_2/HCO_3^-$，$H^+$ 可由 pH 值换算。H^+ 反映实际酸碱变化，其变化范围大，较 pH 值精确，预计公式多用 H^+ 来表达，便于计算且迅速精确。pH 值与 H^+ 换算，pH 值在 7.1～7.5（有人认为 7.28～7.45），二者几乎呈平行增减，pH 值 >7.40 和 pH 值 <7.40 每变化 0.01，H^+ 反向变化 1nmol/L。pH 值 >7.40 和 pH 值 <7.40 每变化 0.1 时，可用 H^+40 乘以换算因子 0.8 或 1.25 来估计（即“0.8/1.25”法）。pH 值 >7.40 和 pH 值 <7.40 每变化 0.3 时，换算 H^+ 可用 H^+40 除以 2 或乘以 2 估算。pH 值波动范围及意义见图4－1。

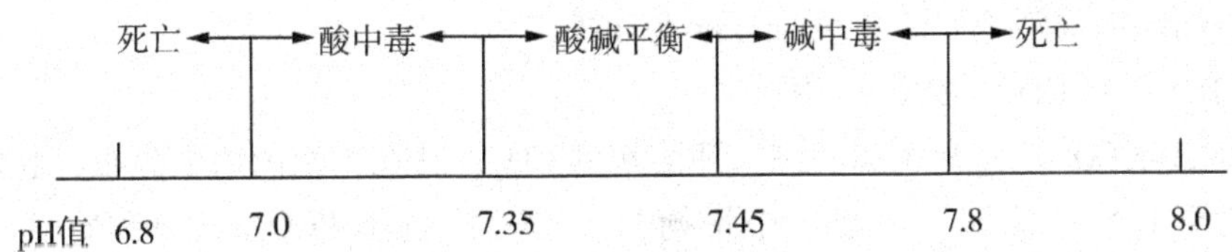

图 4－1　pH 值波动范围及意义

据 Henderson－hasselbalch 公式，体液的 pH 正常情况下，HCO_3^-/H_2CO_3 =20/1，pH 介于 7.35～7.45。HCO_3^- 反映代谢状态，由肾脏代偿调节；H_2CO_3 反映呼吸状态，由肺脏代偿调节。

（五）实际碳酸氢

HCO_3^- 又称实际碳酸氢（AB），是指在实际条件下，与空气隔离的血标本所测得的 HCO_3^-，以每毫升血浆中含有 HCO_3^- 毫当量数表示。以区别于标准碳酸氢（SB）或 CO_2CP。血浆中 HCO_3^- 变化一般反映体内游离酸的多少，AB 受呼吸因素和代谢因素双重影响。既反映代谢性酸碱失常，又反映呼吸性酸碱失常，对体内酸碱平衡起着重要作用，是单项判断代谢性紊乱的重要指标之一。呼酸时，由于肾代偿，HCO_3^- 增高，故 AB >SB。呼碱时，由于肾代偿，使 HCO_3^- 降低，故 AB <SB。代酸时，AB =SB <正常值，代碱时，AB =SB >正常值。

（六）标准碳酸氢

是指动脉血在标准状态（37℃，$PaCO_2$ 5.33kPa，$SaO_2$100%）下所测得血浆碳酸氢盐的含量，正常 22～27mmol/L，平均 24mmol/L。因 SB 是在标准状态下，$PaCO_2$ 正常时测得，故一般不受呼吸因素影响。

（七）缓冲碱

反映机体对酸碱失常的总缓冲力。是血液中缓冲作用碱的总和。包括 HCO_3^-、HPO_4^{2-}、Hb、血浆蛋白。正常为 45～55mmol/L，平均 50mmol/L。其中 HCO_3^- 占主要部分（24/50）。BB 不受呼吸性因素影响。当血浆蛋白和 Hb 稳定的情况下，其增减主要取决于 SB。代酸时 BB 减少，代碱时 BB 增加。

（八）剩余碱

在标准条件下（即指 37℃、$PaCO_2$ 5.33kPa，SaO_2 100%），Hb 充分氧合；当 37℃，$PaCO_2$ 为 5.33kPa 时，血液标本用强酸或强碱滴定至 pH 为 7.40 时，所需酸或碱的量。需加酸时为正值，需加碱时为负值。正常值 -3～+3mmol/L。因在测定时排除呼吸因素的影响，BE 是一项测定代谢性酸碱失常的重要指标。

（九）总二氧化碳

TCO_2 又称 CO_2 含量，是指血、血浆或血清全部 CO_2 浓度，包括离子化和非离子化两部分。动脉血 23～27mmol/L，平均 25mmol/L。（$TCO_2 = PaCO_2 \times 0.03 + HCO_3^-$。）

（十）二氧化碳分压

是指血液中物理溶解的 CO_2 所产生的压力，正常为 4.67～6.0kPa。CO_2 气体很易被体液吸收，与细胞内或细胞外液的水分结合成 HCO_3^-。

$CO_2 + H_2O = H_2CO_3 = HCO_3^- + H^+$

仅很少部分 CO_2 分子呈游离状态，即溶解的 CO_2；其在组织内均匀分布，起着十分重要的作用。游离 CO_2 在体液（血液）中平衡产生的分压就是 PCO_2。影响 $PaCO_2$ 的因素有：①肺泡通气量的变化，升高时 CO_2 排出过多，而出现低碳酸血症，$PaCO_2$ 下降；肺泡通气量下降时 CO_2 潴留，而出现高碳酸血症。②代谢性酸碱失常时的代偿反应。代酸时，肺排出 CO_2 增加，$PaCO_2$ 下降；代碱时 CO_2 排出减少，$PaCO_2$ 升高。

临床意义：

机体对 $PaCO_2$ 升高较缺氧更敏感，$PaCO_2$ 升高，呼吸频率成倍加快以增加通气，但 PaO_2 需降至 5.33kPa 或 6.67kPa 时方有效兴奋中枢化学感受器。$PaCO_2$ 值对判断呼衰更为有效。$PaCO_2$ 为判断呼吸性酸碱平衡失常的指标。其正常值为 4.67～6kPa。临床有如下作用：①判断肺泡通气是否正常：$PaCO_2$ <4.67kPa 表明肺泡通气过度；>6kPa 肺泡通气不足，这在机械通气时判断通气量是否正常十分重要。②诊断呼吸性酸碱中毒：$PaCO_2$ 原发性降低，<4kPa 时可诊断为呼碱；$PaCO_2$ 原发性升高，>6.67kPa 可诊断为呼酸。③判断代谢性酸碱中毒是否代偿：代酸代偿，$PaCO_2$ 应降低，代碱代偿 $PaCO_2$ 应升高。④可判断呼衰：Ⅱ型呼衰时（即通气障碍性呼衰）。$PaCO_2$ 应 >6.67kPa。可帮助判断肺脑病。肺性脑病时，$PaCO_2$ 一般 >8.67kPa。

三、临床意义

（一）血气与呼吸衰竭

PaO_2 和 $PaCO_2$ 的改变反映呼吸状况。

测定 PvO_2，可作为组织缺氧的指标。全身混合静脉血（即右房、右室、肺动脉血）氧分压，正常平均为5.33kPa。PaO_2 与 PvO_2 差反应组织 O_2ER 的状况。二者差变小说明组织 O_2ER 减低；增大表示组织 O_2ER 增加。CO 正常时，组织 DO_2 情况受以下因素影响：①$PaO_2 < 2.67kPa$ 时脑不能利用氧。②$SaO_2 < 50\%$ 即有潜在致死性。③P_{50}以判定氧离曲线的移动，左移时，组织 O_2ER 能力下降。缺氧最低安全界限 PaO_2 为6.67kPa，SaO_2 为70%。

PvO_2 指肺动脉血物理溶解氧产生的张力。正常值4.67～6kPa。预测公式 $PvO_2 = (45.6 - 0.19 \times 年龄) \times 0.133 \pm 0.37kPa < 4.67kPa$ 时提示组织缺氧。

PaO_2 指肺泡气氧张力。正常值13.3～14kPa。吸入气 PO_2 降低或 PCO_2 升高时，PaO_2 降低。

$P_{(A-a)}O_2 = PAO_2 - PaO_2$。不吸氧时正常人和青年人0.67～1.33kPa，中老年人 <2.67kPa。吸纯氧时，青年人 <6.67kPa，中年人 <8kPa，老年人 <9.33kPa。其他计算公式：$P_{(A-a)}O_2 = [(150 - 1.25 \times PaCO_2) - PaO_2] \times 0.133$（此公式不适用于高原地区和Ⅱ型呼衰的患者）。

氧合指数 $= PaO_2/FiO_2$（PaO_2 单位为mmHg）。正常值 >400；ARDS 和换气功能衰竭时氧合指数 <300。

呼吸指数 $= P_{(a-v)}O_2/PaO_2$。机械通气时，呼吸指数 <0.80 时可撤呼吸机。对呼衰分级：呼吸指数≥0.85 为轻度呼衰；呼吸指数≥1.0 为中度呼衰；呼吸指数≥1.5 为重度呼衰换气指标 $= P_{(A-a)}O_2/FiO_2$，正常值 <500。可作为预测 ARDS 发生的指标，换气指标 >510 时，发生 ARDS 的可能性极大。

（二）血气与酸碱平衡失常

1. 呼吸性酸中毒　原发性 CO_2 升高引起 $PaCO_2 > 6.0kPa$ 伴有或无血 pH 改变。呼酸时 ABG 变化表现为：

（1）急性呼酸：因呼酸发生的急速，机体未能完全代偿，多为失代偿型。ABG 表现为：pH 值下降，多低于正常。$PaCO_2$ 升高，大于正常值。HCO_3^- 因受 $PaCO_2$ 升高影响可轻度增加，BE 正常，PaO_2 降低。

（2）慢性呼酸：由于肾的强大代偿作用开始，故多数为代偿型。但如 $PaCO_2$ 过高，>10.67kPa 时，多不能完全代偿。ABG 表现为：pH 值可在正常范围，$PaCO_2$ 升高 >6.67kPa，HCO_3^- 增高，BE 增加，因有肾代偿部分，PaO_2 降低。

2. 呼吸性碱中毒　任何原因所致肺泡过度通气引起 CO_2 排出过多发生原发性的低碳酸血症。呼碱时 ABG 表现为：$PaCO_2$ 减低，pH 值升高或正常（代偿），HCO_3^- 减低或正常，BE 正常或减低（代偿），PaO_2 正常或减低。

3. 代谢性酸中毒　血液中的原发 HCO_3^- 减少或丢失。代酸时 ABG 变化表现为：pH 值正常或降低（失代偿），$PaCO_2$ 减低，HCO_3^- 降低，BE 降低。

4. 代谢性碱中毒　原发性的血液中 HCO_3^- 升高所致碱中毒。代碱时 ABG 变化表现为：pH 值增高或正常（代偿），$PaCO_2$ 增高或轻度增高（失代偿），HCO_3^- 增加，BE 增加。

5. 混合性酸碱失常　不同的酸碱失常可以同时发生，而成为混合型酸碱失常，其中有二重酸碱失常和三重酸碱失常。二重酸碱失常又分为相加性（酸碱一致型）和相抵消性（酸碱混合型）。

（1）呼酸合并代酸：ABG 变化表现为 pH 值明显下降，HCO_3^- 减少，$PaCO_2$ 升高。AG 可升高。

（2）呼碱合并代碱：ABG 变化表现为 pH 值明显增高，$PaCO_2$ 降低，HCO_3^- 增高或正常，BE 增高。此种类型特点是呼吸因素、代谢因素都有改变但不明显，而 pH 值改变显著。两种碱中毒叠加一起可致严重碱中毒，pH 值 >7.64，病死率可达 90%，预后差。

（3）呼酸合并代碱：ABG 变化表现为 pH 值正常或 >7.45，$PaCO_2$ 原发性增高，HCO_3^- 增高明显超出代偿范围，BE 增高明显，PaO_2 降低。

（4）呼碱合并代酸：ABG 变化表现为 pH 值不定，$PaCO_2$ 降低，HCO_3^- 降低，BE 降低，AG 值增高。

（5）代酸合并代碱：ABG 变化表现为视酸碱中毒的抵消情况。ABG 完全可以正常，此时应注意 AG 值增高，是这类酸碱失常的特征。

6. 三重酸碱失常　患者多种疾患并存常可出现更复杂混合型酸碱失常情况，如肾衰患者有代酸存在，同时有呕吐，利尿排钾又可出现代碱。患者出现心衰、通气功能降低又可出现呼衰而三种酸碱失常混合存在，常见有呼酸型和呼碱型，即呼酸 + 代酸 + 代碱，呼碱 + 代酸 + 代碱。

（周　莉）

第五章　呼吸系统影像学检查

肺部疾病的影像学检查技术包括 X 线胸片、常规体层、CT、MRI、核素和超声等，其中应用最普遍的为 X 线胸片和 CT。CT 具有分辨率高、无前后结构重叠等优点，对肺部病变的敏感性、特异性和准确性优于 X 线胸片。

第一节　X 线检查

一、常规 X 线检查

（一）透视

观察荧光屏或电视屏所显示的影像，是对肺部病变诊断的一种最基本的 X 线检查方法。现在大多数医院均已应用电视透视在明室内监视器上对患者进行观察。胸部透视可作为肺部疾病的初筛方法和用于成人集体健康检查。其主要优点有：

（1）可任意转动患者从多角度多方位观察器官与病变，获得立体概念。可明确病变与纵隔、胸膜或胸壁的关系。透视中的体位变换可以发现被心脏、横膈或肺门部所遮蔽的病变。

（2）可观察器官的运动及功能：如心脏的搏动、横膈的运动和肺呼吸时含气量的变化。含气量的变化可以显示肺的呼吸功能情况，当肺气肿或肺不张时，肺局部透明度变化可消失。

（3）可在透视监护下进行介入操作。

透视的不足之处是影像不如摄影清晰；普通荧光屏的图像不能保留；直接荧光屏透视法因检查者接近机器，所受的 X 线辐射较大。数字化透视设备则解决了上述不足。

（二）胸部摄影

胸部摄影包括普通摄影、高千伏摄影、体层摄影、荧光摄影等。

1. 胸部普通摄影　肺部含有大量空气形成天然对比，X 线影像空间分辨率高，图像清晰，病变早期或微小病变即可显示，是呼吸系统疾病影像诊断的基础，一般作为临床常规检查方法。也有在透视后发现异常而进行胸部摄影以便做出疾病的诊断。摄片可用于绝大多数肺部疾病的检查和诊断，并可用于健康检查，在影像诊断中占有极为重要的地位，是目前临床上最常用的肺部疾病检查方法。

与胸部透视相比它的优点是：

（1）影像清晰、对比度好。

（2）适用于微小病变和较厚部位的观察。

（3）可以留有永久性记录：在疾病过程中不同的时期进行摄影可以对疾病进行系统的

观察并作为诊断与治疗的客观记录。

同时，X线机设备简单，可在病室、床旁及手术中使用，适用于危重患者的检查，这是其他影像学检查如CT、MRI及放射核素检查做不到的。X线设备及检查费用较低，其他影像检查技术不能完全代替X线摄影，但可以作为它的补充。

胸部摄影不足之处是：显示的影像为二维图像，影像互相重叠，个别部位受投射方向的限制使病变隐蔽。因此，除了常规胸部正、侧、斜位摄影外，可根据病变的形态、部位的不同，选择不同的投射方向与位置。同时，摄片条件可影响病变的显示和诊断，摄片条件不合适或体位不正，或在呼气时摄片可导致漏诊或误诊。

2. 高千伏摄影　高千伏摄影是指应用电压在120kV值以上进行胸部摄影，同时相应降低mAs，也降低了患者和工作人员辐射剂量。由于曝光时间短，对于呼吸困难不能憋气的患者或哭闹的小儿，可以提高照片质量，满足临床诊断的需要。高千伏胸部正位片使肋骨、胸大肌、乳房阴影变淡，增加肺野可见范围，增强肺内病变的清晰度，可发现普通胸片不能发现的病变。

与普通胸片相比高千伏摄影的优点是：

（1）影像更加清晰、层次更加丰富，能清楚地显示肺纹理的形态。

（2）能清楚显示气管、主支气管形态，可以观察气管、支气管狭窄变形的程度。

（3）可以显示高密度影像的内部结构，发现其内的钙化灶和空洞。

（4）由于其对比度高，可以显示被骨骼、纵隔及心脏大血管等遮盖的病灶。如小结节及小空洞等。

（5）可以清楚地显示肺门结构和肺门肿大的淋巴结。

（6）显示播散性粟粒灶、小结节病灶、网状、蜂窝状及索条状病灶的边缘较普通胸片清晰。

3. 体层摄影　通过特殊的体层摄影装置和操作技术获取某一指定层面上的解剖结构的体层X像，将其他重叠的影像应用几何学原理模糊化即为体层摄影。此方法解决了普通X线摄影影像重叠的问题，有利于局部病变的显示与分析。临床上主要用于：

（1）气管病变：可以显示气管管腔内局限性病变的形态、管腔的狭窄变形和异常软组织影，如气管的肿瘤性和非肿瘤性病变。

（2）支气管病变：包括主、叶、段支气管近端的狭窄、阻塞、腔内肿物以及受压移位时的显示，尤其是支气管肺癌的诊断。

（3）肺内病变：体层摄影可以清楚显示肺内肿块的形态、大小、密度、边缘及有无空洞和钙化。对于空洞样病变可以显示空洞壁的厚度和引流支气管的情况。常用于肺癌、肺结核、肺囊肿及支气管扩张的诊断及鉴别诊断。

（4）显示肺门肿大的淋巴结。

目前，随着CT设备的应用和普及，此种检查方法已极少应用。

二、造影检查

（一）支气管造影

支气管造影是将含碘造影剂注入支气管内，使支气管显影，直接观察支气管病变的检查方法。支气管造影分为选择性和非选择性造影两种。选择性支气管造影适用于支气管局限性病变，如支气管内肿瘤，胸片上肺段或肺叶阴影鉴别困难时。非选择性支气管造影适用于较广泛支气管病变，如支气管扩张症。

支气管造影可以显示支气管扩张的部位、形态、范围和病变严重程度，主要用于准备外科手术的患者。

但是，支气管造影需将含碘溶液直接注入支气管内，患者较痛苦。如碘剂不能在短期内完全排出，存留在肺内可以引起继发性变化。对碘有过敏反应者、大咯血患者、急性炎症、痰量较多时、严重的活动性肺结核、高热、心肾功能不全、甲状腺功能亢进、喘息和年老体弱者均为禁忌证。近年来由于 CT 已广泛地应用于肺部疾病的检查，尤其是 HRCT 可清楚地显示肺内细小支气管改变，支气管造影这种带有创伤性检查方法已很少应用。

（二）胸部血管造影

1. 选择性支气管动脉造影　主要用于咯血患者确定出血的血管并进行栓塞治疗，还可用于支气管动脉灌注化疗药物治疗肺癌。

2. 选择性肺动脉造影　主要用于肺血管性病变的诊断，如肺动脉狭窄、肺动静脉瘘、肺栓塞等。选择性肺动脉造影是诊断肺栓塞的金标准。

三、数字化 X 线摄影

影像信息的数字化是计算机发展的必然趋势，因为只有数字化数据才能对图像进行各种处理、储存、传递。根据数字化 X 线摄影成像原理不同，分为计算机 X 线摄影（computed radiograhy，CR）和数字 X 线摄影（digital radiography，DR）。

CR 是用成像板代替传统的胶片，经过曝光后构成潜影，再用激光扫描，经计算机处理而获取的数字化图像。DR 是指经过 X 线曝光后，在影像增强管－电视链上形成视频影像，直接得到的数字化 X 线图像。DR 与 CR 的共同点都是将 X 线影像信息转化为数字影像信息，其曝光宽容度与普通的增感屏－胶片系统相比有明显优势。与传统的 X 线摄影相比 DR 与 CR 有十分突出的优点：

（1）CR 和 DR 由于采用数字技术，有很宽的曝光宽容度，允许照相中的技术误差，即使在一些曝光条件难以掌握的部位，也能获得很好的图像。

（2）摄影条件大幅度降低，降低了患者和工作人员的辐射剂量，减少 X 线对人体的损害。

（3）图像分辨率高，清晰、细腻，图像整体优于普通 X 线胸片。

（4）有强大的图像后处理功能，如各种图像滤波、窗宽窗位调节、放大漫游、图像拼接以及距离、面积、密度测量等，为影像诊断中的细节观察、前后对比、定量分析提供技术支持。

（5）改变了已往传统的胶片摄影方法，实现了无胶片化管理，便于存储。图像可以输入图像存贮和通信系统（PACS），并可实现远程会诊。

DR 的图像分辨率优于 CR，CR 系统时间分辨率较差，不能满足动态器官和结构的显示。数字化 X 线摄影是一种新的成像技术，完全可以替代传统的 X 线成像，但从效益－价格比，目前尚难于完全替换传统的 X 线成像。

（刘　莹）

第二节 CT 检查

CT 是 X 线计算机体层摄影（computer tomography）的简称，它是以 X 线束对人体某一选定的层面进行扫描，由探测器接受该层面的 X 线，经计算机处理，得出各组织单位容积的吸收系数，再重建为图像的一种成像技术数。CT 显示的是人体的横断面图像，并可通过影像重建，对人体作三维空间观察。CT 的应用使影像诊断学进入一个新时代，使很多疾病可以在早期做出比较确切诊断。

CT 扫描技术应用以来发展迅速，扫描方式从平移/旋转、旋转/旋转、旋转/固定发展到螺旋 CT（spiral CT，SCT）。螺旋 CT 扫描计算机容量大，速度快，一次憋气可完成全部扫描，避免了运动性伪影，提高图像质量。同时，螺旋 CT 扫描为容积扫描，扫描层面是连续的，可避免普通 CT 因呼吸运动不一致可能遗漏的小病变。它所采集的数据是容积数据，是三维立体重建的基本条件。在螺旋 CT 基础上采用平板多行排列的探测器，管球每旋转一圈可同时扫描 4～64 层图像，即为多层螺旋 CT（multislice spiral CT，MSCT）。与 SCT 相比 MSCT 具备更多的优点：扫描速度更快，每周扫描速度为 0.33～0.35s；扫描范围更长，MSCT 可增加 4～64 倍体积的扫描范围；空间分辨率、时间分辨率更高；扫描层面更薄，图像质量更好，并可进行高质量的图像后处理。

一、CT 在肺部疾病诊断中的应用

肺部 CT 的临床应用指征与 X 线胸片基本上是一致的，适合作 X 线胸片检查的也同样适合作 CT 检查。与常规胸片相比，CT 具有分辨率高、无前后结构重叠等优点，对小病灶或早期病变的发现较 X 线胸片敏感，显示病变的细节或提供的影像学信息较 X 线胸片丰富，对肺部病变的敏感性、特异性和准确性明显优于 X 线胸片，是常规胸片不可缺少的重要补充手段。其优势有：

1. 发现肺部小病灶或早期病变　CT 可以发现 X 线胸片不能发现的 1cm 以下的小结节，隐匿部位如肺尖、肺门及靠近纵隔、横膈、心缘和心后区、近胸膜、支气管内等部位小病灶，密度较淡的肺内实变，如炎症早期或吸收期。

2. 观察肺内病变　可详细观察肺内病变的形态、边缘、内部结构（密度、是否有坏死、空洞、钙化）、与周围结构的关系及血液循环状态。

3. 显示气管、支气管病变

（1）气管、支气管肿瘤时可清楚显示肿瘤的大小形态，气管、支气管管腔狭窄的程度及是否侵犯管壁外邻近结构。

（2）显示气管内异物，确定异物的种类与形状，指出其所在的部位，为手术治疗提供信息。

（3）了解支气管病变手术后断端愈合的情况，有否支气管瘘存在。

（4）对肺实变、肺不张的患者，尤其是怀疑由支气管阻塞引起时，CT 和纤维支气管镜检查同样重要，可了解所属肺叶、段支气管腔情况及病因诊断。

4. 胸腔积液　对胸腔积液的患者通过 CT 可发现潜在病因，如结核、炎症和肿瘤。积液量较多时，可发现在 X 线胸片上被掩盖的病变，并对胸水性质提供参考性意见。

5. 肺部弥散性病变 CT 尤其是 HRCT 在显示肺小叶结构以及肺微细结构方面的优势是其他影像学检查不能相比的。它不仅可以早期发现病变，而且可以确定病变侵犯的是肺间质还是肺实质。

6. 肺气肿 X 线胸片对肺气肿敏感性较差，确诊时一般多是晚期，HRCT、可以发现 X 线检查阴性的早期、中期肺气肿，并可对肺气肿分型并显示是否有肺大泡存在。

7. 肺癌分期 CT 能明确肺癌病灶的部位、大小、肺门及纵隔淋巴结有无转移以及局部有无外侵，有无肺内、胸膜和骨转移，有无远隔脏器转移，帮助进行临床分期和治疗方案的确定。

8. 术后观察 对肺部病变手术后的患者，CT 可确切显示病变切除的情况，残留肺的膨胀程度以及残腔的形态。

9. CT 引导下肺穿刺活检和某些介入性治疗。

二、CT 检查技术

1. 平扫 是不用对比、增强或造影的普通扫描。

2. 增强扫描 经静脉注入水溶性有机碘剂再进行的扫描称为增强扫描。增强扫描主要应用于了解病灶的血供情况和增强特点，有利于病变的发现、诊断和鉴别诊断。

3. 高分辨率 CT（HRCT） HRCT 扫描技术采用高空间分辨率（骨）算法重建，1mm 薄层扫描，用以改善常规 CT 空间分辨低的缺陷，图像分辨率高，较普通 CT 清晰。能显示常规平扫不能显示的肺的微细结构，如肺小叶结构。

4. 螺旋 CT 重建及三维后处理技术 螺旋 CT 重建及三维后处理技术包括多层面重建（multiplanar reconstraction，MPR），表面遮盖法重建（surface shaded display，SSD），最大密度投影（maximum intensity projection，MIP）和最小密度投影（minimum intensity projection，MinIP），容积再现（volume rendering，VR），CT 仿真内镜（CT virtual endoscopy，CTVE）等。这些技术的应用可从多角度观察和显示病变，为肺部疾病诊断提供新的手段。

5. CT 血管造影（CT angiography，CTA） CTA 是近年发展起来的一种非创伤性血管成像技术。它从肘静脉用高压注射器注入含碘造影剂，选择合适的扫描参数，通过图像重建技术，如 MPR、MIP 及 SSD，而获取的肺部血管二维或三维图像。它可用与肺栓塞患者的诊断，可清楚显示栓塞血管及血管的狭窄、阻塞程度；可以显示肺肿瘤患者的肿瘤供血血管；肺动静脉畸形、肺隔离症的异常血管。

6. MSCT 肺灌注成像 CT 灌注成像的理论基础为核医学的放射性示踪剂稀释原理和中心容积定理。注射造影剂后动脉及组织的时间－密度曲线的横坐标为时间、纵坐标为注药后增加的 CT 值，反映对比剂在该器官的浓度变化，间接反映组织灌注量的变化。肺灌注成像主要应用于肺部孤立性结节或肿块，它能提供更多的血流动力学信息，对于肺部肿瘤的生物学行为进行评估。

7. MSCT 肺功能成像 CT 肺功能成像技术是采用 MSCT 在深吸气相及深呼气相对肺脏进行扫描，并用肺功能评价软件定量分析，得出 CT 肺功能参数，如肺容积、平均肺密度、像素指数、动态肺密度等的一种较客观的检查方法。主要应用于肺弥散性病变和阻塞性通气功能障碍的肺通气功能评价。

（刘 莹）

第三节 肺部 MRI 成像

MRI 的成像原理是将患者置于高强度而均匀的磁场中，人体中的氢原子核按磁力线方向排列，此时自线圈发射短促电磁波即射频脉冲，氢原子的质子吸收一定的能量，背离磁场平面，并按拉莫尔频率产生核自旋共振，切断电磁波的发射，则共振状态的自旋质子恢复原来的状态，此时，自氢原子核放射出同一频率的电磁波，将此电磁波通过射频线圈接收，经电子计算机处理最后构成图像，即 MRI 像。

一、MRI 在肺部疾病诊断中的应用

MRI 在肺部的成像受到诸多不利因素的制约，限定了其在诊断肺部疾病的价值。但 MRI 成像也有其独特的优势，伴随着 MRI 成像技术的不断改进和发展，图像质量不断提高，使得 MRI 在肺部的临床应用将日益广泛。

1. MRI 成像与传统 X 线、CT 成像相比的优点

（1）MRI 采用了磁场和射频成像，没有辐射。

（2）MRI 具有良好的软组织分辨率。

（3）MRI 无须改变患者体位，可直接获得肺部轴位、冠状位，矢状位图像。

（4）不用注射造影剂即可获得良好的胸部血管图像，有利于区分血管性和非血管性病变。

2. 胸部 MRI 适应证

（1）肺癌分期（TNM）：MRI 可显示肺部的肿瘤、肿瘤外侵及转移，特别是对血管的侵犯显示清楚。对纵隔、肺门淋巴结的转移，MRI 显示优于 CT 平扫。

（2）肺部及纵隔肿块性质鉴别：MRI 可确定肿块为囊性、实质性、血管性及是否含有脂肪成分。

（3）特殊部位肺癌的诊断：MRI 对于肺上沟癌的诊断具有重要作用，对膈附近的病变 MRI 的定位有明显优势。

（4）区分肿块和肺不张：由于 MRI 具有较高的组织分辨率，能区分肿块和肺不张，能确定肿块的范围。

（5）肺部及纵隔肿瘤对肺及大血管、心脏的侵犯：MRI 不使用血管造影剂就可以很好地显示心腔、大血管。

（6）纵隔、肺部血管性疾病：如肺动静脉瘘、肺动脉血栓及肺隔离症等。

（7）肺癌放疗、手术的评价：MRI 可评价残余的肿瘤及放疗后复发或肺纤维化的问题。

（8）胸部病变的三维显示，特别是大肿瘤可作 3D 显示提供更多的信息。

（9）肺出血及特发性含铁血黄素沉着症：可使 T_2 缩短，明确诊断。

与 CT 比较，MRI 密度分辨率高，对软组织形成的影像对比度较 CT 优越。MRI 对心腔、血管腔的显示优于 CT。但 MRI 扫描时间长，呼吸运动可使图像不清晰；安装心脏起搏器或体内有金属者不能作 MRI 检查；MRI 对钙化灶的显示不如 CT 明显；对肺野病变的显示不够清晰；如肺水肿、肺炎等疾病 MRI 的弛豫时间重叠，而不能显示组织的病变特点。应此对肺内肿瘤、肺炎、肺脓肿、肺弥散病变、胸膜病变、纵隔肿块或淋巴结病变等的诊断应以首

先选择 CT 检查为宜。对血管病变应首选 MRI。

二、MR 血管成像（MRA）

MRA 包括常规的非增强序列，如 TOF（2D 和 3D）GRE 系列及动态 MRI 电影，还有静脉注射造影剂的增强 MRA。肺血管成像最理想的方法是增强 3D－TOF 快速扫描，它所获得的 MRA 是目前质量最好的。

MRA 的临床应用：

（1）肺栓塞：MRA 诊断肺栓塞有较高的敏感性（85%～95%）和特异性（63%～77%），并且可以同时做下肢深静脉的 MRA，明确下肢深静脉有无血栓形成。

（2）肺动静脉畸形：MRA 可以直接显示肺的动静脉畸形、动脉瘤以及血管曲张等与肺循环有直接血管联系的疾病。可以显示畸形的整体形态及供血动脉和引流静脉。

（3）肺内肿块：MRA 可显示肿块周围血管是否有受压、变形、推移及由近端受压所致的远端灌注缺失。

（4）肺隔离症：MRA 检查的目的是发现体循环异常供血动脉，从而明确诊断，并为外科治疗提供准确的解剖信息。

（熊新军）

第四节　胸部常见影像征象的诊断与鉴别诊断

一、肺局灶性阴影

各种病因引起肺叶、肺段或灶性病变在影像上表现为局灶性高密度影，引起肺叶、肺段局灶性病变的疾病种类繁多，包括肿瘤性疾病、肺部炎症、肺结核、肺梗死，出血性疾病、肺挫伤、肺不张等。

1. 大叶性肺炎　多为一个肺叶或数个肺段的渗出性病变。早期表现为毛玻璃样阴影，边缘模糊，病变区内血管隐约可见。实变期病变呈大叶性或肺段性分布高密度影，密度均匀，叶间裂处病变边缘清晰，其余部分边缘模糊，内见空气支气管征。消散期，病变密度降低，呈散在的，大小不一的斑片状阴影，进一步吸收病灶完全消失。增强扫描病变区内可见明显强化的走行正常的高密度血管影。

2. 继发性肺结核　以渗出改变为主的肺结核影像上表现为大小不一的片状高密度影，边缘模糊，密度均匀或不均匀。干酪性病变时表现为肺段或肺叶的大片状致密影，中心密度高，周边密度低，边缘模糊，以上叶多见，内可见大小不等的虫蚀样空洞。在同侧和对侧肺野可见支气管播散病灶。

3. 细支气管肺泡癌　部分细支气管肺泡癌可表现肺叶、肺段的实变。其特点是实变部分密度略低，可见空气支气管征，含支气管不规则狭窄、扭曲、管壁僵直、细小分支截断消失。CT 增强扫描在无强化的实变区内可见明显强化的肺血管分支，肺血管分支可不规则变细及扭曲变形，称“血管造影征”。

4. 肺泡性肺水肿　CT 表现为肺透过度下降，以肺门为中心大片状实变影，呈蝶翼状，常伴有双侧少量胸腔积液，病变在数小时至 1～2 天内有明显变化。

5. 肺梗死　影像表现为肺外围以胸膜为基底的楔形致密影，边缘模糊。HRCT 可见楔形影顶端与一血管相连，称为血管征。常伴有少量胸腔积液。CT 增强扫描肺动脉分支内可见充盈缺损或截断。MRI 检查 SE 序列在肺动脉可见中～高信号栓子。

6. 肺不张　肺不张多为叶、段支气管阻塞所致，在影像上有时需与肺炎鉴别。其特点为肺叶或肺段体积缩小，密度增高，叶间裂向病变肺叶移位，主或叶支气管有明显狭窄及阻塞，肺门区常可见到肿块。纵隔结构向患侧移位，同侧横膈上移，邻近肺代偿性肺气肿。增强扫描不张肺明显强化。

二、肺单发结节或肿块

在影像学上表现为肺内圆形或类圆形的病灶统称为结节性病变。一般将直径小于 3cm 的病灶称为结节，而大于 3cm 的病灶称为肿块。肺结节性病变多见于良、恶性肿瘤、炎性病变（如球形肺炎、炎性假瘤、肺脓肿、肺寄生虫感染等）、结核、血管性疾病（肺动脉瘤、肺动静脉畸形、肺梗死等），肺血肿、肺隔离症等。

（一）肺结节性病变的影像特点

1. 部位　结核瘤多发生于上叶尖后段或下叶背段。发生于上叶前段、中叶或下叶基底段的多为肺癌，位下叶后基底段脊柱旁的肿块可能为肺隔离症。位于肺门附近的肿块多为恶性，良性肿块多位于肺周边部。转移性肿瘤多位于表浅部位。

2. 形态　肿块的轮廓呈多个弧形凸起，弧形相间为凹入而形成分叶状肿块，称为分叶征，多见于肺癌，也可见于其他恶性肿瘤或结核瘤。良性肿块多形态规则。

3. 边缘　良性肿瘤生长缓慢、边缘光滑整齐。恶性肿瘤浸润性生长，边缘有不同程度的棘状或毛刺状突起，称为棘状突起或毛刺征，多见于周围型肺癌。肺癌的毛刺较短，炎性肿块或结核球多为长毛刺。

4. 密度　结节内见直径 1～3mm 的低密度透光区称为空泡征，多见于肺癌。良性肿瘤与炎性肿块一般密度均匀。良恶性肿块均可出现空洞和钙化而密度不均。肿块内如发现脂肪密度影或爆米花样钙化有助于错构瘤的诊断。肺含液囊肿较实质性肿块密度低，CT 值在 OHU 左右，囊肿并出血或感染时密度增高，囊肿破裂有气体进入则可见气液平面。肺癌钙化的发生率较低，一般为点状、细砂粒样钙化；结核球的钙化多为包膜下环形或弧形钙化、分层状或弥散点状钙化。肿块边缘的结节状粗钙化多为肺内原有的肉芽肿钙化被包绕到瘤内所致。

5. 肿块的强化　增强扫描肿块的强化程度和时间有助于定性诊断。结核瘤内的干酪样物质常无强化，仅见周边环形强化。肺良性肿瘤可不强化或轻度均匀性强化。肺恶性肿瘤常为均匀强化或中心强化。且常呈一过性明显强化。肺部炎性假瘤多明显强化，亦可环状强化或轻度均匀强化。肺内血管性肿块其强化的程度和强化时间多与肺动脉一致。肺癌的时间－密度曲线呈缓慢持续升高型，炎性病灶呈速升速降型，良性肿瘤呈低平型，结核呈平坦型。炎症和肺癌的曲线有明显的强化峰。结核、良性肿瘤的曲线一般无明显峰值。

6. 周围结构的改变　结核球周围常有卫星灶及厚壁的引流支气管；肺炎性肿块邻近的肺血管增粗，扭曲；周围型肺癌时可见胸膜凹陷征、血管集束征、癌性淋巴管炎。但结核及其他慢性炎症也有类似的胸膜表现。

7. 肿瘤的倍增时间　肿瘤体积增加 1 倍所需时间为倍增时间。绝大多数肺癌倍增时间在6个月以内，一般认为肿块倍增时间小于30天或大于18个月多可排除肺癌。但个别肺癌病例倍增时间可大于18个月。

（二）常见病变

1. 周围型肺癌　周围型肺癌多表现为肺叶或肺段内孤立结节或肿块，边缘清楚，呈圆形、卵圆形或不规则形。早期密度较淡，可见空泡征。进展期密度可以均匀或不均匀，内可有黏液或坏死所致的低密度区及空洞，空洞为偏心性，厚壁，内壁凹凸不平，甚至形成壁结节。肿瘤可见分叶征、毛刺征，毛刺多短细、血管集束征、胸膜凹陷征等。增强扫描呈中度或明显均匀或不均匀强化，强化值多在20～60HU。动态CT增强，肺癌的时间－密度曲线呈缓慢持续增高型。多数肿瘤倍增时间在30天或18个月之间。如伴有肺门纵隔淋巴结增大，胸膜结节、胸椎肋骨骨破坏等转移征象更有利于病变诊断。

2. 结核球　结核球好发于上叶尖后段与下叶背段，大小多为2～3cm。呈圆形、椭圆形，常为单发，轮廓光滑整齐，密度较高，均匀或不均匀，内有成层样或散在的斑点状钙化。部分病变内可见空洞，多为半月形空洞。近胸膜的结核球，在病灶与胸膜内可见条索状粘连带，胸膜增厚并呈幕状粘连。肺门侧可见有与之相连的管壁增厚的引流支气管。结核球周围可见卫星灶。CT增强扫描典型者呈周边环状强化，中心不强化。

3. 炎性假瘤　炎性假瘤可发生于肺的任何部位，但多发生于肺边缘部胸膜下区或靠近叶间裂。圆形或类圆形，直径2～4cm多见，边缘多清楚而光滑，可有粗长毛刺、棘状突起或浅分叶样改变。肿块中等密度、比较均匀，少数可见钙化、小空洞或空气支气管征。邻近胸膜可见局限性增厚，粘连。增强检查大多数为明显均匀强化，少数为周边强化或不强化。

4. 球形肺炎　球形肺炎实质上为非特异性肺炎的一种表现形式，起病急，有发热、咳嗽、胸痛等症状。病变常局限于某肺叶、肺段，呈球形肿块。CT表现为圆形或卵圆形致密影，边缘模糊，密度较淡或中心密度高，周边密度低，呈晕圈状改变，在病灶内可见空气支气管征。病灶无分叶征，周围有时可见小片炎症病灶。病灶周围及肺门侧可见血管纹理增粗，为“局部充血症”。动态观察常在2～4周内明显缩小或完全吸收，较易于肺部其他肿块鉴别。

5. 错构瘤　好发于肺外周实质或叶间胸膜下，多数小于3cm，圆形或卵圆形，边缘清楚，少数可有浅分叶。肿瘤密度不均，25%～30%可见钙化，典型者为爆玉米花样钙化，也可见点状、环状或不规则钙化，以CT显示最佳。瘤体内可见到脂肪成分，CT表现为CT值为－40～－120HU的低密度影，MRI表现为T_1WI像呈高信号，T_2WI像上呈中等偏高信号，脂肪抑制扫描为低信号灶，脂肪密度的显示对诊断错构瘤具有决定意义。

6. 肺隔离症　好发于两下肺后基底段，尤以左下叶多见，病变呈类圆形，边缘光滑，可有分叶。囊性型为水样密度，增强扫描囊内无强化，囊壁实性部分可强化，如与支气管相通可见液气平面。实质型为软组织密度，增强扫描可见强化。血管造影、CTA、MRI显示来自体循环（主要是主动脉）的异常供血动脉即可明确诊断。

7. 肺囊肿　为先天性发育异常，表现为肺内圆形或椭圆形肿物，边缘光滑，轮廓规则，密度均匀，CT值为±10HU左右，合并出血或囊内蛋白质含量较高时，则CT值相应较高，CT增强扫描无强化。MRI呈长T_1长T_2信号肿块。

8. 肺动静脉畸形　又称肺动静脉瘘，表现为肺内类圆形、分叶状团块，密度均匀，边缘光滑，透视可见波动，深呼气与深吸气观察可见大小有变化。CT平扫密度均匀，增强扫描团块明显血管样强化，同时可见到引流血管。MRI 可见流空效应。肺动脉造影可清楚显示流入动脉和引出静脉。

9. 肺曲菌病（侵袭型） 单个或多个边缘模糊软组织密度结节或肿块，周围环以淡的，磨玻璃样的晕，称“晕征”。

10. 肺隐球菌病 影像学表现多样，无特异性，可表现肺内结节或肿块，可有分叶或毛刺，病灶周围或邻近肺野可见磨玻璃样影，本病无症状或临床症状轻微，较易同时侵犯中枢神经系统，在有肺部改变伴有脑和脑膜症状时，应想到本病的可能。

三、肺空洞与空腔性病变

空洞为肺内病变组织发生坏死、液化，坏死物质经引流支气管排出后形成。多见于肺脓肿、结核、肺癌、肺转移瘤、肺梗死、真菌及寄生虫感染、恶性肉芽肿、类风湿结节等。空腔为肺内正常腔隙的病理性扩大，见于肺囊肿、肺大泡、支气管囊状扩张、金葡菌肺炎的肺气囊、肺隔离症及肺淋巴管肌瘤病等。肺空洞与空腔的影像学表现为环形阴影，空洞壁厚在3mm 以上为厚壁空洞。3mm 以下为薄壁空洞，空腔壁厚约 1mm。

1. 结核性空洞 常位于上叶尖后段及下叶背段，单发或多发，也可双侧出现。空洞内壁较规整、光滑，多为薄壁空洞，洞内一般无液平。干酪性空洞及部分纤维空洞可为厚壁，干酪性空洞洞壁多在 4mm 以上，内壁常凹凸不平。空洞附近肺野可见多发纤维、增生病变及腺泡结节病变，其他肺叶及对侧肺内可见支气管播散灶。

2. 肺脓肿 常位于上叶后段及下叶背段与各基底段，单侧多见。急性肺脓肿在大片致密影中可见低密度空洞，多为单发，内壁规整或不规整，厚壁，外壁模糊，多有液 - 气平面。慢性肺脓肿为内外壁清楚的厚壁空洞，圆形、椭圆形或不规则形，多为单房亦可为多房空洞，可有或无液 - 气平面。周围可见广泛纤维条索影及局限性胸膜肥厚粘连。

3. 肺癌空洞 多见于周围性肺鳞癌，常表现为偏心厚壁空洞，洞壁内缘凹凸不平，有向内突起的壁结节，一般无液 - 气平面。外缘呈分叶状，有毛刺、棘状突起，可见胸膜凹陷征。有时可见肺门或（和）纵隔淋巴结及胸膜、胸壁转移征象。增强扫描空洞壁及壁结节明显强化。

4. 肺曲菌病（腐生型） 曲霉菌寄生在肺原有空洞或空腔内，曲霉菌的菌丝形成处于游离状态的曲菌球，影像学表现在肺结核、肺囊肿、肺大泡、囊状支气管扩张等空洞或空腔性病变内见球形内容物——曲菌球，大小数毫米至数厘米不等，密度均匀，边缘光滑，少数可见钙化。曲菌球与空洞（腔）壁之间可见新月形透亮影，称“空气半月征”。改变体位扫描，曲菌球位置可发生变化，但始终位于空洞（腔）近地位。增强扫描球体无强化，洞壁多见环状强化。

5. 先天性肺囊肿 肺囊肿与支气管相通后可形成含气囊肿或气液囊肿。含气囊肿表现为肺内单发或多发大小不一薄壁空腔，壁厚≤1mm，厚度均匀，内为气体密度。如囊内伴有液 - 气平面为气液囊肿。合并感染时囊壁可增厚。

6. 肺大泡 肺内含气空腔，单发或多发，圆形或卵圆形，壁薄如发丝 < 1mm，内外缘光滑，一般无气 - 液平面。

7. Wegener 肉芽肿 肺内单发或多发结节或肿块，两肺中下野胸膜下分布，边缘清楚，半数病灶内可见空洞，空洞壁较厚且不规则。结节周围可见长毛刺，结节周围感染或出血时边缘模糊。可伴有胸膜下楔形梗死灶及片状浸润影和气管、支气管狭窄。常合并肺门、纵隔淋巴结肿大。增强扫描病灶边缘强化。免疫抑制剂和激素治疗病灶可迅速缩小或消失，病情恶化时又可出现新的病灶。

8. 囊性型肺隔离症　两下肺后基底段紧邻膈肌、脊柱旁一个或多个大小不等囊状透光区聚集在一起，间隔粗大，呈蜂窝状改变，有时可见气-液平面，增强扫描或 CTA 可见来自体循环的异常供血血管。

四、弥散性小结节样病变

小结节影是指肺内多发圆形结节灶，通常直径在 1~10mm。可见于感染性疾病、肿瘤、肉芽肿、过敏性疾病、外源吸入性疾病、结缔组织病等。

（一）血行播散型肺结核

1. 急性血行播散型肺结核　HRCT 表现为广泛分布于两肺的粟粒大小的结节状影，结节大小一致，多为 1~2mm，弥漫均匀分布，与支气管走行无关，边缘清楚，密度均匀。同时可见结节状小叶间隔增厚，血管壁不规则，胸膜及叶间胸膜呈结节状，即“串珠样小叶间隔”、“串珠样叶间裂”。病程进展结节影可融合，偶尔结节内可有空洞。

2. 亚急性或慢性血行播散型肺结核　CT 表现为双肺结节大小不一，上肺野分布较多、较大，中下肺较小、分布稀疏。结节密度不均，部分病灶可见钙化，中下肺野常伴有代偿性肺气肿。

（二）矽肺

患者有确切的职业病接触史。CT 表现为两肺多发小结节 1~10mm 不等，密度较高，中心浓密，可有钙化。早期分布于两肺中下区，随病变进展，数量增多，直径增大，密集度增加，波及两上肺区。晚期矽肺可见 10mm 以上大结节，多呈长条形、椭圆形及圆形，多在两上肺区距肺外缘 1~2cm 处的肺外周部，呈与侧胸壁平行的弧状外缘，半数伴有钙化，部分可见空洞。同时可有肺门纵隔淋巴结增大、钙化，钙化为斑点状或蛋壳状。伴有肺气肿及肺纤维化改变。

（三）过敏性肺炎

过敏源多为真菌孢子、发霉谷物、蘑菇、鸟类、寄生虫等。HRCT 表现为两肺弥散分布粟粒点，中下肺野多，大小为 2~4mm，中等密度，边缘模糊。脱离过敏源后，病灶可于 2~4周完全吸收。

（四）弥散型细支气管肺泡癌

双肺弥散分布粟粒结节影，多位于小叶中心，大小不等，分布不均，以内带居多。结节密度均匀，边缘清楚但不锐利，有融合趋向。短期内病变可明显进展恶化，如结节增大、增多，肺门纵隔淋巴结增大及肺淋巴道转移等征象，均应考虑此病。

（五）结节病

双肺弥散分布粟粒结节，2~10mm 大小，边界清楚，上中肺叶及肺后部分布较多。以沿肺间质内淋巴管分布为特征。支气管血管束及周围间质、小叶间隔、叶间裂呈结节样增厚，胸壁-肺呈结节状界面，同时伴有双肺门淋巴结对称性增大及纵隔淋巴结增大。

（六）嗜酸性肉芽肿

本病少见，主要发生在20～40岁男性。早期CT表现为两肺广泛分布小结节或小片状渗出性病变，结节通常小于5mm，分布于肺小叶内、支气管血管束旁、小叶间隔旁。结节边缘不规则或呈星状，较大结节可见空洞。肋膈角处较少受累。病变晚期呈两肺网状结节影，多发囊状改变及蜂房肺。

（七）肺念珠菌病

影像学表现多样，多为两肺中、下部斑点、不规则片影、结节影及双肺粟粒结节状阴影。

（八）肺泡微石症

以两肺肺泡微小结石及间质纤维化为特征。X线平片表现双肺弥散分布0.3～1mm微细结节，密度很高，超过肋骨，边缘锐利，以中下肺野尤以肺底部和近心缘区密集。可呈“白肺”样表现，肺中下野白实，肺结构、纵隔缘甚至肋骨均被完全掩盖。HRCT结节沿支气管血管束、小叶间质、小叶间隔及小叶中心分布，可见胸膜下多发肺大泡及肺气囊。

（九）全细支气管炎

HRCT上可见小而边缘模糊的圆形结节，位于小叶中心，围绕小叶中心的细支气管和动脉，距胸膜面几毫米，反映的是细支气管周围炎症。结节与从近端的支气管血管束上发出的相距1mm的线状影，结节也可伴环状影或管状影。晚期可见与近端扩张支气管相连的囊状影。

五、纵隔肿瘤及肿瘤样病变

纵隔原发肿瘤和肿瘤样病变种类繁多，包括胸腺类肿瘤、神经源性肿瘤、生殖细胞瘤、胸内甲状腺肿、淋巴类肿瘤、间胚叶肿瘤等。

（一）纵隔肿瘤及肿瘤样病变定位

纵隔肿瘤及肿瘤样病变在纵隔中均有其好发或特定部位（表5－1）。

表5－1　纵隔各区常见肿块

前纵隔	中纵隔	后纵隔
胸腺类瘤	气管肿瘤	神经源性肿瘤
畸胎瘤	淋巴类肿瘤	食管肿瘤
皮样囊肿	支气管囊肿	降主动脉瘤
心包囊肿	动脉瘤	畸胎瘤
胸内甲状腺肿	结节病	皮样囊肿
胸内甲状腺瘤及癌	膈疝	肠源性囊肿
支气管囊肿		淋巴类肿瘤
纵隔转移瘤		椎旁脓肿
淋巴管瘤		

纵隔肿块需与肺内肿块靠近纵隔进行鉴别，鉴别点有：

（1）纵隔肿块的胸膜面边缘光滑锐利，肺内肿块边缘不规则，可有毛刺和分叶。

（2）纵隔肿块有宽基底与纵隔相连，肿块与纵隔胸膜连续，两者间夹角为钝角，肿块中心位于纵隔内。肺内肿块与纵隔的夹角呈锐角，肿块中心位于肺内。

（3）纵隔肿块相应平面的纵隔结构受压移位，肺内肿块可见支气管阻塞引起的改变。

（二）纵隔常见病变

1. 胸内甲状腺肿　病变位于胸廓入口水平，与颈部甲状腺直接相连。位于气管的前方或侧位，气管受压移位变形为重要影像学征象。透视观察肿块随吞咽上下移动。CT 检查肿块密度高于周围软组织，密度均匀或不均匀常可见边缘清楚的低密度囊变及钙化。增强扫描肿块迅速明显强化，持续时间长。MRI 检查 T_1WI 呈中等信号强度，T_2WI 呈高信号，冠状位和矢状位成像胸腔内肿块与甲状腺相连。

2. 胸腺瘤　CT 表现为前纵隔实质性肿块，位于升主动脉或上腔静脉前方或一侧，边缘光滑，可有分叶，密度均匀，少数为囊性或囊实性。增强扫描成中等均匀强化。侵袭性胸腺瘤体积多较大，边缘毛糙，与邻近器官间脂肪间隙消失，可波及心包、胸膜，出现心包及胸腔积液。MRI 检查 T_1WI 上肿瘤呈中等信号，T_2WI 呈中等略高信号。

3. 畸胎类肿瘤　畸胎类肿瘤包括囊性畸胎瘤（皮样囊肿）和实性畸胎瘤。多位于前纵隔中部。实性畸胎瘤 CT 表现为类圆形或不规则形的混杂密度肿块，实性部分为软组织密度，囊变部分为水样密度，50%瘤体内含脂肪，20%～80%可见钙化及骨骼影像，增强扫描时实性部分强化。MRI 检查为信号极不均匀的肿块，T_1WI 上脂肪成分呈高信号，软组织成分呈中等信号，液体呈低信号，T_2WI 上瘤体呈不均匀高信号。皮样囊肿为厚壁水样密度或脂肪密度肿物，壁可见弧形钙化，有时可见脂肪－液体平面。

4. 心包囊肿　位于心隔角处，右侧多见，CT 检查呈圆形、椭圆形或滴水形，边缘光滑清楚，密度均匀，CT 值 0～20HU 增强扫描无强化。MRI 检查 T_1WI 呈低信号，T_2WI 呈高信号。

5. 支气管囊肿　CT 表现为中纵隔气管旁、肺门、隆突附近圆形、卵圆形肿块，边缘光滑锐利，密度均匀，CT 值 0～20HU，增强扫描无强化。MRI 检查 T_1WI 呈低信号，T_2WI 呈高信号。

6. 恶性淋巴瘤　恶性淋巴瘤主要 CT 表现为纵隔内肿大淋巴结，以前纵隔及支气管旁组最常见，其次是气管与支气管组和隆突组，呈均匀软组织密度影。常为多发淋巴结增大，可以分散存在，也可以融合成团或伴有纵隔弥散性浸润，淋巴结较大时中心发生坏死，钙化少见。增强扫描肿块轻度强化、中心低密度坏死区无强化。侵犯心包、胸膜可发生积液、结节样改变。侵犯肺组织时肺内浸润病灶多样，可见两肺多发小结节、斑片状影，或肺段或大叶阴影。

7. 神经源性肿瘤　多位于后纵隔脊柱旁沟，CT 表现为圆形或椭圆形边缘光滑锐利的肿物，与周围结构分界清楚，多数为软组织密度，神经鞘瘤因含较多的脂肪而密度略比肌肉低，密度均匀，增强扫描呈轻、中度均匀强化。肿瘤可压迫邻近骨质呈光滑的压迹。骑跨神经孔的神经纤维瘤呈哑铃状在椎管内、外生长，使椎间孔扩大。MRI 上肿瘤在 T_1WI 呈中等偏低信号，T_2WI 呈高信号，信号均匀，增强扫描明显均匀强化。当肿瘤呈哑铃生长时，MRI 扫描能清楚显示哑铃状肿瘤的全貌及观察脊髓受压情况，优于 CT 检查。

（熊新军）

第六章　支气管镜检查的临床应用

第一节　纤维支气管镜检查

一、概述

支气管镜检查主要包括纤维支气管镜检查和硬质支气管镜检查，由于纤维支气管镜的独特优势，应用越来越普遍，本节主要讨论纤维支气管镜检查。

纤维支气管镜（Fiberoptic bronchoscopy，简称纤支镜）的研制成功和作为一项内镜检查技术应用于临床仅仅几十年的时间，但从硬质支气管镜发展到纤支镜却经历了 100 多年的历史。1897 年，德国人 Kilian 首次用长 25cm，直径 8mm 的食管镜从气管内取出骨性异物获得成功，开创了硬质镜能进入气管并可进行操作的新纪元。1907 年，美国人 Jackson 将微型电灯珠用在镜管的前端，创造了金属硬质支气管镜，同时制造了各种样式的钳子来钳夹组织和异物，用于诊断和治疗气管、支气管及肺部疾病。1964 年，日本人 Ikeda 将纤维光导学应用于支气管镜的设计，由 Olympus 制造的可曲式纤维支气管镜（flexible bronchofibroscope）正式产生。后来又在纤支镜上安装带有摄像、录像和微电脑控制的电子装置，称之为电子纤维支气管镜（electronic bronchohofibroscope）。2004 年 11 月，Olympus 公司将“超声波引导下穿刺技术”应用于纤支镜，进一步完善了纤支镜检查的各种功能。

随着纤支镜产品的不断更新，使其具有如下优点：①管径小，可视范围大，可进入全部段支气管，74% 的亚段支气管和 38% 的亚亚段支气管。②可弯曲，操作方便，被检查者可取座位、半卧位或卧位，对颈椎病、张口困难患者可从鼻腔插入，呼吸功能不全者，可同时连接呼吸机进行检查。③照明好，采用冷光源照明，亮度强，图像清晰，且光源无热，不会造成黏膜灼伤。④使用安全，患者痛苦小，易接受。⑤功能全，可在直视下采集呼吸道分泌物和细胞标本刷/刮检；对气道、肺、纵隔行活组织钳取/针吸；纤支镜肺泡灌洗可对肺泡内细胞和可溶性成分进行检查；局部注药可对一些疾病进行治疗；并可安装视教镜或电视屏幕进行教学，也可摄影、录像以积累资料。

虽然纤支镜基本上在所有诊断适应证中已取代了硬质支气管镜，但必须明确以下情况在全麻下硬质支气管镜更具优势：大量咯血止血；支气管支架放置；气管－支气管树扩张；气道新生物激光（钕：钇－铝－石榴石）摘除；支气管内放射治疗短导管放置；纤支镜无法摘除的异物；以及支气管结石的去除；硬镜也用于儿童。

二、适应证和禁忌证

（一）适应证

（1）原因不明的咯血或痰中带血，需明确出血部位和咯血原因。在大咯血时一般不宜进行检查。

(2) 原因不明的持续刺激性咳嗽、局部喘鸣，难以用吸烟或支气管炎解释，需进一步明确者，或原有的咳嗽在质上发生了变化，特别是中老年人。

(3) 支气管阻塞，表现为局限性肺气肿，局限性干性啰音或哮鸣音，以及反复出现同一部位阻塞性肺炎或肺不张，抗生素治疗无效，临床怀疑肺癌者。

(4) 任何肺部肿块阴影，临床表现和 X 线检查难以对良恶性做出鉴别、需要活检病理组织学证实时。

(5) 痰细胞学检查阳性，而肺内影像学无异常发现者。

(6) 原因不明的喉返神经麻痹或膈神经麻痹以及上腔静脉综合征等原因待查者。

(7) 诊断不明的支气管、肺部感染性疾病或弥散性肺部疾病诊断困难，需经纤支镜检查，做肺活检、刷检或冲洗、灌洗等，进行细胞学及细菌学检查。

(8) 原因不明的胸腔积液或通过实验室检查对良恶性胸腔积液难以确定，怀疑肺内肿瘤胸膜转移者。

(9) 观察气管食管瘘，协助选择性支气管造影，能有针对性地显示支气管畸形、扩张程度和范围；做引导性经鼻气管插管，其准确性强、成功率高。

(10) 纤支镜检查在治疗上的应用，如移除分泌物，治疗肺不张、支气管内膜结核、支气管扩张、钳取异物、止血、吸引冲洗、引流肺脓肿、灌洗治疗肺泡蛋白沉积症、肺癌气管内局部化疗、放疗、用激光、高频电刀解除气管内梗阻，了解病变范围，确定外科手术方式，评价治疗效果等。

(二) 禁忌证

纤支镜检查已经积累了丰富的经验，其使用禁忌证范围也日益缩小，或仅属于相对禁忌证。患者能否进行纤支镜检查决定于患者的综合情况，操作者根据自己的技术情况和单位条件设备情况。如气管内肿瘤患者，可能是适应证，进行气管内局部化疗、放疗或用激光、高频电刀解除气管内梗阻；也可能是禁忌证，因气管狭窄严重，检查可能导致窒息。因此，进行纤支镜检查时应权衡利弊，决定是否进行。下列情况进行检查风险高于一般人群，应注意判断。

(1) 一般情况极差，体质十分虚弱者。

(2) 肺功能严重损害，呼吸明显困难，严重低氧血症者以及严重肺动脉高压活检可能发生严重出血者。

(3) 严重心脏病，心功能不全或频发心绞痛，明显心律失常，新近发生过心肌梗死者以及严重高血压者。

(4) 精神高度紧张/精神失常，不能合作者。

(5) 主动脉瘤，有破裂危险。

(6) 近期有活动性大咯血，哮喘急性发作，则需暂缓进行。

(7) 出、凝血机制严重异常。

(8) 对麻醉药过敏不能用其他药物所代替者。

(9) 近期急性支气管肺部感染、高热，纤支镜检查可使炎症扩散，则需暂缓进行。

(10) 气管部分狭窄，估计纤支镜不易通过，且可导致严重的通气受阻者。

(11) 尿毒症患者，活检时可能发生严重出血。

三、纤支镜检查操作方法

（一）术前准备

（1）全面了解患者病史、仔细查体及实验室检查，复习近期胸片、CT 片，确切掌握病变部位，以便评估病情，有目的地进行纤支镜检查，防止镜检中发生意外，减少并发症，提高纤支镜检查效果。

（2）严格掌握适应证，了解患者术前病情变化，老年人常规作心电图、血小板计数、出、凝血时间等检查，对有肺功能不全者，应作血气分析或血氧饱和度测定检查。对呼吸道急性炎症期、气道反应较高的以及严重高血压及严重心脏病患者，如果检查不能避免时，术前应予以必要的对症治疗。一般认为，进行纤支镜检查时、患者的动脉血氧分压平均下降 1.33～2.66kPa（10～20mmHg），并有可能发生心律失常。

（3）备好急救药品、氧气、开口器和舌钳，检查活检钳及活检刷头有无松动、断裂，确保血压、血氧、心电监护仪、吸痰器性能良好，必要时备好人工复苏器。

（4）向患者充分说明纤支镜术对疾病诊断和治疗的必要性和安全性，介绍检查方法，讲清操作要点，同时又要向家属讲明术中、术后可能出现的并发症，耐心细致地做好解释工作，使患者消除顾虑，解除紧张情绪，以取得患者主动配合检查。必要时可让家属陪伴身旁予以心理支持；患者或家属签订纤支镜检查知情同意书。

（5）了解有无可经血液传播的病史，必要时检查肝功能、乙肝表面抗原、艾滋病等；了解有无麻醉药物等过敏史。

（6）术前禁食禁水 4～6h；禁吸烟。

（7）术前给药：为减少患者检查时的分泌物及消除患者的紧张情绪，术前半小时肌内注阿托品 0.5mg、地西泮 5～10mg 或吗啡 5～10mg。慢阻肺患者慎用吗啡，年迈体弱、重症患者用量酌减，呼吸功能不全者禁用。前列腺肥大者用阿托品可能造成排尿困难，需慎重。舒喘灵、喘乐宁气雾剂，均为 β_2 肾上腺素受体选择性兴奋剂，可舒张支气管。对于气道反应较高的患者，术前适量吸入此类药物，可减轻镜检刺激引起的气道痉挛。

（8）取下口腔义齿：检查时患者头部用消毒巾包裹（或戴消毒帽），并用 75% 酒精溶液纱布擦拭其鼻、唇周围皮肤。

（9）检查前纤支镜的插入部分和活检钳、细胞刷、吸引管等应浸泡在 1 ∶ 2 000 氯己定溶液中消毒 20min。气管镜的操作部和目镜部用 75% 酒精溶液纱布擦拭。术前应仔细检查纤支镜是否清晰，管道是否通畅，弯曲调节钮是否灵活将自动吸引接头接在纤支镜吸引管外套管内，连接吸引器并检查吸引装置有无堵塞；检查冷光源亮度、曝光系数是否适宜，检查使用的电源必须接可靠地线，装置稳压器、连接光源。

（二）操作要点

1. 麻醉　鼻咽部：常用 2% 利多卡因喷雾麻醉或超声雾化吸入。气管内：采用纤支镜直接滴入或环甲膜穿刺，注入 1%～2% 利多卡因 5ml，后者效果准确可靠，但穿刺的针眼难免有少许血液流入气管、支气管内易于病理性出血混淆。

2. 体位选择　患者多取仰卧位，肩部略垫高，头部摆正，略向后仰，鼻孔朝上。这种体位，患者肌肉放松，比较舒适，并可预防晕厥，更宜于老年、体弱、精神紧张者检查。如患者有呼吸困难或颈、胸部、脊柱畸形等情况不能平卧时可采取座位，但注意镜检所见标志与仰卧位相反。

3. 选择插入途径　根据患者的具体病情和检查目的要求选择：经鼻、口腔、气管套管或气管切开处插入。经鼻腔插入：操作方便，患者痛苦小，能自行咳出痰液，检查中可以了解鼻咽部病变，是最常用的方法；经口腔插入，不能由鼻腔插入者，可选择口腔路径进入，其缺点是容易引起恶心反射以及舌翻动，使纤支镜不易固定而导致插入困难，呼吸道分泌物不能自行咳出，需放咬口器，以免咬损插入部；经气管套管或气管切开处插入仅用于已行气管切开和气管插管的危重患者气道管理。

4. 检查步骤及顺序　开启冷光源，调节好光源亮度，用屈光调节环调整视野清晰度。操作时术者左手握纤支镜的操作部，拇指拨动角度调节钮，使插入管末端略向上翘，以适应鼻腔的弧度将镜的前端送入鼻腔，边插边调节角度旋钮使镜端沿咽后壁进入喉部，窥见会厌与声门，观察声带活动，充分麻醉，通过张开的声门将纤支镜送入气管。注意观察气管黏膜以及软骨环的情况，直至隆突，确认两侧主支气管管口，先检查健侧后患侧，病灶不明确的先右侧后左侧，自上而下依次检查各叶、段支气管。健侧支气管检查完毕后将镜退回隆突，再依次检查患侧，如果发现病变根据情况决定相应检查。注意检查时保持视野位于支气管管腔中央，避免碰撞管壁，引起支气管痉挛，且极易造成黏膜损伤。

5. 标本采集　纤支镜检查过程中，肉眼虽可对管腔内病变进行观察，做出初步诊断，但进一步明确，必须有组织学、细胞学或细菌学的证据。为此必须进行标本采集，常用方法有：

（1）钳检：是获取病理标本的重要手段。采取标本前应吸除支气管内分泌物，窥清病变部位，若活检前病灶已有渗血，或者估计到钳夹后出血较多，可能造成视野模糊，应于活检局部先滴入 1 ：10 000 肾上腺素。调整好内镜的深度、方向及末端弯曲度，使选定的活检部位恰当地呈现在视野中间，助手插入活检钳控制钳舌关闭，术者在视野中看到钳末端伸出，再将钳送至系近活检的部位，此时，请助手张开钳舌，继续推进，准确压住病变部位，嘱助手关闭钳舌，同时，术者迅速将活检钳往外拽出，不宜用力过猛。标本取出后放在小片滤纸上，立即浸入盛有 10% 福尔马林溶液的小瓶内固定送检。对镜下所见的黏膜病变或肿物的阳性率可达 90% 左右。对有苔病变先将苔吸出或钳出，暴露病变后取材。对肿物在中间或基底部取 3 ~4 块组织较为适宜。出血较多时，可再滴入 1 ：10 000 肾上腺素止血。

（2）刷检：分为标准刷和保护性套管刷。前者一般在直视下，必要时在 X 线透视下进行。将细胞刷插入病变部位，稍加压力旋转刷擦几次后将其退至纤支镜末端和纤支镜一起拔出，涂片 2 ~3 张送检，送细胞学检查的涂片置入 95% 乙醇溶液中固定。保护性套管刷包括单套管、双套管，加塞或不加塞等方法，主要用于细菌学检查。双套管毛刷有内外两层，外套管顶端有小塞封闭管口，毛刷在内套管中。刷检时，将内套管向前推送，外套管末端的小塞被顶掉，再将毛刷向前推送，伸出内套管刷检，取毕标本退入内套管中。纤支镜与套管毛刷一起拔出，剪除外露套管顶端有污染的部分，伸出毛刷浸入少量消毒盐水中做细菌培养。

（3）针吸活检：用特制的穿刺针，在 CT 引导下经纤支镜对纵隔肿大的淋巴结穿刺活检或经支气管针吸肺活检（TBNA）。2004 年 11 月，奥林巴斯医学系统公司发布了利用具有超声波功能的支气管内镜技术，通过超声波图像来确认淋巴结，用专门的抽吸式活检针进行穿刺来提取标本。针吸活检对纵隔、肺门淋巴结的性质，肺癌的诊断和分期有重要的临床意义。

（4）经支气管肺活检（TBLB）：根据有无引导条件分为：无X线透视引导下行TBLB，即“盲取”。在X线透视引导下行TBLB；在CT引导下TBLB。用于对弥散性肺病变或周边型肿块取活组织做病理检查。

（5）支气管肺泡灌洗：是利用纤支镜向支气管肺泡注入生理盐水、并随即抽吸，收集肺泡表面衬液，检查其细胞成分和可溶性物质的一种方法。主要用作有关疾病的临床诊断，研究肺部疾病的病因、发病机制以及评价疗效和预后等。

四、并发症及术后护理

（一）并发症的预防及处理

虽然纤支镜检查认为是一种安全的检查方法，但随着检查范围的扩大，并发症的发生率亦在增多，其发生率在0.3%，严重并发症为0.1%，死亡率0.01%。常见并发症为。

1. 麻醉药过敏　良好的麻醉是纤支镜检查顺利进行的基本条件，可减轻咳嗽，减少喉、支气管痉挛的发生。但不当的麻醉可引起严重并发症，甚至造成死亡。少数患者因为麻醉药物过量或体质因素发生中毒或过敏反应，以丁卡因较多见，但现已不采用。目前多应用利多卡因局麻，以避免麻醉药物过敏。因此，喷药前应注意询问患者有无麻醉药物过敏史或先喷少许药液，仔细观察2~3min，如无过敏反应再继续进行局麻。麻醉药不要超过常规剂量，一旦出现过敏中毒反应，应立即停止用药，并立即抢救，给予吸氧、保持呼吸道通畅，输液、可肌内注射或静脉注肾上腺素、甲强龙或地塞米松、异丙嗪等，必要时行气管插管及对症处理。

2. 喉头、气管、支气管痉挛　多发生在纤支镜通过声门时。患者出现明显紫肿，呼吸困难，严重可死亡。主要因为麻醉不充分或检查刺激引起，因此操作前应充分麻醉，向患者讲明操作步骤，充分取得配合，操作者动作要轻柔减少刺激。

3. 出血　最常见。表现为短暂的鼻少量出血、痰中带血或咯血一般无须特殊处理。多由于细胞刷检或活检后黏膜被撕裂或损伤引起。癌组织脆性大，活检易出血，及时注入1∶1 000肾上腺素于出血部位。当出现大咯血时，可将纤支镜堵在出血支气管内，或立即拔出纤支镜，患者其侧卧位，并及时采取肌内注射卡巴克洛、酚磺乙胺等止血措施，必要时行气管插管吸引。

预防：如从鼻孔进入，先检查患者哪个鼻孔较通畅。纤支镜从通畅的鼻孔进入。术前常规作血小板计数，出凝血时间测定。有出血素质及其倾向的患者，要提高警惕。如检查指征不迫切，最好不行纤支镜检查。否则应进行相应的治疗并做好必要的急救、止血准备，患者有反复大咯血或估计病变有出血可能者，避免用锐利的活检钳，取活组织时应避开血管。检查时各项操作都要轻柔，避免用力过猛，做好表面麻醉，减少检查过程中的剧烈咳嗽。对血管丰富的癌肿组织，也有人主张在活检前先滴入1∶10 000肾上腺素2~3ml，可使癌肿表面血管收缩，待癌组织颜色变浅后再行活检，这样可使出血大为减少。

4. 发热、感染　少数情况与消毒不严格、无菌操作不够、肺出血有关。一般认为，对高龄或肺部有明显的慢性阻塞性肺疾病的患者，检查后发热，感染机会多于其他人。也有个别患者在纤支镜检查及活检后，发生肺炎和败血症。防治：每次检查前、后应严格消毒纤支镜，特别是镜管中有痰液残留者，消毒前多次用蒸馏水冲洗，之后用消毒液连续吸引冲洗，然后将纤支镜浸泡消毒液中。对已有肺部感染的患者，检查前、后均应用抗生素治疗，对发热38℃以上者，肺部炎症明显者，检查前应积极抗感染治疗，最好等体温下降，肺部炎症控制再行纤支镜检查。如术后患者出现发热，应立即行血常规检查，必要时拍胸片，肺部浸润或肺炎可适当应用抗生素处理。

5. 气胸　主要见于活检，特别是经支气管镜肺活检。由于活检位置过深，肺活检时撕裂胸膜导致。预防方法活检时尽可能在X线帮助下行肺活检，不要靠近胸膜，钳夹时如患者感到相应部位疼痛时，表示触及壁层胸膜，应立即松钳，后退少许试夹。一旦发生，按气胸处理。

6. 低氧血症　一般认为纤支镜检查时，PaO_2 平均下降1.33～2.7kPa（10～20mmHg）。检查过程中咳嗽或吸痰时 PaO_2 下降明显，操作时间的延长 PaO_2 下降明显。对有慢性阻塞性肺病或肺损伤范围较大或术前应用镇静剂等，PaO_2 下降更为明显。在检查后低氧血症可持续1～2h。故应严格掌握适应证。防治：PO_2 低于70mmHg时应慎重，尽可能缩短检查时间，对有心肺功能障碍应作心电图和血氧饱和度监测。对肺功能较差的患者应避免应用抑制呼吸作用的镇静剂。术中应给予吸氧。

7. 心脏呼吸骤停　原因可能为患者原有心脏病基础，情绪不稳定，麻醉不充分，操作手法不当。由于纤支镜检查时的刺激，特别是纤支镜通过隆突时易出现室颤，所以并发症要多于、重于无心脏疾病患者，对患有冠状动脉疾患的患者进行纤支镜检查时，有一定危险，需要慎重考虑适应证和并发症，检查时应作心电监护、吸氧，同时准备好必要的抢救仪器。即使无心脏病史的患者，当麻醉不全时，强烈的刺激可能引起反射性心搏骤停。因此术前应做心电图，术中心脏监护观察，如有明显的心律失常，严重心脏病、大面积心肌梗死，禁做纤支镜检查。如遇意外立即抢救处理。

（二）术后护理

1. 一般护理　拔镜后嘱患者卧床或静坐休息30min，禁食3h，以免误吸。门诊患者应由家人陪护休息半小时到1h后可回家。告诫患者少讲话，利于声带休息。多休息，不可用力咳嗽、咯痰，可能出现鼻腔咽喉不适、疼痛、鼻衄、声嘶、头晕、胸闷、吞咽不畅等，休息后可逐渐缓解。3h后可试进少量温凉流食。

2. 呼吸观察　术后注意观察呼吸频率、深度、节律的变化和口唇颜色，呼吸不畅者予以吸氧2～3L/min。

3. 咯血的观察和护理　进行纤支镜活检术出现少量咯血属正常现象，一般不必特殊处理，1～3d可自愈。一旦出现大咯血，及时治疗、抢救，并采取有效的护理措施：①去枕平卧，头偏向患侧，或头低脚高位，轻拍背部，消除鼻腔、口咽内的积血，保持呼吸道通畅。②消除患者的恐惧、紧张情绪，必要时给小量镇静剂应用，避免用力咳嗽，吸氧3～4L/min。③建立静脉输液通道，给予止血药应用，必要时输血。④严密观察生命体征变化，观察有无面色苍白、皮肤湿冷等休克状态，准备好抢救药品、器械，避免窒息致死的后果发生。

4. 抗生素治疗　术后发热、咳嗽、多痰，可给予对症或抗生素治疗。必要时检查血象，胸部X线等检查，以防肺部感染及并发症发生。

五、纤维支气管镜检查在诊断上的应用

（一）肺部症状和体征

1. 咳嗽　咳嗽是一种常见症状，本身是一种旨在清除呼吸道异物的防御机制，临床医生常常遇到的问题是患者是否需要进行镜检。如果慢性咳嗽者，咳嗽性质或频率的改变，持续4~6周，提示支气管内可能发生新的病理改变，如局部性狭窄，原因可能是支气管肿瘤、支气管结核、异物、支气管炎症或支气管痉挛等。应当考虑纤支镜检查。

2. 咯血　作为一种症状，本身很少有诊断价值，然而咯血会受到患者和临床医师的关切，尤其是大咯血提示病情严重。引起咯血的疾病比较多，主要来自于气管、支气管及肺，常见的病因有支气管扩张、肺癌、支气管内膜结核、肺结核、支气管炎、肺炎、肺动脉高压、肺梗死、肺脓肿、肉芽肿、外伤、肺血管异常等。病因不明的咯血患者都应行纤支镜检。检查的目的在于确定出血的原因，特别是排除肿瘤的存在，还可用于确定以后不能预测的大出血的部位。在活动性出血期或48h内进行镜检，发现出血部位的可能性最大，即使超过48h来诊，同样应做镜检，通常绝大部分患者的咯血原因都能明确，但有少数咯血原因始终不能确定。大咯血的患者（24h内咯血在500ml以上，或一次量300~500ml），因为纤支镜的吸引孔过细，且吸引能力有限，不能吸出血块，最直接的危险是血液、血凝块引起的急性窒息，原则上纤支镜检是禁忌的，应使用硬质支气管镜，以保持呼吸道通畅和进行充分的吸引。

3. 局部喘鸣和肺不张　需纤支镜检来鉴别肿瘤和其他阻塞的原因。找不出原因的声带麻痹或新近发生的膈肌麻痹的患者也应进行纤支镜检。怀疑有支气管、气管受到物理、化学因素侵害，可行纤支镜检估计其严重程度，在处理上和预测继发性肺并发症的严重性是有帮助的。肺不张发生的部位最多为肺中叶，其次左右肺上叶，左全肺，左肺下叶，右全肺，右肺下叶。常见原因肺癌55.63%，炎症37%，结核3.89%，较少见的异物、肉芽肿、结石症、血块及痰栓阻塞等。

（二）肺癌的纤支镜检查

发生在主支气管的肿瘤，早期可出现咳嗽、咯血、喘鸣，胸部X线检查，可以有也可没有异常发现，纤支镜检通常可发现病变，若能看到肿瘤，组织学诊断率可达94%~100%。

早期肺癌的发现：早期肺癌系指病变局限，可顺利进行切除预后良好甚至可以治愈的肺癌；痰细胞学检查发现癌细胞，而X线胸片、肺CT片、磁共振等项检查均无异常发现，这类患者在临床上称之为隐匿性肺癌，此时利用纤支镜独特的优点，直视下观察支气管内黏膜的异常征象，进行活检/刷检，可获得令人满意结果。

中心型病灶：若位于大气道，X线检查常常漏掉，纤支镜检却可以发现；胸部X线或CT显示肿块位于肺门附近，根据病变的不同情况进行钳取活检、穿刺抽吸、支气管刷检和冲洗，多可获得满意的结果。

周围型病灶：胸部X线检查示结节和团块状阴影位于肺的周围，纤支镜不能完全达到病变部位，此时纤支镜对诊断是困难的，但X线/CT引导下作经支气管肺活检、刷检可提高诊断率。

转移性病灶：各个器官的恶性肿瘤在其病程的早期或晚期均可经血液或淋巴或直接转移至肺部，在肺内发生转移。肺转移性肿瘤大部分无自觉症状，常易漏诊或误诊。病灶形状多为球形结节阴影，有的可为卵圆形或分叶状，一般边缘光滑。数目可多可少，常分布于两肺中、下野及肺周边胸膜下，直径一般为 1 ~2cm。应用纤支镜检查可获得较高的阳性率。

肿瘤能否手术切除的估计：估计支气管内肿瘤手术切除的可能性是纤支镜检查程序的一个重要部分。应当确定肿瘤的范围，特别要确定病变边缘距隆凸的最近距离。累及隆凸或扩散到气管的肿瘤在技术上是不能切除的。局部淋巴结和支气管外结构受累可通过观察正常呼吸、用力呼吸和咳嗽时的支气管树动度来判断，纤支镜见有气管、隆凸或支气管主干外压迫征象存在可以做支气管针吸活检。

（三）下呼吸道感染

纤支镜检查其主要是针对不能确诊的严重肺炎、快速进展的肺炎、多种抗生素治疗效果欠佳的肺炎、医院内感染肺炎或机械通气过程中进展的肺浸润灶及感染不典型而且严重的免疫受损患者。支气管肺感染时，咳出的痰由于受到上气道微生物的污染不一定反映出下气道的菌丛。纤支镜检是搜集相对未污染标本的一种可行和安全的方法。选择性培养是将一灭菌的带鞘的双导管毛刷装置插入到感染部位刷检标本或脓液进行培养。特别是在感染病因不明，而且伴有免疫受损患者。原则上应尽早应用，以免诊断上的延迟等导致病情的进一步恶化、侵袭性检查的危险性及出现并发症的机遇增加。

（四）支气管肺泡灌洗（Broncho - alveolar lavage）

作为研究肺病的病因、发病机制、诊断、评价疗效和判断预后的一项手段。主要适用于石棉、肺泡蛋白沉着症，卡氏肺囊虫的诊治和肺感染性疾病病原菌的检查等。

（五）弥散性肺疾病的经纤支镜支气管肺活检

该项检查在研究或诊断中占有一定地位，但是通过此种方法得到的肺组织标本小不一定能做出准确的诊断，除非多次多部位活检。没有透视下活检阳性率较低（36% ~62%），但从放射线检出的受累肺区进行钳检可提高组织学阳性率。诊断率不但取决于病因，还取决于取材部位、方法、技术程度。一般认为结节病诊断率高，结节病Ⅱ期、Ⅲ期诊断率高于Ⅰ期；致纤维化性肺泡炎阳性率较低，此外，对肺泡蛋白沉积症、胶原性肺部疾病、肺原发性淋巴瘤也有一定价值。

（六）对结核的诊断

目前，我国有 71.8% 的肺结核患者痰菌为阴性，这些患者中临床症状不典型，X 线也不典型，易导致误诊和漏诊，影响治疗。通过纤支镜直接从病灶处取材查结核杆菌或作病理学检查，确诊率为 60.4% ~95.0%。

对于支气管内膜结核纤支镜充分显示黏膜充血、水肿、溃疡、糜烂、干酪样坏死物堵塞、管腔狭窄等表现，在诊断上具有重要价值。典型的支气管内膜结核镜下特点为：①炎症型：黏膜局限性充血、肿胀，间嵴增宽，管腔向心性狭窄，软骨轮廓不清。②溃疡型：单发或多发溃疡面，常常相互融合成糜烂面，底部及周围充血，表面覆盖干酪样分泌物。③肉芽肿型：单个或多个大小不等的肉芽肿结节，表面光滑，周围组织界限清楚，因向管腔内突出，易造成支气管管腔狭窄、阻塞性肺不张，易与支气管肺癌管内型相混淆。④瘢痕型：黏膜粗糙，肥厚，纵行皱襞粗大，管腔呈漏斗状狭窄，导致叶、段支气管障碍，易发生永久性肺不张。⑤混合型：以上四种部分或共同存在。纤支镜钳检，刷检和结核菌培养阳性率可达93%。

六、纤支镜在治疗上的应用

纤支镜可以在直视下进入支气管树，因此可用于解除支气管阻塞和局部用药，尤其适用于取出呼吸道异物。在危急患者监护时，通过支气管镜来吸引和清除黏稠的分泌物；通过支气管镜进行镍钛记忆合金气管内置入来解除局部的气道狭窄。

（一）纤支镜用于异物取出

经纤支镜摘取异物的成功率，在很大程度上取决于应用的器械/异物的部位/种类以及操作者技术的熟练程度。一般选用口径较大的纤支镜。异物位于支气管者，最好应用硬支气管镜。停留于较周围的段或小支气管内的较小异物使用纤支镜更容易取出，吸入性异物大多发生在儿童（15 岁以下儿童占 94%），异物更宜于在全麻下用硬支气管镜取出。常用取异物器具有：①钢丝篮主要用于取出较大的易破碎的异物。②钢丝爪可取出大多数金属异物和有机异物。③Olympus 钳仅适用于较细小的金属异物。④ACMI 钳可抓取各种金属异物。⑤W、V 型异物钳适用于摘取骨性异物。

（二）重危患者的纤支镜检查

主要应用于：①经纤支镜吸引清除气道分泌物阻塞：重危患者不论是否在使用机械通气，经常有意识障碍并伴有咳嗽反射和气道净化功能抑制，特别容易发生气道分泌物潴留从而导致支气管阻塞，通气障碍和呼吸衰竭。采用吸引导管盲目吸引，60% 有效，但 X 线检查若出现一侧肺实变或肺不张，盲目吸引往往不能解除梗阻，应采用床边局麻下纤支镜直视下冲洗、吸引。②纤支镜引导经鼻气管插管建立人工气道：建立人工气道是抢救呼吸衰竭和心肺复苏的主要手段。以往采用经口气管插管或气管切开方法，创伤大，感染机会增加，且经口气管插管清醒患者难以接受。应用纤支镜经鼻气管插管，创伤小，且能直视声门，插管准确快速，又能经纤支镜吸痰及注入表面麻醉药，气管黏膜刺激小，清醒患者可接受。特别当颈部伸张受限插管困难时，可将气管内导管套在纤支镜管径上，作为一种导引器插入气管，并将气管内导管送至恰当的位置。如果对气管内导管位置有怀疑，可用纤支镜检来核对。气管插管拔除后，可用纤支镜检查由插管造成的气管、声带及声门的损伤。

（三）介入治疗气道肿瘤

近 10 年来，经纤支镜介入治疗肺部肿瘤的飞速发展，为肺癌尤其是晚期肺癌开辟了新的治疗途径。对堵塞主气道而不能手术切除的支气管内肿瘤，有时可通过支气管镜给予一种姑息疗法来代替放射疗法。通过支气管镜施行的各种方法包括支气管网架的植入、冷冻疗法、电灼疗法、激光疗法，置入放射性金颗粒、纤支镜介入腔内后装机放射治疗晚期肺癌以及向肿瘤组织注射抗癌药物、无水乙醇等的局部应用，可使瘤体缩小。

（四）在肺部其他疾病中的应用

纤支镜导管介入治疗耐多药肺结核痰菌阴转率为 90.2%，病灶显效率为 86.6%，空洞闭合率为 32.9%，明显高于对照组。也有对初治或复治病例在全身化疗同时，局部给予抗菌药物，效果明显。

支气管肺泡灌洗（BLA）已在多种疾病中应用如全肺灌洗治疗急性期尘肺、肺泡蛋白沉着症、吸入放射性微粒疗效好。对弥散性肺泡细胞癌向一侧肺各叶、段支气管注入抗癌药物2～3次/周，两肺轮流注药也有报道。

支气管扩张、肺脓肿、肺炎等，由于支气管黏膜充血、肿胀及脓性分泌物增加，使引流的支气管被阻塞，全身用药难以达到有效药物浓度，感染往往难以控制。用BAL治疗可使传统方法难以见效的患者获得满意效果。灌洗液可选用青霉素、头孢唑林、头孢呋辛、头孢他啶及妥布霉素等，也可根据细菌培养选用抗生素，加入适量地塞米松，一般2次/周为宜。

（刘 莹）

第二节 支气管肺泡灌洗

支气管肺泡灌洗（bronchoalveolar lavage，BAL）是利用纤维支气管镜向支气管肺泡注入生理盐水、并随即抽吸，收集肺泡表面衬液，检查其细胞成分和可溶性物质的一种方法。主要用作有关疾病的临床诊断，研究肺部疾病的病因、发病机制以及评价疗效和预后等。应当注意，BAL与为稀释气道分泌物等而应用少量液体（10～30ml）注入支气管所进行的支气管冲洗（bronehial washing）以及为治疗肺泡蛋白沉积症等所采用的大量液体（10～20L）灌注的全肺灌洗（whole lung lavage）不同。自1974年Rynold和Newball在1964年池田发展的纤维支气管镜基础上发展了支气管肺泡灌洗技术以来，这一检查方法已在世界得到广泛的应用与发展，对不明原因的弥散性肺病已成为标准的诊断手段。

一、支气管肺泡灌洗的适应证和禁忌证

BAL为一创伤性小、并发症低的检查方法，患者易于接受，故广泛用于各种弥散性间质性肺病（diffuse interstitial lung disease，DILD）以及感染、肿瘤等疾病的病因、发病机制、诊断、疗效和预后判断等。通过BAL，可以对某些疾病做出明确诊断或鉴别诊断，如肺泡蛋白沉积症等。该技术也是肺活检病理组织学检查的一种补充手段。

BAL检查的禁忌证包括：①严重心脏病变者，如心力衰竭、严重心律不齐、新近发生的急性心肌梗死患者。②肺功能严重受损者，如呼吸衰竭、动脉血氧分压低于60mmHg（8Kpa）者。③新近（一周内）发生大咯血者。④活动性肺结核未经治疗者。

二、支气管肺泡灌洗方法

（一）术前准备

BAL为在纤维支气管镜检查时进行，通常在纤维支气管镜检查气道完毕后，于活检、刷检前做BAL，以免因出血而影响结果分析。用于做支气管肺泡灌洗的纤维支气管镜顶端直径最好在5.5～6.0mm左右，以利于紧密嵌入段或亚段支气管管口，防止大气道分泌物混入和灌洗液外溢，保证支气管肺泡灌洗液（bronchoalveolarlavage fluid，BALF）回收量。术前准备与纤维支气管镜术前准备相同。术前30min肌内注射阿托品0.5mg。局部麻醉剂为2%利多卡因，咽喉部局部麻醉，并可在要灌洗的肺段支气管经活检孔注入2%利多卡因1～2ml局部麻醉，但在作BAL前应清除气道内的药物，避免影响回收灌洗液中细胞的活性分析等。在灌洗过程中咳嗽反射必须得到充分的抑制，否则易引起支气管壁黏膜损伤而造成灌洗液的混入血液，同时影响回收量，故有人主张在术前常规肌内注射吗啡（5～8mg）或地西

泮（5～10mg）或苯巴比妥（100mg），但对有呼吸衰竭者应避免应用，年老患者应慎用或减量。

（二）灌洗部位选择

对弥散性间质性肺疾病灌洗部位通常选择“标准部位”右肺中叶（B4 或 B5）或左肺舌段，因这两个部位纤维支气管镜比较容易嵌入，回收液量和细胞数比下叶多 10%～20% 左右。对大多数弥散性肺疾病，在一个部位回收的 BALF 就可以获得足够的临床资料，通常可以代表全肺。但对弥散性间质性肺病的肺部病变不均匀时，可能会出现叶间差异，故也有人提出选择一个以上的部位灌洗以减少标本误差。对局限性病变如炎症浸润、恶性肿瘤，应选择相应有病变的肺段或最大的异常区进行 BAL。

（三）灌洗液的选择

灌洗所用的液体必须为无致热热原的盐溶液，多用静脉注射用 0.9% 的灭菌生理盐水，温度最好为 37℃，此温度较少引起咳嗽和支气管痉挛，也可用室温下（25℃左右）的生理盐水。

（四）灌洗液的注入与回收

将纤维支气管镜顶端紧密嵌入段或亚段支气管开口处，经活检孔快速注入灌洗液，每次 20～50ml，总量 100～300ml，但临床多用 100ml，能获得较满意结果且安全。一般来说 BALF 回收细胞数与灌洗液量呈正相关，低灌洗液量往往增加混杂支气管分泌物，但灌洗量过大会产生一些不良反应，如咳嗽、发热、呼吸困难等。灌洗液注入后立即用机械吸引器以 50～100mmHg（6.67～13.3kPa）负压吸引回收灌洗液，不要用过高的负压，以避免支气管镜末端远侧的气道萎陷或支气管黏膜表面创伤影响结果。通常回收率应达 40%～60%（下叶或其他肺叶为 30% 以上）。

（五）灌洗液的处理

将回收液体立即用双层无菌纱布过滤除去黏液，但也有人认为作为常规诊断应避免过滤以免导致细胞和其他成分的丢失。应记录灌洗液总量，并装入硅塑瓶或硅化灭菌玻璃容器中（减少细胞特别是巨噬细胞黏附），置于含有冰块的保温瓶中，立即送往实验室检查，在 2h 内处理。分次注入的灌洗液每次回收后可混合一起进行细胞计数和分类，但有人认为第一份回收的标本往往混有支气管内成分，为防止混有支气管内成分，也可将第一份标本与以后收集的标本分开进行检查。一份合格的 BALF 标本应是：BALF 中没有大气道分泌物混入，回收率 > 40%，存活细胞占 95% 以上；红细胞 < 10%（除外创伤/出血因素），上皮细胞 <3%～5%；涂片细胞形态完整，无变形，分布均匀。上皮细胞 >5% 表明肺泡标本被支气管炎症细胞污染。

三、支气管肺泡灌洗液（BALF）实验室检查

（一）BALF 细胞总数和分类计数检测

（1）将回收的灌洗液装入塑料离心管内，以 1 200r/min 离心 10min，上清液（原液或 10 倍浓缩）。-70℃储存，用作可溶性成分的检测。

（2）经离心沉淀的细胞成分用 Hank's 液（不含 Ca^{2+}、Mg^{2+}）在同样条件离心冲洗 2

次，每次5min。弃去上清后加Hank's液3～5ml制成细胞悬液。也可以应用灌洗泵液以减少细胞丢失。

（3）在改良的Neubauer计数台上计数BALF中细胞总数，一般以$1\times10^9/L$表示。如果细胞数过高时，再用Hank's液稀释，调整细胞数为$5\times10^9/L$，并同时将试管浸入碎冰块中备用。

（4）细胞分类计数：采用细胞离心涂片装置，加入备用细胞悬液（细胞浓度为$5\times10^9/L$）100μl，以1 200r/min离心10min，通过离心作用将一定数量的BALF细胞直接平铺于载玻片上。取下载玻片立即用冷风吹干，置于无水乙醇中固定30min后进行染色，一般用wright或HE染色。

（5）在40倍光学显微镜下计数除上皮细胞及红细胞外的所有细胞（巨噬细胞、淋巴细胞、粒细胞等）200个，进行细胞分类计数。

（二）BALF中T淋巴细胞亚群的检测

（1）采用间接免疫荧光法，将上述获得的BALF细胞成分，用10%小牛血清RPMI1640培养液3～5ml制成细胞悬液。

（2）将细胞悬液倒入平皿中，置于37℃ 5% CO_2培养箱中孵育2h，进行贴壁处理，去除肺泡巨噬细胞。

（3）取出细胞悬液，再用Hank's液冲洗离心1次，弃上清留20～100μl。经贴壁处理后的细胞悬液中，肺泡巨噬细胞显著减少，淋巴细胞相对增多。

（4）将经贴壁处理的细胞悬液分装3个小锥形离心管内，每管20～30μl，用微量加样器向标本中加单克隆抗体CD_3^+、CD_4^+和CD_8^+各20～40μl，混匀置于4℃冰箱中作用1～2h。

（5）取出标本，先用Hank's液冲洗离心2次，以1 200r/min离心20s，然后加羊抗鼠荧光抗体各20～40μl，置于4℃冰箱作用30min。

（6）取出标本用Hank's液以同样速度和时间离心冲洗2次，弃上清留20μl充分混匀细胞，取1滴于载玻片上加盖玻片。荧光显微镜下数200个淋巴细胞并计算出标有荧光细胞的阳性率。

（三）可溶成分的检测

将BALF离心、使上清液与细胞分离后，上清液进行可溶性成分分析。通常将分离得的上清液贮存在－20°C冰箱备用，若贮存时间在3个月以上，则应放在－70°C冰箱内。由于BALF中可溶性成分检测受诸多检测因素影响，如灌注量和回收量、肺泡上皮通透性等，致使肺泡衬液稀释度亦有所不同。尽管在做BALF可溶性成分检测时采用内或外标志物进行标化，但检测结果仍存在着差异，其临床价值有限，多用于研究工作。作为标化或参照物的物质有白蛋白、钾、亚甲蓝、尿素等，但目前大多数研究是用白蛋白作为假定标准，即将BALF中的白蛋白稀释成同一浓度，这可使研究组之间所得结果进行比较。然而由于各种疾病均可改变毛细血管膜的完整性，故使肺疾病患者BALF白蛋白和正常人测定值之间的结论复杂化。BALF中检测的可溶成分包括总蛋白、白蛋白、免疫球蛋白、α_2－巨球蛋白、α_1－抗胰蛋白酶、癌胚抗原（CEA）、神经元烯醇化酶（NSE）及细胞角质片段抗原19－9（CYFRA21－1）、端粒酶（telomerase）、转铁蛋白、纤维连接素、弹性蛋白酶、胶原酶、血管紧张素转化酶、前列腺素（PG）、血栓素B、肿瘤坏死因子（TNF－α）、白介素－8（IL－

8）等。

（四）尘粒和矿物质的检测

BAL 技术是检测肺内无机尘的一种敏感方法，在下列情况下有助于诊断：①在常规 BALF 细胞学扫描中检测出某些类型的尘粒，具有临床诊断价值，提示应注意询问职业病史，并考虑职业病的可能性。有尘粒接触史者，在灌洗细胞的普通玻片上用光学显微镜常规细胞计数，常可观察到尘粒。细胞内含铁小体的存在是接触各种尘粒的标志。②矿物学分析能鉴定尘粒，特别有助于接触史不明的病例，还能阐明有混合尘接触史的病例。③尘粒定量（如 BALF 平均含铁小体总数等）也有助于确定肺尘水平与疾病发生间的接触关系，并期待着可明确表示诊断价值的界限。

（五）感染性病原体的检测

BAL 是收集免疫受损患者合并肺部感染时下呼吸道标本的可取方法。

1. 卡氏肺孢子虫（PC）检测　目前 BAL 是检测 PC 最有力的方法，如技术适当，其敏感性超过 90%，可用 Wright - Giemsa 或 Weigert 染色，为防止 PC 丢失，BALF 不应当用纱布过滤。

2. 巨细胞病毒（CMV）和其他病毒的检测　应用免疫酶标技术（PAP）染色标本的直接细胞学检查能显示 CMV 或疱疹病毒特有的病毒包涵体，阳性率为 31%。

3. 分枝杆菌的检测　用细胞离心标本经适当培养技术，或用 Ziehj - Neelsen 直接染色能够检测。应用 PCR 技术检测 BALF 中的分枝杆菌 DNA，具有快速、敏感、特异的优点。

4. 真菌的检测　真菌如念珠菌、曲菌、隐球菌、诺卡氏菌和组织胞质菌，均能用细胞离心标本或浓缩涂片，经嗜银染色、Cram - Weigert 染色等鉴定。

5. 细菌的检测　BALF 标本的定量培养对下呼吸道感染细菌学确定有重要的意义，阳性率 43%。由于 BAL 取样区比保护性刷检区明显增大，故 BALF 定量培养结合血培养将会成为与免疫受损患者细菌性肺炎相符合的肺浸润的可供选择的方法。一般认为 BALF 标本≥ 10^4 cfu/ml 对确定感染病原有重要价值。

6. 其他微生物的检测　用 Wright - Giemsa 染色等直接检查，偶可见其他微生物，如弓形体、隐孢子虫等。

（六）肺部恶性肿瘤细胞的检测

利用 BAL 诊断恶性肿瘤进行 BALF 细胞学检查，对于弥散性或周围型肺癌在经纤维支气管镜刷检、活检难以取得病理依据者有重要意义。有作者曾比较 BAL、经支气管镜肺活检（TBLB）、刷检、纤维支气管镜术后痰脱落细胞学检查 4 种方法，对肿瘤细胞诊断阳性率仍以 BAL 为最高，但亦有作者持不同意见，认为仍以 TBLB 为最高。

四、BAL 对肺间质性疾病的诊断意义

肺间质性疾病是一组不同类型的非特异性的侵犯肺泡壁及肺泡周围组织的疾病，其病因很多，有 200 多种，大多数发病机制不清，临床及影像学表现相似，临床诊断困难。BAL 通过对 BALF 的细胞学、免疫、生化学检测，为此类疾病的发病机制、临床诊断、鉴别诊断、疗效评价及预后判断提供帮助。

在部分肺部疾病中，BAL 具有很高的诊断价值并可能代替肺活检（表 6 - 1）。在另外一

些情况下，BALF 虽没有特异性改变，但通过对 BALF 中细胞分类增多特点的分析具有辅助诊断意义，结合病史、临床表现、实验室检查和放射学检查结果，特别是高分辨率 CT（HRCT）的特点，可提高诊断的准确性（表6－2）。即使有些患者 BALF 不具有诊断意义并且正常，它也有助于排除某些诊断，如过敏性肺炎、嗜酸粒细胞性肺炎、肺泡出血等，从而注重其他疾病的诊断。

表6－1　具有诊断价值的 BALF 特征

BAL 特征	诊断
卡氏肺孢子虫、真菌、巨细胞病毒包涵体	机会性感染
灌洗液呈牛奶样、PAS 染色阳性的无细胞小体、泡沫样巨噬细胞	肺泡蛋白沉积症
含铁血黄素沉着的巨噬细胞、巨噬细胞内红细胞片段、游离红细胞	肺泡出血综合征
实体肿瘤、淋巴瘤、白血病的恶性细胞	恶性病变
巨噬细胞内尘埃颗粒、石棉小体	尘肺
嗜酸粒细胞（25%）	嗜酸粒细胞性肺病
铍淋巴细胞转化试验阳性	慢性铍病
CD_4^+ 阳性的朗格汉斯细胞增加	肺朗格汉斯组织细胞增多症

表6－2　具有辅助诊断价值的 BALF 细胞分类

细胞分类	可能的疾病
淋巴细胞增多	结节病、过敏性肺炎、慢性铍肺、结缔组织疾病、药物性肺炎、淋巴细胞性间质性肺炎（AIP）、矽肺、结核、HIV 感染、病毒性肺炎、恶性病变、Crohn 病、原发性胆汁性肝硬化
中性粒细胞增多（嗜酸粒细胞增多）	特发性肺纤维化（IPF）、脱屑性间质性肺炎（DIP）、急性间质性肺炎（AIP）、闭塞性细支气管炎、弥散性泛细支气管炎、急性呼吸窘迫综合征（ARDS）、细菌性肺炎、结缔组织疾病、石棉肺、wegner 肉芽肿
嗜酸粒细胞增多	嗜酸粒细胞性肺炎、Churg－strauss 综合征、嗜酸粒细胞增多综合征、过敏性支气管肺曲菌病（ABPA）、IPF、药物反应
混合性细胞增多	闭塞性细支气管炎伴机化性肺炎（BOOP）、非特异性间质性肺炎（NSIP）、结缔组织疾病

下面分别介绍 BAL 在部分较常见疾病中的诊断意义：

1. 肺泡蛋白沉积症（PAP）　肺泡蛋白沉积症患者。BALF 肉眼观察呈乳状为特征性表现。光镜下见 BALF 炎症细胞间有大量形态不规则、大小不等的嗜酸性颗粒状脂蛋白物质，过碘酸雪夫（PAS）染色阳性。巨噬细胞数目及体积明显增加，呈泡沫状。BALF 检查结合病史、临床表现、胸部 X 线检查，可对大多数 PAP 患者做出诊断。BALF 细胞计数与分类可表现为细胞总数增加、淋巴细胞增多，但对本病诊断意义不大。

2. 弥散性肺泡出血　主要见于继发于心脏、肺血管病变的继发性含铁血黄素沉着症、原发性肺含铁血黄素沉着症、结缔组织病、肺出血肾炎综合征（Good－pasture syndrome）等。BALF 可呈血性、有游离红细胞，巨噬细胞内有红细胞及（或）含铁血黄素，尤其是肺泡巨噬细胞内发现含铁血黄素，有较大诊断意义。含铁血黄素沉着的肺泡巨噬细胞一般在出血 48h 后出现，对充满含铁血黄素的巨噬细胞比例明显增高者，即使 BALF 不是血性、没有游离红细胞、肺泡巨噬细胞内不含红细胞，仍应高度怀疑有肺出血存在。

3. 肺朗格汉组织细胞增多症（肺组织细胞增多症 X） 为一种较罕见的、涉及组织细胞的慢性肉芽肿性疾病，与吸烟关系密切。应用朗格汉斯细胞单克隆抗体发现 BALF 中朗格汉斯细胞（Langerhans cell）增多是本病的特征性改变，如大于 5% 有诊断意义，但阳性率仅约 50%。电子显微镜检查 LC 细胞结构改变虽有诊断意义，但由于超微结构检查既费时又不经济，因而不易推广。BALF 还可有细胞总数增加，中性粒细胞和嗜酸粒细胞轻度增加。

4. 肺嗜酸粒细胞浸润性疾病 肺嗜酸粒细胞浸润性疾病主要见于过敏性嗜酸粒细胞性肺炎、支气管肺曲菌病、Churg - strauss 综合征等。这类疾病 BALF 中嗜酸粒细胞均增加，可达 20% ~90%，其中，嗜酸粒细胞性肺炎表现尤为突出，可为临床诊断提供有用的线索。某些间质性肺疾病如结节病、特发性肺纤维化、结缔组织病肺病变、药物性肺病变等，也可出现 BALF 中嗜酸粒细胞增多，需注意鉴别。

5. 结节病 BALF 的细胞成分和 T 淋巴细胞亚群的分析对结节病的诊断、活动性判断及预后均有一定的价值。结节病者 BALF 细胞总数增高，主要是 T 淋巴细胞增加，>28% 标志病变活动，同时 CD_4^+ 增加，因而 CD_4^+/CD_8^+ 比值明显增加，>3.5，这一改变对结节病诊断有重要意义，并有助于结节病和其他肉芽肿疾病（包括外源性过敏性肺泡炎）鉴别。但应注意，CD_4^+/CD_8^+ >3.5 对结节病诊断的特异性虽高达 95%，但其敏感性为 55%，因此 CD_4^+/CD_8^+ 比值正常或降低不能排除结节病。BAL 检查对估计结节病预后也有一定意义，CD_4^+/CD_8^+ 比值明显增高者，要紧密随访。中性粒细胞和肥大细胞增高者，可能预示病变发展为纤维化，具有标志作用，但尚不能作为肯定结论。

6. 外源性过敏性肺泡炎（过敏性肺炎，EAA） BALF 中细胞总数明显增加，为正常的 3 ~5 倍。其中淋巴细胞占 60%，主要是 T 淋巴细胞，特别是 CD_8^+ 淋巴细胞占优势，因而 CD_4^+/CD_8^+ 比值降低，常小于 1，为本病特征。因此当 BALF 检查发现上述特征时，高度提示外源性过敏性肺泡炎。临床认为 BAL 是外源性过敏性肺泡炎最敏感的诊断手段，优于 X 线胸片、肺功能以及血液沉淀素测定。当然，BAL 仍只是一种辅助诊断方法。

7. 特发性肺纤维化（IPF） IPF 和结缔组织病肺病变、矽肺等类似，BALF 主要是中性粒细胞增多，嗜酸粒细胞也可能增加，没有特异性，但据此可与以淋巴细胞增加为主的其他肉芽肿性肺疾病鉴别。BALF 细胞学检查对估计特发性肺纤维化皮质激素的疗效可能有一定意义。文献报道，特发性肺纤维化 BALF 淋巴细胞增加者，皮质激素的疗效较好，BALF 中性粒细胞和嗜酸粒细胞增加者，皮质激素的疗效较差。

8. 肺部感染性疾病 BAL 对免疫缺陷患者所发生的各种肺部机会性感染具有重要的诊断价值，可以直接或通过培养获得特征性的病原体，如卡氏肺孢子虫、结核分枝杆菌、真菌等，从而明确诊断。

五、BAL 检查的安全性和并发症

BAL 通常是一种安全的检查方法，通常认为其并发症低于经支气管镜肺活检（TBLB）。动物实验证明，当灌注液量低于 300ml 时，未发现肺病理组织学改变。BAL 的不良反应和单纯纤维支气管镜检查的不良反应相近，并发症发生率为 0 ~3%，迄今尚未见直接由于 BAL

引起的死亡病例报告。有作者对119例间质性肺疾病BAL并发症的报道显示，仅4.3%有轻微并发症，主要为发热2.5%、肺炎0.4%、肺出血0.7%和支气管痉挛0.7%，一般不需特殊治疗。并发症的发生多与灌洗量有关，限制灌洗量可减少并发症的发生。

BAL最常见的不良反应为发热，发生率0~30%，多于灌洗后数小时发生，与灌洗总量有关，灌洗量为150ml以下者很少发生，灌洗量大者发生率高。BAL可出现短暂的肺部浸润性病变，一般在10%以下，肺浸润阴影发生在灌洗的肺段，于BAL后24小时内发生，持续时间不长，1~2d消退。BAL也可引起损伤性出血或支气管痉挛，多不严重，且易控制。

BAL检查可发生动脉血氧分压下降，其下降过程及程度和单纯作纤维支气管镜检查相似。BAL引起低氧血症的原因主要是由于通气/血流比值下降和肺内分流增加以及气道阻塞或痉挛因素所致。BAL检查时灌洗区域肺泡通气量明显减少，而血流仍可灌注，流经该区域的血流得不到充分氧合，未经氧合的血流直接混入动脉，造成短暂性肺内分流，动脉血氧分压下降。另外，BAL操作过程中，由于纤维支气管镜插入气道的机械阻塞、神经反射、支气管痉挛、支气管壁水肿等原因造成支气管腔狭窄，影响通气，也是动脉血氧分压下降的原因之一。BAL所致低氧血症一般在BAL操作结束后5min~2h内即可恢复，6h内完全恢复。

对某些疾病，如支气管哮喘、低氧血症的患者，施行BAL易出现一定并发症，需要注意以下几点：①操作全过程要经鼻给氧。②预先可雾化吸入β受体激动剂。③血氧饱和度和心电图监测。BAL检查时由于低氧血症等原因可引起心率加快或心率减慢，偶可诱发心绞痛或心肌梗死，甚至死亡，因此术前对心功能的评价非常重要。对有心脏病病史者，应做心电图、肺功能和血气检查，以充分了解和评估患者的心肺功能状况。术前应使患者的血流动力学指标处于平稳状态。术中应给予吸氧，最好能进行心电、血压和血氧等监护及病情观察，术后继续观察24h。

（刘　莹）

第三节　支气管镜在呼吸衰竭中的应用

一、纤维支气管镜对抢救术后老年呼吸衰竭的应用

呼吸衰竭是老年人易患的疾病之一。由于老年人痰咳不出，血氧饱和度下降，心率增快，血压下降的患者，即刻予以机械通气后在心电监护下行纤维支气管灌洗术，在相应的护理下，抢救均有效。

纤维支气管镜在治疗老年呼吸衰竭方面有较好的疗效，在此过程中，护理很重要。通过纤维支气管镜吸痰利肺泡灌洗术能直观准确地吸出大量的黏稠痰液，同时生理盐水的反复冲洗对局部黏膜的反复刺激可增加咳嗽反射，利于小气道的炎性分泌物的排除，解除呼吸道分泌物的阻塞，改善通气功能有利于增强患者的自主呼吸和控制感染。对于这些无力排痰和极度虚弱的患者是造成肺部感染的呼吸衰竭的主要原因，所以及时保持呼吸道通畅极为重要，否则将延迟治疗时间甚至危及生命。纤维支气管镜在这方面起到了很重要的作用，可以直视了解支气管腔的情况能达到3~4级支气管，能直接将深部支气管分泌物清除，从而达到迅速通畅气道，排除气管内阻塞因素，改善通气，促进肺复张的目的。

对于纤维支气管镜的护理包括术前、术中及术后护理。患者来时病情危重，需医护人员快速进行病情评估，进行心电监护及血氧饱和度的监测，进行动脉血气分析。术前的准备包括酒精、液状石蜡、纱布、生理盐水、氧气连接管及地塞米松或丁卡因。患者烦躁者可遵医嘱给予地西泮 10mg 静脉推注或苯巴比妥钠 0.1g 肌内注射。协助医生摆好体位，头偏向一侧，保持静脉通畅，严密观察生命体征及 SpO_2 的变化，及时记录灌洗液的进量和出量及色、泽、痰液的色和量，观察负压吸引压力的变化情况等。如发现血压下降，心律减慢或增快，SpO_2 下降等及时通知医生并做相应的处理。在此过程中首先应预防发生支气管痉挛地喉头水肿。吸痰时，动作要轻柔，避免接触管壁，尽量在直视下抽吸分泌物。为了减轻对支气管的刺激，纤维支气管镜抵达声门附近再注入 2% 利多卡因 2~2.5ml。尽量缩短吸痰时间，避免频繁或长期的反复吸引，用抗生素盐水冲洗时水温应接近人体温度，一般在 37℃ 左右，防止因温度过低引起支气管痉挛。在进行纤维支气管镜的同时要连接氧气连接管充分给予氧气吸入，根据血氧饱和度的变化调节氧流量，避免因缺氧导致支气管痉挛。应用支气管平滑肌舒张剂，二羟丙茶碱注射液（喘定）0.25g 加生理盐水 20ml 静脉推注，40 例中均未发生支气管痉挛症状。

还要注意心律失常的发生，纤维支气管镜对声门气管的刺激易发生心律失常，一旦出现心律紊乱或心律明显增快，SpO_2 明显下降时，可以暂时操作，提高吸氧浓度，仍不能恢复者可用生理盐水 500ml 加盐酸胺碘酮注射液（可达龙）150mg 静脉滴注，用精密输液器调节滴速。如发生室性心动过速，立即行同步心复律，同时密切监测血流动力学的改变。

严密观察病情的变化，术后严密观察患者神智的变化，予以心电监护，注意血氧饱和度的变化，根据病情选择面罩或鼻导管吸氧，调节氧流量及氧浓度，及时进行血气分析。监测各项生命体征的变化及呼吸的变化，待平稳后可 30min 测 1 次，如有异常情况及时向医生汇报。

对于气道的护理方面要注意：室温在 25~28℃，湿度在 50%~60%。每 2h 协助患者翻身拍背，拍背时五指并拢，利用腕关节的力量，由下向上，由边缘向中心，轻拍背部，以利于痰液的排出。每天注射用盐酸氨溴索（兰苏）60mg 加生理盐水 20ml 雾化吸入 2 次，每次 15~20min。8h 一次舒张支气管药物喷雾治疗，如爱全乐、沙丁胺醇等。遵医嘱定期做痰培养和药敏试验，合理应用抗生素，鼓励患者深呼吸。以增加潮气量，促使肺复张。

由于行支气管插管和纤维支气管镜灌洗，大量的痰液堆积，可引起呼吸道感染的可能。因此要密切观察患者体温的变化，每天测体温 4 次，根据医嘱给予抗生素的治疗。注意患者的保暖，避免着凉，保持室内的空气流通，减少家属的探视。严密观察患者的 SpO_2，当 SpO_2 下降时及时帮助吸痰，刺激患者咳嗽把痰排出，并开大氧流量，给予面罩吸氧，同时观察患者的面色，口唇颜色及 SpO_2 的变化。饮食方面患者应禁食，必要时给予胃肠内营养，如肠内营养混悬液（能全力）、短肽型肠内营养剂（百普素）等，注意滴速要慢，增强机体的抵抗力，待口插管拔出后，可先进流食以后逐渐过渡到普通饮食。纤维支气管镜在急救老年呼吸衰竭中有明显的疗效，在我们的精心护理之下能够取得明显的疗效并预防并发症的发生，提高患者的生存质量。

二、纤维支气管镜在肺癌术后呼吸衰竭中的应用

纤维支气管镜（纤支镜）在肺部疾病的诊断和治疗中起到重要作用，其适应证越来越

广泛，而且大量应用于危重患者的抢救。

呼衰是肺癌术后围手术期较为严重的并发症，死亡率高，治疗困难，给患者带来极大的痛苦和经济负担。肺癌术后，由于全身麻醉的影响，以及怕咳嗽引起胸痛，患者不敢咳嗽，或痰液黏稠，不易咳出等原因，均可导致呼吸道分泌物潴留，堵塞部分气道。支气管阻塞是引起肺癌术后肺不张、呼吸衰竭的主要原因，阻塞物主要有痰栓、浓稠的分泌物及血凝块，经抗炎、气管内吸痰、深呼吸和咳嗽动作等效果不佳时，应及时排出呼吸道分泌物，保持呼吸道通畅是防治肺癌术后肺部并发症和提高手术安全性的关键期。

纤支镜在临床应用已有30年的历史，目前已成为检查呼吸道病变、处理困难气道和救治危重症患者的重要工具，早期主动行纤支镜吸痰排除肺内分泌物以保持呼吸道通畅，改善通气和换气功能，同时配合氧疗，对控制肺部感染及纠正呼吸衰竭有较好的效果。呼衰患者多伴有肺部感染，经纤支镜作痰菌培养结果的特异性及敏感性均明显高于喉口取痰的准确性，在经验应用抗生素的同时，经纤支镜以保护性毛刷（PSB）或支气管肺泡灌洗液留取痰标本行细菌培养及药敏试验，可避免细菌污染，提高痰培养准确性、特异性，指导抗生素的使用。

纤支镜检查及治疗为侵入性操作，对呼衰患者行纤支镜检查、治疗时，其并发症要高于一般患者，故检查过程和检查后，必须对患者进行连续多导生命体征监测。肺癌全肺切除隆突成型术后，Perison's 固定患者发生呼吸衰竭后，直视下普通气管插管操作困难，可行纤支镜引导气管插管，建立通气道，改善氧合，尽快纠正呼吸衰竭。

支气管残端吻合口瘘是肺癌术后严重并发症，其死亡率高，治疗困难。肺癌术后呼衰患者应用机械通气时，需行气管内吸痰，清除分泌物，控制肺部感染。普通吸痰管盲吸易误伤吻合口，严重时可引起吻合口瘘，应用经气管插管内行纤维支气管镜吸痰，并直视下确定用吸痰管吸痰的位置，可避免普通吸痰管盲吸易误伤吻合口。因此，在肺癌根治术后呼吸衰竭患者中，积极应用床旁纤维支气管镜可有效缓解病情，有较好的应用价值。

三、纤维支气管镜在 COPD 呼吸衰竭的应用

经纤支镜吸痰肺泡灌洗治疗 COPD 并呼吸衰竭，能促进痰液引流，更有效的改善通气，控制感染，减少气管插管及有创机械通气的概率，缩短住院时间，具有临床应用价值。

COPD 是一种具有不完全可逆气流受限特征的肺部疾病，呈进行性发展，因感染并发严重的呼吸衰竭，常需要气管插管，机械通气治疗。

引起 COPD 患者呼吸衰竭常见的机制：肺泡通气不足、弥散障碍、肺泡通气/血流比例失调和肺内动静脉解剖分流增加，氧耗增加五个主要机制。COPD 是慢性气道炎症，气道黏液高分泌是其重要特点，当感染及其后续的炎症效应产物又可促进黏液高分泌，继而加重感染，形成恶性循环。感染所诱发的呼吸衰竭主要是痰栓形成堵塞支气管，加之 COPD 患者多为老年人，常伴营养不良，呼吸肌疲乏，无力咳痰，分泌物滞留于呼吸道管腔，加重其阻塞，导致通气不足；痰栓所致肺不张或肺炎病变部位通气不足，也可导致通气/血流比例减少，肺动静脉样分流。以及微生物感染引起的发热，所出现的呼吸困难也可使氧耗量增加，都促使 COPD 感染后易出现低氧血症、高碳酸血症。因此，通过纤支镜吸痰及肺泡灌洗，及时有效清除气道分泌物，减少痰栓形成，改善通气，利于氧合并减少氧耗，能提高疗效；并在相对无菌条件下留取痰标本，指导抗生素治疗，尽早控制了感染，纠正感染引发 COPD 呼

吸衰竭的各方面。本研究中治疗组呼吸衰竭、感染纠正时间、住院天数、插管率得到有效的控制，治疗过程中，无严重并发症发生，效果满意，是治疗 COPD 并呼吸衰竭的安全、有效的手段，值得临床推广。需注意的是，本组病例都为相对轻症的呼吸衰竭患者，未出现意识障碍，也无严重的并发症，提示我们早期积极治疗呼吸衰竭患者，有利于控制病情，改善预后及减少住院费用。

（毕红梅）

第四节　支气管镜在重症肺炎中的应用

一、纤维支气管镜吸痰在重症肺炎治疗中的作用

纤维支气管镜吸痰是治疗重症肺炎的一种安全有效手段。

重症肺炎是呼吸内科的常见病、多发病。具有来势猛、进展快、抢救难的特点，据文献报道：重症社区获得性肺炎（SCAP）和重症医院获得性肺炎（SHAP）其死亡率分别达 28.5% 和 70.6%。

1. 纤维支气管镜吸痰治疗选择适应证　咳痰无力或痰液黏稠咳出困难，听诊有痰鸣音并呼吸困难；X 线胸片提示肺不张和（或）浸润影；无吸痰治疗禁忌证。

2. 机械通气患者纤维支气管镜吸痰方法　全部患者均在心电监护及血氧饱和度监护下，机械通气患者在正常通气下，取平卧位，颈部垫一棉垫，保证充足氧供（机械通气患者术前经呼吸机吸 100% 氧气 2min），纤支镜常规消毒后，经鼻或经气管插管套管进入。术前及术中常规给予 2% 利多卡因气管黏膜麻醉。在直视下边插入边吸痰，插至病变的肺段、亚段支气管处吸除痰液，并留取痰液送培养检查。如痰液黏稠可从活检孔注入生理盐水 5～10ml 冲洗液进行冲洗稀释痰液便于吸出，可反复数次直至吸尽。如术中心律进行性增快或出现心律失常或血氧饱和度持续下降则立即停止操作，情况改善后可继续治疗。如各项监护指标好转可适当延长治疗时间。据病情每日或隔日吸痰治疗 1 次，10d 为一疗程。

3. 观察　观察纤维支气管镜吸痰治疗前后患者呼吸频率、心率、血气分析及胸部 X 线的变化；吸痰治疗 2h 后复查血气分析及胸部 X 线。

4. 肺炎治疗效果判定

（1）显效：机械通气患者已拔管脱机或普通患者胸片提示病灶大部分吸收，且临床症状、体征明显改善。

（2）有效：胸片示病灶有所吸收，且临床症状、体征有减轻。

（3）无效：临床症状、体征无变化或有恶化。

重症肺炎是呼吸内科的常见、多发病。患者或高龄或有基础疾病使咳嗽排痰功能降低或消失，或因肺部病变范围广泛，痰液分泌多，气道炎症水肿，极容易因痰液滞留而引起肺不张，影响肺部进行有效的气体交换，使血氧饱和度下降，更重要的是影响抗生素的作用效果。普通吸痰常难以解决患者排痰不畅问题。经纤支镜吸痰能在直视下可逐级吸净气道内的分泌物，纤支镜能到达叶、段以及段以下的支气管。对于分泌物黏稠或 X 线的病变部位可予生理盐水反复冲洗，祛除大小气道的分泌物以及小气道的痰栓，改善通气及换气功能，解除痰液阻塞－炎症加重－痰液淤滞的恶性循环。

据报道，纤支镜吸痰治疗中常见不良反应有：低氧血症、心律失常、呕吐等。我们的治疗病例中无1例因不良反应而放弃，均能顺利完成纤支镜吸痰治疗。运用纤支镜吸痰治疗重症肺炎，我们认为要注意以下几点：首先必须严格掌握纤维支气管镜吸痰的适应证与禁忌证。对有严重心脏病、主动脉瘤者不宜作此治疗。低氧血症是最常见的并发症。因此，术前机械通气患者经呼吸机吸100%氧气2min至关重要，操作时应密切监测患者的SaO_2，提高吸氧浓度，当血氧饱和度下降在80%以下，则立即停止治疗，情况改善后可继续治疗。机械通气患者纤支镜吸痰时要适当增加潮气量，以增加30%为宜。应用PEEP的患者要停止应用或适当降低呼吸末下压（PPEP）水平。咽喉部及气管黏膜表面麻醉应充分，以及操作者动作娴熟也很重要。

纤维支气管镜吸痰治疗重症肺炎效果明显，严重不良反应很少，值得推广应用。

二、纤维支气管镜肺泡灌洗重症肺炎患者中的应用及意义

随着纤维支气管镜的发展，其目前被广泛应用在肺炎患者的肺部灌洗操作中。灌洗技术的发展已有原来的全肺灌洗技术有很大的不同，肺泡灌洗重症肺炎具有高效、无创性，患者耐受程度较高、并发症少等优点，因此，受到国内外患者及医务人员的青睐。

支气管镜肺泡灌洗（BAL）是在纤维支气管镜下对肺泡来源的生化成分及细胞进行分析的一种技术。BAL由于具有无创的特性，且不会对患者产生明显的并发症，因此患者较容易接受。BAL目前已经成为肺活检补充及替代的手段，可用于临床上各种疾病的诊断，能有效评价患者发病机制及病理研究。

支气管镜肺泡灌洗（BAL）是在纤维支气管镜下对肺泡来源的生化成分及细胞进行分析的一种技术。BAL由于具有无创的特性，且不会对患者产生明显的并发症，因此患者较容易接受。BAL目前已经成为肺活检补充及替代的手段，可用于临床上各种疾病的诊断，能有效评价患者发病机制及病理研究。

（一）BAL技术简介

1. BAL的概念　BAL是经纤维支气管镜对肺泡来源的生化成分及细胞进行取样，并对肺部疾病病理过程进行评价的一种技术。BAL不同于以获取来源于大气中的病原学及肿瘤学中进行检查而采集的少量样本的支气管冲洗技术，也与采集大量液体样本进行全肺灌洗技术有所不同。临床上BAL检查可用于非感染性原因、感染性原因、肿瘤性原因及免疫性原因引起的肺部实际性或间质性病变的检测及诊断。

2. BAL操作时的注意事项　BAL通常是经纤维支气管镜对支气管观察后，通常是支气管毛刷及活检前进行，其目前在于避免灌洗回收液造成的污染。因此在进行BAL操作时应对需要进行肺部灌洗的支气管采用2%的利多卡因进行回收。此外，还应该适当应用镇静剂以满足患者镇静的需求，同时还应适当使用胆碱受体抑制剂对支气管分泌及迷走神经反射进行处理，以增加BAL的回收。

3. 灌洗部位　在对患者进行灌洗时应选择合适的纤维镜嵌顿，患者在进行灌洗时应保持枕平卧位，选择根据分泌物多或病灶部进行嵌顿及操作，这种操作方式与灌洗下叶相比，更有利于灌洗液的回收，回吸收率能有效减少20%。关于BAL的研究中显示，对肺炎患者一个部位灌洗时便能提供足够的资料，因此对肺炎患者进行常规灌洗时通常采用根据分泌物多或病灶部进行灌洗。

4. 灌洗液　灌洗液通常采用无菌生理盐水在室温中预热进行灌洗，将灌洗液预热37.7℃时能有效减轻咳嗽，减少细胞回吸收率。

5. 灌洗及回收　采用无菌生理盐水进行灌洗，灌洗的次数应为4～5次，灌洗的体积应为20～60ml/1次，灌洗总量应为100～300ml。在第一次回收时的回收量较少，回收吸收率高达40%～70%。回收过程中应注意负压过大的情况，可降低气道黏膜损伤及气道坍塌现象，通过多次灌洗能有效降低回吸收的比例。

（二）灌洗并发症

BAL通常需要在局部麻醉下经纤维镜进行操作，相对无创技术，患者更容易接受，患者并发症率较低，相关报告显示，有0～2.3%的患者会出现并发症，但与TBLB约7%的并发症及外科肺部活检13%的并发症相比，其并发症显著较低。BAL并发症中常见的是发热，患者行BAL后几小时内会出现发热等症状，但患者在24h后会自行消失，不会对身体造成较大的影响。

（三）BAL在肺炎中的临床应用的意义

在一些以肺泡充盈性为特性的疾病中，一些积聚在肺泡中时间较长的物质容易在灌洗过程中被洗来，因此使得BAL具有特异性，临床上根据BAL的结果可排除对肺部活检的需要，具体临床应用如下。

1. 在临床重型肺炎中的应用　经纤维镜支气管肺泡灌洗对肺部感染患者的临床治疗效果起到良好的作用，通过纤维镜能直视肺部，直接对肺段及肺叶的痰液进行清除。通过对肺部进行灌洗从而让黏稠的痰液以及痰栓能够随着灌洗液清洗出来，从而让局部分泌物、痰栓、炎性介质清洗出来，并能解除气道阻塞，并对痰液引起的肺段不张、肺叶以及含气不良等情况得以复张，从而能迅速提高患者全身的血氧饱和度，并能有效降低二氧化碳的分压，从而有效改善患者通气及呼吸道症状。在肺部感染患者中应用纤维镜支气管肺泡灌洗治疗能有效清除患者呼吸道的痰液，从而降低传统吸痰对气管黏膜造成的损害。由于纤维镜支气管肺泡灌洗技术能有效达到肺叶中，将分泌物清除，同时由于纤维镜支气管肺泡灌洗能够到达患者肺部深部取痰，能有效避免外界病原菌对取样的影响，提高取样准确性。

2. 可用于机会性感染　接受免疫抑制治疗及HIV引起感染的患者中，容易发生各种肺部感染，因此BAL能容易培养直接或间接地将病原体特性显示出来，这对BAL的感染具有重要的意义。BAL对细菌感染的敏感度为，60%～95%，而对真菌、分枝杆菌及多数病毒的感染为70%～95%，对于卡氏肺孢子虫的肺炎的诊断敏感性高达90%～95%。在CMV肺炎患者中有30%～50%的患者可能发生胞浆包涵体积典型的核体。

3. 肺泡蛋白沉积症　当BAL灌洗液呈现牛奶状的外观时可表现是肺泡蛋白沉积症的临床表现，在BAL实验室生物涂片中可以在显微镜下出现大量的背景并且呈现无形细胞碎片，其特征性非细胞性卵圆体MGG染色为蓝色，PAS的染色为阳性，少数巨噬细胞呈泡沫样。因此，通过上述临床特点可以对肺泡蛋白沉积症进行确诊。

4. 弥漫性肺泡出血　弥漫性肺泡中出现大量游离红细胞及含有巨噬细胞以及铁血黄素沉着的巨噬细胞，使得BAL呈现橘红色及血性粉红色的外观。因此患者临床特征表现随着灌洗的重复，回收液体的颜色将不断加深，随着灌洗的继续，灌洗液颜色将不断变淡。

5. 嗜酸粒细胞肺炎　在嗜酸粒细胞肺炎疾病中，BAL细胞分类通常分为急性及慢性嗜酸性细胞肺炎，嗜酸粒细胞比例通常在20% ~90%，平均值为（48% ~18%），嗜酸粒细胞肺部炎症属于一系列的疾病，BAL 与临床症状结合诊断能为嗜酸粒细胞具有较高的诊断价值，可有效排除外科肺部活检的需要。

6. 其他方面的诊断　除以上的诊断外，BAL 还可以用在外源性过敏性肺泡炎、药物性肺炎、特发性肺纤维化以及结缔组织疾病的诊断中。同时 BAL 还能用于对疾病活性及预后的评价中。

（四）小结

BAL 经纤维镜下进行肺泡灌洗在重症肺炎患者中具有一定的应用价值，其能有效检查各种致病因素引起的严重性肺部感染疾病，同时能有效评价疾病的预后效果。由于其在操作过程中为无创操作，因此提高了患者的耐受程度，并减少侵入性操作给患者带来的感染的风险。

（毕红梅）

第五节　支气管镜在大咯血中的应用

纤维支气管镜在大咯血治疗中的临床应用随着纤维支气管镜（纤支镜）临床应用技术的进一步发展，其适应证也进一步扩大。关于大咯血是否适宜纤支镜检查，临床上尚有争议。应用纤支镜抢救大咯血 61 例的经验，就纤支镜对大咯血治疗中的应用价值进行讨论。方法选择 Olympus – BFP30 型纤支镜，鼻导管高流量吸氧状态，患者取高枕卧位或半坐位同时滴注垂体后叶素并静脉推注蛇凝血毒酶（立止血）。术前 30min 皮下注射阿托品 0. 5mg，禁用地西泮（安定）。常规用丁卡因 +2% 利多卡因做咽部超声雾化麻醉，纤支镜未通过声门前，不做气管、支气管内麻醉。咽反射消失后经鼻进镜，接近声门后经纤支镜活检孔注入 2% 利多卡因充分麻醉咽喉部，通过声门后经纤支镜给常规剂量利多卡因，纤支镜边进边吸引，不定时用 4℃生理盐水和去甲肾上腺素混合液冲洗镜头，寻找到出血部位后充分吸引血痂对准出血点间断注入 4℃生理盐水 4ml + 去甲肾上腺素 1ml，4℃生理盐水 + 凝血酶 500U 和 4℃生理盐水 + 立止血 1kU，对有血块较大无法吸引者先用异物钳多次钳取联合负压吸引。

大咯血是指 1 次咯血量超过 100ml 或 24h 内咯血量超过 600ml 以上者，系呼吸系统急症之一。尽管咯血患者中大咯血所占比例不足 5%，但却为咯血致死的主要原因，其病死率高达 7% ~31%。主要是血块阻塞气道，造成窒息死亡。在气管镜用于临床以前多用药物止血，但主要针对中、小量咯血疗效明确，鉴于临床大咯血多是由于支气管动脉或肺动脉破裂所致，药物止血疗效欠佳。当气管镜在临床应用以后，配合药物止血，提高了抢救成功率。大咯血期间气管镜的应用，临床上颇有争议，部分学者认为大咯血期间行气管镜检查，危险性大，需至咯血停止 2 周以上方可考虑；也有许多学者认为大咯血期间可行，但仅认可硬质气管镜的应用价值，而认为纤支镜内径小，吸引有限，还认为不能吸出血块，加重通气不足，不赞成在大咯血期间应用；有学者认为对于段以下支气管广泛的血管阻塞是呼吸困难的主要原因之一，对这种情况的血块清除硬质气管镜难以达到段及段以下的分支，而纤支镜检查除可以明确出血部位外，还可以进行止血治疗，诊断准确性高。对纤支镜抢救大咯血的体会是：①纤支镜镜身细长、软、末端可随意弯曲，可进入 3 级支气管，观察到全部 4 级支气管，能准确找到出血部位，予局部给药。避免注入药物后不能到达出血病灶，影响止血效果。②迅速吸出血痰、血块，防止窒息。③明确病灶部位及范围，为进一步治疗奠定基础。

对于大咯血应用纤支镜检查时间的选择，有窒息先兆的患者立即抢救，而一般大咯血患者选择在咯血间歇较稳妥，大多选择在 1 次大咯血后 1 ~ 3h 内检查。需要强调的是咯血时，患者恐惧心理较重，通常呼吸急促，不易配合进镜，而且进镜过程中有加重缺氧的潜在危险，所以，操作者进镜技术必须熟练，镜身进入支气管后不作气管内麻醉，避免降低患者的咳嗽反射若非抢救，避免在大咯血时检查，首先是插入镜身困难，其次是镜面容易模糊，末端不但容易误入其他支气管，而且有末端过于贴近支气管内膜，吸引后内膜充血，加重出血危险以及镜身末端接触支气管内膜时患者咳嗽剧烈，出现憋气以至加重缺氧等潜在危险。

一个值得注意的问题是在大咯血患者中部分为老年人，合并高血压、冠心病、糖尿病等疾病，对全身使用止血药物有极大的限制，影响血压、凝血的药物必须谨慎。常见于垂体后叶素，该药可使血压升高，加重出血；引起冠状动脉痉挛，诱发心绞痛发作药物的禁忌必然影响到止血的治疗，但借助于纤支镜局部使用止血药物则对患者原发疾病影响较小。综上所述，我们认为大咯血期间行纤支镜检查，既能迅速止血，又明确出血部位；而且有时还能明确病因诊断，有时虽然是暂时性姑息治疗，但却争取了时机，为进一步手术治疗打下了基础，因而降低大咯血病死率。对于大咯血患者在咯血期间进行纤支镜检查的可行性问题，我们认为，选择合适的病例，掌握恰当的进镜时间加上术者熟练的操作技术还是安全有效的。

（毕红梅）

第六节　支气管镜在气道异物及狭窄中的应用

一、无痛支气管镜在气道异物取出的临床应用

支气管镜检查于 20 世纪 70 年代初开始在我国临床应用，其检查是呼吸系统疾病临床诊断和治疗的重要手段，并已在临床广泛应用，在气道异物诊断和治疗开辟了新途径。传统的利多卡因等局部麻醉支气管镜诊治方法患者处于清醒状态，常承受较大的痛苦和心理压力。由于表面麻醉局限性，插入支气管镜时因直接对气道产生机械性刺激出现剧烈咳嗽，甚至引起气管反射性收缩和痉挛，极个别患者在治疗过程中难以接受、甚至失败，使患者产生不良记忆，给患者带来身心的打击。为了减轻患者的痛苦，提高治疗效果，减少并发症发生。

（1）气管、支气管异物是内科常见急症，多见于幼儿、儿童及老人。以往支气管镜取异物常规用利多卡因局部表面麻醉，治疗时患者常出现剧烈咳嗽或恶心、呕吐，导致患者恐惧以至拒绝气管镜治疗。本研究中我们采用异丙酚辅以芬太尼应用于无痛支气管镜气管、支气管异物取出术，取得满意效果。由于其镇痛作用不明显，而呼吸道神经反射强烈，并且异丙酚具有作用迅速、短效，体内潴留极少的优点，已广泛用于日常麻醉。

（2）与传统局麻清醒下行支气管镜气管、支气管异物取出术比较观察，①SpO_2 在无痛支气管镜治疗患者可有一过性呼吸抑制，辅以芬太尼后呼吸抑制可能更明显，但这种呼吸抑制短暂，特别是在支气管镜的刺激下呼吸很快恢复，经鼻导管给氧和托下颌能保持较满意的 SpO_2，而清醒局麻支气管镜检查患者由于术中多有呛咳、屏气，SpO_2 可严重下降。②异丙酚对循环有较明显的影响，但通过控制推注速度，以及复合芬太尼减少异丙酚的用量，从而

可减少其不良反应，特别是人镜的刺激，血压很快回升正常。而局麻支气管镜检查术中血压明显升高，与之比较有明显差异。③无痛纤支镜由于在全麻无知晓下进行，患者对无痛满意度高，术中喉、支气管痉挛、呛咳、不自主体动及出血等并发症明显减少，主要是异丙酚对咽喉黏膜及黏膜下组织感受器有较强的抑制作用。加之异丙酚对支气管平滑肌的扩张作用，使支气管痉挛并发症明显减少，使患者在舒适中接受检查和治疗。④全部无痛患者均在停药后 10min 内清醒并恢复行走能力，表明该方法患者可以不需要长时间留院。⑤无痛支气管镜治疗的难度大。传统局麻一次成功取出异物的成功率较无痛支气管镜低。

（3）无痛支气管镜较传统支气管镜行气管、支气管异物取出术有较多的优点，且效果满意。丙泊酚的药代动力学参数会受到年龄、性别及同时所用药物等因素的影响，其安全性是建立在对生命体征的严密监测和呼吸道的仔细管理基础上。且由于异丙酚与芬太尼均有呼吸抑制作用，应掌握好用药和给药速率，避免麻醉过深所致的呼吸循环抑制和麻醉过浅的严重呛咳甚至喉、支气管痉挛。故无痛纤支镜行气管、支气管异物取出的方法必须在有较好监测和急救设施条件的环境下开展。异丙酚复合芬太尼麻醉在气管、支气管异物取出术中镇静、镇痛效果显著，呼吸、循环维持稳定，苏醒迅速，使气管、支气管异物取出更为快速、顺利。缩短了治疗时间，提高治愈率及减少并发症发生，值得在临床中推广应用。

二、支气管镜介入治疗在气道狭窄性疾病中的应用与体会

支气管镜术和 CT 技术的发展，儿童气道狭窄确诊病例数逐年增多，但儿童气道狭窄的临床处理是一个很棘手的问题。本节介绍了热烧灼法、冷冻治疗术、球囊扩张气道成形术及气道支架置入技术在气道狭窄性疾病中的应用原理、适应证及方法。

目前，支气管镜介入治疗的适应证主要集中在中央气道（即气管、主支气管及中间段支气管）狭窄性的各种气道病变，治疗的方法主要包括热烧灼法（如激光、微波、高频电刀、氩气刀等）、冷冻、球囊扩张、支架置入等。热烧灼法的主要目的是去除增生的肿瘤、肉芽及瘢痕组织，恢复气道的通畅，其中以激光切除效率最高，但设备昂贵且操作风险较大；氩气刀和高频电刀则具有设备价格适中、治疗效率较高，且相对安全等优势。支气管镜下支架置入术等微创技术在成人良性和恶性气管狭窄的治疗中发挥着越来越重要的作用，但在儿科，由于儿童气道较成人细，且其变化范围大，目前尚无专门为儿童制作的气管支架及支架导入装置，使得支气管镜下治疗儿童气管狭窄难度较大。本文就支气管镜介入治疗在气道狭窄性疾病中的应用进行讨论。

（一）热烧灼法

1. 激光治疗　激光能量密度高，在激光束直接照射下，几毫秒内可使生物组织局部温度升高，使蛋白质变性、凝固坏死或气化。激光治疗首先见于成人报道，2000 年，郭纪全等将 Nd：YAG 激光用于治疗中心气道狭窄，从 1998 年 6 月至 2000 年 1 月用激光治疗 15 例气道狭窄者，将激光石英光导纤维从支管镜工作通道插入，伸出镜末端约 1cm，使用功率 20～25W，脉冲 1s，间隔 0.5s，光导纤维距离病变 0.5～1cm，应用红色可见光作引导，对准病变部位，从病变中心开始向下、向外进行照射。坏死组织通过活检孔吸引或活检钳清除，间断用生理盐水冲洗，以保持视野清晰。Nd：YAG 治疗气道狭窄，能使气道直径明显扩大，血气分析及肺功能得到明显改善，呼吸困难明显缓解。目前激光在 ICU 的应用指征为：①肉芽肿：如术后肉芽肿、炎性肉芽肿、异物肉芽肿等。②手术、外伤瘢痕引起的局部

气道狭窄。③用于嵌顿于气道的异物或支架的切割，其作用是其他物理治疗方法难以代替的。④激光能封闭瘘口，为气管支气管瘘的治疗开辟了新途径。

2. 微波治疗　微波是指频率300～300 000MHz，波长1mm～1m范围的高频电磁波，微波治疗是利用生物体内丰富的极性成分产热的一种加热法，微波作用于人体组织时，引起组织细胞中离子、水分子和偶极子的高频震荡，从而产生热量。微波能量高时产热高，可使蛋白质变性、凝固、坏死，此时微波具有烧灼、切割的作用，使肉芽肿组织凝固、坏死、脱落，并且治疗表浅，不易出现穿透性损伤，因此安全可靠。白冲等报道了26例支气管结核患者，均为腔内纤维组织增生、支气管狭窄，经微波治疗狭窄管腔增大，其中，18例以后顺利放置气道内镍钛记忆合金支架。经纤维支气管镜微波治疗适用于气道内良性肿瘤或肉芽肿及各种原因所致的气道内狭窄。但该法不适于气管重度狭窄、气道外压狭窄。

3. 高频电刀　高频电刀是利用电流通过组织后产生热效应而起作用的。根据高频电流发出的方式、功率、电极（探头）的不同可分为电凝、电切、混合3种治疗的方式。目前主要在中心气道狭窄应用。Coulter和Mehta研究了38例经支气管镜高频电刀治疗的患者，38例中气道良性肿瘤25例，恶性肿瘤13例，进行47次操作治疗68个病灶。治疗方法是进行支气管镜检查，发现气道肿瘤后，将高频电刀通过支气管镜活检孔送到病灶部位，打开高频电治疗仪（功率0～80W）。根据病灶情况选择治疗模式（电切、电凝）和功率。47次操作，42例成功解除了气道阻塞，治疗有效率为89%，无主要并发症发生。作者认为，高频电治疗气道内肿瘤是有效和安全的。由于高频电刀电极与组织直接接触，危险性较大，给治疗带来不便，渐被氩气刀所取代。

4. 氩气刀　氩气在高频电流的作用下发生电离转变成氩等离子体，氩等离子体具有导电性，能将高频电流集中地导向组织，从而发挥高频电流的发热、凝固效应，这个过程称为氩等离子体凝固（APC）又称氩气刀。APC也可看作不接触组织的、特殊类型的高频电凝，其产热后直接烧毁组织，使组织汽化，体积缩小。氩气刀已成为国内软质支气管镜下治疗的主要热疗工具。其非接触性优势在气道内治疗更居优势，目前主要见于成人中的应用报道。白冲等报道了经支气管镜APC治疗气道狭窄的疗效。他们研究了2000年2～8月用氩等离子体治疗的18例成人患者，先给患者进行支气管镜检查，定位病灶后，从活检孔导入APC导管，导管前端伸出支气管镜先导部，直至病灶上方0.5～1cm处，打开氩等离子体凝固器进行治疗，每次1～2s。18例患者进行了36次治疗，腔内病灶完全清除，功能恢复正常8例（44.4%）。国内鲜有氩气刀用于儿童的报道，且病例数少。马可报道1例干酪伴肉芽增生导致气道严重狭窄的患儿行APC治疗，该患儿术前肺功能呈中度阻塞为主的混合性通气功能障碍，术后肺功能呈轻度混合性通气功能障碍，该患儿前后应用9次APC治疗，术后1个月复查支气管镜，未见肉芽生长、气道狭窄。APC适用于所有非异物性气道阻塞的治疗。

（二）冷冻治疗

冷冻可致组织的细胞内和细胞外冰结晶的形成，引起细胞脱水、细胞内电解质紊乱、结晶的挤压和碾磨、膜脂蛋白变性而导致细胞的死亡。同时，冷冻还引起局部区域的血管内皮受损、微血栓形成，造成组织缺血、损伤。Rodgers等于1988年率先报道了1例10岁黑人男孩声门下巨大腺瘤的冷冻治疗结果，随访5年无复发且肺功能检测正常。1996年，Mathur等报道了经支气管镜对22例成人气道内阻塞的患者实施腔内冷冻治疗的良好结果，有学者指出冷冻治疗相对于激光疗法具有安全（对操作者、手术成员及患者）、价格低廉、没有气管穿孔或气管内起火的危险，且在局部麻醉下即可实施。目前冷冻疗法在 PICU（儿科重症监护病房）的应用指征为：①支架置入后支架两端及腔内肉芽组织增生再狭窄的治疗。②气管、支气管异物、黏液栓子或血凝块的取出和清除。

（三）球囊扩张治疗

儿童气管狭窄最常见的原因是先天性气管狭窄（包含心血管畸形所致）及长时间气管插管。支气管球囊扩张术可单独用于中心气道狭窄的治疗，也可结合其他治疗方法应用。严重气道狭窄无法进行其他介入治疗时，则应先进行扩张。如果支架植入后不能张开，亦应进行扩张。1987 年，Brown 等将这种方法用于先天性气管，支气管狭窄的扩张取得成功。成功的关键是气管 - 支气管壁支撑结构应完整，原发病变稳定。2010 年 Shitrit 等回顾性地分析了 2002—2008 年间 35 例 92 例次气管镜下支气管球囊扩张术的结果，患者于术前、术后即刻及随访过程中［平均随访时间（33 ±4）个月］做肺功能检测，结果表明患者术后即见气管直径增加、症状缓解，肺功能监测示用力第 1s 呼气量术后增加 10.5%（P =0.03），疗效持续至少 1 个月。然而 35 例患者长期随访中有 25 例在球囊扩张后平均（210 ±91）d 需要接受气管内支架置入。因此，气管镜下支气管球囊扩张术缓解气管及支气管狭窄症状只是近期效果良好，远期效果的维持最终需要激光治疗或支架置入。

（四）气管内支架置入

气道狭窄对于儿童来讲是一个很棘手的临床问题，目前对其治疗方法尚未达成一致意见。近年来，随着 CT 技术和支气管镜术的发展，儿童气道狭窄确诊病例数逐年增多。支气管镜下球囊扩张术及其支架置入术等微创技术在成人良性和恶性气管狭窄的治疗中发挥着越来越重要的作用。但在儿科，由于儿童气道较成人细，且其变化范围大，目前尚无专门为儿童制作的气管支架及支架导入装置，使得支气管镜下治疗儿童气道狭窄难度较大。有文献报道理想的气管支架应具备以下特征：①容易置入和取出。②有良好的扩张能力又不引起气管黏膜的损伤。③有多种大小不同的型号适用于各种气管狭窄。④能够维持位置而不移动。⑤不刺激气管黏膜加重感染和促进肉芽组织形成。⑥不阻塞气管引流。⑦不抑制纤毛运动及对分泌物的清除功能。2005 年，Vinograd 等回顾分析了 32 例患儿置入共 42 枚支架的结果，其中，30 例患儿支架置入后即刻缓解呼吸道阻塞症状，23 例患儿脱离呼吸机支持。随访中有 26 例患儿出现呼吸道过度肉芽组织增生，死亡 2 例，1 例死于气道梗阻，另 1 例死于支架取出术中。经过 2 ~72 个月（平均 8.7 个月）随访，有 11 例取出支架，6 例患儿带支架成活，死亡 15 例，其中，13 例死于伴随疾病。有学者认为，金属支架置入特别是主气道置入并发症较高，其中，肉芽组织增生是一个主要问题，支架的取出是一个费时费力且面临很大风险的手术。中国台湾荣民总医院采用胆道支架作为气管内支架，成功地为近 25 例患儿置入 33 枚气管内支架，为儿童支气管镜下支架置入术的发展积累了一定的经验。介入肺科手术可供选择的气管内支架置入方法较多，大致可分为两种：一种为经支气管镜置入，另一种为经支气管镜引导下置入。中国台湾宋文举采用支气管镜引导下置入气管支架，国外尝试使用经支气管镜球囊扩张后放置自膨式金属支架，成功为患儿解决气管狭窄，并取得一定的效果。

临床进一步研究发现气管内支架置入术可以迅速解除呼吸困难，改善患儿的临床症状。以下情况可考虑行支架置入术：①先天性心脏病合并严重气管支气管狭窄患儿，术后反复撤机困难者（自主呼吸试验未通过或脱机拔管后48h需要再插管，至少反复3次以上）。②如患儿术前因气道严重软化狭窄，严重影响患儿通气及换气功能，表现为带呼吸机情况下双肺呼吸音明显减弱或没有呼吸音并伴有CO_2明显升高，pH <7.2，可考虑术前紧急置入支架后急诊心脏手术。③先天性中至重度气管支气管软化、狭窄，影响通气，造成CO_2明显潴留和反复呼吸道感染者。④某些感染（如结核杆菌等）所致的炎性狭窄，引起长期肺不张或肺气肿者。⑤外科气管成形手术后，吻合口狭窄者。相对禁忌证包括严重哮喘发作期间、严重肺动脉高压、出血倾向及血小板减少、肺脓肿和多系统器官功能严重衰竭的患儿。绝对禁忌证为不具备 PICU 监护设施及急救技术。

支气管镜下支架置入为气道狭窄患儿的气道管理带来了很大帮助，随着材料学和儿童气管镜技术的发展，经支气管镜介入治疗将成为解决气道狭窄患儿首选的安全有效方法，支架的顺利取出为支架的安全置入提供了保证。

（毕红梅）

第七章　机械通气

第一节　机械通气的基础理论

MV 的基本工作原理是建立气道口与肺泡间的压力差。根据呼吸机的设计特点，加压方式分为胸腔加压和呼吸道直接加压。前者称为负压呼吸机，后者称为正压呼吸机，简称呼吸机（ventilator），本章讨论后者。呼吸机大体包括以下三部分：①动力部分：主要分电动或气动两种基本类型，前者为机械动力驱动密闭容器送气，后者多由高压氧和高压空气共同驱动。②连接部分：主要由通气管路、呼气阀和传感器等构成。③主机：主要包括通气模式、通气参数调节、监测和报警装置等。

一、机械通气的基本特性

（一）压力变化

1. 间歇正压通气（IPPV）　即吸气期正压，呼气期压力降为零，从而引起肺泡周期性扩张和回缩，产生吸气和呼气。IPPV 是 MV 的直接动力。

2. 呼气末正压（PEEP）　指 MV 时呼气末气道压和肺泡压大于零，与 IPPV 结合组成持续正压通气（CPPV）。PEEP 主要用于以下三方面。

（1）治疗急性肺损伤或其他原因的肺水肿，其效应机制为：①扩张陷闭肺泡，改善或消除间歇性分流和切变力损伤，改善陷闭区肺循环。②改善肺泡和肺间质水肿，保持功能残气量（RFC），增加肺组织顺应性。通过上述作用提高动脉血氧分压（PaO_2）。

（2）治疗周围气流阻塞性肺疾病，对抗气道陷闭和内源性：PEEP（PEEPi），降低呼吸肌做功，提高人机的同步性。

（3）低水平 PEEP 可降低气道阻力，防止肺泡陷闭。

3. 吸气末正压（Pplat）　指吸气达峰压（Ppeak）后，维持肺泡充盈的压力。适度 Pplat 符合呼吸生理，可用于各种类型的呼吸衰竭，改善气体分布，特别是气道或肺实质病变不均匀时，气体可有充足的时间进入通气不畅的肺泡。在送气终止的情况下，气体可由压力较高的肺泡进入压力较低的肺泡，引起气体的重新分布。

（二）自变量的确定

分两类：压力或容量，两者一般不能同时存在，在压力确定的情况下，容量变化，反之亦然。但间歇指令通气是“例外”，因为两次 MV 之间是不受呼吸机支配的自主呼吸，其中可加用任何自主通气形式。

（三）流速形态

有方波、递减波、递增波、正弦波等，常用前两者。吸气时方波维持高流量，故吸气时间（I）短，峰压高，平均气道压（Pmean）低，比较适合用于循环功能障碍或低血压的患者。递减波时，I 长，Pmean 高，吸气峰压低，比较适合于有气压伤的患者。后者更符合呼吸生理，应用明显增多。

（四）吸气向呼气的转换

1. 压力转换　吸气相气道压力达预设值转为呼气，已基本淘汰。

2. 容量转换　吸气相潮气量（V_T）达预设值转为呼气，也基本淘汰。

3. 时间转换　吸气时间达预设值转换为呼气，是现代呼吸机定容型模式和定压型模式的基本转换方式。定容型的特点是 V_T 稳定，可保证有效通气量，但设置不当会出现通气不足或通气过度，气道压力随气道－胸肺阻力而变化。定压型的特点是气道压力恒定，对循环功能影响较小，但 V_T 随通气阻力的变化而变化。

4. 流速转换　吸气流速降至峰值流速的一定比例（多为 25%）或一定流速值转为呼气。

5. 复合转换　同时存在 2 种或 2 种以上的转换方式，可更好地保障同步性。

（五）呼气向吸气转换

1. 时间转换　由预设的 I 和呼气时间（E）决定，在控制通气时发挥作用。

2. 自主转换　自主呼吸触发，使气道压力或流量（容积）达一定数值触发呼吸机送气。触发水平多可自主调节，有时固定。触发机制以压力触发为多，但流量触发稳定，应用逐渐增多。现代呼吸机也出现其他转换方式（如形态）和复合型方式。

二、通气模式

1. 控制通气（C、CV）　通气量及方式全部由呼吸机决定，与自主呼吸无关。

（1）容量控制通气（VC、VCV）：V_T、呼吸频率（RR）、吸呼气时间比（I ∶ E）完全由呼吸机控制。其压力变化为。IPPV，多加用 Pplat、时间转换。

（2）压力控制通气（PC、PCV）：其压力变化为 IPPV，时间转换，压力为方波或梯形波，流量为递减波。

2. 辅助通气（A、AV）　通气量（或压力）、I 由呼吸机决定，自主呼吸触发，RR 和 I ∶ E 随自主呼吸变化，可理解为控制模式同步化，也分为容量辅助通气（VA、VAV）和压力辅助通气（PA、PAV）。

3. 辅助/控制通气（A/C）　是上述两种通气方式的结合。自主呼吸能力超过预设 RR 为辅助通气，等于预设 RR 则为控制通气。预设 RR 起“安全阀”作用。

上述模式统称为持续指令通气（CMV），有自主呼吸触发的也称为同步持续指令通气（SCMV）。

4. 间歇指令通气（IMV）　无论自主呼吸次数多少和强弱，呼吸机按预设 RR 和 I 给予通气辅助。每两次 MV 之间是自主呼吸，此时呼吸机只提供气量。IMV 分容积控制间歇指令通气（VC－IMV、IMV）和压力控制间歇指令通气（PC－IMV）。若呼吸机送气与自主呼吸同步，则称为同步间歇指令通气（SIMV）。

5. 压力支持通气（PSV）　自主呼吸触发和维持吸气过程，呼吸机给予一定的压力辅助。压力为方波，流速为递减波，流速转换。V_T、RR 受自主呼吸能力的影响，是目前最常用的通气模式。

6. 持续气道内正压（CPAP） 呼吸机在整个呼吸周期中只提供一恒定的压力，整个通气过程由自主呼吸完成。

7. 指令分钟通气（MMV） 呼吸机按预设每分通气量（VE）送气，若患者自主吸气量低于预设值，不足部分由呼吸机提供，若自主呼吸气量已大于或等于预设值，呼吸机则停止呼吸辅助。

8. 反比通气（IRV） 常规通气时，I<E；若设置 I≥E 则为 IRV。因完全背离自然呼吸的特点，需在控制模式下设置，临床上常用压力控制反比通气（PC－IRV）。主要用于改善换气功能。

9. 气道压力释放通气（APRV） 以周期性气道压力释放来增加通气，属定压型通气模式，实质是 CPAP 的周期性降低。主要用于改善换气。

10. 压力调节容积控制通气（PRVCV） 压力控制通气时，呼吸机根据压力－容积(P－V)曲线自动调节压力水平，使 V_T 不低于设定的最低水平，实质是 PCV 模式由人工调节改为电脑自动调节。

11. 容积支持通气（VSV） 在 PSV 基础上，由电脑自动测定 P－V 曲线，自动调整 PS 水平，以保证 V_T 不低于设定的最低水平。随着自主呼吸能力的增强，PS 自动降低，直至转换为自然呼吸。

12. 容积调节压力支持通气（VRPSV） 也称为压力放大通气（VA），实质是 VAV 和 PSV 的复合。在自主呼吸足够强的情况下，通气量单纯由 PSV 完成，否则由辅助通气补充完成。

13. 双相气道正压通气（BiPAP） 属定压型方式，有高压、高压时间、低压、低压时间 4 个参数，通过调节参数可设计出 PCV、SIMV、CPAP 等模式，属全能型通气方式。该模式可允许自主呼吸在两个压力水平上间断随意发生，改善人机配合。

14. 自适应支持通气（ASV） 根据患者的胸肺顺应性、气道阻力和呼吸功，设置合适的初始通气参数，呼吸机根据呼吸力学变化，自动调节通气参数。若病情加重，改为控制通气；病情好转，则逐渐转为自主呼吸为主，直至脱机。

15. 成比例通气（PAV） 是指被通气者控制呼吸机，而呼吸机对人的呼吸能力进行不同比例的放大，是通气模式的发展方向。

（冯俊飞）

第二节 机械通气的生理学基础与应用

传统 MV 强调改善气体交换和维持正常的动脉血气，这在重症患者常需要较高的通气压力和 V_T，容易导致机械通气相关性肺损伤（VALI，简称气压伤）和循环功能的抑制，特别是前者将显著增加病死率，因此近年来强调在尽可能不增加或减少肺损伤和循环功能抑制的基础上改善气体交换，维持组织的氧供，即使达不到理想的动脉血气水平也可以接受，称为肺保护性通气策略，如定压通气（pressure target ventilation，PTV）、容许性高碳酸血症(permissive hypercapnia，PHC)。

现代肺通气的主要生理学基础是胸肺组织的 P－V 曲线。P－V 曲线是以 FPC 为基点，肺泡压力（P）变化为横坐标，肺容量（V）变化为纵坐标的关系曲线。正常肺的 P－V 曲线分为二段一点，即陡直段和高位平坦段，二段交点为高位拐点（upper inflection point，UIP）。在陡直段，压力和容量的变化呈线性关系，较小的压力差即能引起较大的 V_T 变化，是自主呼吸和 MV 的适宜部位，其中在 FRC 通气可保障最佳的力学关系、最小的呼吸肌做功和正常的动脉血气水平。在高位平坦段，较小的容量变化即可导致压力的显著升高，增加 VALI 的机会，并加剧 MV 对循环功能的抑制，故 UIP 是肺损伤发生机会多少的转折点。MV 时强调高压低于 UIP。一般情况下，UIP 相当于肺容量占肺总量（TLC）的 85% ~90% 和跨肺压 35 ~ 50cmH_2O 的位置。对常规控制通气而言，UIP 的容积水平相当于吸气末肺容积（Vei）＝20ml/kg，压力水平大约相当于 35cmH_2O 的平台压，但若存在自主呼吸时，该压力反映的跨肺压将超过 UIP 时的水平，此时的平台压以不超过 30cmH_2O 为宜。

一、正常容积肺的通气

正常容积肺从 FRC 至 UIP，肺容积的变化大约 2 000ml 以上，因此理论上可用较小 V_T，也可使用较大 V_T 通气。通常情况下，由于重力作用，下肺区血流量多，肺泡有陷闭倾向，但自主呼吸时，通过神经调节和膈肌收缩的代偿作用，上肺区血流增加，下肺区通气增加，从而防止血管和肺泡的陷闭 MV 时，由于自主呼吸被部分或全部取代，其代偿作用减弱或消失，MV 本身有加重肺泡陷闭和降低肺顺应性的作用，因此在神经－肌肉疾病、药物中毒、外科手术及麻醉等导致的呼吸衰竭，必须使用较大 V_T 和较慢 RR 进行 MV；若采用常规 V_T 时，则应合用一定水平的 PEEP。

二、小容积肺的通气

以急性肺损伤（ALI）/急性呼吸窘迫综合征（ARDS）为代表。在 ALI/ARDS 患者，P－V 曲线出现低位平坦段和低位拐点（lower inflexion point，LIP），且 FRC 下降，TLC 仅为正常值的 1/3，这与 ARDS 的病理改变有关。ARDS 的病变具有重力依赖性，大体分为高位正常肺区 30% ~40%，低位实变肺区 30% ~40%，中间陷闭肺区 20% ~30%，陷闭肺区导致 LIP 出现。陷闭肺泡区的存在可发生以下不良后果：①切变力损伤。②呼气期分流和严重低氧血症。③局部肺血管收缩和肺循环阻力（PVR）增加。单纯 MV 可加重这些不良反应。ARDS 患者 P－V 曲线的低位平坦段为正常肺泡随压力变化的结果，LIP 则为陷闭肺泡同时开放点，故 ARDS 患者 P－V 曲线的特点可总结为二段二点，陡直段的容积显著减少，MV 时，不仅强调控制高压，也强调选择适当的低压。PEEP 位于或略高于 LIP 的水平时，可消除陷闭区，使呼气末肺泡容积增大至 50% 以上，从而达到最大幅度地改善氧合，同时减轻肺损伤和改善肺循环的目的，PEEP 的经验数值为 8 ~ 12cmH_2O。高压的控制与正常肺相似。高低压力的控制称为 PTV，在大部分患者可保障 V_T 在大约 8 ~ 10ml/kg 的水平，在少部分患者可能导致低 V_T 和 PHC。为保障 PTV 实施，应适当控制 RR（20 ~ 25 次/min，尽量不要超过 30 次/min）和 I ：E（1 ：1.5 左右）。

三、大容积肺的通气

以慢性阻塞性肺疾病（COPD）和危重支气管哮喘等气流阻塞性疾病为代表。由于呼出气流严重受限，出现 FRC 增大和 PEEPi 的存在，其 P－V 曲线的特点是二段一点，但基点上移，陡直段缩短。采用适度 PEEP，通过对抗 PEEPi，扩张气道，减少呼吸功，改善人机配合。COPD 患者 PEEPi 的主要形成因素为气道的动态陷闭，气道黏膜的充血水肿、管壁的增厚等也有不同程度的影响。但在支气管哮喘患者，其主要形成因素为气道黏膜的充血、水肿和气道平滑肌的痉挛，PEEP 可完全对抗气道的陷闭，对其他因素影响很小，故在 COPD 患者，应用的 PEEP 在 PEEPi 50% ~85% 的水平时可对抗 PEEPi，又不影响呼吸力学和血流动力学；但对哮喘患者，更应严格控制，PEEP 水平一般不超过 3 ~5cmH_2O。原则上 COPD 或支气管哮喘的高压的控制与 ARDS 相似，实际应用时更倾向于选择 Vie。因 COPD 的顺应性增加，可容许的 V_T 也相应增大，故除非通气早期或有明显的碳酸氢根增加，通气压力可适度增加，并在 RR 较慢时，允许较大的 V_T；若 RR 过快，将导致 PEEPi 增大，显著限制 V_T 的增加，因此严格讲，保护性肺通气并不完全适合 COPD 患者。而在支气管哮喘患者，肺组织的基础顺应性不变，呼气末和吸气末的肺容积增加是发生气压伤和循环功能抑制的基础，其 FRC 至 UIP 的容积常缩小至 300 ~400ml 以下，因此限制肺过度充气是 MV 的核心，主要措施包括减慢 RR，延长呼气时间，降低 V_T，采取 PHC。

综上所述，MV 的主要原则应为控制高压，不超过 UIP；选择合适 PEEP，对抗气道或肺泡的陷闭；为改善气道或肺泡的陷闭和降低 PEEPi，还应选择适当的 RR 和 I ∶ E。定压通气的核心是控制高低压力。高低压力的控制在部分患者可能导致 V_T 和通气量的不足，从而出现 PaO_2 的降低、$PaCO_2$ 的升高和一定程度的酸中毒；而增加通气量又必然导致通气压力的显著升高和肺组织的过度充气。在维持适当气体交换和降低通气压力不能兼顾时，选择允许 $PaCO_2$ 适度升高和一定程度的酸中毒，称之为 PHC。在部分重症 ARDS 和哮喘患者多采用此种策略。

（冯俊飞）

第三节 人工气道的建立与管理

人工气道是将气管导管直接放入气管或经上呼吸道插入气管所建立的气体通道，主要有气管插管和气管切开。

一、人工气道的建立

既往认为神志清、烦躁不安的患者，气管插管会引起反射性心搏骤停，故对该类患者有顾虑，因而倾向于患者神志不清后再插管。实际上昏迷患者常有严重缺氧和酸中毒，更容易导致心搏骤停，如操作不顺利，风险更大，故目前强调具备气管插管指征者，应及早插管。

1. 经口气管插管　用于心肺复苏、严重呼吸衰竭、外科手术。也可作为气管切开的过渡措施。保留时间一般不超过 1 周。

2. 经鼻气管插管　用于需建立人工气道，且又允许一定时间操作的患者；或经口插管短期内不能拔管的患者。与经口插管相比，患者较易耐受，便于固定和护理，一般 2 周换管一次。缺点是导管较细，分泌物引流稍差；影响鼻窦引流，可能导致鼻窦感染。

3. 气管切开　主要用于肺功能损害严重，需要较长时间 MV 的患者。

二、呼吸道湿化

人工气道建立后，加温湿化功能丧失，水分丢失增多，导致呼吸道分泌物干结，纤毛活动减弱，容易出现气道阻塞、肺不张或支气管肺感染，故需加强湿化。每日湿化液的需要量约350～500ml，湿化温度约32℃～35℃。

三、分泌物的引流

原则是有痰即吸，痰量不多时可2～3h吸痰1次。需强调吸痰前应先吸高浓度氧数分钟，吸痰管插入时阻断负压，并超过导管远端，刺激呼吸道黏膜，使患者将痰咳至气管，释放负压，将吸痰管左右旋转，并逐渐拔出，吸痰时观察患者的面色、心律及血氧饱和度，吸痰时间以不超过15s为宜。

四、拔管指征

一般指征是感染基本控制；患者有一定的自主呼吸能力，吸气肌力量足以克服气道和胸肺的阻力（如最大吸气压≤－25cmH_2O）；有一定储备肺功能（如 V_T >5ml/kg，肺活量>15ml/kg）；经鼻导管低流量吸氧的情况下，动脉血pH>7.3，PaO_2 >60mmHg。

（冯俊飞）

第四节　经面罩无创机械通气

经面罩无创MV一般用于气道－肺功能损害轻、神志清醒的患者，随着对呼吸生理认识的深入和通气设备的改善，适应证扩大。

一、呼吸生理认识的深化

如上述，正常肺陡直段的肺容积超过2 000ml，在严格控制压力的情况下可允许较大 V_T；COPD和危重支气管哮喘存在陡直段的显著缩短和。PEEPi，初始通气时应采取小 V_T、长呼气时间和适当PEEP。ARDS出现肺容积的显著缩小，且病变分布不均，选择 V_T 应避免其所产生的平台压超过UIP，并采用稍高于LIP的PEEP。上述这些要求是经面罩MV能够达到的。

二、呼吸机性能的改善和功能的增加

呼吸机的同步性能影响患者的依从性。同步性主要取决于反应时间和触发水平。目前大部分高档和简易呼吸机的反应时间仅数十毫秒。触发灵敏度可人为调节，其中流量触发较压力触发稳定，敏感度高，非常适合经面罩MV。现代呼吸机也有较大通气容量和足够的通气模式，至少包括指令性和自主性模式，可完成绝大部分经面罩MV。

三、面罩性能的改善和固定方法的改良

面罩的密闭性和舒适性是影响疗效的重要因素之一。早期用组织相容性差的橡胶气垫面罩，密闭性虽好，但有27.3%患者发生鼻梁部和下齿龈部糜烂。其后改用塑料气垫面罩，气垫充盈压维持在20～30mmHg，固定方式也从扣拉式改为粘拉式，固定压力也尽量不超过30cmH_2O，结果糜烂的发生率降至6.9%。现在用硅胶面膜面罩，采用头罩进行三点固定，效果更好。鼻罩较面罩方便、舒适，轻症患者应首选。

四、通气技术的提高

最初应用经面罩 MV，多数患者会感到不适，做好解释工作可取得患者的配合。在模式和参数的选择上应掌握更好的人机关系和符合呼吸生理，不能强求动脉血气的正常。必要时用简易呼吸器过渡，先随患者呼吸进行小 V_T 通气，待患者适应后，逐渐增大 V_T，随着缺氧的改善和 pH 的回升，呼吸频率减慢，患者自然会接受经面罩 MV。

据现有报道，经面罩 MV 主要用于阻塞性睡眠呼吸暂停、神经 - 肌肉疾病和 COPD 慢性呼吸衰竭患者，也用于左心功能不全、ARDS、肺功能较差的术后患者、肺炎、肺囊性纤维化合并呼吸衰竭患者。不少研究显示成功率达 60% ~90%，气管插管病例减少，院内感染率显著下降，住院时间缩短，病死率降低。

（冯俊飞）

第五节 机械通气的临床应用

一、心肺复苏

需迅速气管插管 MV。

二、肺外疾病

气道、肺组织结构和呼吸力学基本正常或仅有轻度改变，用简易 BiPAP 呼吸机，选用 PSV（S）模式，用常规通气压力即可，呼吸驱动较弱的患者可选用 PSV/PCV（S/T）或 PCV（T）模式，多数患者可用鼻罩，漏气较多时选择面罩。咳嗽反射较差或痰多有窒息倾向的患者需经人工气道 MV。

三、COPD

轻中度患者可选用 BiPAP 呼吸机经鼻（面）罩 MV。重度患者多需经人工气道 MV；也可应用经面罩 MV，如果正确使用 1 ~2h，呼吸频率、$PaCO_2$ 和 pH 无改善，应及早气管插管。治疗有效者 3 ~6d 可逐渐撤停，倘若复发，可再用。首选 PSV + PEEP 模式，从低压力开始，待患者适应后，逐渐过渡至高压力，使呼吸变深变慢。若通气不足，应加用 SIMV。明显呼吸肌疲劳、呼吸频率显著减缓的患者，应改用 A/C 模式。平时有高碳酸血症的患者，其残存肺功能有限，建立人工气道后易发生呼吸机依赖，应首选经面罩 MV。

四、危重支气管哮喘

应首选简易呼吸器经面罩 MV，随患者自主呼吸行小潮气量通气，可取得较好的人机配合，使 $PaCO_2$ 迅速下降；通过堵塞空气活瓣（或连接储气袋），开大氧流量可获得 100% 的氧，迅速改善致死性低氧血症；通过向呼吸器的气囊内喷入气道扩张剂可迅速改善气道痉挛，从而使病情得以缓解。但多数患者经简易呼吸器过渡后需尽早建立人工气道，采取 PHC 通气。

五、ALI/ARDS

应首选大型多功能和反应时间短的呼吸机。触发敏感度应较低，避免假触发。首选 PSV 或 BiPAP 等自主模式，PEEP 逐渐增至 LIP 水平。非感染因素诱发的 ARDS，如手术等致病因素多为一次性，短时通气后可迅速改善低氧，并较快脱离呼吸机，可选择经鼻罩通气或经人工气道通气；而感染因素诱发者，病情重，多需连续较长时间 MV，并发症多，应及早建立人工气道。

肺水肿、肺间质纤维化等导致的呼吸衰竭与 ARDS 有近似的病理生理改变，但程度较轻，也可用相似的方法进行 MV，多数情况下可首选无创通气。

六、其他

胸部或上腹部手术患者，若有明显呼吸功能损害、70 岁以上，或肥胖，可应用经面罩 MV 进行术前适应、术后支持。对慢性呼吸衰竭缓解期的患者，经面罩 MV 可改善呼吸肌疲劳，提高生命质量。

（冯俊飞）

第八章　呼吸系统疾病的药物

第一节　β受体激动剂

一、概述

（一）作用机制

β受体激动剂通过对气道平滑肌和肥大细胞膜表面的β_2受体的兴奋，舒张气道平滑肌、减少肥大细胞和嗜碱性粒细胞脱颗粒和介质的释放、降低微血管的通透性、增加气道上皮纤毛的摆动等，缓解哮喘和COPD患者的气喘症状，是临床最常用的支气管舒张药物之一。

（二）分类

β受体激动剂的种类繁多。早期应用的肾上腺素对β受体和α受体均有作用，选择性不强。后来问世的异丙基肾上腺素主要作用于β受体，但对β_2受体和β_1受体均有作用，因此对心血管系统的副作用较为明显。近年来临床推荐使用的β_2受体激动剂，对β_2受体的选择性强，副作用小，较为安全、有效。

根据β_2受体激动剂起效的快慢与作用维持时间的长短，β受体激动剂分为4类：①缓慢起效作用、维持时间短，如沙丁胺醇片和特布他林片。②迅速起效、作用维持时间短，如沙丁胺醇气雾剂和硫酸特布他林气雾剂。③缓慢起效、作用维持时间长，如沙美特罗（salmeterol）吸入。④迅速起效、作用维持时间长，如福莫特罗（formoterol）吸入（表8－1）。

表8－1　β_2受体激动剂的分类

起效时间	作用维持时间	
	短效	长效
速效	沙丁胺醇吸入剂	福莫特罗吸入剂
	特布他林吸入剂	
	非诺特罗吸入剂	
慢效	沙丁胺醇口服剂	沙美特罗吸入剂
	特布他林口服剂	

1. 短效β_2受体激动剂（简称SABA）　常用的药物如沙丁胺醇（salbutamol）和特布他林（terbutalin）等。有以下给药方法：

（1）吸入：可供吸入的短效β_2受体激动剂包括气雾剂、干粉剂和溶液等。这类药物松弛气道平滑肌作用强，通常在数分钟内起效，疗效可维持数小时，是缓解轻至中度急性哮喘症状的首选药物，也可用于运动性哮喘的预防。如沙丁胺醇每次吸入100～200μg或特布他林 250 ~ 500μg，必要时每 20 分钟重复一次。1 小时后疗效不满意者，应向医生咨询或去看急诊。这类药物应按需间歇使用，不宜长期、单一使用，也不宜过量应用，否则可引起骨骼肌震颤、低血钾、心律失常等不良反应。压力型定量手控气雾剂（pMDI）和干粉吸入装置吸入短效 $β_2$ 受体激动剂不适用于重度哮喘发作；其溶液（如沙丁胺醇、特布他林、非诺特罗及其复方制剂）经雾化泵吸入适用于轻至重度哮喘发作。

（2）口服：如沙丁胺醇、特布他林、丙卡特罗片等，通常在服药后 15 ~ 30 分钟起效，疗效维持 4 ~ 6 小时。如沙丁胺醇 2 ~ 4mg，特布他林 1.25 ~ 2.5mg，每天 3 次；丙卡特罗 25 ~ 50μg，每天 2 次。使用虽较方便，但心悸、骨骼肌震颤等不良反应比吸入给药时明显。缓释剂型和控释剂型的平喘作用维持时间可达 8 ~ 12 小时，特布他林的前体药班布特罗的作用可维持 24 小时，可减少用药次数，适用于夜间哮喘患者的预防和治疗。长期、单一应用 $β_2$ 受体激动剂可造成细胞膜 $β_2$ 受体的向下调节，表现为临床耐药现象，故应予避免。

（3）注射：虽然平喘作用较为迅速，但因全身不良反应的发生率较高，已较少使用。

（4）贴剂：如妥洛特罗（tulobuterol）透皮吸收剂型，由于采用结晶储存系统来控制药物的释放，药物经过皮肤吸收，可以减轻全身性副作用，每天只需贴附 1 次，效果可维持 24 小时。对预防晨僵有效，使用方法简单。

2. 长效 $β_2$ 受体激动剂（long - acting beta - adrenergic agonists，LABA）　由于它们的分子结构中的侧链较长、具有高度亲脂性，因此能与 $β_2$ 受体的“外结合位点（exosite）”牢固结合，可对支气管产生持久的舒张作用。尤其适合夜间哮喘的治疗。LABA 对 $β_2$ 受体的选择性比短效 $β_2$ 激动剂高。例如以异丙肾上腺素对气管平滑肌的作用为 1，沙美特罗的作用为 5，而后者对心肌细胞的作用仅为 0.000 1。即沙美特罗对 $β_2$ 受体的作用强度约为对 $β_1$ 受体作用的 50 000 倍，故其对心血管系统的不良反应较小。

目前在我国临床使用的吸入型 LABA 有两种。

（1）沙美特罗（salmeterol）：经气雾剂或碟剂装置给药，给药后 30 分钟起效，平喘作用维持 12 小时以上。推荐剂量 50μg，每天 2 次吸入。

（2）福莫特罗（formoterol）：经吸入装置给药，给药后 3 ~ 5 分钟起效，平喘作用维持 8 ~ 12 小时以上。平喘作用具有一定的剂量依赖性，推荐剂量 4.5 ~ 9μg，每天 2 次吸入。吸入 LABA 适用于哮喘（尤其是夜间哮喘和运动诱发哮喘）的预防和治疗。福莫特罗因起效迅速，可按需用于哮喘急性发作时的治疗。

二、β 受体激动剂在呼吸系统疾病中的应用

（一）β 受体激动剂在支气管哮喘中的应用

1. 速效 $β_2$ 受体激动剂是缓解哮喘症状的首选药物［根据新版全球哮喘防治创议（GINA）精神］

（1）轻至中度哮喘急性发作：速效 $β_2$ 激动剂通过手揿式定量气雾器（pMDR）吸入，每次 2 ~ 4 喷（每喷中含沙丁胺醇 100μg 或特布他林 250μg）。如果有效，逐渐延长给药间隔时间，直至恢复正常。如果治疗无效，20 分钟后可重复给药。如果经过 1 小时的治疗哮喘症状仍然没有控制，应及时到医院看急诊。

（2）中至重度哮喘急性发作：由于患者呼吸困难明显，无法屏气，采用手揿式定量气

雾器（pMDR）吸入疗效不佳，主张通过射流装置的溶液雾化器吸入速效 β_2 受体激动剂（沙丁胺醇 2. 5mg/0. 5ml/次或特布他林 5mg/2ml/次）。速效 β_2 激动剂吸入第 1 小时内每 20 分钟给药一次。哮喘症状控制后，每日给药 3 ~4 次。

（3）联合雾化吸入 β_2 受体激动剂和抗胆碱药物溶液：适用于中至重度急性哮喘发作的治疗：①方法：每次同时吸入含沙丁胺醇 2mg 和异丙托溴铵 0. 5mg 的溶液，每日 2 ~4 次。②作用机制：M 胆碱能受体主要分布于大和中气道内，β 受体在大、中和小气道内均有分布。β_2 受体激动剂舒张气道的作用迅速（数分钟即起效）、强大但维持时间较短，抗胆碱药物舒张气道的作用较慢但较为持久。联合应用这 2 类药物后，支气管舒张作用既迅速又持久。③临床疗效：联合应用 β_2 受体激动剂和抗胆碱药物溶液吸入支气管舒张疗效优于单药（B 类证据），能降低哮喘患者住院率（A 类证据），能更好地改善哮喘患者的肺功能（PEF 和 FEV_1）（B 类证据）。

注意事项：β_2 受体激动剂（无论是 SABA 还是 LABA）均不能有效地抑制支气管哮喘时的气道炎症，故应避免长期、单独应用，否则如同美国 FDA 一再警告的那样有可能增加某些哮喘人群的死亡率。不过，β_2 受体激动剂联合吸入糖皮质激素（ICS）等抗炎药物的疗法是较为安全、有效的。

2. 吸入长效 β_2 受体激动剂（LABA）与 ICS 联合疗法是控制哮喘的理想方法

（1）该联合疗法是“未控制”哮喘的初始治疗的首选疗法：有许多临床研究证据显示，ICS 加 LABA 的联合疗法的疗效和安全性优于单纯增加 ICS 剂量或 ICS 加缓释茶碱或 ICS 加白三烯调节剂。

（2）经过低剂量 ICS 治疗仍“未控制”哮喘的首选疗法：也有许多临床研究证据显示，ICS 加 LABA 的联合疗法的疗效和安全性优于单纯增加 ICS 剂量或 ICS 加缓释茶碱或 ICS 加白三烯调节剂。

通过单一装置（如准纳器或吸入器）吸入 ICS 和 LABA，比通过两个装置分别吸入 ICS 和 LtBA 不仅更方便，疗效也更有保证。这可能与前者能使这两种药物在肺部分布更为均衡有关。

（二）β 受体激动剂在 COPD 中的应用

1. 长效支气管舒张剂（包括 LABA 在内）　可用于不同严重程度 COPD 患者的治疗，能有效减轻 COPD 患者的气喘和呼吸困难症状，改善肺功能。

2. 包括 LABA 在内的几种长效支气管舒张剂　联合应用，疗效优于单一支气管舒张剂。

3. LABA 和 ICS 联合治疗 COPD

（1）在治疗第 1 天联合治疗组患者的 PEF 即显著提高：一项为期 1 年的随机双盲试验中，1 465 例 COPD 患者随机分为四组：安慰剂组、沙美特罗组（50μg）、氟替卡松组（500μg），沙美特罗/氟替卡松组（50/500μg），评估患者呼气流量峰值（PEF）和症状评分。沙美特罗组和沙美特罗/氟替卡松组两组患者在治疗第 1 天 PEF 即显著提高，但是沙美特罗/氟替卡松组的 PEF 较沙美特罗组高 7L/min（$P<0.001$）；2 周后与安慰剂相比，沙美特罗组、氟替卡松组、沙美特罗/氟替卡松组的 PEF 分别是 16L/min、11L/min、27L/min。

（2）在治疗第 1 天和第 8 周，联合治疗组运动耐受时间显著优于安慰剂组：一项随机、双盲、平行对照研究中，患者纳入标准：COPD 患者、年龄≥40 岁、$FEV_1<70\%$ 预计值、

FEV_1/FVC ≤0.70，FRC≥120%；185 例患者随机分为沙美特罗/氟替卡松组（50/250μg）、沙美特罗组（50μg）、安慰剂组，一天 2 次，共 8 周。在治疗第 1 天和第 8 周，沙美特罗/氟替卡松组运动耐受时间与安慰剂相比的平均差异分别为 131 ± 36s、132 ± 45s，有显著统计学差异；而单用沙美特罗组与安慰剂组相比的平均差异分别为 49 ± 37s、86 ± 46s。

（3）联合治疗 1 周可显著改善 COPD 患者的呼吸困难指数（TDI）评分：一项随机、双盲、安慰剂、平行对照、多中心研究中，691 例 COPD 患者随机分为沙美特罗/氟替卡松组（50/500μg，每日 2 次）、沙美特罗组（50μg，每日 2 次）、氟替卡松组（500μg，每日 2 次）、安慰剂组，共治疗 24 周；用过渡性呼吸困难指数（TDI）评估患者呼吸困难状况；在第 1 周，沙美特罗/氟替卡松组的过渡性呼吸困难指数（TDI）即显著提高。在治疗终点，沙美特罗/氟替卡松组、氟替卡松组、沙美特罗组、安慰剂组的转换呼吸困难指数分别为 2.1、1.3、0.9、0.4，沙美特罗/氟替卡松组显著减轻患者严重呼吸困难。

（4）联合治疗 2 个月，可显著改善 COPD 患者的气流受限和肺过度充气：一项随机、双盲、平行对照研究中，患者纳入标准：COPD 患者、年龄≥40 岁、FEV_1 < 70% 预计值、FEV_1/FVC≤0.70，FRC≥120%；185 例患者随机分为沙美特罗/氟替卡松组（50/250μg）、沙美特罗组（50μg）、安慰剂组，一天 2 次，共 8 周。在治疗第 8 周，沙美特罗/氟替卡松组在第一秒呼气量（FEV_1）、深吸气量（IC）、用力呼气量（FVC）较安慰剂有显著改善，而功能残气量、残气量无显著差异；沙美特罗组较安慰剂只在第一秒呼气量（FEV_1）、用力呼气量（FVC）较安慰剂有显著改善，而功能残气量、残气量、深吸气量（IC）无显著差异，同时，沙美特罗/氟替卡松组与沙美特罗组相比较，沙美特罗/氟替卡松组在第一秒呼气量（FEV_1）、深吸气量（IC）上改善值显著优于沙美特罗组。

（5）LABA 和 ICS 联合治疗 8 周后可显著减少 COPD 患者使用缓解药物的天数：一项随机、双盲、双模拟、平行分组、多中心研究，研究对象为中重度 COPD 患者（FEV_1 > 0.70L 且≤70%，或 FEV_1≤0.70L 且≤70%）。治疗组给予沙美特罗/氟替卡松 50/250μg 每日 2 次吸入，对照组给予异丙托溴铵/沙丁胺醇 36/206μg 每日 4 次吸入。结果显示，在治疗第 1 天，与异丙托溴铵/沙丁胺醇相比，沙美特罗/氟替卡松组 FEV_1 是逐渐增加，且维持时间更持久，而异丙托溴铵/沙丁胺醇组的 FEV_1 是先增加后降低。治疗 8 周后，异丙托溴铵/沙丁胺醇组的 FEV_1 与第 1 天相比降了 0.25L，而沙美特罗/氟替卡松组不降，反而升高了 0.29L。治疗 8 周后，沙美特罗/氟替卡松组患者在白天、晚上无需使用缓解药物的天数均显著多于异丙托溴铵/沙丁胺醇组。可能的解释：ICS 具有抗炎作用，ICS 与 LABA 的协同互补作用优于两种支气管舒张剂的联合应用。

（6）长期吸入 LABA 和 ICS 对 COPD 患者的疗效：在 TRISTAN 研究中，COPD 患者随机分为沙美特罗/氟替卡松组、沙美特罗组、氟替卡松组、安慰剂组，治疗 1 年。在治疗结束时，沙美特罗/氟替卡松组患者的 FEV_1 改善值显著优于其他三组，显示出长期联合吸入 LABA 和 ICS，可改善并持续维持 COPD 患者的肺功能。而且沙美特罗/氟替卡松不仅可治疗 FEV_1 < 50% 的重度 COPD 患者，对于 FEV_1 > 50% 的中度 COPD 患者也同样有效。

在为期 3 年的 TORCH 研究中，约 6 200 名 COPD 患者随机分为沙美特罗组、氟替卡松组、沙美特罗/氟替卡松组、安慰剂组研究，主要终点指标是所有原因死亡率（安慰剂对沙美特罗/氟替卡松）。沙美特罗/氟替卡松治疗 3 年，显著减少中重度急性加重（症状恶化需要抗生素、全身性糖皮质激素、住院或这些疗法联合治疗）的频率。安慰剂组年平均急性加重次数为1.13，而沙美特罗/氟替卡松组为0.85，较安慰剂组下降了25%，同样，沙美特罗/氟替卡松组减少急性发作的次数也显著优于沙美特罗组和氟替卡松组。TORCH研究中，沙美特罗/氟替卡松显著降低圣乔治呼吸问卷（SCRQ）总分，与安慰剂组相比，治疗3年后SGRQ平均降低3.1分（$P<0.001$）。TORCH研究事后分析显示，FEV_1减退速度从研究的第24周开始记录至研究的第156周，研究显示：安慰剂组FEV_1减退速度为55ml/年，而沙美特罗/氟替卡松组FEV_1减退速度为39ml/年，与安慰剂相比，沙美特罗/氟替卡松使FEV_1减退速度减缓16ml/年，显著延缓疾病进展（$P<0.001$）。而沙美特罗组和氟替卡松组FEV_1减退速度均为42ml/年，与安慰剂相比，差值为13ml/年（$P=0.003$）。TORCH研究中，沙美特罗/氟替卡松治疗3年后，COPD患者的病死率为12.6%，而安慰剂组病死率为15.2%，沙美特罗/氟替卡松组较安慰剂组，可降低病死率达到17.5%，具有临床意义。3年TORCH研究中，患者死亡的全因分析中，沙美特罗/氟替卡松组因心血管病死亡和因肺部疾病死亡的发生率低于安慰剂组。

与支气管扩张剂相比，ICS/IABA长期治疗不但能持续维持对肺功能和症状的改善，而且能更好地减少急性加重，提高生活质量，延缓疾病进展速度，防治并发症，延长生命。可能的解释：ICS持久的抗炎作用，LABA（沙美特罗）对氟替卡松持久的协同作用，持久增强抗炎作用。

三、常用β受体激动剂

（一）异丙肾上腺素（isoprenaline）

商品名：喘息定，治喘灵，Isuprel，Aludrin

1. 指征和剂量　治疗支气管哮喘急性发作。舌下含服：成人10～20mg，每日3次；5岁以上小儿2.5～10mg，每日3次。气雾剂吸入：成人1～2喷，每日3次或每日4次。

2. 制剂　片剂：每片10mg。气雾剂：0.5%，每瓶14g，含200喷。

3. 药动学　舌下含服后30～60秒起效，作用维持1小时左右。口服无效，因为可被消化道中肠菌和儿茶酚胺，氧位-甲基转移酶（COMT）破坏，也可直接与硫酸盐结合而失效。

4. 作用机制　平喘作用强而迅速，可使肺通气功能迅速改善；具有增强心肌收缩力、加快脉搏、血压升高和兴奋窦房结、房室结，改善心脏传导阻滞作用。

5. 禁忌证　高血压、冠心病和甲状腺功能亢进者禁用。

6. 不良反应　①可引起心动过速、心律失常，甚至心室纤颤；可出现头痛、恶心和口干等血管扩张症状。②使无通气功能的肺组织血管扩张，出现“盗血”现象，加重患者的通气/血流比例失调，引起低氧血症。

7. 注意事项　本品的中间代谢产物3-氧甲基异丙肾上腺素具有轻度β受体阻滞作用，反复、大剂量应用本品时，上述代谢产物在体内积聚，可引起“闭锁综合征”，即临床上表现为哮喘持续发作，且对各种平喘药耐药。

（二）沙丁胺醇（Salbutamol）

商品名：舒喘宁，嗽必妥，爱纳灵（Etinoline），万托林（Ventolin），Albuterol，Proventil

1. 指征和剂量　适用于治疗支气管哮喘或喘息性支气管炎等伴有支气管痉挛的呼吸道

疾病。①口服：成人2~4mg，每日3次或每日4次；小儿0.1~0.15mg/kg，每日2次或每日3次。缓释胶囊：成人8mg，每日2次，儿童剂量酌减。②气雾剂吸入：每次1~2喷，必要时每4小时1次，每24小时不宜超过8次。③干粉吸入：成人0.4mg，每日3次或每日4次；5岁以上儿童剂量减半，每日2次或每日3次。④溶液雾化吸入：适用于重度急性哮喘发作。成人1~2ml，每4~6小时1次经射流装置雾化吸入。⑤静脉注射：成人0.4mg，用5%葡萄糖注射液20ml稀释后缓慢注射。⑥静脉滴注：成人0.4mg，用5%葡萄糖注射液100ml稀释后静脉滴注。⑦皮下或肌内注射：成人0.4mg，必要时4小时后重复注射。

2. 制剂　片剂或胶囊：每片（粒）2mg，4mg，8mg。气雾剂：每喷0.1mg，每瓶100喷、200喷。干粉剂（例如喘宁碟和速克喘）。雾化溶液：浓度0.083%，0.5%。注射剂：每支0.5mg。

复方制剂：①可必特（Combivent）气雾剂每喷含本品0.12mg和异丙托溴铵0.02mg，每瓶200喷、100喷；可必特雾化溶液每支25ml，含本品3mg和异丙托溴铵0.5mg。②易息晴：系本品与茶碱的双层缓释片。每片含本品2mg和茶碱150mg。成人1片吞服，每日2次。

3. 药动学　吸入本品0.2mg，血药峰浓度为295和357mmol/L；吸入0.4mg，血药峰浓度则为441和569mmol/L。口服后65%~84%吸收，不易被硫酸酯酶和儿茶酚氧位甲基转移酶（COMT）破坏。15分钟起效，1~3小时达最大效应，作用维持4~6小时。消除半衰期为27~50小时。经肝脏灭活，代谢物由尿排出。静脉注射即刻起效，5分钟时达峰值，作用维持2小时以上。

4. 作用机制　本品为高选择性、强效β_2受体激动剂。对β_2受体的选择性是异丙肾上腺素的288倍。

5. 禁忌证　对本品或其他肾上腺素受体激动剂过敏者禁用。高血压、冠心病、糖尿病、心功能不全、甲状腺功能亢进患者和妊娠初期妇女慎用。

6. 相互作用　①不宜与其他β受体激动剂或阻滞剂合用。②与茶碱类药物合用，可增强松弛支气管平滑肌作用，也可能增加不良反应。

7. 不良反应　较少而轻微。①大剂量时可出现肌肉和手指震颤、心悸、头痛、恶心、失眠等症状。②可能引起低血钾。

8. 注意事项　①老年人或对本品敏感的患者，应从小剂量开始，以免引起心悸、手抖等症状。②低血钾患者或同时应用排钾性利尿剂、糖皮质激素的患者慎用或及时补钾。

（三）特布他林（terbutaline）

商品名：间羟叔丁肾上腺素，叔丁喘宁，博利康尼，Bricanyl，Bronchodil

1. 指征和剂量　适用于治疗支气管哮喘或喘息性支气管炎等伴有支气管痉挛的呼吸道疾病。①口服：成人2.5~5mg，每日3次；小儿0.065mg/kg，每日2次或每日3次。②气雾剂吸入：0.25~0.5mg，必要时4~6小时1次。严重病例每次可吸入1.5mg，但24小时内不可超过6mg。③干粉吸入：成人0.5mg，每日4次，24小时内不得超过6mg；5~12岁的儿童剂量减半，最大剂量不得超过4mg/d。④溶液雾化吸入：适用于重度急性哮喘发作：成人每次1~2ml，4~6小时1次，一次经射流装置雾化吸入，用生理盐水将其稀释至2.0ml。⑤皮下注射：成人0.25mg，必要时4~6小时内可重复1次。

2. 制剂　片剂：每片2.5mg。缓释片：每片5mg，7mg。气雾剂：每喷0.25mg，每瓶

100 喷、200 喷。干粉剂（博利康尼吸入剂），每吸 0.5mg，每瓶 100 吸、200 吸。雾化溶液：每支 2ml，含本品 5mg。注射剂：每支 0.5mg。

3. 药动学　口服生物利用度为 15% ±6%，30 分钟后超效。不易被体内儿茶酚氧位甲基转移酶（COMT）和单胺氧化酶（MAO）这两种酶所代谢灭活，故作用可维持 5 ~8 小时。血浆蛋白结合率为 25%。2 ~4 小时作用达峰值：气雾剂吸入后 5 ~15 分钟显效，作用持续 4 小时左右。皮下注射后 5 ~15 分钟起效，0.5 ~1 小时作用达峰值，持续 1.5 ~4 小时。

4. 作用机制　高选择性 β_2 受体激动剂，对支气管 β_2 受体的选择性与沙丁胺醇相似，对心脏的兴奋作用仅为沙丁胺醇的 1/10。除了舒张支气管平滑肌外，本品尚有增加纤毛 - 黏液毯廓清能力，促进痰液排出，减轻咳嗽症状。

5. 禁忌证　对本品或其他肾上腺素受体激动剂过敏者禁用。高血压、冠心病、糖尿病、心功能不全、甲状腺功能亢进患者和妊娠初期妇女慎用。

6. 相互作用、不良反应、患者用药指导　同沙丁胺醇。

（四）班布特罗（bambuterol）

商品名：帮备，Bambec，班布特罗

1. 指征和剂量　适用于支气管哮喘、喘息性支气管炎的治疗，尤其适合于夜间哮喘的预防和治疗。口服：5 ~20mg，每日 1 次，睡前服用。成人起始剂量 5 ~10mg，1 ~2 周后根据病情可逐渐增加至 10 ~20mg。肾功能不全（肾小球滤过率≥50ml/min）的患者，宜从 5mg 开始服用。儿童：2 ~5 岁，推荐剂量 5mg/天，2 ~12 岁，剂量不宜超过 10mg/天。

2. 制剂　片剂：每片含本品 10mg，20mg。

3. 药动学　本品和中间代谢产物对肺组织亲和力强，在肺内代谢成特布他林，增加了肺组织内活性药物的浓度。口服本品后 20% 被吸收，其吸收不受食物的影响。本品经血浆胆碱酯酶水解、氧化，缓慢代谢为特布他林。约 1/3 在肠壁和肝脏内代谢成中间产物。本品口服剂量的 10% 转化为特布他林，2 ~6 小时达血药峰浓度，有效作用可维持 24 小时。连续服药 4 ~5 天后达血浆稳态浓度。本品血浆消除半衰期为 13 小时。活性代谢产物特布他林的血浆消除半衰期为 17 小时。本品和特布他林主要经肾脏排泄。

4. 作用机制　本品系特布他林的前体药。本品在体外没有活性，进入体内被水解为有活性的特布他林。作用机制与特布他林相同。

5. 禁忌证　对本品和特布他林过敏者禁用。

6. 相互作用　同特布他林。

7. 不良反应　比特布他林轻微。治疗初期可能出现手指震颤、头痛、心悸等症状，其严重程度与给药剂量有关，多数在治疗 1 ~2 周后逐渐减轻、消失。

8. 注意事项　基本同特布他林。对于严重肾功能不全患者的起始剂量应予减少；对于肝硬化患者，由于本品在体内代谢为特布他林的个体差异无法预测，因此，主张不用本品而直接应用特布他林。

（五）非诺特罗（fenoterol）

商品名：酚丙喘宁，酚间羟异丙肾上腺素，芬忒醇，备劳喘，Berotec

1. 指征和剂量　适用于治疗支气管哮喘、喘息性支气管炎。口服：成人 5 ~7.5mg，每日 3 次；儿童剂量酌减。气雾剂吸入：成人 0.2 ~0.4mg，每日 3 次或每日 4 次；儿童

0.2mg，每日3次。

2. 制剂　片剂：每片2.5mg。气雾剂：每瓶含本品200mg，可作300喷。

3. 药动学　口服吸收迅速，2小时后达血药峰浓度，作用可维持6~8小时。气雾剂吸入3分钟起效，1~2小时达最大效应，作用至少维持4~5小时。

4. 作用机制　系一强效 β_2 受体激动剂，对 β_2 受体的选择性较好。

5. 禁忌证　对本品或其他肾上腺素受体激动剂过敏者禁用。

6. 相互作用　与沙丁胺醇相仿。本品心血管不良反应较多，重症哮喘应用死亡率偏高，目前很少应用。

7. 不良反应　与沙丁胺醇相仿，但不良反应稍多。可引起低血钾症。

8. 注意事项、患者用药指导　与沙丁胺醇相仿。

（六）吡布特罗（pirbuterol）

商品名：吡舒喘宁，吡丁舒喘宁，Exirei

1. 指征和剂量　适用于治疗支气管哮喘、喘息性支气管炎。口服：成人10~15mg，每日3次。

2. 制剂　胶囊：每粒10mg，15mg。

3. 药动学　本品口服吸收良好，用药后0.5~1小时内即可出现支气管舒张作用，作用可持续7~8小时。

4. 作用机制　本品系高选择性 β_2 受体激动剂，对 β_2 受体的选择性是沙丁胺醇的7倍，因此对心血管系统的影响较小。

5. 禁忌证　对本品或其他肾上腺素受体激动剂过敏者禁用。

6. 相互作用　与沙丁胺醇相仿。

7. 不良反应　比沙丁胺醇轻微，主要表现为口干、头痛和肌肉震颤。

8. 注意事项　与沙丁胺醇相仿。

（七）妥洛特罗（tulobuterol）

商品名：叔丁氯喘通，丁氯喘，妥布特罗，喘舒，息克平，Chlobamol，Lobuterol，Berachin

1. 指征和剂量　适用于治疗支气管哮喘、喘息性支气管炎。口服：成人0.5~1mg，每日2次。小儿0.04mg/（kg·d），分2次服用。

2. 制剂　片剂：每片含0.5mg，1mg。

3. 药动学　本品口服后胃肠道吸收良好且迅速。在体内主要分布于肝、肾、消化器官和呼吸系统器官。代谢速度相对较慢。口服后5~10分钟起效，1小时达最大效应，平喘作用维持8~10小时，40小时后从体内完全排泄。

4. 作用机制　高选择性 β_2 受体激动剂。对支气管平滑肌具有较强而持久的舒张作用，其作用强度与沙丁胺醇相似，而对心脏的影响较小，仅为沙丁胺醇的1%。本品尚有一定的抗过敏作用、促进支气管纤毛运动和镇咳作用，有轻微的中枢抑制作用。

5. 禁忌证　对本品或其他肾上腺素受体激动剂过敏者禁用。

6. 相互作用　与沙丁胺醇相仿。

7. 不良反应　与沙丁胺醇相仿。偶有过敏反应。

8. 注意事项 与沙丁胺醇相仿。一旦出现过敏反应立即停药。

9. 患者用药指导 与沙丁胺醇相仿。

（八）丙卡特罗（procaterol）

商品名：盐酸普鲁卡特罗，异丙喹喘宁，普卡特罗，美普清，Meptin

1. 指征和剂量 适用于治疗支气管哮喘或喘息性支气管炎等伴有支气管痉挛的呼吸道疾病，可用于夜间哮喘的防治。口服：成人25～50μg，每日1次或每日2次，或50μg，每晚1次。6岁以上儿童：25μg，每日2次，或25μg，每晚1次。6岁以下儿童：1.25μg/kg，每日2次。

2. 制剂 片剂：每片含本品25μg、50μg。

3. 药动学 本品口服吸收良好，1～2小时在血浆、组织及主要器官内达最高浓度。在体内分布广泛，在肝、肾等主要代谢器官内药物浓度最高，在肺脏、支气管等靶器官内的浓度也很高。肺内药物浓度是血药浓度的2～3倍。在中枢神经系统内浓度很低。成人口服本品100μg后，衰减模式呈二相性：第一相半减期为3小时，第二相半减期为84小时。本品主要在肝脏和小肠内代谢，由粪便和尿液排出，约10%从尿中排出。

4. 作用机制 为高选择性 β_2 受体激动剂。舒张支气管的作用维持时间较长；具有抗过敏作用；有促进气道上皮纤毛摆动的作用。

5. 禁忌证 对本品或其他肾上腺素受体激动剂过敏者禁用。

6. 相互作用 与沙丁胺醇相仿。

7. 不良反应 与沙丁胺醇相仿，偶见心悸、心律失常、面部潮红、头痛、眩晕、耳鸣、恶心、胃部不适、口干、鼻塞和皮疹等。

8. 注意事项 与沙丁胺醇相仿。本品对3岁以下儿童的安全性尚未确定，故应慎用。

（九）沙美特罗（salmeterol）

商品名：施立稳，Serevent

1. 指征和剂量 适用于各型支气管哮喘的治疗。既可按需使用来缓解急性气喘症状，也可与吸入型糖皮质激素一起长期规则使用。可有效预防和治疗夜间哮喘和运动性哮喘。吸入：①气雾剂吸入：成人2喷（共50μg），每日2次。②干粉吸入：成人吸入1个碟泡（含本品50μg），每日2次。症状严重者剂量可加倍。老年人和肾功能不全者剂量不必调整。

2. 制剂 沙美特罗气雾剂：每喷25μg，每瓶60喷、120喷。施立碟：通过碟式吸纳器吸入干粉，每个碟泡含本品25μg，每个药碟有4个碟泡。

复方制剂：商品名舒利迭（Seritide）由本品与吸入型糖皮质激素丙酸氟替卡松干粉组成，经准纳器装置吸入，成人1吸，每日2次。每个装置可供60次吸入。每次吸入本品50μg，吸入丙酸氟替卡松100μg、250μg或500μg。

3. 药动学 单次吸入本品气雾剂50μg或400μg后5～15分钟达血药峰浓度（分别为0.1～0.2μg/L和1～2μg/L）。在体内本品经水解后迅速代谢，绝大多数在72小时内消除，其中23%从尿中排出，57%从粪便中排出，完全排出的时间长达168小时。

4. 作用机制 系高选择性、长效 β_2 受体激动剂。对 β_2 受体的作用是 β_1 受体的5万倍，因此对心血管系统的影响很小。除了能激动 β_2 受体，使支气管平滑肌持续、强力舒张支气管外，尚有抑制炎症细胞（肥大细胞、嗜酸性粒细胞等）和炎性递质的作用。

5. 禁忌证　对本品或其他肾上腺素受体激动剂过敏者禁用。

6. 相互作用　与沙丁胺醇相仿。

7. 不良反应　比沙丁胺醇轻微。应用常规剂量时头痛（4.2%）、震颤（1.4%）和心悸（1.5%）等不良反应少而轻微，可在继续用药过程中消失。只有在大剂量（200～400μg）吸入时不良反应才较为明显。可有咽部不适、刺激感等局部症状。

8. 注意事项　与沙丁胺醇相仿。由于本品的作用较慢，故不适合作为哮喘急性发作时的治疗；增加本品剂量，并不能增加其疗效；孕妇慎用。

（十）福莫特罗（formoterol）

商品名：奥克斯，Oxis，安通克，Atock，Foradil

1. 指征和剂量　适用于各型支气管哮喘的治疗。既可按需使用来缓解急性气喘症状，也可与吸入型糖皮质激素一起长期规则使用。可有效预防和治疗夜间哮喘症状。口服：成人40～80μg，每日2次；儿童4μg/（kg·d）。吸入：气雾剂吸入，成人6～12μg，每日1次或每日2次；干粉吸入，成人1吸，每日1次或每日2次。

2. 制剂　片剂：每片40μg。气雾剂：每喷4μg。干粉剂：储存在吸入装置内，每吸4.5μg，干糖浆剂：每包20μg，每盒10包。

复方制剂：信必可（Symbicort）干粉吸入剂，由本品与吸入型糖皮质激素普米克组成，经吸入装置给药，每次1～2吸，每日1次或每日2次，必要时可临时增加剂量。

3. 药动学　成人吸入该药后2～5分钟起效。口服后0.5～1小时达血药峰浓度。平喘作用可维持12小时。口服本品40μg或吸入24μg，24小时分别从尿中排出96%和24%，主要代谢产物是富马酸福莫特罗的葡萄糖醛酸内聚物。动物实验结果显示，本品在体内以肾脏浓度最高，其次为肝脏>血浆>气管>肺>肾上腺>心脏，脑组织中药物浓度最低。由于存在肝肠循环，胆汁排泄物可以再吸收。

4. 作用机制　系一新型长效、高选择β_2受体激动剂，与沙美特罗相似。

5. 禁忌证　对本品或其他肾上腺素受体激动剂过敏者禁用。

6. 相互作用　与沙丁胺醇相仿。

7. 不良反应　比沙丁胺醇轻微。可能出现肌肉震颤、头痛、心动过速和面部潮红，偶见皮肤过敏、恶心及兴奋。

8. 注意事项　与沙丁胺醇相似。

四、β受体激动剂研发趋势与进展

鉴于目前LABA与ICS复方制剂（以沙美特罗/氟替卡松和福莫特罗/布地奈德为代表）在支气管哮喘和COPD治疗中的重要地位，目前有多个药厂在积极研制每日一次给药的新型LABA及其与其他治疗哮喘药物（如抗胆碱药物和ICS）的新型复方制剂。

1. 新型每日仅需一次给药的LABA　其中包括茚达特罗（indacaterol）、奥达特罗（olodaterol）、维兰特罗（vilanterol）、卡莫特罗（carmoterol）、LAS100977和PF－610355等，但目前只有对茚达特罗的研究比较广泛，并且已经在数个国家上市。表8－2列举了几种新型LABA对人3种B受体亚型的作用特点。

茚达特罗又名QAB149，属于8－羟喹啉，2－氨基Indan衍生的β_2受体激动剂，具有亲脂性。茚达特罗迅速被吸收进入全身循环中，T_{max}平均为15分钟。药动学（PK）呈线性、剂量依赖性。每日一次给予150μg、300μg和600μg，12天血药浓度可达到稳态。

表8-2 几种新型LABA对人3种β受体亚型的作用特点

	$β_1$pEC50	IA	$β_2$pEC50	SelAvity	$β_3$pEC50	IA	$β_2/β_1$
茚达特罗	6.60±0.24	16±2	8.06±0.02	73±1	6.72+0.13	113±7	1.46
奥达特罗	7.55±0.08	52±8	9.93±0.07	88±2	6.57±0.08	81±2	2.38
维兰特罗	6.4±0.1		9.4±0.0		6.1±0.2		3.0
卡莫特罗			10.19±0.15	88.6±4.1			

注：pEC50使cAMP达到最大增加效应的50%的主要药物浓度的负对数；IA是异丙肾上腺素产生的最大效应的百分率。

研究结果显示，每日一次吸入茚达特罗200μg治疗中至重度持续哮喘是有效、安全的，舒张支气管作用可以维持24小时。

对于COPD患者，每日一次吸入150或300μg茚达特罗的起效速度相当于沙丁胺醇，比沙美特罗替卡松起效迅速。每日一次给予150μg茚达特罗，其疗效至少相当于噻托溴铵，并且在第一天第一次吸入后5分钟起效。

一项大样本、多中心、随机双盲安慰剂平行对照Ⅲ期临床试验评价了茚达特罗治疗成人COPD的疗效。结果显示，每日给予茚达特罗150μg和（或）300μg，其增加肺通气功能（FEV_1）的疗效优于噻托溴铵、福莫特罗和沙美特罗。茚达特罗治疗组的慢性阻塞性肺疾病急性加重发生率显著低于安慰剂组。

在一项52周的临床研究中，每日1次给予茚达特罗可延缓首次慢性阻塞性肺疾病急性加重发生的时间、减少慢性阻塞性肺疾病急性加重的频度，而茚达特罗与福莫特罗之间无显著差异。

在所有大样本研究中，茚达特罗组不需要按需使用沙丁胺醇缓解哮喘症状的比率比安慰剂组和其他阳性对照药组均明显增高（$P<0.05$）。总之，茚达特罗对大多数COPD临床症状的疗效优于福莫特罗或沙美特罗。茚达特罗治疗组COPD患者的生活质量也获得改善。

茚达特罗各个剂量组均有较好的安全性和耐受性。可以出现一过性轻度咳嗽，并且随着疗程的延长而逐渐减轻。血清钾降低（<3.0mmol/L）发生率不足0.5%，偶见Q-Tc间期延长超过60毫秒（发生率低于0.7%）。

2. 新型LABA组成的复方制剂：

（1）LABA与LAMA组成的复方制剂：已经有多个每日一次LABA和LAMA（长效抗胆碱药）的固定剂量的联合疗法，如：①QVA149（茚达特罗加格隆溴铵）。②奥达特罗加噻托溴铵。③维兰特罗加CSK-573719。

经过一个干粉吸入装置每日一次吸入QVA149（茚达特罗300μg/格隆溴铵50μg），连续7天，疗效优于茚达特罗300和600μg。

给予QVA149 600/100μg、300/100μg或150/100μg是安全的，给药14天时治疗组与安慰剂组、治疗组与茚达特罗组之间的24小时平均心率无差异，各治疗组之间在第1天、第7天和第14天的Q-Tc间期无显著差异。

奥达特罗可增加噻托溴铵对用乙酰胆碱引起的麻醉狗的支气管收缩的舒张作用。在

COPD 患者中 4 周的研究结果显示，经 Respimat@ Soft MistTM inhaler 装每日一次吸入奥达特罗/噻托溴铵（10/5μg）比单用 5μg 噻托溴铵舒张支气管更有效。

在单一分子中既有抗胆碱药，又有 β_2 受体激动剂，在药理学上称之为胆碱能拮抗剂/β_2 受体激动剂双重作用（dual - acting muscarinic antagonist/β_2 - adrenoceptor agonist，简称MA - BA）支气管舒张剂（Norman P，2006）。

MABA 的优点在于 2 种药物按照固定的比例进入肺的每一个区域。TEI3252 是由噻托溴铵和茚达特罗组成的新型双功能支气管舒张剂，其对乙酰甲胆碱和组胺诱发的支气管收缩在浓度（1 ~ 5mg · kg^{-1}）范围内呈剂量依赖性保护作用。在剂量高达 100mg/kg 时没有观察到对流涎的抑制作用，提示该复合制剂减少了抗胆碱药的副作用。

GSK - 961081，曾称为 formerly TD - 5959，是一种更新的双功能分子。它通过拮抗胆碱能受体和激动 β_2 受体的机制保护支气管作用长达 24 小时。其保护支气管的作用是单用异丙托品或沙丁胺醇的 2 ~ 5 倍。

在健康志愿者中采用随机双盲安慰剂对照的 Ⅰ 期临床试验中单次或多次给予 GSK - 961081 的耐受性很好，单次给药支气管舒张作用可维持 24 小时。在 Ⅱ 期临床试验中，每日 1 次给予 GSK - 961081 400 和 1 200μg，在第 14 天，支气管保护作用（FEV_1 的增加）至少相当于每日给予 50μg 沙美特罗 2 次和噻托溴铵 18μg 每日 1 次的疗效。GSK - 961081 最大的支气管舒张作用优于沙美特罗和噻托溴铵的联合使用。

PF - 3429281 是另一个同时具有抗胆碱和激动 β_2 受体作用的吸入制剂。在一项用麻醉狗的支气管收缩动物模型中，PF - 3429281 的作用与异丙托溴铵作用相似，而在治疗指数和作用持续时间方面优于沙美特罗。

（2）LABA 与 ICS 组成的新型复方制剂：LABA/ICS 的复方制剂正在用于支气管哮喘和 COPD 的治疗中，为了使治疗更方便和应对现有 LABA/ICS 复方制剂专利即将到期，目前在积极研发新型每日 1 次给药的 LANA/ICS 的复方制剂。

新型 ICS 如环索奈德（ciclesonide）、糠酸氟替卡松和糠酸莫米松均可每日 1 次给药。由茚达特罗和莫米松组成的复方制剂 QMF - 149 已经在哮喘患者中进行了 Ⅱ 期临床试验。该试验研究了 QMF - 149 的安全性和耐受性。在成人持续哮喘患者中用沙美特罗替卡松气雾剂 50/250μg（每日 2 次）作为阳性对照药，评价了通过 MDDPI（Twisthaler）装置吸入 QMF - 149 的临床疗效。另一项临床试验研究了在轻至中度哮喘患者中连续 14 天吸入 QMF - 149 500/800μg 的疗效和安全性。这些研究的结果尚未公布。

另一个由维兰特罗和糠酸氟替卡松组成的每日 1 次给药复方制剂正在研发中。在 60 名符合 COLD Ⅱ ~ Ⅲ级的 COPD 患者接受了试验。结果显示，这种复方制剂比安慰剂明显增加了受试者的 FEV_1，而且疗程 4 周的治疗是安全的。在一项豚鼠试验中发现，卡莫特罗联合布地奈德在对抗由乙醛引起的支气管收缩方面有较好的作用。该药的作用是福模特罗/布地奈德的 2 倍。该结果提示卡莫特罗/布地奈德组成的复方制剂在药理学上是治疗哮喘的更好的复方制剂。卡莫特罗/布地奈德复方制剂舒张支气管的作用更长久。在中至重度持续哮喘患者中每日 1 次经过 HFA134a pMDI（Chiesi Mod - ulite™ HFA technology）装置给予固定剂量的卡莫特罗/布地奈德，其舒张支气管作用超过 24 小时，疗效与每日 2 次吸入福莫特罗/布地奈德的疗效相似。

3. 注射用 LABA　目前有一种新的看法，主张经静脉给予 β_2 受体激动剂。贝多拉君

(bedoradrine, MN-221) 是一种正在研制中的新型对 β_2 受体高选择性的可用于哮喘和 COPD 急性加重治疗的药物。贝多拉君对 β_2 受体的选择性分别是对 β_1 受体和 β_3 受体选择性的 832 倍和 126 倍。

在中至重度稳定期 COPD 患者中研究了单次注射贝多拉君后的 PK 和 PD，结果显示，给予本品 600 和 1 200μg 时明显优于给予 300μg 时。注射 1 200μg 时 FEV_1 的平均峰值增加 55%，提示该剂量是适宜的。一项基础研究结果显示，沙丁胺醇和贝多拉君均可使心率增加，但在狗的实验中，这 2 种药物同时应用没有观察到对心脏的副作用，也没有观察到其他有关心脏指标的异常。目前的资料显示贝多拉君是 β_1 受体的部分激动剂。

在轻至中度稳定期哮喘患者中研究了静脉注射 150～900μg 贝多拉君的安全性，结果显示，本品是安全、有效的，可使 FEV_1 改善（呈剂量依赖性）。在一项小样本的临床试验结果显示，在常规治疗重度哮喘恶化的措施基础上加用贝多拉君可以提高疗效，没有增加不良反应。在小样本的 COPD 患者中静脉注贝多拉君 300、600 或 1 200μg 均可改善肺功能。与安慰剂相比，600 和 1 200μg 组具有统计学意义。与治疗前比较 1 200μg 治疗组 FEV_1 (L) 平均增加 21.5% ($P=0.002\,5$)，600μg 治疗组平均增加 16.2% ($P=0.02$)。300μg 治疗组平均增加 9.2% (P=NS)，安慰剂组 FEV_1 (L) 平均减少 4.0%。上述所有患者贝多拉君的耐受性均好。

（刘　莹）

第二节　糖皮质激素

糖皮质激素治疗呼吸系统疾病已有半个多世纪，糖皮质激素对某些呼吸系统疾病的治疗效果十分显著。近二十多年来吸入糖皮质激素在临床上广泛应用，使支气管哮喘等疾病得到了令人鼓舞的治疗效果。近年来研究发现糖皮质激素可以直接作用于细胞膜受体，起到快速起效的作用，为激素在临床上的应用又提供了新的理论依据。糖皮质激素主要有抗炎、抗过敏、抗休克和抑制免疫反应等多种药理作用。应用糖皮质激素要非常谨慎，正确、合理地应用糖皮质激素是提高其疗效、减少不良反应的关键。正确、合理应用糖皮质激素主要取决于以下两方面：①治疗适应证是否准确。②选用品种及给药方案是否正确、合理。糖皮质激素不恰当使用或长期大量使用会对机体产生许多不良反应和并发症，甚至会危及患者生命。

一、常用药物

用于治疗呼吸系统疾病的糖皮质激素主要有静脉、口服和吸入制剂。我国临床上常用的静脉制剂有氢化可的松（hydrocortisone）、甲泼尼龙（methylprednisolone）。常用的口服制剂有泼尼松（prednisone）、泼尼松龙（prednisolone）、甲泼尼龙和地塞米松（dexamethasone）。常用的吸入制剂有二丙酸倍氯米松（beclomethasone dipropionate, BDP）、曲安奈德（triamcinolone acetonide, TAA）、布地奈德（budesonide, BUD）、丙酸氟替卡松（fluticasone propionate, FP）、糠酸莫米松（mometasone furoate, MF）和环索奈德（ciclesonide）等。新的吸入制剂有糠酸氟替卡松（fluticasone furoate, FF）。

二、体内过程

注射、口服等全身应用的糖皮质激素均可吸收。口服可的松或氢化可的松后 1～2 小时血药浓度达高峰。氢化可的松进入血液后约90%与血浆蛋白结合，其中约80%与皮质激素运载蛋白（corticosteroid binding globulin，CBC）结合，10%与白蛋白结合，结合后不易进入细胞，无生物活性。具有活性的游离型约占10%。CBC在肝脏中合成，当肝功能损害时CBG减少，游离型激素则增多。

糖皮质激素在肝脏中代谢转化，由尿中排出。肝、肾功能损害时糖皮质激素的血浆$t_{1/2}$可以延长。可的松与泼尼松在肝脏中转化为羟基形式，生成氢化可的松和泼尼松龙后才有活性。患严重肝功能不全者宜用氢化可的松或泼尼松龙。

氢化可的松的血浆$t_{1/2}$为80～144分钟，但在2～8小时后仍具有生物活性。泼尼松不易被灭活，$t_{1/2}$可达200分钟。甲状腺功能亢进时，肝脏灭活糖皮质激素加速，使$t_{1/2}$缩短。

糖皮质激素按作用时间可分为短效、中效与长效三类。短效药物如氢化可的松和可的松，作用时间为8～12小时；中效药物如泼尼松、泼尼松龙、甲泼尼龙，作用时间为12～36小时；长效药物如地塞米松、倍他米松，作用时间为36～54小时。

常用的糖皮质激素药物特点比较见表8－3。

表8－3　常用糖皮质激素类药物比较

类别	药物	对糖皮质激素受体的亲和力	水盐代谢（比值）	糖代谢（比值）	抗炎作用（比值）	等效剂量（mg）	血浆半衰期（min）	作用持续时间（h）
短效	氢化可的松	1.00	1.0	1.0	1.0	20.00	90	8～12
	可的松	0.01	0.8	0.8	0.8	25.00	30	8～12
中效	泼尼松	0.05	0.8	4.0	3.5	5.00	60	12～36
	泼尼龙	2.20	0.8	4.0	4.0	5.00	200	12～36
	甲泼尼龙	11.90	0.5	5.0	5.0	4.00	150	12～36
	曲安西龙	1.90	0	5.0	5.0	4.00	>200	12～36
长效	地塞米松	7.10	0	20.0～30.0	30.0	0.75	100～300	36～54
	倍他米松	5.40	0	20.0～30.0	25.0～35.0	0.60	100～300	36～54

注：表中水盐代谢、糖代谢、抗炎作用的比值均以氢化可的松为1计；等效剂量以氢化可的松为标准计。

吸入激素的局部抗炎作用强，通过吸气过程用药，药物直接作用于呼吸道，所需剂量较小。通过消化道和呼吸道进入血液的药物大部分在肝脏被灭活，因此全身性不良反应较少。吸入激素给药方式有定量气雾剂、干粉剂和溶液雾化吸入等，药物通过不同的吸入方式，其颗粒大小不同，在肺部的沉积量也不一样。通常定量吸入气雾剂肺内沉积率为10%左右，吸入干粉剂为20%～30%。由于定量气雾剂中的抛射剂氟氯烷烃（chlorofluoroncarbon，CFC）对大气臭氧层有破坏作用，国外已换用新的抛射剂氢氟烷烃（hydrofluoralkane，HFA）。含HFA的定量气雾剂其雾化颗粒更小，如意大利凯西医药公司生产的含HFA丙酸倍氯米松气雾剂颗粒直径为1.1μm。超细雾化颗粒吸入后容易到达肺部各区域，其肺部沉积量比吸入干粉剂还要高。临床研究表明，超细的含HFA丙酸倍氯米松气雾剂应用剂量相当于含CFC丙酸倍氯米松气雾剂剂量的一半，其临床疗效相当。英国葛兰素医药公司生产的新的吸入干粉剂糠酸氟替卡松与老药丙酸氟替卡松相比，糠酸氟替卡松与糖皮质激素受体（glucocorticoid receptor，GR）的亲和力更高，从GR到细胞核的转运更快，在核内滞留时间更长。该药终末半衰期为25～35小时，每天仅需一次给药，而且吸入的剂量仅为丙酸氟替卡松干粉剂的一半，其疗效也相当。此外，吸入激素的疗效与吸入方法和技术正确与否有密切关系。临床常用的三种吸入糖皮质激素特点比较见表8－4。

表8－4 常用的吸入糖皮质激素特点比较

项目	丙酸氟替卡松	丙酸倍氯米松	布地奈德
口服生物利用度（%）	<1	<20	11.0
脂溶性	高	高	低
水溶性（pg/ml）	0.04	0.1	14
药物溶出时间	>8h	>5h	6min
受体亲和力	18.0	13.5	9.4
受体半衰期（h）	10.5	7.5	5.1
消除率（L/min）	0.9	-	1.4

三、药理作用与机制

（一）抗炎作用

糖皮质激素具有强大的抗炎作用，能抑制多种原因引起的炎症反应。在炎症早期，糖皮质激素能降低毛细血管通透性，提高血管的紧张性，减轻充血。在炎症后期，糖皮质激素通过抑制毛细血管和成纤维细胞的增生，抑制胶原蛋白、黏多糖的合成及肉芽组织增生，防止纤维化形成。

糖皮质激素抗炎作用的主要机制是经典的基因效应。激素作为一种脂溶性分子，易于通过细胞膜进入细胞，与胞质内的糖皮质激素受体（glucocorticoid receptor，GR）结合。GR有GRα和GRβ两种亚型，CRα活化后可产生经典的激素效应。而CRβ不与激素结合，作为CRα拮抗体起作用，对激素不敏感的哮喘患者CRβ表达升高。未活化的CRα在胞质内与热休克蛋白90（heat shock protein 90，HSP_{90}）等结合成一种复合体。这种复合体与激素结合后，HSP_{90}等成分与CRα分离，激素－受体复合体易位进入细胞核。在细胞核内与特异性DNA位点即靶基因的启动子序列的糖皮质激素反应元件（glucorticoid response element，CRE）或负性糖皮质激素反应元件（negathrc glucocorticoid response element，nGRE）相结合，影响基因转录，改变介质相关蛋白的水平，从而对炎症细胞的分子产生影响并发挥抗炎作用。

糖皮质激素抗炎作用主要涉及以下几方面：①对炎症抑制蛋白和某些酶的影响。糖皮质激素诱导脂皮素1（lipocortin1）的生成，抑制磷酸酶A_2，影响花生四烯酸代谢的反应，使炎症介质PCE_2、PGI_2和白三烯（LTA_4、LTB_4、LTC_4、LTD_4）减少。糖皮质激素可抑制诱生型NO合成酶和环氧化酶2（COX－2）等的表达，阻断相关介质的产生，起到抗炎作用。②糖皮质激素对细胞因子及黏附分子的影响。糖皮质激素不仅能直接抑制多种细胞因子，如TNFα、IL－1、IL－2、IL－6、IL－8等的产生，且可直接抑制黏附分子，如E－选择素及ICAM－1（intercellular adhesion motiation l）的表达。③糖皮质激素诱导炎症细胞凋亡。

糖皮质激素抗炎作用的另一重要机制是快速起效的非基因效应。全身用糖皮质激素的抗炎、抗过敏作用可在数分钟内发生，其可能的机制是：①与细胞膜激素受体结合。②产生非基因的生化效应，激素对细胞能量代谢产生直接影响。③细胞质受体外成分介导的信号通路，HSP_{90}等受体外成分可激活某些信号通路产生快速效应。

（二）免疫抑制与抗过敏作用

1. 对免疫系统的抑制作用　糖皮质激素对机体的免疫系统可产生抑制作用，其抑制免疫的机制是：①诱导淋巴细胞 DNA 降解。②影响淋巴细胞的物质代谢。③诱导淋巴细胞凋亡。④抑制核转录因子 NF－Kβ 活性。糖皮质激素可治疗自身免疫性疾病和抑制组织器官的移植排异反应等。

2. 抗过敏作用　糖皮质激素可抑制过敏反应产生的病理变化，减轻过敏性症状。其机制主要是阻断和抑制抗原－抗体反应，减少肥大细胞脱颗粒而释放的组胺、5－羟色胺、缓激肽、白三烯等炎性介质。

（三）抗休克作用

糖皮质激素可用于抗休克治疗。其机制是：①抑制某些炎症因子的产生，减轻全身炎症反应综合征及组织损伤，改善微循环。②稳定溶酶体膜，减少心肌抑制因子的形成。③使收缩的血管扩张和兴奋心脏，加强心脏收缩力。④提高机体对细菌内毒素的耐受力。

（四）其他作用

糖皮质激素对机体可以产生许多影响，除上述治疗作用外，还有以下一些作用：

1. 对物质代谢的影响　包括对糖代谢、蛋白质代谢、脂肪代谢、核酸代谢、水和电解质代谢等。

2. 允许作用　糖皮质激素对有些组织虽无直接活性，但可给其他激素发挥作用创造有利条件。

3. 对各系统的影响　糖皮质激素对血液与造血系统、中枢神经系统、心血管系统和骨骼等可产生影响，尤其是长期应用会产生有害的作用。除此之外，糖皮质激素还具有退热作用，激素能抑制体温中枢对致热原的反应，稳定溶酶体膜，减少内源性致热原的释放。在发热诊断未明时，不能使用糖皮质激素，以免掩盖症状使诊断更加困难。

四、临床应用

糖皮质激素主要用于以下一些呼吸系统疾病的治疗。

（一）抗休克治疗

对严重肺部感染性疾病合并休克者，在应用有效抗菌药物治疗肺部感染的同时，可用糖皮质激素作为辅助治疗。

（二）肺部自身免疫性疾病和过敏性疾病

肺部自身免疫性疾病，如类风湿性关节炎、全身性红斑狼疮、肺肾综合征、多发性皮肌炎等治疗，糖皮质激素是最主要的治疗药物。肺部过敏性疾病，如过敏性肺泡炎等，糖皮质激素也是主要的治疗药物。

（三）肺间质病

某些肺间质病，如结节病、隐源性机化性肺炎等，使用糖皮质激素治疗可取得显著的疗效。

（四）支气管哮喘和慢性阻塞性肺病

支气管哮喘急性发作和慢性阻塞性肺病急性加重时可使用全身糖皮质激素治疗，轻中度发作者也可雾化吸入糖皮质激素治疗，吸入糖皮质激素是治疗慢性持续性哮喘最有效的抗炎药物，而治疗稳定期中重度慢性阻塞性肺病时，不主张单独使用吸入糖皮质激素治疗，糖皮质激素联合长效 β_2 受体激动剂治疗支气管哮喘和慢性阻塞性肺病则可起到较好的疗效。目前在临床应用的联合制剂主要有丙酸氟替卡松/沙美特罗、布地奈德/福莫特罗。新的复合制剂有糠酸氟替卡松/三氟甲磺酸威兰特罗等。

（五）抗炎治疗

病毒性肺炎合并急性呼吸窘迫综合征、脂肪栓塞引起的急性呼吸窘迫综合征时，短期应用全身糖皮质激素治疗，对于减少肺部炎性渗出，改善氧合状态可起到较好的效果。

（六）器官移植后排斥反应

口服泼尼松可预防器官移植术后产生的免疫排斥反应。对于已发生的肺部排斥反应，可使用全身糖皮质激素治疗。

五、不良反应

长期或大剂量使用全身糖皮质激素治疗可引起以下一些严重的不良反应。

（一）消化系统并发症

激素刺激胃酸、胃蛋白酶的分泌，并抑制胃黏液分泌，降低胃肠黏膜的抵抗力，可诱发或加剧胃、十二指肠溃疡，甚至造成消化道出血或穿孔。对少数患者可诱发胰腺炎或脂肪肝。

（二）诱发或加重感染

长期应用糖皮质激素可诱发感染或使体内潜在病灶扩散，如肺结核复发、播散。

（三）医源性肾上腺皮质功能亢进

激素引起脂质代谢和水盐代谢紊乱。临床表现为满月脸、水牛背、皮肤变薄、多毛、水肿、低血钾、高血压、糖尿病等，也称医源性库欣综合征，停激素后上述症状可自行消失。

（四）心血管系统并发症

由于水、钠潴留和血脂升高，可引起高血压和动脉粥样硬化。

（五）骨质疏松、肌肉萎缩、伤口愈合迟缓等

糖皮质激素促进蛋白质分解、抑制其合成及增加钙、磷排泄。骨质疏松严重者可发生自发性骨折。长期使用激素引起高脂血症，来源于中性脂肪的栓子易黏附于血管壁上，阻塞软骨下的骨终末动脉，使血管栓塞造成股骨头无菌性缺血坏死。

（六）糖尿病

糖皮质激素有促进糖原异生，降低组织对葡萄糖的利用，抑制肾小管对葡萄糖的重吸收作用。长期应用全身糖皮质激素将引起糖代谢的紊乱，并发糖尿病。

（七）其他

激素性青光眼、激素性白内障等。

吸入糖皮质激素引起全身不良反应的大小与药物剂量、药物的生物利用度、在肠道的吸收，肝脏首关效应及药物的半衰期等因素有关。目前有证据表明成人哮喘患者每天吸入低至中等剂量激素，不会出现明显的全身不良反应。

六、停药反应或反跳现象

（一）停药反应

长期大剂量使用糖皮质激素时，减量过快或突然停用可出现肾上腺皮质功能减退样症状，轻者表现为精神萎靡、乏力、食欲减退、关节和肌肉疼痛，重者可出现发热、恶心、呕吐、低血压等，危重者甚至发生肾上腺皮质危象，需及时抢救。

（二）反跳现象

在长期使用糖皮质激素时，减量过快或突然停用可使原发病复发或加重，应恢复糖皮质激素治疗并需加大剂量，病情稳定后再逐步减量。

七、禁忌证

糖皮质激素的禁忌证主要有：严重的精神病和癫痫，活动性消化性溃疡，新近胃肠吻合术，骨折，外伤修复期，角膜溃疡，肾上腺皮质功能亢进症，严重高血压，糖尿病，孕妇。在临床上虽属禁忌证，但由于病情危重，需要使用糖皮质激素治疗时，应与患者家属沟通，获得知情同意后才能使用。

八、剂量，用法与疗程

（一）剂量

一般认为给药剂量（以泼尼松为例）可分为以下几种情况：①长期服用维持剂量：2.5～15.0mg/d。②小剂量：＜0.5mg/（kg·d）。③中等剂量：0.5～1.0mg/（kg·d）。④大剂量：＞1.0mg/（kg·d）。⑤冲击剂量：（以甲泼尼龙为例）7.5～30.0mg/（kg·d）。

（二）用法与疗程

1. 大剂量冲击疗法　适用于急性、危重病的抢救，如免疫系统疾病引起的弥漫性出血性肺泡炎可使用甲泼尼龙1g，疗程3～5天。哮喘中重度急性发作时常用剂量为甲泼尼龙每天80～160mg，或氢化可的松每日400～1 000mg，严重危及生命的发作时，甲泼尼龙可增加剂量至每日240～320mg，疗程3～5天，病情好转后序贯用口服激素治疗。

2. 一般剂量　可分为短程疗法（1个月内），中程疗法（1～3个月）和长程疗法（3个月以上）。根据疾病的不同采用的治疗疗程也不同。长程疗法多用于结缔组织疾病合并肺部病变的治疗。常用口服泼尼松，开始为治疗剂量每日30～60mg，获得临床疗效后，逐渐减量，每3～5天减量20%，直至用最小的有效维持剂量治疗。维持治疗时可采用每日或隔日给药，停药前应逐步过渡到隔日疗法后逐渐停药。

3. 吸入疗法　吸入激素主要用于哮喘的治疗，根据哮喘患者的病情不同，确定不同的吸入激素剂量。国际上推荐的每天吸入激素剂量见表8－5。

表8-5 常用吸入型糖皮质激素的每天剂量与互换关系（μg）

药物	低剂量	中剂量	高剂量
二丙酸倍氯米松	200~500	500~1 000	>1 000~2 000
布地奈德	200~400	400~800	>800~1 600
丙酸氟替卡松	100~250	250~500	>500~1 000
环索奈德	80~160	160~320	>320~1 280

临床实践表明，多数哮喘患者吸入低剂量激素后即可较好地控制哮喘。吸入激素的剂量与预防哮喘急性发作的作用有明确的关系。

（于 蕾）

第三节 茶碱类药物

一、概述

茶碱（theophylline）作为支气管扩张剂应用于呼吸道疾病如哮喘和慢性阻塞性肺疾病（COPD）已有大半个世纪，但由于其有效治疗剂量与中毒剂量较为接近，副作用多，支气管扩张作用相对较弱，因此在临床上的应用受到一定限制。近年来，随着对茶碱类药物的药理作用及其机制的深入研究，以及对茶碱剂型及选择性磷酸二酯酶（PDE）抑制剂的开发，尤其是对小剂量茶碱的抗炎和免疫调节作用的发现，使茶碱类药物在呼吸道疾病治疗中的地位有所提高。茶碱的药理作用极为广泛，除具有舒张支气管平滑肌外，尚有兴奋呼吸中枢、增强膈肌收缩力、强心利尿和降低肺血管张力及减少肺血管渗出等作用。此外，茶碱还具有抗气道炎症及免疫调节作用，主要表现为抑制某些炎症细胞的活化，如T淋巴细胞、嗜酸性粒细胞、中性粒细胞、肥大细胞、肺泡巨噬细胞等；抑制某些炎症介质的释放，如白介素-4（IL-4）、IL-5、IL-6、IL-8、白三烯 B_4（LTB_4）、LTC_4、氧代谢活性产物等；抑制肿瘤坏死因子（TNF-α）诱发的气道高反应性等；以及诱发细胞的凋亡等。

二、茶碱类药物的药理作用及其机制

（一）支气管扩张作用

茶碱具有相对弱的支气管扩张作用，该作用是通过下列多个环节而产生的：

（1）非选择性抑制磷酸二酯酶（PDE）活性：PDE能降解细胞内环核苷酸，不同细胞中PDE表达为不同形式的同工酶，PDE_3 为起到平滑肌细胞的主要同工酶，PDE_4 为炎症细胞的主要同工酶。传统认为茶碱非选择性抑制PDE活性，减慢cAMP和cGMP的水解速度，从而提高细胞内cAMP和cGMP的水平，使气道平滑肌松弛。但该作用较弱，常规剂量的茶碱最多只能使组织中20%的PDE活性受到抑制，且需要其血浆浓度≥10mg/L才能发挥作用。PDE活性受到抑制也可能是茶碱常见副作用（如恶心和头痛）的重要原因。

（2）拮抗腺苷受体：腺苷（adenosine）是一种抑制性的神经调质，内生腺苷可抑制交感神经释放去甲肾上腺素，腺苷还可导致致敏的肥大细胞释放组胺和白三烯，收缩呼吸道平滑肌。目前已知的腺苷受体包括A1、A2A、A2B、A3受体4种，A1及A2A受体均与腺苷的呼吸抑制作用有关。治疗浓度时，茶碱可拮抗 A1 和 A2 受体，对 A3 受体效果较差。新近发现茶碱可抑制一种新型 AMP 受体（P2Y15），但其功能尚不清楚。

（3）刺激内源性儿茶酚胺的释放：茶碱可促进肾上腺髓质分泌肾上腺素，刺激内源性儿茶酚胺的释放，血中肾上腺素、去甲肾上腺素、心率、血压、血糖、游离脂肪酸、胰岛素均呈剂量依赖性增高。但血浆浓度的增加太少，不能解释其支气管扩张效应。

（4）对 Ca^{2+} 的调节：茶碱能抑制细胞内钙的释放和钙在平滑肌细胞内的重新分布，导致钙激活的钾通道激活，细胞内钙浓度及钙对刺激剂的敏感性降低，从而舒张支气管平滑肌。

（5）茶碱还具有抑制前列腺素和肿瘤坏死因子，抑制肥大细胞释放介质，增强 β 受体激动剂活性等作用。

（二）抗炎及免疫调节作用

茶碱有抗炎及免疫调节作用，其可能与下列机制有关：

1. 释放 IL－10　IL－10 有广泛抗炎作用，茶碱能增加 IL－10 的释放，这一作用可能与 PDE 抑制有关。低剂量茶碱无此作用。

2. 抑制核因子－κB（NF－κB）的转录　茶碱阻止前炎症转录子 NF－κB 易位入核，可使 COPD 中炎症基因的表达明显减少，通过抑制 IκB－α 蛋白降解，激活的 NF－κB 的核转录被抑制。但此作用出现在较高浓度，可能通过抑制 PDE 而发挥作用。

3. 直接抑制磷酸肌醇 3－激酶　相对弱地抑制磷酸肌醇 3－激酶 γ 亚型，此亚型与中性粒细胞和单核细胞的趋化反应有关，抑制磷酸肌醇 3－激酶亚 δ 型，此亚型与氧化应激有关。

4. 诱导细胞凋亡　茶碱可减少抗凋亡蛋白 Bcl－2，诱导嗜酸性粒细胞凋亡，通过拮抗腺苷 A2a 受体介导中性粒细胞凋亡，通过 PDE 抑制介导 T 淋巴细胞的凋亡，从而减轻慢性炎症反应。

5. 激活组蛋白去乙酰化酶（HDAC）　茶碱在低血浆浓度时（5～10mg/L）的气道抗炎作用主要通过激活 HDAC 抑制组蛋白的乙酰化作用，最终抑制炎性基因的表达。哺乳动物的 HDAC 有 11 种不同的亚型，Ⅰ型包括 HDAC 1、2、3、8 和 11，集中在细胞核内，Ⅱ型包括 HDAC 4、5、6、7、9 和 10，穿梭于胞核和胞质之间。研究发现，哮喘和 COPD 患者的 HDAC 的活性显著减少，NF－κB 的增高，介导炎症基因的表达增加。氧化应激导致 HDAC2 酪氨酸残余的过氧化亚硝酸盐硝基化，降低 HDAC 活性，导致哮喘和 COPD 患者对激素的抗炎作用不敏感。经低剂量茶碱治疗的哮喘患者的支气管黏膜 HDAC 活动明显增强。低剂量茶碱抗炎机制与糖皮质激素不同。糖皮质激素不直接激活 HDAC，而是募集 HDAC 到激活的炎症基因的转录位点，使组蛋白去乙酰化，从而抑制炎症基因转录。低剂量茶碱通过激活 HDAC，逆转氧化应激所致的激素抵抗，可使糖皮质激素的抗炎作用增强 100～1 000 倍，但还不明确 HDAC 是否是茶碱的直接作用靶点。

（三）其他作用

（1）兴奋呼吸中枢，增强膈肌收缩力，减轻膈肌疲劳；其机制可能是通过降低磷酸盐与磷酸肌酸之比而改善膈肌的有氧代谢。也有人认为 COPD 患者膈肌功能的改善与功能残气量减少，膈肌位置的改善有关。

（2）促进纤毛摆动，增加气道上皮对水的转运提高黏液纤毛清除功能，其机制可能跟茶碱的 PDE 抑制作用，cAMP 的增加有关。

（3）强心利尿，扩张冠状动脉，降低肺血管张力，减少肺血管渗出等多方面的作用。

（4）抑制红细胞的生长：有研究发现茶碱能降低 COPD 患者外周血中红细胞数量和血红蛋白，但并不改变血中促红细胞生成素水平，体外培养研究也发现茶碱呈浓度依赖性地抑制红细胞的生长。可能机制为：①拮抗腺苷 A2 受体。②抑制 Bcl－2 功能，加速各型红细胞凋亡。

（5）抑制血小板的活性。

（6）缩短 R－R 间期，改善窦房结恢复时间、窦房结传导时间和 A－H 间期。

三、茶碱的药代动力学特点

茶碱类的生物利用度和体内消除速率个体差异较大，许多因素可以影响茶碱在体内的吸收和代谢。其药代动力学特点如下：

（一）吸收过程

茶碱的水溶性差，且不稳定。氨茶碱是茶碱与乙二胺的复盐制剂，比茶碱水溶性高，易于溶解和吸收，缓释或控释型茶碱的吸收过程受进食和食物种类的影响，高脂饮食影响其释放，进食延迟其吸收。口服氨茶碱的生物利用度为 75%～80%，缓释型茶碱的生物利用度达 80%～89%。茶碱吸入效果差，直肠给药血药浓度不稳定。

（二）代谢过程

茶碱一旦被吸收便迅速分布全身，血药浓度达峰时间为 60～120 分钟，注射 1 小时后血浆和组织间的浓度则达到平衡。茶碱主要在肝脏代谢灭活，肝脏微粒体酶系统的细胞色素 P450 和黄嘌呤氧化酶促发其代谢。大部分以代谢产物形式通过肾排出，10% 以原形排出，肾功能减退时几乎无需调整剂量。茶碱的半衰期个体差异很大，约 181～571 分钟不等，成人平均为 312 分钟。小儿对茶碱类药物的半衰期比成人短，约 200 分钟。一般认为茶碱的有效血浆浓度为 10～20mg/L，低于 10mg/L 解痉效果不明显，但具有抗炎和免疫调节作用；高于 20mg/L 易发生毒副作用。除了人种和基因对茶碱类的药代动力学参数有影响外，许多因素可以影响茶碱在体内的吸收和代谢（表 8－6）。

表 8－6　影响茶碱清除率的非基因和人种因素

增加茶碱清除率的因素	降低茶碱清除率的因素
年龄在 1～16 岁	老人或新生儿
吸烟、饮酒	女性、肥胖
低碳水化合物、高蛋白饮食	高碳水化合物、低蛋白饮食
诱导酶的药物 苯巴比妥、苯妥英钠、卡马西平	肝硬化、肝功能不全、心肾功能不全
两性霉素、利福平 麻黄碱 锂盐	慢性阻塞性肺疾病、低氧血症、高碳酸血症 持续发热、甲亢、病毒感染抑制酶的药物 大环内酯类药物、氟喹诺酮类药物

续 表

增加茶碱清除率的因素	降低茶碱清除率的因素
异丙肾上腺素、沙丁胺醇	林可霉素、氯霉素 西咪替丁 别嘌醇 普萘洛尔 口服避孕药

四、茶碱的药物种类及临床应用

（一）茶碱类药物临床使用的适应证

1. 哮喘和喘息性支气管炎　茶碱价格便宜，但其的支气管扩张作用的强度和起效速度远不及 β_2 受体激动剂，抗炎作用也不及吸入糖皮质激素，且影响血药浓度的因素多，个体差异大，治疗窗窄，易引起中毒症状。因此，目前哮喘防治指南建议不将其作为哮喘的一线控制药物，只作为吸入皮质类固醇未控制病例的附加治疗。茶碱的抗炎作用机制和糖皮质激素不同，低剂量茶碱和糖皮质激素联合应用，使糖皮质激素的抗炎作用增强，且能减少用量、降低不良反应，特别是严重激素依赖性和激素抵抗性哮喘。一般也不推荐作为哮喘急性发作的一线治疗，在 β_2 受体激动剂和皮质激素应用无效时才使用。对于白天发作为主的患者，可选用普通氨茶碱片或茶碱控释片口服；对于夜间哮喘患者，则应当给予茶碱控释片。支气管哮喘急性发作期的治疗可经静脉途径给予氨茶碱。对于 24 小时内未曾应用过茶碱类药物的患者，可先缓慢静脉注射负荷量茶碱，然后再给予维持量茶碱静脉滴注。有条件者应监测血茶碱浓度。

2. 慢性阻塞性肺疾病　茶碱能解除气道痉挛，改善 COPD 患者通气功能，使陷闭气体的容量减少；也能增加气道内黏液的清除，通过降低气道对刺激物的反应性，能减轻气道的炎症反应和分泌物的量；茶碱还有改善心搏血量、增加心肌收缩力、舒张全身和肺血管，增加水盐排出，改善右心室功能，以及某些抗炎作用等，因而适用于 COPD 缓解期和急性加重期的治疗。单用茶碱的支气管扩张作用不是很突出，但低剂量茶碱单用或联用糖皮质激素作为 COPD 有效的抗炎治疗，茶碱长期联合应用 β_2 受体激动剂可明显改善 COPD 患者的肺功能，减轻呼吸困难的症状，减少 COPD 急性发作次数，并减少 β_2 受体激动剂应用的剂量。

3. 心力衰竭和肺水肿　氨茶碱对气管和血管平滑肌具有双重扩张作用，且能增加膈肌的收缩力、降低缺氧引起的肺动脉高压、拮抗内毒素及缺氧引起的肺部血管炎症反应、强心利尿及清除肺部黏液。适应于急性左心功能不全（急性肺水肿）和慢性肺源性心脏病患者心功能不全的治疗。

4. 呼吸衰竭和膈肌疲劳　茶碱可直接兴奋延髓呼吸中枢，降低其对 CO_2 的敏感阈值，增加呼吸中枢冲动。还能增强膈肌收缩力，缓解膈肌疲劳，从而治疗呼吸衰竭，茶碱对膈肌和呼吸的作用有利于呼吸衰竭的逆转和脱离呼吸机。

5. 睡眠呼吸暂停综合征　没有证据证明茶碱对健康成人的睡眠有影响，但对睡眠呼吸暂停综合征患者，服用茶碱明显减少呼吸暂停和呼吸功能不全的发作次数，提示其可能对那些适于所有有夜间症状、不适合手术或连续气道正压通气治疗的患者可能有益。其可能与茶碱非选择性拮抗腺苷受体有关。

6. 其他

（1）心肺复苏：心搏骤停时，有腺苷机制的参与。氨茶碱在增加 cAMP 的同时减少腺苷的生成和拮抗腺苷 A1、A3 受体，产生正性变时、变力、变传导作用，因此对于心搏骤停患者给予氨茶碱有可能提高复苏成功率和存活率。有研究显示，大剂量氨茶碱（0.5～1.0g/L之间）的复苏效果优于0.25g/L 氨茶碱注射，氨茶碱对升高血压、恢复自主呼吸都有一定作用。尽管如此，但心搏骤停时腺苷浓度的改变，用氨茶碱前后腺苷浓度的改变，以及氨茶碱的最佳剂量、使用时机、不良反应及受体后信号转导，尚需进一步探讨。

（2）缓慢型心律失常：电生理研究表明氨茶碱可使 R－R 间期明显缩短，窦房结恢复时间和窦房结传导时间明显改善，A－H 间期有一定改善，而 H 间期及 H－V 间期无改善。因此氨茶碱对窦性心动过缓伴窦性停搏及窦房传导阻滞、缓慢心室率性房颤、各种程度的希氏束以上传导阻滞以及房室传导阻滞等均有良好疗效。

（3）抗排斥治疗：抑制性 T 淋巴细胞对茶碱敏感，而辅助性 T 淋巴细胞对茶碱不敏感，因而有研究将其应用于肾脏移植术后抗急性排斥反应取得了成功。

（二）茶碱类药物使用的禁忌证

对茶碱过敏的患者；低血压和休克患者；心动过速和心律失常的患者；急性心肌梗死患者；甲亢、胃溃疡和癫痫患者。

（三）茶碱类药物种类及临床应用

迄今为止已知茶碱类药物及其衍生物有 300 多种，临床上较为常用的有氨茶碱、胆茶碱、二羟丙茶碱、茶碱乙醇胺、恩丙茶碱、多索茶碱以及开发新型茶碱制剂或选择性磷酸二酯酶（PDE）抑制剂。临床上应用的茶碱类药物目前大致分为五类：

1. 茶碱与盐类或碱基的结合物　如氨茶碱和胆茶碱。

（1）氨茶碱（aminophylline）：临床使用多年且国内应用最广泛，是茶碱与乙二胺的复盐制剂，比茶碱水溶性高 20 倍，易于溶解和吸收，是唯一可用于静脉注射的制剂。但氨茶碱碱性较高，局部刺激性大，口服易致恶心、呕吐、食欲下降、腹痛等胃肠道反应，故宜饭后服用，或选用肠溶片剂。肌内注射局部可有红肿疼痛等。氨茶碱的全身副作用包括对中枢神经的和心脏的兴奋作用，如焦虑、震颤、烦躁不安、头痛和心悸等。静脉效果较口服好，但静脉注射过快或剂量过大，可引起心律失常、血压下降、胸闷、躁动、惊厥甚至猝死。因此，应用氨茶碱，尤其是静脉使用时，应监测血浆茶碱浓度，在无血浆茶碱浓度监测下应密切注意日用药总量，结合考虑机体对茶碱代谢的个体差异，以及影响茶碱代谢的诸因素，并注意有无氨茶碱中毒的前兆症状，如精神症状或心悸等。常用口服量为每次 0.1～0.2g，每日 3～4 次；极量为每次 0.4g，每日 1g；静脉注射每次 0.25g，加 25%～50% 葡萄糖稀释后静脉缓慢注射或静脉滴注，每日 1～2 次。

（2）胆茶碱（choline theophylline）：为胆碱与茶碱的复盐制剂。水溶性强，溶解度为氨茶碱的 5 倍。因此，胃肠吸收较快，口服后约 3 小时血浆浓度可达峰值。该药的胃肠刺激小，适宜口服；常用口服量为每次 0.2g，每日 3 次。

2. 茶碱 N－7 位以不同的基团取代的衍生物　这类药物的水溶性增加。

（1）二羟丙茶碱（diprophylline）：是茶碱的中性制剂，pH 近中性，对胃肠道刺激小，主要用于口服给药。其支气管扩张作用较氨茶碱少。心脏副作用也很轻，仅为茶碱的1/10。常用量为每次0.1～0.2g，每日3次；静脉滴注每次为0.25～0.5g，应加入5%的葡萄糖250～500ml液体中静脉滴注，也可静脉注射。

（2）羟丙茶碱（prophylline）：与二羟丙茶碱类似，但生物利用度高，半衰期长。口服每次0.1～0.3g，每日2～3次；静脉用药每次为0.2g，应加入葡萄糖液体稀释静脉滴注或静脉注射。

（3）多索茶碱（doxofylline）：支气管扩张作用为氨茶碱的10～15倍，作用时间较长，且具有镇咳作用，但无腺苷受体拮抗作用，因而无茶碱的中枢和胃肠道不良反应，也无药物依赖性。一般口服0.2～0.4g，每日2次。

3. 恩丙茶碱（enprophylline）　是近年来发现的新一代衍生物，以3－丙基取代茶碱的3－甲基。其支气管扩张效应是氨茶碱的5倍以上，并无中枢系统、心血管系统兴奋的副作用。与茶碱相比，恩丙茶碱不增加胃的分泌，也无利尿作用，仅有轻微的恶心、头痛等副作用。口服剂量每次为3.5～4mg/kg，每日2次；静脉注射剂量每次为0.5～1.54mg/kg，每日1～2次。

4. 茶碱缓释或控释剂　剂型有持续释放12小时和24小时两种。口服后在胃肠道中能逐渐、恒速地释放，对胃黏膜的刺激性较普通茶碱制剂明显减低。

（1）茶碱缓释：①茶喘平（theovent）：为无水茶碱缓释胶囊，用法为：成人每12小时口服0.25～0.5g，9～16岁每12小时口服0.25g，6～8岁每12小时口服0.125g。②舒弗美：为茶碱缓释片，成人每12小时口服0.1～0.2g。

（2）茶碱控释剂：葆乐辉（protheo）：为无水茶碱的控释片。口服每次0.4g，每日1次，或每次0.2g，每日1～2次。

5. 选择性PDE抑制剂　因茶碱类药物传统上认为是一种非选择性PDE抑制剂，故此类选择性PDE_4抑制剂也暂归为茶碱类药物。选择性PDE_4抑制剂具有抗炎、抗过敏、扩张支气管、减少微血管渗漏、减少黏液分泌及调节肺神经活性等生物学活性，同时具有高选择性，故不良反应轻微，患者耐受性好，为哮喘和COPD的抗炎治疗带来了新的希望。其代表药物有咯利普兰（rolipram）、罗氟司特（roflumilast）、阿罗茶碱（arofylline）、西洛司特（cilomilast，Ariflo）等。研究显示PDE_4抑制剂阿罗茶碱、西洛司特能显著改善中度至重度COPD患者的肺功能，减少COPD恶化的发生率，减轻咳嗽症状，减少支气管扩张药的使用，提高静息和运动后的氧饱和度。但此类药物目前尚未在中国上市。

（四）药物的相互作用、毒副作用及减少不良反应的对策

1. 药物的相互作用　许多因素与茶碱存在相互作用，增加或减少茶碱清除率，影响茶碱在体内的代谢和血中浓度。

2. 毒副作用　茶碱常见的不良反应为恶心、呕吐、腹部不适、腹痛、腹泻等胃肠道反应，少数可出现头痛、焦虑、激动不安、失眠、震颤等中枢神经表现，以及心悸、多尿、低钾血症、心律失常等表现。茶碱的不良反应主要与腺苷拮抗、PDE抑制有关。这些不良反应在舒张支气管的治疗剂量（10～20mg/L）时即可发生，超过20mg/L时不良反应发生率明显增加。近几年，茶碱缓释、控释剂型的开发避免了血药浓度的剧烈升高，提高了疗效，减少了不良反应。新一代甲基黄嘌呤衍生物安全性明显提高。

3. 茶碱使用注意事项

（1）在用药期间患者禁烟、酒、咖啡，警惕可能存在药物相互作用。本品静脉输液时，应避免与维生素 C、促皮质激素、去甲肾上腺素配伍。正在应用茶碱的患者，如果静脉注射氢化可的松，有可能使茶碱的血药浓度迅速升高，导致毒性反应。有癫痫、心律失常、左心衰竭、肝脏疾病、心血管状态不稳定和败血症者应尽量避免使用茶碱。有甲状腺功能低下、肺心病、长期发热或使用西咪替丁、环丙沙星、红霉素等药物者应减少茶碱剂量。

（2）由于 COPD 患者大多数是老年人，而老年人蛋白结合相对减少，造成茶碱清除率降低，有严重肾功能障碍者需慎用。

（3）茶碱有抑制多核白细胞的黏附、化学毒性、吞噬和溶酶体释放的作用，接受茶碱治疗的哮喘患者的多核白细胞的杀菌能力降低，且其作用的强弱与血中茶碱的浓度有关。因此，败血症患者应尽量避免使用茶碱。

（4）在使用茶碱时，应强调用药的个体化，应检测茶碱血浓度，防止茶碱过量的副作用发生。低剂量茶碱（血浆浓度 5～10mg/L）可以很大程度地避免茶碱的副作用和与其他药物的相互作用，可以不必监测血浆浓度长期使用。新型制剂如控释片或特异性 PDE 抑制剂的副作用更低，且每日只需服用 1～2 次，即能维持恒定的血浆茶碱浓度，故患者有较好的依从性，便于长期服用，应为首选。

（5）一旦发生了氨茶碱的急性中毒，应采取以下措施立即洗胃，分次口服药用炭 140g，可使茶碱的清除率增加；心律失常患者可给予利多卡因；惊厥患者给予地西泮、苯巴比妥或苯妥英钠；血液透析和新鲜血可显著地加速氨茶碱的清除速度，适用于血茶碱浓度在 40mg/L 以上的慢性中毒或血药浓度在 80mg/L 以上的急性中毒患者。抢救时禁止使用。肾上腺素、麻黄碱等兴奋剂，因为它们与氨茶碱之间有作用相互增强的关系。

（王林梅）

第四节　白三烯调节剂

白三烯（leukotriene，LT）是花生四烯酸经 5－脂氧合酶（5－LOX）途径代谢的产物，可分为两组，一组是二羟酸类，如 LTB4 是中性粒细胞的趋化因子；另一组是半胱氨酰白三烯（CysLTs）包括白三烯 C_4（LTC_4）、白三烯 D_4（LTD_4）和白三烯 E_4（LTE_4），是强烈的平滑肌收缩剂和嗜酸性粒细胞的趋化因子，可由包括肥大细胞和嗜酸性粒细胞在内的多种细胞合成和释放。白三烯通过表达在细胞膜上的白三烯受体发挥生物学效应，在人肺中具有两种不同的 LT 受体。非 CysLT（LTB_4）激活 BLT 受体，CysLTs（LTC_4、LTD_4、LTE_4）激活 I 型半胱氨酰白三烯受体（CysLT1）和 Ⅱ 型半胱氨酰白三烯受体（CysLT2）。这些受体在肺内主要表达在平滑肌细胞和巨噬细胞上，CysLT1 亦明显表达在外周血单核细胞上。

在人气道平滑肌，CysLTs 均激活 CysLT1 受体。CysLTs 可诱发支气管收缩，对离体人支气管的收缩作用较组胺强而持久，使气道反应性增高和平滑肌肥大，导致黏液高分泌和黏膜水肿，诱导嗜酸性粒细胞在气道组织中的浸润。LTs 对肺支气管组织具有以下的作用：①促进支气管平滑肌收缩：LTs 有强烈收缩支气管平滑肌作用，使气道阻力增加，影响呼吸功能。②促进气管平滑肌腺体分泌。③促进炎性反应：LTs 是最强的炎症细胞趋化剂，可引起中性粒细胞、巨噬细胞、嗜酸性粒细胞、淋巴细胞等炎性细胞聚集及激活。④引起血管通透性增强，加重支气管水肿。⑤对肺血流动力学具有一定的影响，血浆 LTC_4 水平与 CO 呈负相关，而与右心室心搏作功指数（RVSWI）呈正相关。

因此，白三烯是哮喘等炎性气道疾病发病机制中的重要介质。研究提示，慢性阻塞性肺疾病的发病过程中，白三烯亦起到重要的作用。稳定期，COPD 患者呼出气冷凝液中 LTB_4 浓度明显高于正常对照组；COPD 急性加重期患者血浆 LTB_4 明显升高，呼吸衰竭组血浆中 LTC_4 水平明显高于非呼吸衰竭组，且与患者呼吸功能指标密切相关。

由于白三烯的重要作用，亦研发了大量的白三烯调节剂，包括 LTs 合成抑制剂如吡前列素、BLT 受体阻断剂、CysLT1 受体阻断剂以及 5 - LOX 抑制剂等。有关的临床研究提示，过敏性哮喘患者服用扎鲁司特或孟鲁司特后，患者的肺功能获得改善，同时其痰液、外周血和支气管肺泡灌洗液中的淋巴细胞、嗜碱性粒细胞、嗜酸性粒细胞和巨噬细胞数目均显著减少，其 FEV_1 改善呈剂量依赖性，对减少夜间惊醒次数以及清晨哮喘症状皆有显著作用。慢性阻塞性肺疾病患者服用扎鲁司特后也可扩张支气管。Celik 等对 117 例 COPD 患者进行研究，将患者随机分为两组，分别以异丙托溴铵及福莫特罗治疗（59 例），或异丙托溴铵、福莫特罗及孟鲁司特治疗（58 例）。结果发现，加用孟鲁司特后，患者肺功能较对照组有明显提高，包括 FEV_1 及 FVC，呼吸困难症状、氧分压以及生活质量等方面均获得改善。目前临床上使用的白三烯调节剂主要为 CysLT1 受体阻断剂和 5 - LOX 抑制剂。

一、CysLT1 受体阻断剂

应用 CysLT1 受体阻断剂可发挥下列作用：①对抗 LTs 的支气管收缩作用。②抑制抗原诱发的哮喘发作。③保护由运动、冷空气及阿司匹林诱发的支气管收缩。④与糖皮质激素联合应用治疗哮喘可减少激素的用量。

（一）扎鲁司特（zafirlukast）

为长效口服的高选择性 CysLT1 受体阻断剂，能与 CysLT1 受体结合而阻断其作用，包括白三烯介导的支气管平滑肌收缩和促炎症活性。因此，可用于治疗和预防。临床适用于以下情况：①轻中度哮喘的治疗和预防，对伴有过敏性鼻炎尤为适合。②激素依赖型或抵抗型患者。③难治性哮喘的辅助治疗。每次 20mg，每日 2 次，餐后 2 小时口服。

（二）孟鲁司特（montelukast）

属于高选择性 LTD_4 受体拮抗剂，可缓解白三烯所致的支气管痉挛和炎症，用于预防哮喘，尤其是阿司匹林过敏患者以及激素耐药患者，亦具有一定的止咳作用。每次 10～50mg，每日 1 次口服。

（三）普仑司特（pranlnkast）

作用及适应证与扎鲁司特相似。主要用于哮喘的预防，但对已发作的哮喘无缓解作用。每日 450mg，分 2 次于早餐和晚餐后服用。

二、白三烯合成抑制剂

一些药物对花生四烯酸的代谢具有抑制作用，减少白三烯的合成，或抑制白三烯的释放，从而调节白三烯的作用，获得临床疗效。

(一) 异丁司特 (ibudilast)

可选择性抑制白三烯的释放，阻断白三烯介导的血管通透性增加和支气管收缩，消除气道炎症和扩张支气管。可用于减轻哮喘患者的呼吸困难，但对已发作的哮喘不能迅速缓解。每次 10mg，每日 2～3 次口服。对出血患者应禁用。

(二) 吡嘧司特 (pemirolast)

除抑制磷酸二酯酶外，亦可抑制花生四烯酸的代谢和释放，从而可阻断白三烯的释放。可用于预防和减轻支气管哮喘发作，但不能用于控制发作。每次 10mg，每日 2 次口服。

(三) 齐留通 (zileuton)

属于选择性 5－LOX 抑制剂。通过抑制白三烯生物合成的起始酶，阻止白三烯的合成。同时，对 LTB_4 具有拮抗作用，可阻断白三烯介导的支气管炎症和收缩效应，可减少患者对冷空气的反应，以及激素的用量。适用于哮喘的预防。每次 400～600mg，每日 4 次口服。

三、白三烯调节剂的不良反应

临床研究中发现，无论白三烯受体阻断剂抑或白三烯合成抑制剂，患者的耐受性均良好。多数文献均提及仅有轻微的不良反应——轻微头痛、咽炎、鼻炎、胃肠道反应及转氨酶升高，这类不良反应在停止用药后即可消失。使用扎鲁司特治疗的激素依耐型患者，在激素撤除后可出现嗜酸性粒细胞增多、心肌病以及肺浸润等；使用普仑司特者，有时可见发热、瘙痒和皮疹等；长期应用齐留通可导致药物性肝炎，发生率约为 3% 左右，因此，应监测患者的肝脏功能。

（董 燕）

第五节 镇咳剂

咳嗽是人体最重要的呼吸防御反射之一，能清除呼吸道分泌物和有害因子，但在疾病状态下，频繁、剧烈的咳嗽可引起患者不适，甚至导致一系列并发症及生活质量下降，成为内科门诊患者就诊的主要原因之一。在非处方药物销售中，镇咳药占据了主要部分。另外，非治疗目的、滥用成瘾性止咳药作为一种公共危害，亟待重视。近三十年来，随着咳嗽诊断技术的进步、诊治程序的创立与完善，咳嗽的相关诊治得到长足的发展。以往被称为“不明原因慢性咳嗽”的疾病，目前大部分已可归类至具体的病因，针对病因的治疗多数也可获得满意的疗效。因此，合理应用镇咳药物，是广大医师需要注意的问题。

对于伴有大量气道分泌物的咳嗽患者（如肺炎、支扩等），不宜进行镇咳治疗。另外，在病因不明又未能排除一些严重疾病（如早期肺癌、支气管结核）的情况下，也不宜盲目使用镇咳药，避免掩盖症状而延误诊治。一般而言，在以下几种情况下可选择应用镇咳药：①咳嗽程度较重，影响患者生活质量甚至导致并发症。②排除器质性病变，但病因未明（即特发性咳嗽），无法进行对因治疗，或对因治疗起效时间较长。③尚无有效的特异性治疗方法，例如无法手术治疗的肺癌。

一、咳嗽反射与镇咳靶点

每一次非自主的病理性咳嗽均为一完整的反射弧：感觉神经末梢受到刺激后，神经冲动沿传入神经传入中枢神经系统，信号整合后经传出神经传递至效应器，引起咳嗽。理论上而言，作用于咳嗽反射弧上任何位点的药物均有可能产生镇咳效果。

（一）咳嗽感受器及传入神经

气道咳嗽感受器分为三种类型：快适应感受器、慢适应感受器及 C 纤维末梢。快适应感受器的传入纤维属于有髓鞘神经，主要分布于喉部，其次是气管分叉处、气管下半段，对机械刺激敏感，而对化学刺激因素相对不敏感。慢适应感受器同样属于有髓 Aδ 纤维，多位于气管、支气管后壁的膜性平滑肌内，平滑肌的痉挛对其激活有一定的影响。C 纤维末梢属于无髓鞘神经纤维，主要分布于气管下段，特别是环绕气管分叉周围，对多种化学物质刺激敏感，但对机械刺激不敏感。

（二）咳嗽中枢

咳嗽中枢位于延髓的背侧部，邻近呼吸中枢。尽管目前尚未能对咳嗽中枢进行精准定位，但一般认为与孤束核有关，且受大脑皮质控制，经迷走神经传入的咳嗽信号由靠近或位于脑干孤束核内的不同亚核的二级中间神经元进行处理。

（三）传出神经及效应器

接受咳嗽中枢传出冲动后，疑核运动神经元发送的冲动通过膈神经及脊髓前角运动神经传送到呼吸肌，通过迷走神经的喉返神经传送到喉部和支气管树，引起吸气、腹肌及肋间肌收缩、横膈升高、声门关闭一系列动作，气道内压力瞬间升高，随着声门突然开放，高速气流排出并发出典型的咳嗽音，完成咳嗽过程。

二、常用镇咳药物

理想的镇咳药应该是镇咳作用强、副作用少，能抑制疾病引起的异常咳嗽反射，而不影响正常的咳嗽反射。目前，按照药物在咳嗽反射弧上的不同作用位点，镇咳药物分为中枢性镇咳药和周围性镇咳药。

（一）中枢性镇咳药

1. 定义　中枢性镇咳药是指作用于延髓咳嗽中枢而起到镇咳效果的药物。根据是否对药物产生依赖性，可分为依赖性和非依赖性镇咳药。依赖性镇咳药物是指吗啡类生物碱及其衍生物，包括吗啡、可待因、双氢可待因、羟蒂巴酚，是力度最强的镇咳药物；非依赖性镇咳药包括右美沙芬、喷托维林、右啡烷等。依赖性镇咳药长期服用有成瘾性，且有呼吸抑制作用，因此临床上应用受到限制。

2. 作用机制　脑内至少存在三类阿片受体：k、μ、δ。每种受体都有 2～3 种亚型，药物与不同脑区的阿片受体结合而发挥作用。阿片受体主要作用于钾离子和钙离子通道。依赖性镇咳药如可待因，主要通过作用 μ 阿片受体起镇咳作用。k 阿片受体也参与镇咳作用。依赖性镇咳药是目前最有效的镇咳药物，但某些类型的咳嗽，可待因也没有效果，中枢性镇咳药的作用机制仍未完全清楚。

3. 副作用　依赖性镇咳药会产生呼吸抑制、药物依赖性以及胃肠道症状（恶心、呕吐及便秘等)。阿片类药物依赖性的形成与 μ 阿片受体和吗啡的结合能力明显增强有关。研究表明，长期给予吗啡注射，可显著提高动物突触囊泡内钙离子浓度水平，突触内钙离子浓度增加表明阿片类受体依赖性形成。

4. 常用中枢依赖性镇咳药

(1) 吗啡 (morphine)：镇咳力度强，兼有镇痛及镇静作用，极易成瘾，目前仅用于主动脉瘤或晚期肿瘤引起的剧烈咳嗽伴疼痛，以及急性肺梗死或左心衰竭时的剧烈咳嗽，临床应用需严格掌握其适应证。用法：口服或皮下注射，成人每次 5 ~ 10mg，每日 1 ~ 3 次。

(2) 可待因 (codeine)：是吗啡生物碱衍生物，镇咳效果显著。由于同样能抑制支气管腺体的分泌使痰液黏稠不宜咳出，故痰多黏稠时禁止使用。用法：成人每次口服 15 ~ 30mg，每天 3 次。

(3) 福尔可定 (pholcodine)：作用与可待因相似，具有吗啡类药物的副作用，但成瘾性较弱。用法：成人口服每次 5 ~ 10mg，每天 3 次。

5. 常用中枢非依赖性镇咳药

(1) 右美沙芬 (dextromethorphan)：是吗啡类左啡诺甲基醚的右旋异构体，目前应用最广的非依赖性镇咳药，镇咳效果与可待因相似，正常剂量水平使用时无镇痛和催眠效果，对呼吸中枢没有抑制作用，不产生依赖性和耐受性。但大剂量服用时，也会产生中枢麻醉作用。用法：成人每次 15 ~ 30mg，每天 3 次。

(2) 喷托维林 (pentoxyverine)：属于无成瘾性镇咳药，作用强度为可待因的 1/3，同时具有抗惊厥和解痉作用。具有一定的阿托品样作用，青光眼及心功能不全者应慎用。用法：成人口服每次 25mg，每天 3 次。

(3) 苯丙哌林 (benproperine)：非麻醉性镇咳药，作用为可待因的 2 ~ 4 倍。能抑制咳嗽中枢，也能抑制肺及胸膜牵张感受器引起的肺迷走神经反射，且能舒张支气平滑肌。用法：成人口服每次 20 ~ 40mg，每天 3 次。

(二) 周围性镇咳药

指与咳嗽反射弧上的咳嗽感受器、传入神经、传出神经、效应器作用位点结合产生镇咳效果的药物。由于药物不能透过血脑屏障进入中枢神经系统，因此不会产生类似阿片类药物的镇静作用。周围性镇咳药可分为局部麻醉药和黏膜防护剂两类。局部麻醉药包括苯佐那酯、那可丁、利多卡因等；黏膜防护剂包括甘草流浸膏、苯丙哌林等。

1. 作用机制　局部麻醉药通过降低感觉神经末梢敏感性从而降低咳嗽冲动。黏膜防护剂口服后覆盖咽喉部黏膜表面，使黏膜减少刺激，并可促唾液分泌，主要是糖浆类药物。

2. 常用药物

(1) 苯佐那酯 (benzonatate)：属于丁卡因衍生物，抑制肺脏感觉神经末梢及牵张感受器，抑制肺 - 迷走神经反射，阻断咳嗽反射的传入冲动。镇咳作用较可待因稍弱，但不抑制呼吸。用法：成人每次 50 ~ 100mg，每天 3 次。

(2) 那可丁 (narcotine)：阿片所含的异喹啉类生物碱，作用与可待因相当，无依赖性，对呼吸中枢无抑制作用，但大剂量可引起呼吸兴奋，不宜与中枢兴奋药同用。用法：成人口服每次 15 ~ 30mg，每天 3 ~ 4 次。

(3) 利多卡因 (lidocaine)：有镇咳效果，且能解除支气管痉挛。药效持续时间短暂，且可伴有口咽部黏膜麻醉，容易引起气道分泌物或食管内食物误吸。支气管镜检查时多使用雾化吸入利多卡因或丁卡因抑制咳嗽反射。常用浓度1%～2%，雾化吸入或气道分次滴入。

（4）左羟丙哌嗪（levodropropizine）：通过对选择性抑制气道C纤维作用而发挥镇咳作用，主要与感觉性神经肽相关的位点结合，对中枢抑制的不良反应较少。镇咳力度与右美沙芬相仿，不良反应发生率更小，包括嗜睡、疲乏、恶心等。用法：成人每次60mg，每天3次。

（5）莫吉司坦（moguisteine）：属于乙酰胆碱拮抗剂，为外周性非麻醉性镇咳药物，对中枢神经系统无影响，无成瘾性。研究表明莫吉司坦止咳效果接近可待因。该药物2004年在欧洲上市，但尚未通过美国FDA认证，目前在国内正在进行上市前临床研究。

（6）传统中药：我国传统医学认为咳嗽是指肺失宣降、肺气上逆作声所致，可分为外感咳嗽与内伤咳嗽，需辨证施治，在临床上有一定的疗效。常用的方剂或中成药的组分包括桔梗、川贝、甘草、半夏、麻黄、罗汉果、前胡、苦杏仁等。有人认为其主要起到外周性镇咳作用，但具体机制未明，尚需进一步研究并通过规范的临床研究予以证实。

三、新型镇咳药物研究进展

目前，正在进行研究的镇咳药物主要有以下几种。

（一）作用于中枢位点的药物

可待因是μ阿片受体激动剂，镇咳效果明显但因副作用而被限制使用，积极寻找有强效镇咳作用的非μ阿片受体激动剂是研究的热点之一。目前已研发出δ阿片受体选择性激动剂。δ阿片受体可分为δ_1、δ_2、δ_3亚型，已证明δ_1阿片受体亚型可抑制由μ和k阿片受体介导的镇咳作用，该受体亚型拮抗剂具有潜在镇咳效果。

（二）作用于咳嗽反射传出支的药物

巴氯芬是γ-氨基丁酸（GABA）受体激动剂可通过抑制脊髓上支配咳嗽动作相关肌肉的运动神经元兴奋性而起到镇咳效果。在动物实验及临床研究中发现其能够抑制刺激物诱导的咳嗽；对血管紧张素转换酶抑制剂相关性咳嗽患者，该药初步显示一定的效果。

（三）作用于外周位点的药物

1. 瞬时受体电位香草素1型受体（$TRPV_1$）拮抗剂　$TRPV_1$受体位于气道感觉性C纤维末梢上。多种理化刺激可以直接或间接激活$TRPV_1$离子通道，引起钠离子通道开放，引起神经末梢神经肽释放，产生神经源性炎症、平滑肌收缩和咳嗽。动物实验已经证实$TRPV_1$拮抗剂具有剂量依赖性的止咳作用。

2. 速激肽受体拮抗剂　气道感觉末梢激活后可释放速激肽及神经激肽在内的一系列神经递质，并作用于相应的神经肽受体NK_1、NK_2、NK_3，引起气道高反应性、神经源性炎症和咳嗽。动物研究证明神经肽受体拮抗剂在某些动物模型中能抑制咳嗽。

3. 内源性大麻素类　近年在气道上发现了两种亚型的大麻素受体（CB1、CB2）。选择性CB2受体激动剂能抑制高渗盐水、辣椒素和PGE_2引起迷走神经的去极化，明显减轻柠檬酸所致豚鼠的咳嗽。这种抑制作用可被选择性CB2受体阻断剂阻断，提示选择性CB2受体激动剂可作为新的镇咳靶点。

（毕红梅）

第六节 祛痰剂

黏液高分泌是许多急、慢性气道炎症性疾病（如急性气管-支气管炎、慢性阻塞性肺疾病、支气管扩张等）的共同特征。黏液的过度分泌可引起黏液纤毛清除功能障碍和局部防御功能损害，导致感染难以控制和气道阻塞，直接影响病情的进展。有效的祛痰是治疗此类疾病的重要辅助措施及对症处理。祛痰可以通过药物治疗及非药物治疗（如体位引流、振动辅助排痰、各种方式的吸痰等）完成，本节只讨论祛痰药物的应用。在使用祛痰药的同时，要注意基础病因的治疗。

一、痰液生成的病理生理基础

呼吸道存在一种独特的防御机制，称为“黏液纤毛清除”（mucociliary clearance，MCC)，由黏液和纤毛两部分组成。纤毛在黏液毯中规律连续性的摆动，形成同一方向的波浪形运动，以2.5~3.5mm/min的速度，有效地将有害颗粒及病原体推送至鼻咽部。正常的MCC不仅要求足够数量、结构功能完整的纤毛，而且要求黏液具有特定的流变学特征（合适的黏度和厚度等)。黏液主要成分包括水（95%)、蛋白（3%)、脂类（1%）以及矿物质与其他非蛋白成分（1%）。黏液分泌的来源主要源自：①杯状细胞：位于气道黏膜上皮，散在分布于纤毛柱状上皮细胞之间，胞质内富含黏液颗粒，正常情况下与黏液腺一起分泌黏液（10~100ml/天）。在炎症刺激下，杯状细胞数量可以增加，增加黏液分泌。②黏液腺：主要位于气管与支气管的黏膜下层。其分泌不仅源自直接刺激，还受迷走神经支配，乙酰胆碱可以促进分泌，而阿托品则起到抑制作用。杯状细胞则不受此支配。另外，在炎症状态下，血管通透性增加会导致血浆渗出，黏液增加。

生理状态下，合理的黏液分泌是有效MCC的基本载体，黏液包含的白蛋白、分泌性免疫球蛋白、乳铁蛋白、蛋白酶抑制剂及溶菌酶等还从不同方面起到气道防御的功能。但是，在病理状态下，过度的黏液分泌可以引起纤毛功能紊乱，造成无效摆动；过量的黏液可以成为病原菌的培养基，引起感染发生及加重；大量的黏液可以堵塞气道，导致引流不畅加重病情，或者影响有效通气。这些过量的黏液，连同病原微生物、炎症细胞及坏死脱落的组织细胞（如黏膜上皮细胞）等组分，构成痰液。

二、祛痰药物分类

祛痰药物从以下几方面发挥作用：①改善痰液理化特性，降低痰液黏滞度。②恢复气道上皮黏液层正常结构，促进纤毛清除功能。③抑制黏蛋白产生及分泌，破坏痰液中的黏性结构，降低痰液黏滞度。④抗炎性损伤，或加强抗菌效果。许多药物是通过多种途径的综合作用而促进黏液清除。通常可按主要作用机制分为刺激性祛痰剂、恶心性祛痰剂及黏液溶解剂等。另外，除了传统意义的祛痰药，其他药物也有一定的祛痰作用，比如 β_2 受体激动剂可以促进纤毛运动，抗胆碱能药物具有抑制黏液分泌、促进纤毛运动的作用，皮质激素及大环内酯类抗生素可抑制黏液分泌。

（一）刺激性祛痰剂

这些药物大多具有挥发性，对呼吸道黏膜有温和的刺激作用，促进局部血液循环，同时能湿化气道使痰液黏稠度降低。此外，这些挥发性物质还有消毒防腐功能，对呼吸道有微弱的抗菌消炎作用。常用药物包括桉油、安息香酊、愈创木酚等。使用时需要稀释后加热，吸入蒸气，应注意防止呼吸道黏膜烫伤，同时避免药物浓度过高而刺激眼、鼻、喉，引起局部疼痛、流泪、流涕、咳嗽等。由于使用不便以及其他类型祛痰剂的广泛应用，目前临床已甚少吸入此类药物，部分已经改良为口服剂型应用。

（二）恶心性祛痰剂

口服后能刺激胃黏膜迷走神经传入纤维，引起轻度恶心，反射性兴奋支配气管－支气管黏膜腺体的迷走神经传出支，促进腺体分泌，使痰液稀释，改善黏液清除功能。另外，这些黏液也可覆盖于气道黏膜表面，使黏膜下咳嗽感受器及感觉神经末梢所受刺激减少，缓解咳嗽。此类药物主要包括愈创甘油醚、氯化铵、碘化钾等，吐根、远志、桔梗及竹沥也属予以恶心反射作用为主的祛痰药。大剂量应用此类药物可引起明显的恶心和呕吐。

1. 愈创甘油醚（guaifenesin）　为较早获得美国食品药物管理局批准的祛痰药，是许多种镇咳制剂的成分，常与抗组胺药、镇咳药、减充血剂配伍。副作用是恶心、呕吐，甚至形成尿路结石，服药期间需注意饮水。愈创甘油醚具有刺激和扩张血管平滑肌的作用，故禁用于咯血、急性胃肠炎和肾炎患者。用法：口服，成人200～400mg，每日3～4次。

2. 呱西替柳（guacetisal）　本品为阿司匹林和愈创木酚结合而成的酯，因而同时具有两者的解热、消炎、镇痛和镇咳、祛痰作用。其在体内受酯酶作用形成水杨酸愈创木酚酯，然后在肝脏分解成水杨酸和愈创木酚。药物主要以水杨酸的形式经肾脏排泄，部分愈创木酚经呼吸道排泄。用法：口服，成人0.5g，每日3次。

3. 氯化铵（ammonium chloride）　目前限于与其他止咳祛痰药合制成复方制剂应用。本药对胃黏膜刺激比较明显，用量不宜太大。氯化铵还具有利尿及酸化体液和尿液的作用，促使碱性药物排泄。大量服用可致恶心、呕吐、胃痛，甚至高氯性酸中毒，溃疡患者慎用，严重肝肾功能不全者禁用。用法：口服，成人每次0.3～0.6g，每日3次。

4. 碘化钾（potassium iodide）　口服后可反射性引起支气管腺体分泌，使痰液稀释。常用于慢性支气管炎痰液黏稠不易咳出者。碘过敏者禁用，活动性肺结核者慎用，具有甲状腺疾患者需视病情而定。目前应用较少，仅限于作为复方制剂中的组分。

（三）黏液溶解剂

痰液黏稠度与多种因素有关。其中酸性糖蛋白起到主要的作用，其含量多少直接影响痰液黏稠度。酸性糖蛋白分子由二硫键（－S－S－）及电荷键交叉连接，形成凝胶网。痰液中还包含来自死亡细胞和细菌的脱氧核糖核酸（DNA），DNA可通过钙离子与糖蛋白交联，溶入到凝胶网中，抑制内源性蛋白水解酶的活性，使痰液的黏稠度增加。pH及某些离子（如Ca^{2+}）也在一定程度上也影响其黏稠度。黏液溶解剂可从以上不同方面降低痰液黏稠度，促使痰液排除。按作用机制不同，分为4类。

1. 蛋白分解酶　使糖蛋白的蛋白质部分裂解，直接使痰液黏度降低，亦有利于抗生素局部发挥作用。

（1）糜蛋白酶（chymotrypsin）：为胰腺分泌的一种蛋白水解酶，是最常用的一种蛋白分解剂，对氨基酸羟基肽键具有分解作用，能使痰液稀释，对脓性或非脓性痰液均有效，多用于呼吸道化脓性炎症时的祛痰治疗。严重肝脏疾患及凝血功能异常者禁用。使用雾化吸入治疗，以 1 ~ 2ml 的 0.05% 溶液雾化吸入，每日 2 ~ 4 次。由于存在过敏反应风险，目前临床应用已相对较少。

（2）链道酶（streptodomase）：是一种 DNA 酶，吸入后可使脓痰中的 DNA 迅速水解为核苷酸，使原来与 DNA 的蛋白质失去保护，进而产生继发性蛋白质溶解作用，使痰液黏稠度降低。用法：每次 5 万 ~ 10 万 U，以 2 ~ 3ml 生理盐水稀释后雾化吸入，每日 3 ~ 4 次。

（3）舍雷肽酶（serrapeptase）：本品系沙雷菌属细菌产生的蛋白水解酶，为新型祛痰药。此酶活性较高，对纤维蛋白、纤维蛋白原有很强的溶解力，但对白蛋白、球蛋白等活性蛋白无影响。通过降解和液化分泌物及纤维凝块，加速痰液排出，还可促进抗生素的组织穿透能力增加其在感染病灶中的浓度。副作用主要为皮疹及消化道反应，偶见鼻出血和血痰；凝血功能异常及严重肝肾功能不全者禁用。用法：口服，成人一次 5 ~ 10mg，一日 3 次。

2. 酸性糖蛋白溶解剂　能使痰液中的酸性糖蛋白纤维断裂，从而降低痰液黏稠度，但对 DNA 无分解作用，代表药是链激酶、溴己新及氨溴索等。溴己新及氨溴索还具有一定的镇咳作用。目前而言，氨溴索是疗效最为肯定、应用最为广泛的祛痰药。

（1）溴己新（bromhexine）：属于印度民间祛痰止咳药鸭嘴花中的有效成分——鸭嘴花碱的衍生物，作用于分泌细胞内的黏液形成阶段，破坏类黏蛋白的酸性黏多糖结构。同时还具有一定的恶心祛痰性作用。本品对胃黏膜有刺激性，可引起恶心、胃部不适等，溃疡病患者慎用，偶可引起血清转氨酶短暂升高。临床现多用其片剂，针剂应用较少。用法：成人口服每次 8 ~ 16mg，每日 3 次；肌肉注射或静脉注射每次 4 ~ 8mg，每天 2 ~ 3 次。

（2）氨溴索（ambroxol）：为溴己新的衍生物，作用较溴己新更强。氨溴索还能增加浆液腺分泌，调节支气管腺体分泌从而降低痰液黏稠度；刺激Ⅱ型肺泡上皮细胞分泌表面活性物质，促进支气管上皮修复，改善纤毛上皮黏液层的转运功能，增加抗菌药物局部渗透。副作用偶见轻微的胃肠道反应及皮疹。用法：成人口服每次 30 ~ 60mg，每日 3 次；缓释胶囊则一次 1 粒（75mg），一日 1 次口服；静脉注射，成人每次 15mg，每天 2 ~ 3 次，严重病例可以增加用量。

3. 二硫键裂解剂　此类药物结构中具有含巯基（ - HS - ）的氨基酸，通过巯基与黏蛋白的二硫键（ - S - S - ）互换作用使黏蛋白分子裂解，同时对脱氧核糖核酸纤维也有一定裂解作用，从而降低痰液黏稠度，代表药有乙酰半胱氨酸、羧甲基半胱氨酸等。另外，研究发现此类药物的药理机制还涉及抗炎性损伤以及抗脂质过氧化作用：

（1）乙酰半胱氨酸（acetvlcysteine）：可直接裂解痰液中糖蛋白多肽链的二硫键，使糖蛋白分解，黏痰液化；同时还具有抗炎性损伤以及抗脂质过氧化作用，可应用于 COPD 及慢性肺间质疾病患者。此药有特殊硫磺气味并对呼吸道有刺激性，可引起恶心、呕吐和呛咳等，有时会导致支气管痉挛，支气管哮喘患者应用时应密切注意。产品有片剂、颗粒剂、泡腾片等可选用。用法：成人每次 600mg，每天 1 ~ 2 次；或每次 200mg（颗粒剂），每天 3 次。

（2）羧甲司坦（carbocisteine）：作用与乙酰半胱氨酸相似，但不良反应相对较少。用于多种疾病引起的痰液黏稠及咳痰困难等。有研究证实，预防性口服羧甲司坦能减少 COPD 的急性加重、明显改善生活质量，适合发展中国家和低收入地区 COPD 患者的长期治疗。用法：成人每次 500mg，每天 3 次。

（3）厄多司坦（erdosteine）：结构中含封闭的巯基，在体内被代谢为活性游离巯基衍生物而发挥作用。同样具有黏液调节及黏液溶解作用，能明显提高抗菌药物局部浓度，增加抗菌活性及局部作用。广泛用于急慢性支气管炎、支气管扩张、肺炎和手术等情况。由于能清除自由基活性，因此对吸烟者的自由基损伤具有抑制作用。用法：成人一次 300mg，一日 2 次。

（四）其他药物

1. 挥发性植物油　代表药物为强力稀化黏素，系桃金娘科树叶的标准提取物，故又称桃金娘油，在欧洲及我国已经上市。其可通过多种机制促进排痰：①调节气道分泌，增加浆液比例，改善黏液清除功能。②调整黏液 pH，降低黏滞度。③促进纤毛运动，加快黏液运送。④有一定抗炎和杀菌使用。副作用主要为消化道反应。用法：成人一次 300mg，每天三次。

2. 高渗盐　水雾化吸入高渗盐水能湿润气道黏膜，且高渗透压可刺激黏膜上皮内杯状细胞分泌黏液，具有黏液调节作用。临床上经常用于对痰少或干咳者，称为诱导痰检查，其对气道炎症评价及脱落细胞检查具有重要的临床价值。有研究证实其还能够改善囊性纤维化患者的肺功能。由于高渗盐水有诱发气道高反应性可能，在其他疾病的长期治疗的效果及安全性尚未确定，使用时予以注意。

3. 甘露醇干粉　吸入后可诱导水分流向气管腔，提高气道黏液分泌的水合作用，也可直接作用于黏液中的大分子，提高黏液的生物流变学，促进黏液清除。国外报道应用于治疗囊性纤维化、支气管扩张等大量脓痰患者。甘露醇同样有诱发气道高反应性的可能，需进一步研究确定甘露醇长期使用的效果及安全性。

（魏秀燕）

第九章　呼吸系统疾病气雾疗法

第一节　气雾吸入的理学规律

要使气雾治疗收到预期的治疗效果，需要使选择的液体能以液滴的形式有效地进入气道、到达适当的部位，而且在这些部位上离开气流而沉积下来。这涉及气雾的稳定性、气雾的沉积规律等一系列理学原理。

在气雾吸入理学规律所涉及的各种有关因素中，气雾颗粒或液滴的大小有着最重要的影响。任何一种气雾器所生成的液滴，其大小都并不一致而是有着较大差别的，而不同大小的液滴有着各自的运动规律。不过，在气雾中不同大小液滴的构成是有规律的，一般总呈中间大两头小的分布，即过大或过小的微粒终究为少数，数量最多的还是大小接近中位者，这就使得气雾团在进入气道后整体上表现为中位液滴的特性。所以，中位直径（mass median diameter，MMD），常用来反映气雾的运动规律。

一、气雾的沉积与透入

气雾一旦进入气道，就会面临一个涉及气雾治疗的最关键问题，即雾滴是随着吸入气体继续由气管支气管树深入到呼吸道深部，还是在某一水平上离开气雾而沉积下来。

吸入气雾中的液滴一旦接触到呼吸道内壁，便将附着其上而脱离悬浮的气雾状态，称为雾滴的沉积（deposition）。总体来说，气雾中的液滴在吸入后都会程度不同地沉积在呼吸道的不同深度上。

气雾的透入则是与沉积既有关联又对立的过程。透入（penetration），指的是气雾液滴所能进入呼吸道内的最大深度。液滴一旦在某一水平上沉积下来，就不可能进一步透入到更深的气道中去；所以要使液滴有效地透入到较深的气道内，就须尽可能减少液滴在近端气道内的沉积。

为了取得气雾治疗的理想效果，需要把透入和沉积这两个过程配合起来，使气雾液滴能透入到治疗需要的气道深度，并使尽可能多的液滴在这里沉积下来。要做到这样理想的地步并不容易，改进气雾治疗吸入效果的主要的技术努力都是围绕着这个目的的。

根据气雾液滴大小的不同，通常，其沉积有三种不同的方式。

（一）重力沉降（gravity sedimentation）

悬浮在气雾中的液滴或微粒都有受重力作用而沉降的趋势，因而可能在重力的作用下最终下坠到气道黏膜的表面。

悬浮在气雾中的微粒在重力方向上受到两个力的作用，除了向下的重力外，还受到向上的浮力的作用。微粒的质量越大，受到的重力越大。而承载微粒的气体密度越大，则微粒受到的浮力越大。气雾中微粒的沉降主要取决于这一对力的平衡，斯托克定律（Stoke'slow）

描述了微粒体积、微粒密度、重力加速度及气体密度、气体黏滞阻力等影响这一对力的诸多因素对其沉降速度的关系。气雾微粒适用于斯托克定律的条件是，其直径须在0.1～70μm之间。

从气雾治疗临床应用的角度出发，可以不考虑斯托克定律中有关气体性质所产生的影响而将其简化为这样的表达：微粒的沉降速率主要与微粒的密度及微粒直径的平方成正比。所以影响重力沉降的最主要因素为微粒的直径，直径越大的微粒，重力沉降的速率越快。

由于微粒的大小是影响重力沉降的最重要因素，如果微粒直径太小，重力的影响就可以非常小。通常，对于直径小于0.1μm的微粒而言，重力沉降并非其沉积的形式，而直径在0.1μm以上的微粒才会发生重力沉降。

（二）惯性撞击（inertial impaction）

一切物体都有维持原有运动状态的特性，称之为惯性。物体的质量越大，其惯性越大。惯性定律即牛顿第一运动定律是物体运动的基本规律。气雾从气道开口到最终进入肺泡的吸入过程中，不断改变着运动方向，气雾流中的粒子如因较大的惯性而不能与气流一起改变方向，就有沿原来的运动方向撞击到气道内壁而沉积的可能。

当气道中的气流改变方向时，气流中的气雾粒子还会受到与气体分子间黏滞力的作用，使其与气流分子一起改变方向。但是，粒子是否实际改变方向，则取决于本身动量与使其改变方向的黏滞力之间的对比，动量越大，使动量发生改变的力也需要越大。运动粒子的动量为其质量与速度之乘积。吸入的气雾中，粒子的质量远大于气体分子质量，在同样大的黏滞力的作用下，气体分子的运动状态很容易被改变，而粒子的运动则不易被改变。所以，与气体分子相比，液滴就有大得多的可能撞击到气道内壁而发生沉积；而且，液滴越大发生惯性撞击的可能也越大。较小的粒子如果流动速度快，也具有较大的动量而可以发生惯性撞击。

当然，气道本身的情况也决定着惯性撞击的机会，在方向改变越大、气道口径越小的部位，发生惯性撞击的机会也越大。所以，惯性撞击所引起的沉积在小支气管分支中要远较气管内为多。

（三）弥散附着（diffusion diposition）

弥散运动又称布朗运动（Brownian motion），是气体或液体中分子的无规则运动，这种随机运动是物质分子具有由热量所伴随的活化动能（kinetic activity）的表现。物质微粒要表现出布朗运动的形式，其质量必须十分小，以至于重力对其的影响已局限到最小的程度，而极小的活化能却足以使其产生运动。在气雾中，气体分子具有活化动能，这些活化能可以传递给受其包绕的气雾微粒，不过只有那些与大分子相差不多、直径小于0.1μm的细小微粒才会受这种活化能的影响而同样表现出布朗运动，对于体积及质量稍大的液滴或微粒，活化动能的能量并不足以影响其运动，也就是说，较大的微粒就不具有布朗运动的形式，也不会以弥散附着方式自气雾中沉积。

气雾中，作布朗运动的微粒可能在任何方向上随机地接触到气道内壁而黏附其上。在气雾微粒的各种沉积方式中，重力沉降总是发生在重力作用的方向上，惯性撞击总是发生在正对气流冲击的黏膜表面上，两者都有明确的方向性；唯有弥散附着，微粒的黏附可以机会均等地发生在各个方向上。同时，能作弥散运动的微粒均为分子及接近分子大小的微粒，其可能的弥散距离也毕竟是非常小的。越大，与气道内膜接触的机会也就越多。相反，气雾微粒的直径越大，在相同能量作用下所获得的运动速度就越小，以弥散黏附的方式接触气道内膜而沉积的机会就越小。

气雾中的微粒要克服弥散距离而与气道内面接触，自然需要一定的时间，如果时间不足，气雾中的微粒尚未弥散到表面相接触，就已随气流呼出，在黏膜上的沉积也就不可能实际发生。所以，在气雾治疗时，吸气终止后暂时屏气，有助于极小微粒借弥散而产生较有效的黏附沉积。

提要：气雾在气道内受各种沉积机制的作用是与其微粒的大小直接有关的。直径大的微粒发生重力沉降及惯性撞击的概率较大，在气流吸入的径路上逐渐沉积而脱离气雾，难于进入较深的部位，而细小的微粒通常主要借弥散黏附发生沉积，因而可能透入到气道终端的肺泡内。

所以，总的来说，气雾液滴的大小是其透入深度的最主要决定因素。液滴直径越小，越能进入到呼吸道的深部。

在健康人正常的呼吸状态下所作的观察表明，由于鼻咽腔的解剖特点使其有着非常有效的“滤过”功能，气雾吸入时，大于10μm 的液滴大多沉积在上呼吸道而不能进入气管内。2～5μm 的液滴的吸入深度约在支气管水平，2μm 以下的液滴则可进入肺泡内。

二、气雾沉积与透入的影响因素

气雾的沉积是悬浮在气流中的液滴运动的过程。沉积与透入过程的本身，受固有物理规律的约束，这些规律是不可改变的。但是，实施气雾治疗时，却有许多因素可以通过影响液滴及承载液滴的气流运动而改变沉积的实际结果。在液滴方面，其大小是影响沉积的决定性因素；而气流的流动状态则决定着液滴与气道内膜的空间关系，这两方面都直接影响着治疗的效果。

气体中的液滴能自然地保持其悬浮状态的趋势称为气雾的稳定性（stability）。气雾内的液滴在气体中悬浮的时间越长，气雾的稳定性就越大。在气雾治疗时，要使在雾化器内形成的液滴不致在随气流进入气道之前就自然沉积下来，需要液滴能在气雾中维持较长时间的悬浮状态，即较好的稳定性。但是在另一方面，如果气雾太稳定，液滴不易离开气流而沉积在气道内膜上，造成大部分药液仍随气体呼出，则也会失去治疗的意义。所以，气雾治疗所需要的是适当的稳定性。气雾的稳定性可受多种因素的影响，但主要由液滴的大小、液滴的密度所决定。

（一）液滴大小

液滴大小是决定气雾稳定性的最主要因素。液滴越大，受到的重力影响越大，越容易从气体中沉积下来；反之，液滴越小，其稳定性就越大。通常，液滴直径如小于0.1μm，重力影响就不再明显表现出来，而有非常高的稳定性。

不同的临床情况要求气雾液滴沉积到不同的部位，改变雾滴大小是有效的办法之一。在许多不同原因引起的上呼吸道黏膜水肿时，需要使气雾沉积在咽喉部，较大液滴的冷气雾或血管收缩剂雾滴沉积在局部可以有效地减轻或消退黏膜水肿，选择输出雾滴中位直径（MMD）为8～10μm、甚至10μm以上的雾化器可望收到较好的效果。支气管哮喘时，则宜以2～3μm、不超过5μm的雾滴吸入，可望主要沉积在毛细支气管内膜上。

（二）气雾密度

悬浮在气雾中的液滴如果彼此相碰，自会合而为一形成较大的液滴而降低其稳定性。显然，气雾密度越大，即单位体积的气体内所悬浮的液滴越多，液滴彼此接触的机会就越大，因而稳定性也越小。从气雾治疗的角度而言，理想的气雾密度应在每立方厘米 100 到 1 000 左右。

气雾中的液滴在输出后，其大小还可受到承载气体及本身理化特性等诸多因素的影响而发生变化，因此，即使气雾生成后，在管道输送过程及呼吸道内，其稳定性都还可发生变化。

（三）气体湿度

液滴在气雾中可以因为蒸发而减小其直径，也可能吸收气体中的水分而增加其直径，因而可能改变其稳定性。气体的相对湿度越大，液滴大小的改变也越少，气雾的稳定性就越大。

（四）液滴的渗透压张力

液体的渗透压影响着其亲水特性。悬浮在气雾中的液滴因渗透压张力不同而有亲水特性的不同，就有可能发生大小的变化。由高渗盐水形成的雾滴，因其渗透压高、亲水性大，由气雾发生器输出后将会吸收水分子而增大其液滴体积，因而更容易发生沉积，稳定性减小。低渗盐水及水雾滴，因其渗透压低，液滴水分容易被周围气吸收而造成体积减小，输出后其在气雾悬浮的稳定性增加。

悬浮在气雾中的雾滴，其溶解性及化学特性也可影响稳定性。较小的液滴可因溶解或与气雾中的水分发生化学反应而变成较大的液滴，而发生稳定性的改变。

气雾的稳定性是与雾滴的沉积与透入密切相关的。有较高稳定性的气雾在气道内的流动过程中，发生沉积的机会就相应地小得多，也较容易透入较深远的气道。当然，如果气雾过于稳定，在肺泡内气流基本消失的状态下也更不容易发生沉积，则雾滴将随气体呼出体外，反而达不到治疗目的。所以，在气雾治疗中，有时可以通过选择适当的气雾器或调整气雾液的浓度，以造成有适当中位直径的气雾，来控制气雾的透入深度及沉积。

（五）呼吸形式

人的呼吸动作决定着吸入气流在气道内的流动状态。气雾中的液滴悬浮在气流中，气流的流动状态自然也影响着液滴与气道内壁的接触，即沉积在气道壁上的机会。重要的是，供吸入的气雾生成后，患者本身的呼吸形式，即雾化吸入的动作正确与否就成了影响吸入效果的关键因素。

气流经由传导气道充盈进入肺泡后，在肺泡内已经少有气体流动，所以，呼吸形式并不对肺泡内液滴的沉积有大的影响，所谓呼吸形式对沉积的影响，实际上指的是对在气管支气管内沉积的影响。

气流的流态对雾滴沉积有非常明显的影响。如果吸入的气雾呈涡流状态，涡流中的雾滴就非常容易发生碰撞而合成较大的液滴，增加重力沉降的机会。随气流旋转的液滴，也有更多的机会因为惯性而撞击到气道内壁上。涡流的发生主要在较大的气道内。当吸入气流速度较大时，即可形成涡流，以致在较大的气道内有大量液滴沉积，因而减少气雾进一步的透入。因此，如果治疗需要雾滴沉积在较大气道的内膜时，除设法选用输出雾滴直径较大的气雾器外，可以让患者作用力的吸气以造成较大的涡流成分，来增加雾滴的沉积。

在气管支气管树内，沉积量的多少与潮气量及呼吸频率有关。潮气量越大，进入气道的气雾液滴量越大，其沉积量也就成比例增加。呼吸频率越慢，雾滴在气道内的时间就越长，也就有较充分的时间让液滴沉积到管壁上。此外，缓慢的呼吸频率还可以因气流在较大气道内产生尽可能少的涡流成分，相应地减少雾滴在较大气道内的沉积，而有更多的雾滴得以进入远端的较小气道。所以，需要有较多的气雾液滴沉积在较小的传导气道内膜上来发挥治疗效果时，应告诉患者作缓慢而深大的气雾吸入，使得在较小气道内有尽量多的雾滴透入、有较长的沉积时间。

至于雾滴在肺泡内的沉积，唯有气雾在肺泡内的停留时间能对其产生影响。吸气终止后的较长屏息时间因能增加雾滴作布朗运动的弥散时间而可使沉积量增加。

需要气雾治疗的患者，或者因为肺、支气管病变，或者因为潮气量低下，多数都存在着不同程度的通气分布不均的问题，由于病变部位气体充盈的时间常数较大，需要较长的时间才能吸入气流进入这些部位。缓慢而深大的吸气动作，有助于治疗气雾进入这些通气低下的部位，否则，气雾很难进入这些特别需要治疗的部位。

（夏　伟）

第二节　气雾吸入的应用及适应证

临床上，气雾吸入的目的主要在于为气道提供充分的湿化环境、促进患者的排痰以及对气道内直接给药。

一、湿化呼吸道

雾化气流的吸入使大量水分进入气道。由雾化吸入的水分有两种基本形态，即液滴形式的液态水以及吸入气体内水蒸气形式的分子水。从水的含量来说，雾化气体中以液滴体现的液态水为主要部分，而以吸入气湿度所体现的分子水则为相对的少量。气雾中的液滴不仅可以沉积在气道内膜上而发挥其刺激咳嗽排痰及传载药物的作用，而且也是气雾中湿度的主要来源。当气雾进入气道后，随着其温度逐渐接近体温，大量水气从液滴中蒸发进入其承载气体中，使其湿度也随着提高，最后可能达到或几乎达到体温下的饱和湿度。加热的气雾，气体的湿度不需等待液滴的蒸发原本就相当高，而且温度较高的液滴所蒸发的绝对湿度也较高，所以其所提供的水分比未加热气雾或加热的湿化气流都要多得多。

在临床上，以充分湿化呼吸道为目的的雾化治疗，其提供的气雾有加热及不加热两种。

对已作气管插管或气管切开等上呼吸道旁路而失去上呼吸道加温湿化功能的患者，加热水气雾能最大程度地满足气道内充分湿化的要求。相比之下，未加热的水气雾就不能保证有充分湿化的程度。因为在射流式雾化器内，由射流喷嘴生成的雾滴还须经过不同程度的空气稀释后才会最后形成输出的气雾，特别是在气雾输出量大、稀释度高的情况下，因为输出气雾的温度低、雾滴密度小，如果室内空气又较干燥，则其充分湿化气道的功能是不保证的。与气雾不同，加热的湿化气流，只能使气道内的湿化状态维持在生理水平，因其不含雾滴，并没有直接稀释痰液、促进排痰的治疗功能。

加热气雾吸入时，气道内有大量的水分，必须注意保持气道的通畅。如有大量痰液在气道内积聚，须随时帮助患者咳嗽排痰或直接吸痰，以避免气道堵塞。相对的，对未有上呼吸道旁路替代、上呼吸道加温湿化功能完善者，似无需要进行以提供充分的水分为目的气雾吸入。

临床上，未加热的气雾即所谓冷气雾治疗，传统上用来消除上呼吸道黏膜的炎症水肿，如气管插管拔管后表现出来的喉水肿等，而并不以提供充分的湿化为其主要治疗目的。所以，对气管插管或气管切开的患者冷气雾吸入并不适宜。

氧气气雾，只适合于对患者气道提供充分湿化为主要治疗目的临床情况，而在实际患者身上并不能期望它提供非常确切的氧吸入浓度。氧气气雾所提供的氧吸入浓度是不保证的，例如，在气雾皮管内可能会有不同程度的水积聚而使其输出的氧浓度高于设定值；另一方面，在气道开口的各种气雾接口如气管切开氧罩等，则又常因接口不密而使吸入氧浓度低于设定水平。因此氧气气雾只能适合那些对吸入氧浓度要求不太严格而又有需要向气道内提供大量水分的患者。

二、促进患者的咳嗽排痰

气管及支气管黏膜几乎对所有的吸入异物都会有刺激反应，而表现为黏液分泌的增加及反射性的咳嗽。气雾治疗即利用气雾液滴沉积到气管及支气管黏膜上时对其产生的刺激，来收到增加黏液分泌、促进咳嗽排痰的净化呼吸道的治疗效果。有时也用来收集痰液而达到诊断的目的。

通常，如果以单纯的促进咳嗽排痰为治疗目的，多以并无特别化学活性的液体或溶液例如蒸馏水及盐水来形成气雾，这些液体都没有特殊的黏液蛋白溶解作用，而只是物理性地稀释痰液、增加气道内的黏液分泌、刺激黏膜诱发咳嗽。

形成气雾的液体是否能刺激咳嗽，主要取决于其雾滴沉积到气道内膜上时的渗透压，与呼吸道黏液细胞内渗透压差别较大的液滴如高渗盐水或渗透压低下的淡水滴才足以刺激咳嗽。进入气道的盐水雾滴会因水分的蒸发而提高其原来的渗透压，所以原本等渗的氯化钠溶液雾滴因为浓缩而往往有明显的咳嗽刺激作用；而原本低渗的0.45%（0.5N）盐水则因浓缩而接近等渗，反而较少刺激咳嗽。

不同渗透压的液体，其增加气道内膜黏液分泌的作用和机制有不同。高渗盐水因有较高的渗透压，可以自黏液层中吸收水分来增加黏液的分泌量；而蒸馏水等低渗液则因混合稀释黏液层表面的黏液而增加黏液量，从而达到促进黏液纤毛运动的排痰效果。

以增加黏液分泌、促进咳嗽排痰为目的的气雾治疗应该采用气雾生成量大、雾滴密度高的雾化器，通常，射流式雾化器及超声雾化器都能满足此临床治疗的需要。蒸馏水及氯化钠溶液气雾进入气管－支气管树时，可能会引起确切机制尚不清楚的支气管痉挛而致气道阻力的增加。通常，蒸馏水气雾所致气道阻力的增加要较氯化钠溶液更为明显，而且，后者可由支气管扩张剂来缓解而前者不易见效。临床上较为广泛接受的事实是，0.25%或0.45%的盐水要较蒸馏水及氯化钠溶液较少引起气道阻力的增加，且对支气管扩张剂也有较好的反应。所以如有气道阻力增加发生，可换成0.25%或0.45%盐水的气雾吸入，也可以先行支气管舒张剂的雾化吸入作为预先治疗。

当然，因大量水分在短时内进入气道或者原来积滞在气道内的黏稠分泌物吸收大量水分造成体积膨胀，也会导致气道内阻力的增高。如系这类原因，应以更动患者体位、轻拍患者胸部等胸部物理治疗的方法或气管内吸痰来解除气道内大量分泌物的堵塞。

以增加黏液分泌、促进咳嗽排痰为目的的气雾治疗，其治疗时间须根据不同患者的需要及耐受而定。一般而言，如患者并无明显的排痰困难，每日数次、每次 30 到 60 分钟的气雾吸入，即可达到治疗目的。而如患者有明显的排痰困难则须改成连续气雾吸入。

气雾吸入应被作为综合治疗措施之一，与其他支气管净化治疗如体位引流、咳嗽排痰等方法结合运用，才能更有效地收到促进排痰的治疗效果。

气雾吸入增加黏液分泌、刺激咳嗽排痰的作用，也常用来收集痰液供生物学或细胞学病理检查之用。

微生物学检查包括涂片及细菌培养，对呼吸道感染的病原诊断及治疗有着重要的指导和参考意义。痰液的收集、常规或特殊染色后的痰涂片检查、痰培养及抗生素敏感试验，乃临床上有关的常规诊断程序。由于纤维支气管镜的推广，现时虽然有很多气管支气管病变如恶性肿瘤等的确切诊断已可由支气管镜直视及病变部位采样的病理学检查来做出，但是，其所能到达的部位也还限制在较大的气道内，痰液脱落细胞检查仍可对外周肺癌的病理学诊断有所帮助。虽然对多数患者而言，收集痰液标本并不困难，但是在某些痰量少、甚至根本没有痰而怀疑为肺癌或一些急、慢性呼吸道感染的患者，就有需要以气雾吸入来帮助排痰。

以气雾吸入来协助诊断性的排痰有两项基本的要求，其一，刺激咳嗽排痰的作用要明显，确能帮助收集到患者的痰液；其二，痰液中的细菌及脱落细胞不仅要保持形态上的正常，而且还须保持其生命活性，否则，对形态学观察或细菌培养会有困难。3% ~5% 的高渗盐水及蒸馏水符合这两方面的要求，是用气雾吸入协助诊断性排痰的通常选择。

超声雾化器气雾输出量大、气雾液滴细小而均匀，在多数患者中有强烈刺激咳嗽的效果吸入，而且在最初几口吸入即有咳嗽发生。经验证明，以蒸馏水形成超声雾化吸入很有助于患者的诊断性排痰。

诊断性痰液的收集，是一项细致的工作，要尽可能使送检的痰液标本来自下气道而少有污染，在气雾吸入前应让患者仔细刷牙、漱口，以避免口腔中杂菌及异物的混入。

三、药物的气道内投用

以雾化吸入为手段将药物直接投用到气道内是气雾治疗的重要内容。支气管扩张剂、黏液溶解药及抗生素是呼吸道疾病的治疗中最常用的三类药物，将这些药物以气雾的形式直接投用到病变部位，在多数情况下可以收到较其他给药途径更好的效果，而且可以避免其他给药途径可能引起的一些全身及肺外系统性不良反应。

雾化吸入给药的最重要的优点在于，通过气道内的直接给药，可以在气道内局部造成较高的药物浓度，加强全身用药的效果。特别对抗生素而言，在感染重痰量多时，口服或注射给药，其痰内抗生素含量有限；在许多慢性呼吸道病变，血液中抗生素也很难被分泌或透过纤维组织到达内膜上的病灶，而气道内的直接给药往往能收到较好的效果。抗生素的气道内给药不易被内膜吸收，造成的全身性不良反应及毒性也较少。此外，气道内投用给药方便，其他给药途径有困难时，雾化吸入的气道内给药总是可行的；而且其起效迅速，在多数急症情况下雾化吸入支气管扩张剂足以迅速缓解症状，通常并不需要静脉注射等其他给药方法。

当然雾化吸入给药也有其缺点，其最主要者为，药物实际进入气道而在内膜沉积的剂量并不确知，难于对此进行监控和比较。而且，进入气道内的药量在很大程度上取决于患者自身吸入方法正确与否，患者对正确吸入方法的掌握和配合成为疗效的主要影响因素，这是与其他给药途径不同的，有时要较其他方法难于控制。此外，在有气道内严重感染及阻塞时，雾滴可能难于到达最需要药物的病变较重的部位。

综观雾化吸入给药的优缺点，如果能让患者掌握正确的吸入方法，采取有效的排痰及吸痰措施，适当地根据气道状况调整药物及相应的剂量，通常还是能取得解除症状、改善通气功能的明显疗效的，所以，气道内有选择的给药，不失为现时雾化吸入治疗的最基本应用之一。

在气雾吸入时，患者本身的吸入方法是最重要的可人为控制的影响因素。正确的吸入方法就是从各个环节上使尽可能多的药量进入气道并在气道内沉积下来，这是发挥治疗效果的前提。

首先，应使患者有舒适而适当的体位，以保证有充分的潮气量进出。必须尽可能使气雾经口吸入，以减少雾滴在进入气管支气管树前在上呼吸道的沉积。为此应尽可能让患者使用吸口吸入；如必须使用气雾面罩时，则应鼓励患者尽可能经口吸入，并随时督促。吸入气雾时，吸气动作要尽可能地缓慢及深大，以减少大气道内涡流形成，让更多的雾滴进入气道并深入到较小气道。在吸气终末需屏气 2 到 3 秒，以使尽可能多的较小雾滴有充分的时间在气道内壁上沉积下来，并且让通气不良的区域有较多的气雾进入。为了使气雾在下肺和肺底部有最大的分布和沉积，应鼓励患者进行腹式呼吸，加强膈肌运动来增加这些部位的通气量。要掌握这些要领，详细的解释、耐心的示范、反复的训练是不可少的。

四、气雾治疗的适应证

基于气雾吸入有着充分湿化呼吸道、促进咳嗽排痰以及气道内直接给药的作用，所以已被广泛地应用于呼吸道疾病的治疗中。

临床上，以促进患者咳嗽排痰为主要目的而采用雾化吸入的常见呼吸道疾病和情况有：①急性气管炎。②慢性支气管炎，阻塞性肺气肿。③毛细支气管炎。④支气管扩张。⑤各种化学性、物理性刺激造成的呼吸道损伤。⑥主要见于儿科的肺囊性纤维化症。

在这些疾病的雾化吸入治疗中，如果有明显毛细支气管或支气管平滑肌痉挛致使喘息症状突出、有哮鸣音体征者，需加强支气管扩张剂的作用；痰液特别黏稠的宜适当加用黏液溶解剂；而痰液性状呈明显脓性者，则须根据痰液标本细菌培养及药敏试验结果，加用合适的抗生素。

支气管平滑肌的痉挛是许多呼吸道疾病中的重要病理变化之一，在临床上相应地表现为喘息、胸闷等症状。支气管扩张剂的雾化吸入可以有效地解除支气管平滑肌的痉挛，即使在急诊场合也可作为首选措施，在大多数情况下，并不再需要静脉注射等其他给药方式。属于此类适应证的有：

（1）支气管哮喘。

（2）各种以过敏为基础的反应性呼吸道疾患。

上呼吸道喉、会厌及气管上段黏膜水肿，是上呼吸道梗阻的重要原因，共同的表现为吸气性呼吸困难，需要急诊处理。30% 到 40% 氧浓度的冷气雾吸入，除了可维持正常的氧合外，还有助于局部黏膜上毛细血管的收缩、减少血浆的外渗、使黏膜水肿消退。血管收缩剂的雾化吸入则有更强的消退黏膜水肿的作用。

由上呼吸黏膜水肿所致的不同程度上呼吸道梗阻，在儿科急诊中相当常见，如：

（1）急性喉炎。

（2）急性喉气管支气管炎。

（3）急性咽炎。

气管插管后喉水肿，则是成人中的主要适应证，当然也常见于儿科患者。

以提供充分的湿度为目的的气雾治疗，主要用于气管插管、气管切开时上呼吸道被旁路替代的情况下。如果上呼吸道完整，则并无必要以气雾吸入来提供湿度。以射流雾化器形成的未加热的冷气雾，其绝对湿度有限，在气管插管、气管切开的患者，如确需对气道提供充分的湿度，应采用加热气雾吸入。

提要：气雾吸入只是一种对症治疗。决定是否需要某种气雾治疗的是症状和体征，而不是疾病的诊断。

也正因为气雾吸入只是一种对症治疗的方法，当患者的病情有重大变化时，务必要能及时识别并改为或加用其他的有效措施。例如 COPD 患者，如果在气雾吸入治疗的过程中，反而出现了二氧化碳潴留恶化的表现，就应立即考虑建立人工气道或实施机械通气的可能，而以促进患者咳嗽排痰为目的的气雾治疗就应暂时退居次要的、辅助的地位。同样，各种因上呼吸道黏膜水肿或支气管痉挛而进行气雾治疗的患者，如缺氧表现明显或者甚至出现二氧化碳潴留时，以气管插管来保证上呼吸道的通畅或以人工呼吸机来支持通气则应成为继续雾化吸入治疗同时首先要处理的问题。

（夏　伟）

第三节　气雾发生的器具

用以产生气雾的器具称为雾化器。治疗用雾化器主要产生液滴气雾，即将液体激发成细小液滴，并使其悬浮在承载气体中；但是也有产生粉末气雾的，使现成的极细药粉形成粉雾，悬浮在承载气体中。

现今的治疗用雾化器种类、形式繁多。按其形成气雾的方式，通常可分为气动式（gaspower）及机械式（mechanical）两大类。

日常临床治疗中所使用的大多数雾化器属气动式。气动式雾化器大多以空吸效应（柏努里效应，Bernoulli effect）作为其基本工作原理，当高速气流喷过液体吸管的细小开口时，将治疗所需的液体吸入气流中，并将其冲击成悬浮其中的细小液滴，从而形成气雾。临床上用来激发成雾的气体多为空气或氧气流。大容量射流式雾化器、小容量药物雾化器以及定量气雾剂等均属气动式雾化器。

机械式雾化器则通过不同的机械方式来形成气雾。例如，超声雾化器是主要的机械式雾化器，它以超声振动产生的能量而使液体被振动成微小液滴。

不同雾化器的用途是由其各自设计上的工作特性而决定的。因此，了解各种雾化器基本的设计及工作性能，有助于我们在日常工作中的准确使用。

一、大容量射流式雾化器

大容量射流式雾化器（large - reservoir air - entrainment jet nebulizer），是一类提供大流

量气雾的装置。在给氧治疗中，它作为高流量输出的给氧器具，利用其提供大流量混合氧气流；而在气雾治疗中，则主要用来向气道提供充分湿化的气流。

大容量射流式雾化器的工作可以分解为成雾及形成大流量混合气流两个环节，分别以空吸效应和射流作用为原理。其中，气雾的形成基于空吸效应。源气流，即由床边空气压缩机输出的压缩空气流或由氧源供应的氧气流，在通过雾化器喷嘴后而形成高速气流；由于高速气流周围产生负压，当其喷过贴近喷嘴的细管开口时即可将液体吸入气流中，并将其冲击成细小液滴，只要气流不断，就有液体不断被吸上而形成连续的气雾。而在喷嘴的外周，在气雾不断喷出的同时，靠着射流作用即由于气体分子间的黏滞力将窗口外的空气不断卷入窗内形成混合气雾，因此大大增加了输出气雾的总流量。射流式雾化器就是借这两方面的作用形成及输出高流量的液滴气雾。射流雾化器瓶的容量常在1～2L左右，其中所装的液体可供高流量气雾的长时间连续输出，故称大容量射流式雾化器。

射流混合气流的形成，本质上是源气流的稀释过程，源气流在喷嘴附近形成气雾后会因从周围进入的空气而有不同程度的稀释，如果源气流为氧气，氧气的浓度会稀释，同时形成的气雾液滴的密度也会稀释下降。作为给氧器具，其输出气流的氧浓度与氧的稀释程度及总的气流输出量成反比。而作为雾化器应用时，其雾滴密度及湿度与稀释程度虽也大致成反比，但并没有确切的反比例数。

射流式雾化器湿化气道的能力应以其总的水分输出量来表达。所谓水分输出量即气雾液滴的输出量与承载液滴的气体湿度之总和。温度对湿度有着非常重要的影响，同样的规律也表现在温度对气雾液滴输出量的影响上，即温度与液滴输出量成正比，所以温度也就与气雾的水分输出量成正比。

由于在气雾形成的过程中有大量的水分蒸发，从雾化器中大量吸收热量，所以射流式雾化器瓶中的液体及输出的气流温度都要降低。据测试，在容量为一升左右的大容量射流式雾化器中，源氧的气流量如为12L/min，一小时内水温的下降约可达13℃。温度如此明显地下降，自然会使气雾输出的绝对湿度及水分含量都要较室温下的相应值低得多，与体温下的饱和湿度就差得更多，所以不加热的大容量射流式雾化器并不足以向气道内提供有效的湿化气体。通常，不加热的大容量射流式雾化器输出气流的水分含量仅相当于体温下饱和湿度的60%～70%左右。显然，不加热的大容量射流式雾化器并不适合向气管插管、气管切开的上呼吸道旁路患者提供吸入气流；而只能用作对那些上呼吸道完整的患者提供较稳定的吸入氧浓度的高流量给氧器具，也就是说，只宜与气雾面罩或面兜联接使用。

要提高大容量射流式雾化器的水分输出量，就应该像湿化器一样，须予加温处理。瓶中水温的提高，将使气流及雾滴的温度都相应升高，从而使其总的水分输出量增加。不过，加热大容量射流式雾化器的实际效果会受到气雾离开雾化器后在气雾管道输送过程中温度变化的明显影响。根据测定，室温为22℃时，如果气雾离开雾化器时的温度为53℃，在经过长度为1.50m、内径为1.9cm的气雾皮管而到达气道开口时其温度大致降低到35℃左右。随着温度的降低，输出气流的饱和容量也会相应降低，就有水气不断凝结出来，使其绝对湿度下降；同时，随着水气的凝结气雾液滴也逐渐增大，其不稳定性增加，因而也会有更多的雾滴沉降到管壁上，造成雾滴含量也同时减少，所以其总水分输出量会有下降，而并不如刚离开雾化器时之高。一般，加热大容量射流式雾化器总的水分输出量大致在体温饱和湿度的95%左右。这样的水分含量为气管插管、气管切开的上呼吸道旁路患者提供有效的气道湿化并不成问题，但是，对增加黏液分泌、促进咳嗽排痰所要求的超过饱和湿度的水分供给，则不一定能完全满足。要使输出气流的水分含量真正达到增加气道黏液分泌、促进咳嗽排痰的程度，就需要将雾化器的水温提得更高，这样就有烫伤气道的潜在危险，所以大容量射流式雾化器在对气道提供超过体温饱和湿度的水分从而达到促进排痰的功能方面是有所限制的。临床上要以气雾吸入来促进排痰，不能仅仅靠大容量射流式雾化器提供加热气雾一条途径，而应结合多种办法，如加用盐水气雾等。

二、水膜式雾化器

水膜式雾化器也是一类提供大流量气雾的气雾装置，与射流式雾化器相比，其主要特点为输出的气雾微粒要更为细小而均匀。

水膜式雾化器的主要结构，多为一中空的玻璃球，液体从球体的上方落下后在球面上形成一层极薄的水膜顺势流下；而在球面的赤道上有一细孔，输入球内的高压气流从此孔喷出，吹击水膜而形成非常细小的水滴。在靠近小孔的正面还设计有一阻挡面，吹击形成的气雾又立即冲击其上，使得最后输出的气雾液滴更加细小而均匀。由于这类雾化器主要的成雾结构为一中空的球体，故又称球面式雾化器（hydrosphere nebulizer 或 Babbington）。

水膜式雾化器输出的雾化微粒细小而均匀，约 97% 的输出气雾微粒的直径分布在 1 ~ 10μm 之间，即中间直径（MMD）为 5μm。而且，其输出气雾的密度相当稳定，在一般气雾器输出气量的工作范围内基本不受气流输出量变化的影响。水膜式雾化器在成雾的过程中，由蒸发所导致的温度下降要远较射流式雾化器为小，通常，水膜式雾化器的工作温度仅较室温低约 3 ~ 5℃，这样，在同样的室温下，水膜式雾化器输出气雾的绝对湿度要较射流式高得多。

水膜式雾化器的优良工作性能，很适于用来向呼吸道提供高密度、高湿度的气雾，以帮助稀释黏稠痰液并促进其在气道内的移动，有利于痰的清除排出。同时，由于在高密度、高湿度气雾输出的同时并不需要加热，因此特别适用于向氧帐等封闭式器具提供治疗气雾。

三、小容量药物雾化器

小容量药物雾化器（small – volume jet medication nebulizer），顾名思义是一类用来形成药物气雾供气道内投用的雾化器，其容量较小，约为 10ml 到 15ml，而通常只能放入 2ml 到 3ml、最多不超过 6ml 药物溶液。因在使用时通常由患者手持作气雾吸入，所以又常称作手持雾化器（hand hold nebulizer，HHN）。

小容量药物雾化器也以空吸效应作为其工作原理。源气流在通过喷嘴后成为一股高速气流，而将喷嘴旁毛细管中的药液吸到气流中，并将之击成细小液滴而形成气雾。多数药物雾化器有再次成雾的设计，使形成的初级气雾流冲击到正对喷嘴的阻挡面上，使液滴变得更微细、大小更接近、在气雾中的分布也变得更均匀，有助于吸入后透入到气道深部。在药物雾化器中，均以毛细管形式的设计将药物溶液从容器底部吸引上来，这样因为吸入气流中的药液量较少，所形成的液滴也较细小；而且，药液不易因雾化器位置不正而余留在底部，符合对药物雾化吸入的要求。

在小容量药物雾化器中，吸入气流都直接通过雾化器，药物气雾可随吸入气流进入气道。药物雾化器也可接在呼吸机送气管道或供给上呼吸道旁路患者湿化吸入气体的气雾管道中，药物气雾随输送气流吸入气道。

根据喷嘴与吸入气流的相互位置，小容量药物雾化器有两类不同的形式。在大多数药物雾化器中，喷嘴形成气雾的位置不在吸入气流一线上，称之为偏流式雾化器（sidestream nebulizer）。偏流式雾化器中，吸入气流距喷嘴较远，带走的水汽较少，雾滴进入吸入气流前蒸发得较多，液滴也就细小些，因此其输出的气雾更易进入较小的远端气道，适合于支气管扩张剂及抗生素的雾化吸入。在另一类主流式雾化器（main - stream nebulizer）中，喷嘴形成气雾的位置就在吸入气流中，因此带走的水气较多，而雾滴蒸发较少，液滴则相对要大些，较为适合药液容量较大、药滴需沉积在较大气道中的情况，如黏液溶解剂及麻醉药物的雾化吸入时。

小容量药物雾化器需要有气流进入来形成高速气流，激发气雾。此气流可以为由压缩气源输出的流量在 7 到 8L/min 的经减压的氧气流或空气流，也可由便携式的小空气压缩机所提供。由于这种空压机的工作压力低，非常安全，尤其适于家庭治疗采用。

为了使药液雾滴能有效地进入气管内，气雾须经口而非经鼻吸入，以避免药滴在鼻咽沉积。小容量药物雾化器输出的气雾常以吸口吸入，有助于保证吸入效果。如在使用吸口有困难时，气雾面罩可以作为替代，不过必须要求并训练患者经口吸入，并作观察以随时纠正经鼻吸入的不正确方法。

以小容量雾化器作药液雾化吸入时，药雾的生成及输出是连续的，而其吸入却是间断的，药雾在吸气停止时如有逸出，自然是一种浪费。因而有时在临床上可以见到，小容量雾化器的开放端会被人堵塞，以图消除药雾在停止吸入时的外逸，需要意识到这并非正确的解决之道。正确的解决方法之一，也是临床上最常用的习惯方法，是在气雾器的开放端上加接一段容量常为 50ml 左右的贮气管，患者如能经口吸入、由鼻呼出，则可有效地减少逸出量。或者，也可在雾化器激发气流胶管上装一 Y 形接管使其一端开放于大气。吸气时，将其开放端用手指堵住，激发气流全部进入雾化器内激发气雾；吸气停止后，将手指放开，大部气流由此进入大气，进入气雾器内的气流和气雾生成则大大减少，由此将气雾的连续生成改变成只在吸气时的间断生成。气雾面罩的应用，也有助于气雾的利用，恰如氧气面罩的作用，面罩加大了储存空间，使吸气停止后逸出雾化器的气雾可进入面罩内储存起来供下一次吸入。不过应用气雾面罩必须保证气雾经口吸入，否则，药雾极少进入下气道，反而造成更多的浪费。此外，现在也有由气阀控制的间断式气雾机市售。

四、定量气雾吸入器

定量气雾吸入器（metered dose inhaler，MDI），是一种使用得越来越多的气雾投用方式，其主要的优点为携带方便、使用简单，尤其适合院外患者使用。现在一般常用的缓解支气管痉挛的支气管扩张剂及肾上腺皮质激素都有其定量气雾吸入器的制剂。

定量气雾吸入器的气雾由按压气阀而释出。与其他形式的气雾器连续生成气雾的方式不同，定量气雾吸入器生成的气雾是短暂而限定的，每按一次，只有一定量气雾释出，而其中所含药物的剂量也是固定的，并且不受按压时间长短的影响，故称定量气雾吸入器。

定量气雾吸入器形成气雾的原理与其他气动式雾化器完全相同，即以一股高速气流将药液自毛细管中吸出，并将其冲击成微细液滴、形成混合气雾。定量气雾吸入器内有两室，分别装填药液及激发气雾的高压压缩的液化气体。要维持定量气雾吸入器如此轻巧的体积和必要长的使用时间，成雾气体的装贮只能采取高压液化的形式，以有效地缩小其体积。按气瓶的设计，每次气阀开放时只有定量的液化气释出，在其释压汽化的过程中变成喷射而出的较高速气流，并通过细管将另一液室中的药液吸出而形成一个气雾团。

至今，形成气雾的气体都还采用在生理上不具活性的惰性气体。通常为氟化碳类。目前，对这类生理性惰性气体的作用还是有争论的。例如，有实验资料表明，氟化碳可以导致缺氧动物心律失常以致死亡，在人类也有发生心律失常的报告。这就使人推测，临床上观察到的在某些支气管哮喘的患者由于无控制地使用气雾剂而引起心动过速、严重心律失常、甚至心脏骤停而突然死亡的原因，是否实际上由氟化碳所致。对此，目前虽然尚无确切的证据，但是还是应该向使用这类气雾剂的患者讲清楚其可能的不良反应，应将其使用的剂量严格地控制在限定的范围之内。

由定量气雾吸入器喷出的气雾液滴实际上是一种复合液滴，虽然药物部分的中位直径仅约2到5μm，因其外层还包裹着液态气体，实际直径可达40μm。液态气体虽可挥发，但须数秒时间，在被吸入气道的过程中，其直径并不会减少多少，仍属较大雾滴。同时，气雾由吸入器中喷出的速度可高达30m/s，因而从定量气雾吸入器喷出的大滴高速气雾非常容易冲击到喉部而沉积下来，据一般估计，大约仅有10%的气雾液滴能实际进入下气道。正因为此，使用定量气雾吸入器时更须掌握正确的吸入方法，否则透入下气道的气雾量不能得到保证。

为了使定量气雾吸入器喷出的气雾能透入到远端小气道，并且尽可能多地在那里沉积下来以取得理想的治疗效果，患者的吸用方法即成为最关键的因素。首先为了尽量减少这些较大雾滴在大气道部位的惯性冲击与涡流形成，气雾吸入的速度一定要慢。其次，在吸气结束后，应有至少5到10秒的暂时屏气时间，可让药滴有较多的时间尽可能多地沉积在肺泡及较小气道内。不过调查表明，大多数使用定量气雾吸入器的患者并没有掌握正确的吸用方法，这也是许多患者使用效果不理想的主要原因。

所以在定量气雾吸入器的临床应用中，首先应该向患者解释、演示、并训练患者切实掌握正确的吸用方法，其要点为：

（1）吸用时，应将口张大，而不是用嘴唇含住气雾器开口，以避免嘴唇及牙齿阻挡吸入的气雾流。

（2）气雾器应距口约3到4cm左右，而不是将其贴近或放进口里，以使气雾能充分混入吸入气流之中而有效地被吸入气道。

（3）吸气应尽可能缓慢深大，在吸气开始后才按下气雾器，而不是同时开始，更不是按下气雾器后才开始吸气。

以上这些动作都旨在使雾滴尽可能随吸入气流透入到气道深部。

在吸气终止后，则应鼓励患者有5到10秒的屏气时间，使得雾滴在气道内有均匀地分布及最大的沉积。

显然，只有经过训练，才能使患者掌握这些动作要领；要取得较好的气雾吸入效果，对患者的宣教、训练极为重要。

临床上，现在常将定量气雾吸入器加接在一段长度约10cm到15cm长的吸筒（aerochamber）上，使气雾从气雾器喷出后经由此管再被吸入口中。气雾吸筒的作用在于，因为其延长了雾滴喷出到进入气道的距离和时间，增加了药滴外层液态气体的蒸发而使雾滴直径明显缩小，可以增加气雾的稳定性，有利于雾滴向气道深部的透入。当然，患者用嘴含住气雾筒吸入气雾，动作会更自然，有助于患者正确而有效地完成整个吸用过程。也有的气雾吸筒在吸口前还设置有一单向阀，据称能滤下将会沉积在口腔内的较大雾滴，却并不影响小雾滴的通过；此外，如吸入气流太快超过一定流速时，单向阀门会发出气流声，可以提醒患者放慢气雾的吸入速度。

五、超声雾化器

超声雾化器（ultrasonic nebulizer）是目前最常用的机械式雾化器。

超声材料通电时会产生高频振动，将电能转换成机械能。常用的超声材料为压电陶瓷晶体片。如果在通电的压电陶瓷晶体片上置一容器，将晶体片的振动传递到容器底部，并进而将能量传导给容器内的液体，液体的高频振动便可激发许多细小液滴飞出液面，此乃超声雾化器的基本原理。

振动波的运动特征通常是由其振动的频率及振动的幅度来描述的，超声振动亦然。当超声能量传导到液体，引起液体振动而产生液滴时，超声振动的频率决定着产生液滴的大小，而振动的能量即振幅则决定液滴产生量的多少。

通电时，超声材料振动的频率是由其本身的材料结构决定的，因此，振动频率是不可调节的。振动的幅度则由其转换的能量所决定，通过调节加在超声材料上的电流强度，可以改变其振幅。相应于超声雾化技术，气雾液滴的大小由超声振动的频率所决定，因此一只超声雾化器所产生的雾滴大小是不可调节改变的，只取决于其材料的固有特性，通常，制作超声雾化器的电瓷片的频率在 1.3～1.4MHz，相应的雾滴中位直径为 6μm，直径范围则在 2 到 10μm。另一方面，由电瓷片振动幅度所决定的气雾生成量则可通过改变其电流强度而得到调节。

在超声雾化器中，容器内生成的雾滴常用风扇将其吹出，或者也可将氧气流接入容器将气雾带出，通过大口径的气雾皮管输送供患者吸入。

超声雾化器的结构相对来说并不复杂。通常，超声雾化器由机座及雾化罐两部分组成，超声发生及调节部件都在机座中，安放在机座上的雾化罐是活动的，放置雾化罐装时必须耦合良好，使机座上晶体片产生的振动能量能有效地传导到雾化罐底部。

超声雾化器可以提供含水量高达 0.5g/L 的气雾，约为体温下饱和湿度的十余倍。因此，超声雾化器主要用于向患者提供充分的湿化气体，而且，也没有必要再对其加热以提高湿度，只需在室温下工作。

因为超声雾化器能提供如此高密度的气雾，也有人担心是否会造成吸入肺泡内的水分过多，从而产生类似于以水或盐水灌入肺泡内所发生的破坏表面活性物质而使肺泡萎陷的可能。一些动物实验的结果表明，短时间即 72 小时之内的连续氯化钠溶液或蒸馏水的超声雾化吸入，并没有见到表面活性物质稳定性受到破坏的证据。而在超过 72 小时的较长时间的连续气雾吸入中，主要是氯化钠溶液的气雾吸入者，确有与支气管肺炎相似的显微镜下病理改变的发生，据信，此系氯化钠溶液雾滴在吸入过程中因水分蒸发而成高渗盐水沉积在内膜而产生刺激之故。所以一般认为，超声雾化特别是盐水气雾的长时间吸入，可能会对肺组织产生损伤而应避免；但是时间到底应限制在多长之内，临床上对此尚未有明确的共同意见。

超声成雾时溶液受到高频振动，这是否会改变或破坏溶液中药物的化学结构也是临床上所要考虑的问题。有关的研究表明，如果超声的能量输出在 20W/cm^2、气雾的生成量在 2ml/min 以下，一般不会发生药物结构的改变，而如超声能量超过 50W/cm^2，则可能造成药物结构及作用的改变。

根据超声雾化器的这些特点，临床上对其应用的一般意见如下：

超声雾化器主要用来向患者提供充分湿化的吸入气体，而不适宜也不必要用来作药物雾化治疗。

超声气雾密度远超过任何种类的雾化器，因此，当常规的雾化器所提供的吸入气体不能满足气道对水分的要求时，超声雾化器无疑问地可以满足临床上的要求。

超声雾化器输出的蒸馏水气雾对气道有很有效的刺激作用，故无论用于治疗性或诊断性的咳嗽排痰，都能收到相当快的明显效果。至于稀释痰液，则盐水与蒸馏水差别不大，都有相当好的效果，一般来说只在有气管切开的患者才可能有超声雾化吸入的需要。

超声雾化器一般应仅限于以刺激咳嗽排痰为目的的间歇、短时使用，而且不宜替代一般气雾器作为常规手段。超声雾化器输出气雾的密度相当高，要警惕气道内干结的分泌物在吸收大量水分后其体积膨胀，会有堵塞气道的危险。所以，有关患者在应用超声雾化器时，气雾的输出量不宜一下就定得很大，同时要有气管内吸引及高浓度氧气吸入等器械、技术上的准备，以应付紧急处理的需要。

六、离心式雾化器

离心式雾化器是一种较老式的机械式雾化器，曾经用于为贮氧空间较大的氧疗器具如氧帐等提供氧雾化气流。

离心式雾化器的结构相当简单，通常的设计，都以一只电动马达带动上面的圆盘高速旋转，将从下方容器中吸上来的水离心甩出，这些较大的水珠在撞击到周围的外罩时进一步被击成较细小均匀的水滴，随气流喷出形成气雾。离心式雾化器输出的水滴大小差别毕竟还是比较大的，气雾输入氧帐后其中较大的液滴很容易沉积下来，所以现在已不再用于氧帐，而仅用于室内空气的湿化处理。

离心式雾化器下部的贮水容器是细菌容易生长污染之处，气雾的输出成为这些细菌播散的重要方式，所以离心式雾化器不宜用于病原菌污染散布机会较大的医院场合。有的国家，离心式雾化器已经被禁止用作病房内的湿化器具。

离心式雾化器结构简单，易于维护修理，因此仍可用作家庭的湿化器具。但即使用于家庭也须警惕这一潜在的感染源。采用煮沸灭菌的水来形成气雾，定期以食醋浸泡熏蒸容器及管道，均为有效减少细菌污染机会的简便易行的措施。

（夏　伟）

第四节　气雾治疗的可能不良反应

气雾进入气道后，气雾颗粒、气雾所含的大量水分、甚至气雾所污染的细菌都可能会造成不良反应。这些不良反应的严重程度常常有很大差别，在实施气雾治疗时，必须对这些可能发生的不良反应有所认识并了解其特点，以备在万一发生时采取有效的对策。

一、痰栓的胀大

气道内干结的痰栓常造成所在气道的不完全阻塞，如果堵塞范围不大，往往没有明显的症状和体征如低氧血症及局部呼吸音降低等。不过这些干结的痰栓有亲水特性，极易吸收水分；当气道内有大量气雾吸入、特别是含水量大的超声雾化吸入时，干结的痰栓吸收水分后其体积就会迅速胀大，造成远端气道的完全堵塞，患者会有气促、呼吸窘迫等急性缺氧的表现，严重者甚至会造成死亡。

这种症状的出现常在气雾吸入开始后不久。所以，在以湿化气道、促进排痰为目的气雾吸入、特别是超声雾化吸入时，在治疗开始的早期须特别观察患者的呼吸频率、呼吸形式，尤其不能离开患者，以早期发现异常情况。同时，在开始治疗的阶段气雾的输出量宜小，待患者无异常情况再逐渐提高气雾输出。

一旦出现可疑情况，应立即停止气雾吸入。因为这类痰栓的堵塞部位往往在外周气道，在将痰栓移动到中心气道之前，气管内吸引无效。所以应抓紧时间实施支气管扩张剂的雾化吸入及背部拍打、体位引流，促使痰栓松动，使其移动到中心气道后，再试行吸引排痰。

二、支气管痉挛

气雾颗粒作为外来微粒，可能刺激支气管内膜而引起支气管痉挛，这种情况较多见于原有支气管哮喘的患者，而又以雾化颗粒小、密度大的超声雾化器使用时较多见。

有这种病史者可在超声雾化吸入前，或在超声雾化液内加用支气管舒张剂以预防支气管痉挛的发生。如有发作，当投用支气管舒张剂作为针对性的处理。

三、液体负荷过重

大量水分进入气道，可以导致全身性的水平衡失调即体内水分过多；表现为体重的急剧增加，也可表现为心脏及脑循环的负荷过重，而相应地有急性心力衰竭及意识障碍出现。不过，这种液体负荷过重不发生于成人，而仅见于水平衡调节机制尚不成熟的新生儿及婴儿。

液体负荷过重的发生，也较多见于水分输出量大的超声雾化器。由于超声雾化治疗即使在间断性使用时也有效果，所以应用于婴儿时，应以间歇性为宜。

四、交叉污染

雾化治疗器具极易污染，是呼吸治疗医院内交叉污染的重要来源。细小雾化颗粒是细菌播散的良好载体，如果雾化器有细菌污染，则极易通过气雾直接进入患者气道，并进一步导致感染。

医院空气中不乏大量细菌，接触、暴露在空气中的雾化器具难保不受污染；而且，许多需要雾化治疗的患者本身就是感染来源，从这个意义上说，很难杜绝雾化器具的污染和由其所介导的交叉感染的可能。但是，通过医护人员的接触，特别是手的接触，或者由于雾化器具消毒处理不严格而介导的患者之间的交叉污染，则理应可以完全杜绝。

进行雾化治疗时，在接触患者前后仔细洗手，是切断医护人员所介导的交叉污染的最重要也是最有效的办法，应该强调这一常规的执行。

雾化器使用后不得给下个患者再次使用，即便是经过消毒处理。在有些医院中的气雾治疗室仍可见到由一条总的管道提供驱动气流，再分接到每个患者的气雾器上形成气雾供吸入的做法，这样也极易发生交叉污染。气雾治疗应尽可能避免“资源共享”，管道系统更不能采用分流共用的方式，否则，如因支气管净化治疗进行雾化吸入而引起严重的肺部交叉感染，则实属得不偿失。所以在开展气雾治疗时必须高度重视交叉污染的问题，要尽可能做到分开为每位患者治疗。

（夏　伟）

第十章 呼吸系统氧气疗法

第一节 低氧血症与缺氧

氧是生命存在的必要物质。一旦缺氧，体内代谢和生理便会紊乱，严重者可导致重要脏器组织损害和功能障碍，甚至细胞死亡，危及生命。氧气疗法（oxygen therapy，氧疗）是纠正缺氧的一种治疗方法。其原理是提高吸入气中氧浓度，从而促进氧在肺内弥散，提高血氧含量，纠正或缓解缺氧状态。

一、缺氧与低氧血症的机制

组织缺氧是指由于组织因对氧利用的不足或缺乏足够的氧而导致能量不足，造成代谢和生理紊乱，甚至组织损害和功能障碍的一种病理生理状态。这涉及两个方面：组织对氧利用的能力和组织氧输送。对氧的利用能力与组织细胞所处的状态有关，而组织氧输送则由下面的公式决定：

组织供氧量 = $Q_T \times Hb \times SaO_2 \times 1.34^*$

*（由于物理溶解的氧量极少，可以忽略，所以未在公式中反映）。

Q_T 为心排出量，Hb 为血红蛋白量，SaO_2 为动脉血氧饱和度。由此可见，氧输送到组织涉及循环、血液和呼吸这三个系统。组织缺氧的原因见表 10－1。

表 10－1 组织缺氧的原因

原因分类	临床举例	实验室检查		
		PaO_2	PvO_2	Q_T
细胞型	氰化物中毒	N，↑	N，↑	N
需氧型	运动，高代谢状态	N，↓	↓	↑
循环型	心力衰竭，休克	N，↓	↓	↓
血红蛋白型	贫血，血红蛋白异常	N	N，↓	N，↑
低血氧型	见表（10－2）	↓	N，↓	N，↑，↓

注：*N：正常；↑：上升；↓：下降。

动脉血氧分压（PaO_2）正常范围：

$$13.3-(0.04\times 年龄)\pm 0.67kPa 或 100-0.3\times 年龄\pm 5mmHg$$

吸入氧气浓度降低、呼吸系统病变或功能异常，可导致 PaO_2 降低，当低于同龄人正常下限时称为低氧血症。常见原因见表 10－2。

表 10－2 低氧血症的原因及对氧疗的反应

原因	临床举例	对氧疗的反应
摄氧减少	高原居住	PaO_2 迅速增加
肺泡通气不足	慢性阻塞性肺疾病（COPD）	初始反应 PaO_2 增加，后期反应不肯定，取决于氧疗后是否抑制呼吸
通气/灌注比例失调	阻塞性气道疾病，ARDS	PaO_2 中度迅速升高，有时欠满意
动－静脉分流	心房间隔缺损，肺动－静脉瘘	取决于分流量
弥散障碍	间质性肺炎	PaO_2 中度迅速升高

二、低氧的病理生理

急性低氧血症的生理学反应是维持氧输送。当 PaO_2 低于 55mmHg，通气驱动增加，以提高 PaO_2，同时也造成低碳酸血症。这时低氧组织血管舒张，通过心跳加快，增加心排出量和氧输送。肺对低氧血症的反应是血管收缩，增加通气血流比和 PaO_2。随后，促红细胞生成素分泌增加，红细胞增多，提高运氧能力。这些适应性改变增加了氧输送。不幸的是，这些反应的短期效应如果长期存在，却能并发许多不良效应。长期的肺血管收缩和心排出量增加能造成肺动脉高压，右心衰和生存率降低。另外，因分钟通气量增加而产生的呼吸氧耗（O_2COB）增加，还能造成慢性营养不良。因此，对于低氧血症患者，氧疗成为打断此恶性过程的重要一环。

三、临床表现

缺氧的临床表现各不相同，取决于基础疾病的轻重，发生缺氧的缓急，患者的活动水平和代谢状况及其对缺氧的适应性和代偿能力。与急性缺氧有关的症状和体征见表 10－3。其中发绀往往是严重低氧血症最常见的体征。许多临床医师也爱用发绀来判断低氧血症。但是，由于发绀是毛细血管内还原血红蛋白异常增高所致，非低氧血症或缺氧所致的还原血红蛋白增高也能表现为发绀；而皮肤黝黑者却难以发现。所以，发绀并非低氧血症或缺氧的可靠体征。

表 10－3 急性缺氧的症状和体征

系统	症状和体征
呼吸	呼吸困难，呼吸急促，肺水肿倾向，发绀
心血管	心排出量增加，心悸，心动过速，心律失常，低血压，心绞痛，血管扩张，出汗和休克
中枢神经	欣快感，头痛，倦怠，判断力减低，行为不准确，迟钝，烦躁不安，视盘水肿，视网膜出血，抽搐，感觉迟钝和昏迷
肌肉神经	衰弱无力，震颤，扑翼样震颤，反射亢进，共济失调
代谢	水钠潴留，乳酸酸中毒

对于实验室检查，临床上常用 PaO_2 和 SaO_2 来划分低氧血症的严重程度，见表 10－4。

表 10－4 低氧血症的分级

程度	发绀	PaO_2 (mmHg)	SaO_2 (%)
轻度	无	>50	>80%
中度	有	30~50	60%~80%
重度	显著	<30	<60%

低氧血症的存在往往导致组织缺氧，这可以通过 PaO_2 和 SaO_2 来观察。但与低氧血症无关的导致组织缺氧的原因或两种情况共存的组织缺氧，就需要其他的实验室指标，如混合静脉血氧分压（PvO_2），磁共振光谱镜（magnetic resonance spedtroscopy，MRS）组织 PaO_2 的增加－胃张力计（gastric tonometry），来评价组织氧合状况。但这些技术操作较复杂，有时也难以反映局部氧合的情况，因而还未在临床上广泛使用。所以，现在组织缺氧在临床上尚无准确判定的标准。

（王林梅）

第二节 常规氧疗

一、常规氧疗的目的和临床操作指南

氧疗的最终目的是在心肺做功最小的情况下维持适当的组织氧供。氧疗的特殊临床目的是：

（1）纠正已证实的或被怀疑的低氧血症。

（2）减轻慢性缺氧的症状。

（3）减少因缺氧导致的心肺负荷的增加。

为了指导操作者更好地提供安全有效的治疗，美国呼吸治疗协会（AARC）出台了氧疗临床操作指南（表 10－5）。

表 10－5 氧疗临床指南

指针：
明确的低氧血症
成人、儿童和 28 天以后的婴儿：PaO_2 <60mmHg 或 SaO_2 <90%
新生儿：PaO_2 <50mmHg、SaO_2 <88% 或毛细血管 PO_2 <40mmHg
急症时考虑有低氧血症
严重创伤
急性心肌梗死
短期治疗（比如：麻醉复苏）
禁忌证：
有适应证时，氧疗一般无特殊的禁忌证。
预防措施和（或）可能的并发症：
PaO_2 >60mmHg 可能会抑制某些慢性高碳酸血症患者的通气
FiO_2 >0.5 时可能造成肺不张、氧中毒，和（或）纤毛或白细胞功能低下

续 表

在早产儿，当 $PaO_2>80$mmHg 时，可能会产生新生儿视网膜病
如果对于百草枯中毒或接受博来霉素治疗的患者，增加其 FiO_2，可能会增加肺损伤
进行支气管镜激光治疗时，应用最小的氧浓度，以防止支气管内燃烧
高浓度氧的存在增加了火灾的危险
同时进行雾化或湿化治疗时，有增加细菌感染的危险
氧疗前评估：
通过有创或无创的方法，和/或临床表现判断 PaO_2 和（或）SaO_2 是否降低，以决定是否进行氧疗效果的评估
在患者对治疗有足够的反应后，通过临床和生理学评估，了解氧疗的效果
监测：
患者
临床监测包括心、肺和神经系统状态
对 PaO_2、SaO_2、SpO_2 等生理学参数进行评估：治疗开始时的以及
当 $FiO_2<0.40$ 时，每隔 12 小时
当 $FiO_2\geq0.40$ 时，每隔 8 小时
心肌梗死时，每隔 72 小时
主要诊断为 COPD 时，每隔 2 小时
如果是新生儿，每隔 1 小时
设备
所有的氧输送系统至少一天检查一次
在下列情况下需要更频繁些
氧流量变化可能较大的系统（如头罩、高流量混合系统）
人工气道支持者
输送含有被加热的气体
临床症状不稳定或 FiO_2 需要 >0.50 的患者
对新生儿的标准操作是，至少每 4 小时一次 FiO_2 监测，但并不一定每次监测时做记录

二、常规氧疗的实施

（一）低氧血症性组织缺氧

理论上，只要 PaO_2 降至正常水平以下就可以氧疗，但实际应用要更加严格些。为了避免血氧处于氧离曲线的陡峭部，在海平面，标准状况下，一般需要将 PaO_2 维持在 60mmHg 以上。也就是说，当 $PaO_2<60$mmHg 时可以考虑常规氧疗。在不同海平面和环境里，PaO_2 的标准应作相应调整。同时，一些长期缺氧的患者对低氧的环境已有较好的代偿，氧疗的标准还需针对其病情进行调整（表 10－5）。

单纯低氧血症（Ⅰ型呼吸衰竭），可给予高浓度的氧以迅速提高 PaO_2，而不必担心 CO_2 潴留的发生。氧疗一开始就可调节 FiO_2 接近 0.4，以后根据动脉血气分析结果调整吸氧浓度。其 PaO_2 的目标值往往定为 60～80mmHg。

低氧血症伴高碳酸血症（Ⅱ型呼吸衰竭）给氧后因 PaO_2 升高而有抑制呼吸中枢的危险，应采取控制性氧疗。其具体方法是：①先吸入 24%～26% 的氧，以后复查 PaO_2 和 $PaCO_2$，并观察患者神志，若 PaO_2 轻度升高，$PaCO_2$ 升高不超过 10mmHg，患者神志仍清楚，可适当提高氧浓度，但不超过 35%。②24 小时持续给氧。③长期氧疗，一般不少于3～4 周，以后根据病情，可采用长程氧疗。其目标值为 50～60mmHg，且 $PaCO_2$ 的上升不超过

20mmHg。

（二）血氧正常的缺氧

在表10－1中，可发现低氧血症仅是组织缺氧的一种原因。对于其他原因造成的组织缺氧，如心排出量降低，急性心肌梗死，贫血，CO中毒等情况，目前临床上的普遍做法是明确这些疾病后，不管PaO_2是否处于需要氧疗水平，一般均予氧疗。但在一些如深静脉血栓形成，组织器官存在严重分流等情况下，氧疗效果往往不肯定。总之，对于该种类型的缺氧，氧疗只是作为一个短期的支持过渡手段，组织缺氧更需要对因处理。

（三）机械通气时的氧疗

机械通气能通过多种手段改善机体组织缺氧的病理生理。有多种因素影响吸入氧浓度FiO_2的调节。因此机械通气的氧疗原则有其特殊性。

1. 吸入氧气浓度的调节　由于能对呼吸节律进行机械控制，所以即使是在Ⅱ型呼吸衰竭患者，也可以将PaO_2的目标设定于较合适水平（60mmHg左右）。同时，由于机械通气浓度调节范围广，从0.21到1.0，并且高浓度氧的毒副作用也有一定的反应时间，所以，在疾病早期可以给予高浓度氧甚至纯氧，以迅速逆转机体缺氧状态，维持PaO_2在较合适的65～80mmHg水平。而后根据患者病情变化、血气监测和高浓度氧使用时间逐渐调低FiO_2。

2. 影响PaO_2的其他参数和措施　呼气末正压PEEP、吸呼比、潮气量、气道压等参数都能影响PaO_2。同时，机械通气的存在为气道通畅，通气支持和适当的镇静提供了条件，同时又降低了呼吸功和氧耗量，改善PaO_2和全身氧合。综合上述这些措施，一般能使FiO_2维持在一个适当的水平。

但是，在机械通气时，可能会出现通气过度和心排出量下降，而影响全身氧合。所以机械通气时，除注重提高PaO_2外，还要注意控制通气压力，观察血压和重要脏器的血流灌注情况。

三、常规氧疗的危险和预防

（一）氧毒性

氧毒性主要影响了肺和中枢神经系统。两个因素决定氧毒性：①PaO_2。②暴露时间。PaO_2越高、暴露时间越长，氧毒性就越容易出现。神经系统的反应（包括颤抖，抽搐和惊厥）通常在吸入氧浓度大于一个大气压时出现（高压状态）。而肺部反应在一般临床情况时就能出现。

表10－6总结了在海平面吸入纯氧时的生理学效应。患者较长时间暴露在高浓度氧的状态下会出现支气管肺炎的表现。在X片上显示为不完全的渗出，大多数在下肺野明显。暴露在高氧状态首先损伤的是毛细血管的上皮细胞，接着是间质水肿，同时造成了气血屏障的增厚。如果继续进展，则Ⅰ型上皮细胞出现损伤，Ⅱ型细胞增生。渗出的继续则造成低的V/Q比、生理性分流和低氧血症。

当肺损伤出现恶化，血氧饱和度将难以维持。如果这时再通过增加氧供来纠正低氧血症，则氧毒性将进一步加深。然而，如果FiO_2能降低并维持患者的生命，则肺损伤能在一定时间后修复。

氧毒性主要由氧自由基的过度释放造成。氧自由基是细胞代谢的产物。这些自由基能导致严重的损伤或者杀死细胞。然而，正常情况下，一些特殊的酶如过氧化物酶能在氧自由基出现严重毒性前将其灭活。还有一些如维生素 E、C 和 β 胡萝卜素也能起到抵御氧自由基的作用。

表 10 - 6 吸入 100% 纯氧后的生理学反应

吸入时间（小时）	生理学反应
0 ~ 12	肺功能正常
	支气管肺炎
	胸骨后疼痛
12 ~ 24	肺总量降低
24 ~ 30	肺顺应性下降
	$P_{(A-a)}O_2$ 增加
	运动耐量下降
30 ~ 72	弥散量下降

通常，这些防御机制能有效保护暴露在空气中的细胞但在高氧环境中，自由基的产生超过了抗氧化系统的能力，导致细胞损伤。细胞损伤反过来激活了免疫系统，造成中性粒细胞和巨噬细胞在组织的浸润。这些炎性细胞能释放炎性介质，进一步使间质损伤加重。同时，浸润的中性粒细胞和血小板还释放更多的自由基，使损伤不断加深。

究竟多少氧浓度是安全的，现在还在争论。大多数学者认为长时间吸入 50% 的氧对肺没有损害。但很明显，目的是利用最低的吸入氧浓度以保证适当的组织氧合。一般地，如果可能，患者吸入 100% 纯氧的时间应小于 24 小时，70% 的氧浓度小于 2 天，50% 的氧浓度小于 5 天。在成长过程中的肺往往对氧浓度较为敏感，所以要给予婴幼儿更多的关注。高浓度的氧在婴儿还能造成早产儿视网膜病和支气管肺发育不良。不管使用何种方式，都不能对缺氧患者过于控制给氧。尽管给予高浓度的氧是有严重毒性的，但反过来，组织缺氧是能导致死亡的。

（二）抑制通气

给氧后 COPD 患者通气驱动降低的原因，可能是由于高的氧浓度解除了低氧对通气驱动的刺激作用。这些患者对高碳酸血症的反应是迟钝的，而主要的通气驱动是由缺氧完成的（通过外周感受器）。升高的血氧水平能抑制外周感受器，从而降低通气驱动和升高血 CO_2 水平。高水平的血氧还能使正常的 V/Q 失衡，造成 V_D/V_T 和 $PaCO_2$ 增加。

（三）早产儿视网膜病

早产儿视网膜病（ROP，晶状体纤维增生）是早产儿或低体重儿在接受氧疗后出现的一种眼的不正常状态。过高的血氧水平导致视网膜血管收缩，进而血管出现坏死。作为反应，血管开始出现增生，同时，新生血管容易出血，并在视网膜后有瘢痕形成，造成视网膜脱落和失明。ROP 大多影响一个月以内的婴儿，而这正是视网膜血管成熟的关键时间段。但是，过高的氧合不是 ROP 的唯一原因，其他的原因还包括高碳酸血症、低碳酸血症、心室内出血、感染、乳酸酸中毒、贫血、高钙血症和低体温。

因为早产儿经常需要氧疗，所以 ROP 的威胁成为一个棘手的问题。美国儿科协会推荐维持血氧饱和度在 80mmHg 水平以下是最好的预防 ROP 的方法。

（四）吸收性肺膨胀不全

当 FiO_2 超过 0.50，就有吸收性肺膨胀不全的危险。通常，N_2 较为丰富的存在于肺泡和血液中。吸入高浓度氧能降低体内 N_2 的浓度，这时静脉血中的气体分压也迅速下降。此时，任何大气压水平的体腔气体均快速地进入静脉。可利用这一特性来清除陷闭在体腔内的气体。比如，给予患者高浓度的氧以帮助患者清除陷闭在腹腔和胸腔的气体。

但这一现象还能造成肺泡的塌陷，尤其是在阻塞的肺泡区域。在这种情况下，氧气迅速地被吸收入血。如果这时没有气体的补充，则总的气体分压迅速下降，直至塌陷。因为塌陷地肺泡只有灌注没有通气，所以吸收性肺膨胀不全能增加生理分流和氧合的恶化。

在麻醉、外伤或中枢神经功能障碍的患者，其潮气量较小，吸收性肺膨胀不全的危险性就更为显著。在这些患者，通气较差的肺泡在氧吸收大于补充时，显得很不稳定。这表现为肺泡的逐渐缩小，甚至完全陷闭。这种情况甚至会在没有氧疗的患者身上出现。但在清醒的患者这或许并不成为威胁，因为患者能通过叹气使肺复张。

四、氧输送系统

传统上可根据氧输送装置的设计对其进行分类。基本的设计分为：低流量贮氧器和高流量系统。选择氧输送系统主要依据两个因素。一是需要知道各系统能提供多少氧（FiO_2 或氧流量）；二是需要知道该系统能否满足患者变化的氧需要。

尽管 FiO_2 是不断变化的，但能大致将氧输送系统提供的氧浓度分为低（<35%）、中（35%～60%）和高（>60%）浓度。当然，有些氧输送系统能提供各浓度的氧（21%～100%）。

一个系统提供的 FiO_2 是变化还是固定的，这取决于患者吸入气体是否全由该系统提供。如果该系统提供了患者全部的吸入气体，则 FiO_2 是固定的，甚至在患者对氧的需求改变时也如此。另一方面，如果系统提供的气体只占患者吸入气体的一部分，而另一部分的吸入气体需要由患者从周围取得，这时系统外的气体则稀释了系统提供的气体。这时，FiO_2 就由系统外吸入气体量决定，FiO_2 也就不断的处于变化中。

图 10－1 显示了低流量、贮氧器和高流量系统给氧方式。低流量给氧时（图 10－1A），一旦吸气流量大于系统给予流量，氧就会被稀释。吸气流量越大，氧浓度就越低。相反，高流量给氧时因为系统流量一般大于患者自主的流量，所以给予的氧浓度就较为固定（图 10－1B）。使用贮氧器给氧时也能获得固定的氧浓度（图 10－1C），但这时贮氧器贮存的气量要等于或大于患者的潮气量，且系统没有气体泄露。

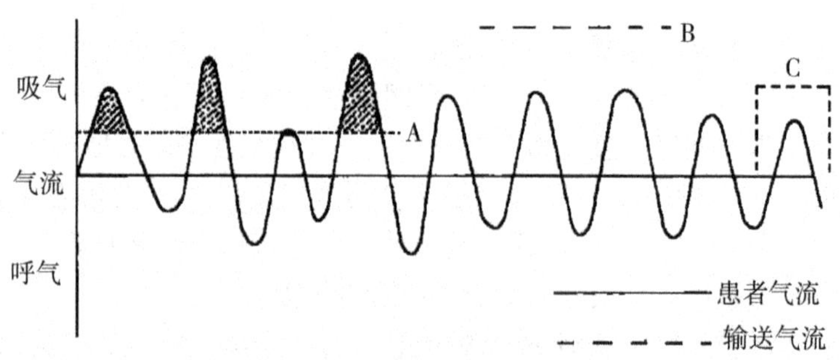

图 10－1　氧输送系统的差异

（一）低流量系统

典型的低流量系统直接向气道输送8L/min左右的氧气。因为一般患者的吸气气流要大于8L/min，所以低流量给氧会被空气稀释，产生一个浓度低的和可变的FiO_2。低流量系统包括鼻导管、经鼻导管和经气管导管。

1. 鼻导管　鼻导管是长数尺柔软的塑料细导管，在连接患者处有约1cm的延长以伸入患者鼻腔。使用时，将接氧气端连接在氧流量表上或湿化器上。大多数情况下，只是在使用4L/min以上的氧流量时才连接湿化器。一般地，氧流量在6～8L/min时，患者才会感觉到不舒适，包括鼻腔干燥和出血，这时就需要额外的湿化。对于婴幼儿，使用的流量一定要小于2L/min。

2. 经鼻导管　经鼻导管是一根柔软的顶端有小孔的塑料导管，使用时将导管插入鼻腔，并使其置于悬雍垂的后上方。如果在插入时感觉阻力较大，可以换插另一鼻腔。一旦插管到位，可将导管固定在鼻梁。如果不能目测插管的位置，可以进行盲插，深度与从鼻到耳垂的距离相近。因为插管太深会导致患者的误吸，所以在插管后要听一下是否有嘎嘎或尖锐的气流声音，了解插管是否合适。同时，由于经鼻导管影响分泌物清除，需要至少8小时更换一次经鼻导管，并将新导管置于对侧。

3. 经气管导管　Heimlich于1982年首先使用了经气管导管。使用时，通过一根引导管将一根细的Teflon导管插入第2、3软骨环间，进入气管。因为给氧的流量较低，所以导管的另一端可直接接于氧流量表上，而不需湿化器。

因为经气管导管直接在气道中，所以吸入氧气由吸气时导管直接给予的氧气和呼气时贮存在气道中的氧气两部分组成，这使得FiO_2升高了。与鼻导管相比，经气管导管能节省40%～60%的氧。实际中，我们一般只需要给予0.25L/min的氧就能满足患者氧合的需要。这对于需要长期氧疗的患者来说就能节省花费，另外，低流量的给氧能延长便携式贮氧器的单次供氧时间，也就是显著的增加了患者的活动能力。

另一方面，经气管导管也有明显的问题和危险。这需要我们进行细致的患者选择、严格的患者教育和专业随访，帮助患者进行自我护理，使有关危险降低到最低水平。

4. 低流量系统的特点　鼻导管低流量给氧浓度的研究发现，其氧浓度能从1L/min时的22%升至15L/min时的60%。正如前文所述，其给氧浓度是不稳定的，表10－7提供了能导致FiO_2变化的因素。一般的，常用公式：$FiO_2=21\%+流量\times4\%$来估计FiO_2。但实际上，这个值并不十分可靠。在实际工作中还需要根据患者的情况，做出相应的调整。

表10－7　低流量系统导致FiO_2变化的因素

FiO_2升高	FiO_2降低
高的氧气输入	低的氧气输入
闭唇呼吸	张口呼吸
低的吸气流量	高的吸气流量
低的潮气量	高的潮气量
小的分钟通气量	大的分钟通气量
长的吸气时间	短的吸气时间
高的吸呼比	低的吸呼比

5. 低流量系统的缺陷　低流量系统的一般缺陷有：流量不准确、系统泄露和阻塞、移

位和皮肤干燥。

（二）贮氧器系统

贮氧器系统将供气和贮存气体的功能合于一身。当患者吸气的气流大于系统供气气流时，贮氧器中的气体能相应地释放出。因为没有空气的稀释作用，所以能提供比低流量系统高的氧气浓度，同时更省氧气量。现今常用的贮氧器系统有贮氧导管、贮氧面罩和非重复呼吸环路。

1. 贮氧导管　贮氧导管有两种形式，鼻贮氧和下垂式贮氧。鼻贮氧方式实施时，在患者呼气时，充近20ml氧气于鼻下的膜质贮氧器中，使患者能在吸气早期吸入。这使得患者获得的氧增加，同时也减少了在给定 FiO_2 时的氧流量。尽管该装置佩带比较舒适，但由于患者不满意它的外观，现在并不常作为处方治疗方案。而下垂式贮氧方式能克服鼻贮氧方式在审美方面的缺陷，因为它将贮氧器掩盖在前胸的衣服后面。尽管不可见，但是下垂式贮氧器的额外重量却使得耳和面部不舒适。

在低流量时，贮氧导管能减少约75%的氧气使用。比如，一个患者休息时，需要标准导管2L/min的氧流量以使 SaO_2 在90%以上，而这时贮氧导管只需要0.5L/min。在运动时，贮氧导管能降低大约66%的氧流量，而在高流量时也能节省大约50%的氧耗量。

虽然该装置节省流量是可知的，但诸如鼻腔的解剖结构和呼吸方式的因素能影响该装置的实施。因为这些装置的实施是通过低流量实现的，所以患者必须通过鼻呼气（这才能使膜贮氧器重新充气）。另外，如果患者通过缩唇进行呼气还能阻止膜贮氧器的重新充气。正因此，给予氧疗前，需要分别监测患者在休息和运动时不同的 SaO_2。

低流量时，贮氧导管给氧一般不需要湿化。但事实上，过于干燥能妨碍膜贮氧器的正常工作，同时即使是规律的使用，膜也会老化。所以，患者需要至少每3个星期更换一次贮氧器。此外，更换贮氧器会部分抵消因为节省氧气而产生的经济效益。

2. 贮氧面罩　面罩给氧一般都使用贮氧系统。现在的贮氧面罩有三种样式：简单面罩、部分可重复呼吸面罩和非重复呼吸面罩。

简单面罩是同时罩住嘴和鼻的一次性塑料用具。面罩的本身能在患者呼吸间隙起聚集和贮存氧气的作用。患者呼出气能直接从面罩上开放的孔排出。同时一旦输入气流中止，患者能从这些孔中和面罩边缘吸入所需的气体。

简单面罩的输入气流一般从5L/min到12L/min。一般地，如果用12L/min以上的氧流量来获得我们满意的氧合，可能需要更换其他的装置来提高 FiO_2。同时，如果使用的氧流量小于5L/min，这时面罩的容量会成为无效腔并造成 CO_2 重复呼吸。

因为在吸气时，空气能很容易的从面罩的孔和边缘进入面罩，造成氧气的稀释，所以简单面罩提供的 FiO_2 是可变的。FiO_2 的可变度与所给的氧流量、面罩体积、空气泄露和呼吸方式有关。

如图10－2和图10－3所示，部分可重复呼吸面罩和非重复呼吸面罩的设计相似。都有一个1L大的可变的贮氧袋与氧气的输入端相连。因为贮氧袋增加了贮存体积，所以比简单面罩能提供更高的 FiO_2。它们之间最关键的区别是：是否使用了单向阀。部分可重复呼吸面罩没有单向阀（图10－2）。在吸气时，氧源的气体能直接进入面罩供给患者，而在呼气时，氧源气体进入贮氧袋。然而，因为没有单向阀分隔面罩和贮氧袋，所以有部分患者呼出气也能进入贮氧袋（大约在呼气期的前1/3）。早期呼出气来自解剖无效腔，主要含有高氧气体，CO_2 含量较少。这样贮氧袋中贮存的主要是氧气和无效腔气。呼气期后 2/3 时间内的气体（CO_2 含量较高）大部分被排出面罩。同时氧源的氧气在此时输入贮氧袋，使在吸气期陷闭的贮氧袋复张。所以 CO_2 的重复呼吸是可以忽略的。

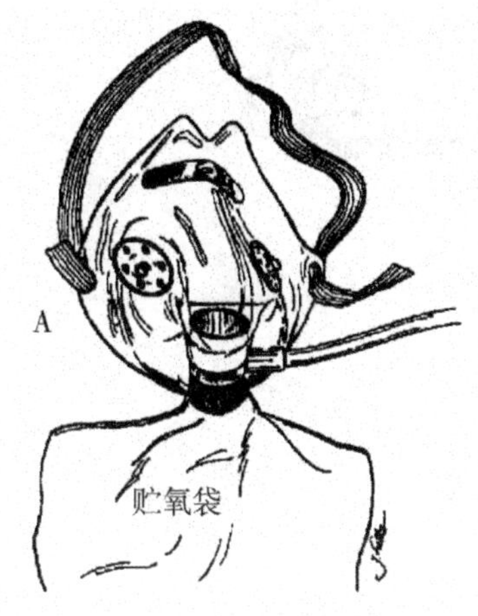

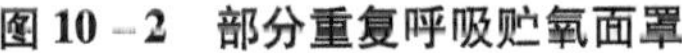
图 10－2 部分重复呼吸贮氧面罩

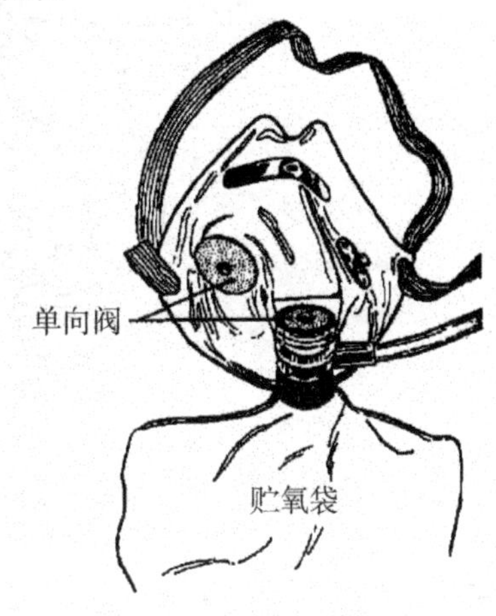

图 10－3 非重复呼吸面罩

尽管能提供比简单面罩更高的 FiO_2，但标准的一次性部分可重复呼吸面罩也受空气稀释的显著影响。这使得部分可重复呼吸面罩提供的 FiO_2 为中等浓度的氧，同时也是不稳定的。其不稳定性的影响因素与简单面罩的影响因素相同。

非重复呼吸面罩有防止重复呼吸的单向阀（图 10－3）。其中吸气阀能盖住贮氧袋的口，而呼气阀则能覆盖住面罩的呼出孔。在吸气期，面罩内负压使得呼气阀关闭，防止空气稀释。同时，吸气阀打开，氧气进入面罩供给患者。在呼气期，阀使得气流方向逆转。面罩内正压关闭了吸气阀，防止呼出气进入贮氧袋。同时，单向呼气阀打开，引导呼出气排入大气。

因为是密闭系统，无漏气的非重复呼吸面罩，带有可靠单向阀和足够的氧源气流，防止吸气时贮氧袋陷闭，所以能够提供 100% 的纯氧。然而，现在用的一次性非重复呼吸面罩提供的氧浓度一般不超过 70%。大量的泄露是关键因素，气体泄露存在于面罩体周围和始终开放的呼气孔。这个开放的呼气孔主要是为了在氧源停止时给患者提供一定的空气。不幸的是，当患者吸气流量或潮气量过大时，它为空气稀释提供了条件。所以，尽管非重复呼吸面罩能提供中高浓度的氧，它提供的 FiO_2 依旧会根据空气泄露量和呼吸方式而变化。

3. 非重复呼吸环路　非重复呼吸环路与非重复呼吸面罩的设计原理基本相似，但用途更广。与非重复呼吸面罩不同的是，它能提供各浓度的 FiO_2（21% ~ 100%），而且插管和非插管的患者都能使用。如图 10－4，典型的非重复呼吸环路使用了空氧混合系统，同时混合气体还要经过湿化，现在理想的湿化应是自主控温的。这时混合气体通过管道输送到带有安全阀的吸气贮气袋。最后，患者通过闭合供气装置的单向阀吸入混合气体。如果换用带有单向阀的 T 管，则可用于气管插管或气管切开的患者。

4. 贮氧器系统的故障　贮氧面罩的一般问题包括装置脱落、系统漏气和阻塞、不恰当的流量和皮肤压伤。

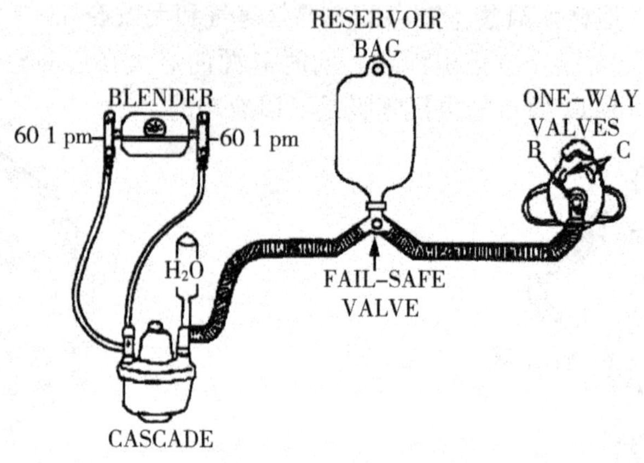

图 10－4　非重复呼吸环路

（三）高流量系统

高流量系统提供的气流一般大于患者吸气的峰流速，也只有这样它才能保证给予患者恒定的氧浓度。该系统有空气卷吸和混合系统两类。

1. 空气卷吸系统　空气卷吸系统的喷嘴直接与高压氧源相连，而在喷嘴的周围有一成环状的进气通道，以供空气稀释。空气进入的量与以下因素直接相关：①环形通道的大小。②喷嘴处氧气的流速。环形通道越大，氧流量越大，进入的空气就越多。

因为总有空气进入稀释氧气，所以该装置提供的氧气浓度总是小于 100%。空气进入越多，氧浓度就越低。所以高流量供气只在低浓度吸氧时采用，也就是说高流量系统的空气卷吸功能仅能提供低 FiO_2。如果空气卷吸系统提供的输出气量小于患者的吸气气流，这时空气稀释就将出现并导致 FiO_2 变得不够稳定。最常用的空气卷吸系统包括空气卷吸面罩（AEM）和空气卷吸湿化器。

（1）空气卷吸面罩（AEM）：使用带有空气卷吸系统的面罩来提供控制的 FiO_2 的做法，是由 Barach 和 Eckman 在 1941 年首先报道的。他们的装置使用了可调节的空气卷吸喷嘴来控制空氧混合，并提供了相对高的 FiO_2（大约 40%）。20 年以后，Campbell 改进了此面罩，使之能提供可控的低 FiO_2，并称其为"Venti 面罩"。它的原理是：通过一定的喷嘴，氧气形成一高速的喷射流量，该喷射流量的周边形成的剪切力将空气带入。喷嘴越小，喷射流量越高，带入的空气也就越多。

图 10－5 显示了一典型的 AEM，该面罩含有一个喷嘴，在其周围有空气的入口，能提供低至中等浓度的 FiO_2（0.24～0.40）。在面罩体上有数个大的缺口，是用来排出过多的喷射气流和患者的呼出气的。在该装置，FiO_2 的控制是通过选择适当的喷嘴来实现的。其他的一些 AEM 对 FiO_2 的调控是通过对喷嘴的选择和空气入口大小的调节共同完成的，这样提供的 FiO_2 具有更大的范围。为了防止空气的稀释使提供的 FiO_2 不恒定，提供的 AEM 输出气流必须大于患者吸气的峰流速，而此时需要的气流流速一般要在 60L/min 以上，也就是说空氧混合比要超过 5 ∶ 1，此时 AEMs 提供的 FiO_2 小于 35%。然而当设置值高于 35% 时，总的 AEMs 流量会下降很快，并导致 FiO_2 不稳定。比如，设置了 50% 氧浓度的流量，而实际中 AEMs 提供的 FiO_2 只在 39% 以下。

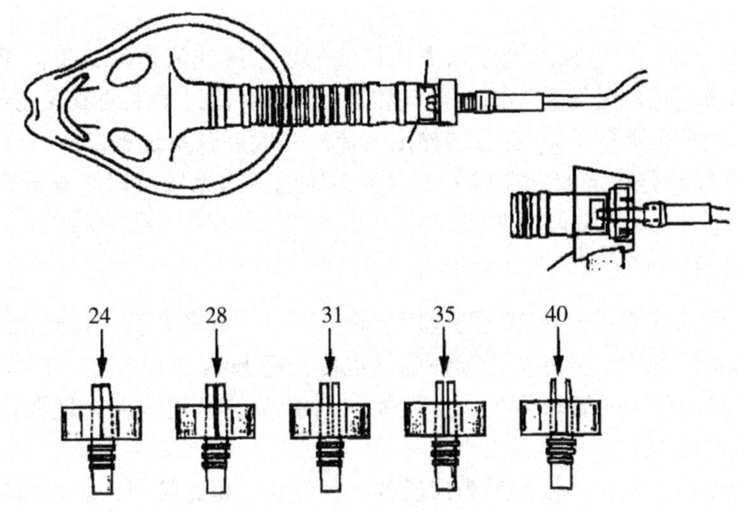

图 10-5　空气卷吸系统

（2）空气卷吸雾化器：气动空气卷吸雾化器除与 AEMs 有相同的特点外，还比 AEMs 多了湿化和温控的特点。其中，雾化喷嘴能产生气雾，而可调式加热器能控制温度，这些使得额外的水分能够进入气道。

由于加入了雾化和加温的功能，气动空气卷吸雾化器成为一种能给人工气道患者进行供氧的传统装置。经常地，它被当作 T 管和气管切开管面罩。同时，它通过气罩（aerosol mask）或面帐（face tent）给上气道完整的患者提供含有气雾的氧。

AEMs 可以通过调节喷嘴或空气入口大小来获得想要的 FiO_2，但气动空气卷吸雾化器的喷嘴一般是固定的。这样空氧比例只能通过调节空气入口的大小来改变，但大多数非一次性气动空气卷吸雾化器的空气入口的大小一般也是固定的，如 100%、70% 和 40%。而一次性湿化器通常能提供一连续的设定，从 28% 到 100%。

如同 AEMs，气动空气卷吸雾化器的总输出流量只有满足或超过患者的吸气需要才能正常工作。然而，与 AEMs 不同的是，通常不能简单的通过增加雾化气流来增加输出流量。如同大多数雾化系统，极小的喷嘴（为了产生气雾）使得在 50psig 时，输出气流被限制在 12~15L/min。这样，如需输送 40% O_2，总的输出流量只有 48~60L/min，虽然它能满足大多数患者，但在高吸气流量或分钟通气量的患者就不适用了。

所以，气动空气卷吸雾化器一般只适用于对氧浓度要求较低的患者（35% 或更低）。如果需要给氧浓度要求较高的患者使用，就需要评估该装置是否能够满足患者对吸气气流的要求。评估的方法有两种：一是 T 管法。首先根据 FiO_2 将输出流量调至最大值，然后接上患者，观察 T 形管的呼气端。如果在患者吸气时还能观察到有气体流出，说明该气流能满足患者的需要，提供的 FiO_2 是稳定可靠的。二是观察输出流量是否大于患者吸气峰流速。一般的，患者吸气峰流速是患者潮气量值的 3 倍。如果输出气流大于此值，提供的 FiO_2 就稳定可靠；如果小于此值，则此装置就成为低流量系统，提供的 FiO_2 也就可变。

（3）空气卷吸系统的缺陷：空气卷吸系统的最大难题是如何保证输送给患者的 FiO_2 稳定可靠。一般在低浓度时（$FiO_2 < 0.35$）这不成问题，但在提供中高浓度氧时，就需要格

外注意了。

2. 混合系统　当空气卷吸系统难以提供足够的氧浓度或流量时，我们可以考虑使用混合系统。混合系统使用的是压力不同的空气和氧气气源，通过手工调节或混合阀对氧浓度进行调节，然后获得所需要的 FiO_2 和总的输出气流。一般混合系统提供的气流超过 60L/min，也就是说提供的 FiO_2 是稳定的。在成人，混合系统的输送系统可以是开放系统，如气罩或T形管，也可以是闭合非重复呼吸系统。

（四）氧帐

氧帐作为一种氧疗手段曾被广泛的应用于临床。对于氧帐来说，其最大的问题是：氧浓度因经常性开放而不稳定。另外，持续性漏气也使得高 FiO_2 难以实现。例如，以持续 12～15L/min 的氧流量给较大的氧帐供气，也仅能达到40%的氧气浓度。现在，除给儿童使用外，在成人已很少使用。

头罩作为氧帐是在儿童中使用最为广泛的一种形式，也是控制性氧疗的最佳方式。氧气头罩仅罩住患儿头部，便于身体护理。输入头罩的氧气可以通过加热空气卷吸雾化器或加热湿化混合系统。同时，最小流量应在7L/min以上，以避免 CO_2 在氧帐中聚积。通常我们输送的流量为10～15L/min以保证能维持相对恒定的高氧浓度，而具体流量可根据头罩大小调节。更高的流量会产生有害的噪音，可能是不需要的。

对于早产儿，混合气体的加温加湿可能特别重要，而且气体不能直接吹向患儿的头部或面部。因为早产儿头部温度过低会增加氧的消耗甚至呼吸暂停。所以给婴幼儿氧帐提供的气体必须预先控制在适当热度环境（neutral thermal environment，NET）。NET的调控主要根据患儿的年龄和体重。例如，对体重低于1 200g的新生儿，其NET为35℃，而体重大于或等于2 500g的婴儿，NET就要低些，大约为30℃。

（王林梅）

第三节　长期氧疗

一、长期氧疗的效应

（一）生存率

1970年，Neff和Petty发现在给予持续氧疗后，严重COPD患者的死亡率与文献报道相比下降了30%～40%。现有实验证明，生存率的提高与每天给氧的小时数相关。所以，对缺氧患者（$PaO_2<55mmHg$ 或 $SaO_2<88\%$）现行推荐的方法为每天24小时持续氧疗。另外，PaO_2 在55～59mmHg或 $SaO_2<89\%$，伴有肺心病或红细胞增多症的患者，长程持续氧疗同样有益。

因为长程氧疗会改变生活方式，同时经济负担较重，所以患者氧疗必须满足长程氧疗规范的某些标准。首先，患者必须坚持最佳药物治疗和戒烟。此外，患者需被观察3个月以确定其持续缺氧是否需长程氧疗。

（二）肺血流动力学

尽管氧疗增加生存率的原因不是很清楚，但有证据表明氧疗能改善肺血流动力学，减少心脏做功和增加氧输送。首先，非对照低氧血症研究显示，持续氧疗 6 ~ 8 周能缓解肺动脉高压（PAH）。虽然，NOTT 和 MRC 对照研究发现血流动力学无确切改善，但在 MRC 实验中，平均肺动脉压（PAP）在接受每天 15 小时氧疗组维持恒定，而对照组却有明显的升高。在 NOTT 试验中，持续氧疗组治疗 6 个月以后肺血管阻力（PVR）有轻微下降，夜间氧疗组也仅有极小升高。然而，两个研究结果并不十分可靠，它们仅是做了预测工作，随访短，并且未对所有患者进行评估。

长程氧疗对于患有 COPD 和明显低氧血症的患者在生存率和肺动脉高压方面是有益的。但是最近，大多数研究不支持在氧疗后对肺动脉压的急性改变进行监测，无论是进行有创的还是无创的监测，认为该监测并不能准确预测 PAP 的改善、肺血管改变和生存率。所以，长程氧疗近来广泛使用于严重低氧血症患者（$PaO_2 \leq 55mmHg$）；同时也因为氧疗的益处难以全面解释以及其他治疗手段匮乏，对于中度或短暂低氧血症患者现尚无支持 LTOT 的证据。

（三）运动

大多数 COPD 患者进行运动训练时最大的限制因素是通气，而不是循环。运动训练的实施与气流受限有很大关系。许多研究发现氧疗能提高运动耐量，如增加步行距离，踏车时间和自行车测力时间。现在对耐力改善的准确机制尚不清楚，一些研究显示，进行一定工作量的运动时，如果给予氧疗，能减少分钟通气量和呼吸频率，甚至改善呼吸肌功能。氧疗后，腹部矛盾运动的出现延迟，同时膈肌肌电图从高频向低频的转变变缓，也说明了呼吸肌疲劳的延迟。通常，运动时给氧需有 $PaO_2 \leq 55mmHg$ 或 $SaO_2 < 88\%$ 的书面证据。弥散能力测定作为一个有用的辅助检查能预测患者运动时出现氧合下降。Owens 和他的同事发现弥散能力 >55% 预示 100% 不会出现氧合下降。

（四）通气氧耗

氧疗除提高动脉血 PaO_2 外，还有一些证据表明氧疗能通过减少气道阻力和呼吸功来改善低通气。Astin 和 Penman 研究了 18 例 COPD 患者，发现气道阻力与 PaO_2 存在显著的相关性。给 30% 的氧 20 分钟后，这些患者的气道阻力平均下降 20%。其次，还发现 30% 的氧疗能增加中度低氧血症（平均 $PaO_2 = 61mmHg$）患者气流流速。

另外，气道阻力效应还表现在，COPD 患者氧疗通过面罩或气管插管的方式进行后，分钟通气量下降。正由于上述效应，氧疗能减少呼吸功（the work of breathing，WOB）或呼吸氧耗（the oxygen cost of breathing，O_2COB）以及因此而改善的呼吸困难。基于这些结果，氧疗改善呼吸困难和运动耐量的原因可能部分由于氧疗后 WOB 和 O_2COB 的效应。

（五）神经生理效应

20 世纪三四十年代的飞行研究促进了中至重度的低氧血症对正常年轻人影响的认识。一些结果表明即使是中度低氧血症（$PaO_2$45 ~ 60mmHg）也能影响人的判断力、认知力和短期记忆。为了了解慢性缺氧对人的影响，研究开始关注低氧血症的 COPD 患者神经生理学改变。

低氧的 COPD 患者较差的神经生理学表现，曾被解释为衰弱、疲乏和抑郁。然而，越来越多的证据表明脑组织本身的缺氧对功能损害起到一定作用。中度脑缺氧会导致 ATP 生成障碍，这种传统认识可能是有误的。值得关注的是，越来越多的证据表明乙酰胆碱起记忆和学习的作用。一些研究发现低氧能导致乙酰胆碱的示踪前体合成乙酰胆碱减少。

（六）睡眠

对快动眼动期（REM）睡眠的描述始于1953年。这一时相，我们观察到呼吸运动变得不规律。接着，又发现在这一睡眠时相胸廓运动和氧合下降。COPD患者睡眠时低氧血症的机制包括低通气，功能残气量（FRC）下降以及通气血流比改变。REM睡眠造成低氧血症的主要原因是低通气，其表现为浅快呼吸和长时间的低呼吸，但不是真正意义上的呼吸暂停。另外，不管是低氧还是高碳酸血症，通气的反应是减弱的。但造成REM睡眠低通气的原因还不很清楚，似乎与脑干周期性神经活性改变有关。在REM期，胸廓造成的通气下降18%～34%，这与肋间肌低的神经刺激和辅助呼吸肌低动度是有关系的，这或许对于需要辅助呼吸肌辅助呼吸的COPD患者特别重要。尽管现在普遍认为快动眼相睡眠的低通气能导致通气血流比失调，但对于快动眼相低氧血症的重要性还不可知。虽然，COPD患者中的一部分有睡眠呼吸暂停，但没有证据表明有COPD比没有COPD更具普遍的睡眠呼吸暂停。

一些研究测定了COPD患者睡眠时肺的血流动力学，发现急性氧饱和度下降患者PAP升高。另外，一些研究认为，白天$PaO_2>60mmHg$的COPD患者肺血管高压（PH）是与夜间氧饱和度下降有关。是否给低氧血症患者进行氧疗以改善睡眠质量，现在还在争论，因为各种研究显示的结果矛盾。一些研究发现只有少数低氧血症患者氧疗后，总的睡眠时间和REM睡眠增加。

虽然发现夜间平均氧饱和度（SaO_2）和夜间SaO_2最低值与生存率相关，但有研究表明，这些参数的预后价值并不优于肺活量和醒觉时SaO_2。另外，夜间低氧血症大大超过预计的患者，却没有表现出生存率的不同。目前，醒觉时伴有低氧血症的患者睡眠时也应给予氧疗。在醒觉时血氧良好宜夜间氧疗的情况是：睡眠时的低氧饱和度对氧疗有较好的反应，同时伴有睡眠时低氧的并发症，如肺动脉高压，白天嗜睡或心律失常等。

二、长期氧疗的适应证

目前，认为COPD患者和运动或睡眠时出现明显的低氧血症的患者有较强的长期氧疗指征。但因为每天15小时以上的氧疗费用较大，并且还需要医务人员经常性的指导，所以要在治疗前选择好适应证（表10－8），并在充分了解患者意愿和经济状况的前提下，灵活掌握适应证。

表10－8　长期氧疗的适应证

连续给氧
静息时：$PaO_2<7.33kPa$（55mmHg）或$SaO_2<88\%$
静息时：PaO_2 7.47～7.86kPa（56～59mmHg）或$SaO_2<89\%$，如果存在肺心病的以下任何一条：
（1）重力依赖性水肿，提示充血性心力衰竭
（2）心电图上出现肺性P波
红细胞增多（血细胞比容>56%）
静息$PaO_2>7.86kPa$（59mmHg）或$SaO_2>89\%$，一般氧疗与常规治疗无效
不连续给氧
运动时：$PaO_2<7.33kPa$（55mmHg）或$SaO_2<88\%$并伴有用力的水平低下
睡眠时：$PaO_2<7.33kPa$（55mmHg）或$SaO_2<88\%$并伴有相关的并发症，如肺动脉高压，白天嗜睡和心律失常

注：＊球氧流量和每天给氧的时间必须根据患者情况给予明确规定。

在其他一些慢性肺疾病，如肺间质纤维化，脊柱后凸侧弯，高度肥胖等引起的严重低氧血症，患者确实认为氧疗能减轻其缺氧的不良反应，并愿意承担相应费用，可给予长期氧疗，并制订较为详细的方案。

三、氧源的选择

（一）氧收集器

大多数患者需要氧气的稳定来源，这来源通常是氧气收集器。因为收集器与液氧相比相对廉价，不需要频繁的家庭随访。该电动力装置利用分子筛从空气中将氧分离出来，再输送给患者，而氮气返还给大气。典型的 Zeolite 筛在低流量情况下能获得 97% 的氧，高流量时也能获得 94% 的氧。但是，它较重，对电压有要求，而且它们都基本上需要配套氧源。因此患者还需要压缩气体或液氧作为可移动装置。

（二）压缩氧气

多年来，压缩氧气是合金或铝质高压筒运送的，这些容器的重量从 90.8、7.2、4 到 1.8kg 不等，2L/min 的氧气分别能维持 2.4 天、5.2 小时、2 小时和 1.2 小时不等。小容器能反复灌装，但过程并不十分有效，且有潜在的危险性。压缩氧气的主要优点是花钱少和应用广。缺点是重量重，难以再灌装和维持时间短。

（三）液氧

液氧贮存的温度非常低，以保证内部气体体积不足其在大气压水平时的 1%。固定装置重 140 磅，2L/min 流量能维持 7 天。轻便的装置重 4 磅，能维持 2L/min 的持续气流达 12 小时。与压缩氧气相比，相等重量的容器，液氧更轻便，更易于重灌，它的缺点包括费用高，各厂商产品不兼容以及因重灌时需要压力释放而导致未用完的气体浪费。

表 10－9 总结了各种治疗方法的优缺点，包含了重量，花费，便携性，再灌装难度和应用范围等方面。因为家庭氧疗的提供要履行偿还政策，而与装置使用无关，氧疗供应便试图提供最廉价的装置。

表 10－9　氧提供方式

系统	优势	劣势
气体	花费少	重
	应用广	难重灌
	较轻便	短的维持时间
液体	重量轻	花费大
	轻便	产品互不兼容
	易重灌	压力需要释放
收集器	花费少	重
	应用广	不轻便

选用何种便携系统要依据患者的活动情况。如果患者活动较多，液氧可作为便携系统以供选择。因为液氧维持时间长，容器易于重灌和携带。Lock 等比较了液体和气体氧的使用，发现使用液氧患者使用时间更长（23.5 比 10 小时）和出门的时间更多（19.5 比 15.5 小时）。

（王林梅）

第四节　高压氧疗

超过一个大气压的纯氧，称为高压氧。呼吸高压氧而达到增加组织氧合的方法，叫高压氧治疗（HBO）。高压氧治疗的特殊设备，称高压舱或高压氧舱。一般 HBO 的压力为 2 ~ 3 个大气压。

一、机制

（1）高压氧对气体交换的作用，能够提高氧的摄取、动脉血的氧含量、增加组织的氧含量和储氧量、提高组织内氧的弥散，但会阻碍组织内二氧化碳的运输。

（2）高压氧对血管的收缩作用，能够减轻外周组织和脑组织的水肿。

（3）高压氧对侧支循环的改善作用，能够促进血管的新生和新骨痂的生长。

（4）高压氧能减少血中气泡的生成。

（5）高压氧对某些恶性肿瘤细胞有增加其对化疗和放疗敏感性的作用。

（6）高压氧有抑制细菌的生长和繁殖，杀灭厌氧菌的作用。

二、方法

高压氧疗的方法有两种，即全舱给氧法和面罩给氧法。前者是用纯氧洗舱，冲淡舱内空气一定次数后，向舱内充纯氧于一定压力，患者直接吸舱内氧气。后者是用空气升高舱压后，带上供氧面罩吸氧。

三、适应证

高压氧疗作为一种特殊的氧疗方式，除了改善组织缺氧状态外，还有诸多的作用。理论上，高压氧疗能应用于许多疾病。但是，由于昂贵的设备、有限的治疗空间和高压环境，给医疗和护理带来了极大的不便，阻碍了高压氧疗在临床上的应用。现今，高压氧疗主要运用于：CO 中毒、各种有害气体和毒物的中毒、各种原因造成的脑缺氧与脑水肿以及烧伤、植皮和断肢（指）再植术后等。

四、并发症及不良反应

1. 气压伤　中耳、鼻窦及肺部在压力增加时易导致损伤，如耳膜破裂、鼻窦损伤、气胸（特别是未经控制的气道痉挛者）。

2. 氧中毒　肺、脑和眼睛等是高浓度、高压力氧气易损害的器官。主要表现有肺弹性及肺活量减少，气体交换受损，抽搐和晶体屈光改变。

五、禁忌证

根据 HBO 潜在的气压伤和氧中毒原理，对于未经处理的气胸、早产儿 HBO 是禁忌的。相对禁忌证为：有自发性气胸病史或胸部手术史者、低氧血症伴高碳酸血症者、有癫痫病史者高热者以及其他如遗传性球形红细胞增多症、幽闭症、鼻窦炎等。

（朱同刚）

下 篇

呼吸内科疾病处置

第十一章 社区获得性肺炎

社区获得性肺炎（community acquired pneumoma，CAP）是指在医院外罹患的感染性肺实质（含肺泡壁，即广义上的肺间质）炎症，包括具有明确潜伏期的病原体感染而在入院后潜伏期内发病的肺炎。CAP 为肺实质的急性感染，临床上伴有急性感染的症状，胸部 X 线片示急性浸润性阴影，听诊发现与肺炎的临床表现一致，例如呼吸音的改变或局部的湿啰音，通常发生于非住院的患者，或者症状出现前长期居住在看护单位内达 14 日以上者。患者可有急性下呼吸道感染的症状，包括发热或低体温、寒战、多汗、新出现咳嗽症状、伴有或不伴有咳痰、慢性咳嗽者呼吸道分泌物的颜色发生变化、胸部不适或出现呼吸困难。大多数患者可有一些非特异症状，如乏力、肌痛、腹痛、厌食和头痛。CAP 患者一般只需在门诊治疗，且病死率较低。但是，CAP 患者如病情严重则需住院治疗，这部分患者可能有相对较高的病死率。

本章将讨论 CAP 的发生、临床特点、主要病原体、病原体的诊断和鉴别诊断、影响死亡率的危险因素以及重症 CAP 患者的处理和治疗。

第一节 社区获得性肺炎的流行病学和临床表现

CAP 的最常见的致病病原体有：肺炎链球菌、流感嗜血杆菌（流感杆菌）、金黄色葡萄球菌（金葡菌）、军团病菌、革兰阴性菌、肺炎支原体、肺炎衣原体、结核分枝杆菌、病毒、厌氧菌。

一、流行病学

1. 肺炎链球菌肺炎　肺炎链球菌是 CAP 最为常见的病原体，通常占 30% ~70% 。呼吸系统防御功能的损伤（酒精中毒、抽搐、昏迷、麻醉）后可使患者喉咽部大量含有肺炎链球菌的分泌物吸入到下呼吸道。病毒感染和吸烟可造成纤毛运动受损，导致局部防御功能下降。充血性心力衰竭也为细菌性肺炎的先兆因素。脾切除或脾功能亢进的患者可发生暴发性的肺炎链球菌肺炎。多发性骨髓瘤、低丙种球蛋白血症或慢性淋巴细胞白血病等疾病均为肺炎链球菌感染的重要危险因素。在美国，艾滋病（AIDS）患者的肺炎链球菌肺炎的发生率比普通人群高 5. 5 ~17. 5 倍。人类免疫缺陷病毒（HIV）感染患者，菌血症的发生率也相对较高。

肺炎链球菌易感染老年人或身体衰弱的成年人，也能对所有年龄组的人群产生感染。典型的肺炎链球菌肺炎表现为肺实变、寒战，体温 >39.4°C，多汗和胸膜疼痛。这些临床表现多见于原先健康的年轻人且常伴有菌血症。相反，老年患者中肺炎链球菌肺炎的临床表现隐匿、常缺乏典型的临床症状和体征。典型的肺炎链球菌肺炎的 X 线表现为肺叶、肺段的实变。但是，需注意肺炎链球菌肺炎的其他不典型的胸部 X 线表现；30% 患者表现为支气管肺炎的影像学改变，肺叶、段实变的患者易合并菌血症。

肺炎链球菌肺炎合并菌血症的病死率为 30% ~76%，合并菌血症患者的病死率比无菌血症者高 9 倍，如有其他并发症可增到 11 倍。肺炎链球菌的初期治疗往往都是经验性的，选择抗生素时最好以本地区肺炎链球菌的药物耐药发生率为指导。通常敏感菌株（MIC < 0.1μg/ml）首选青霉素或口服羟氨苄青霉素等；中敏菌（MIC 0.1 ~1μg/ml）可选用氨基苄青霉素等；对高度耐药菌（MIC≥2μg/ml），应选用氟喹诺酮类、万古霉素等有抗菌活性的药物。

2. 军团菌肺炎　军团菌肺炎占 CAP 的 2% ~6%，但在入 ICU 的 CAP 患者中占 12% ~23%，占第二位，仅次于肺炎链球菌，为 CAP 的重要病原体。军团菌肺炎多见于男性、年迈、体衰和抽烟者，原患有心肺疾病、糖尿病和肾功能衰竭者患军团菌肺炎的危险性增加。临床上军团菌肺炎的潜伏期为 2 ~10 日。患者有短暂的不适、发热、寒战和间断的干咳。肌痛常常很明显，胸痛的发生率为 33%，呼吸困难为 60%。胃肠道症状表现显著，恶性和腹痛多见，33% 的患者有腹泻。不少患者还有肺外症状，急性的精神神志变化、急性肾功能衰竭和黄疸等。偶有横纹肌炎、心肌炎、心包炎、肾小球肾炎、血栓性血小板减少性紫癜。

实验室检查为非特异性的。50% 的患者有低钠血症，此项检查有助于军团菌肺炎的诊断和鉴别诊断。军团菌肺炎的胸部 X 线表现：特征性改变为肺泡型、斑片状、肺叶段状分布或弥漫性肺浸润。这种类型的 X 线表现常常难以与 ARDS 区别。胸腔积液相对较多。此外，20% ~40% 的患者可发生进行性呼吸衰竭，15% 以上的病例需机械通气。军团菌肺炎的治疗药物，包括红霉素、阿奇霉素、左氧氟沙星等。

3. 金黄色葡萄球菌肺炎　金葡菌肺炎为 CAP 的一个重要病原体。在非流行性感冒时期，细菌性肺炎中金葡菌感染的发生率为 1% ~5%；但如在流行性感冒时期，CAP 中金葡菌感染的发生率可高达 25%。通过对 66 例金葡菌感染的 CAP 病例分析，发现约 50% 的病例有某种基础疾病的存在。呼吸困难和低氧血症较为普通，病死率可达 30%，需入住 ICU 的金葡菌 CAP 患者，病死率为 64%，如需机械通气病死率可达 90%。90% 以上的患者死亡发生在最初 48 小时。胸部 X 线检查常见密度增高的实变影。金葡菌 CAP 为一种化脓性、坏死性肺炎，常常伴发肺脓肿和脓胸。

耐甲氧西林金葡菌（MRSA）为 CAP 中较少见的病原菌。然而一旦明确诊断，则成为该区域中的大问题，通常选用万古霉素、替考拉宁和利奈唑胺作为 MRSA 治疗的抗菌药物。对甲氧西林敏感的金葡菌可使用邻氯青霉素或新青霉素Ⅲ。

4. 革兰阴性菌 CAP　在 CAP 中，革兰阴性菌感染约占 20%，病原菌包括：肺炎克雷白杆菌、不动杆菌属、变形杆菌、沙雷菌属。肺炎克雷白杆菌所致的 CAP 虽不多见（占1% ~5%），但其突发的临床过程却较为危重。易发生于酗酒者、慢性呼吸系统疾病患者和衰弱者。临床表现有明显的中毒症状，典型的胶冻状痰并不多见。胸部 X 线的典型表现为右上肺叶的浓密浸润阴影、边缘清楚，早期可有脓肿形成。虽经积极治疗，病死率仍可高达50%。这种暴发形式的肺炎克雷白杆菌肺炎在住院患者中并不常见，住院患者常因吸入口咽部寄殖的菌群而产生医院内获得性克雷白杆菌肺炎。

5. 肺炎衣原体肺炎　CAP 的流行虽年度和地区而变化，5% ~15% 的 CAP 病例为肺炎衣原体所致。肺炎衣原体感染已是 CAP 的第三或第四位常见病因，约占所有门诊和住院 CAP 患者的 10%。肺炎衣原体 CAP 的临床表现包括从无症状的感染到重症肺炎所致的死亡各个阶段，但是肺炎衣原体感染所致的病例相对较轻，病死率较低。肺炎衣原体肺炎可表现为咽痛、声嘶、头痛等重要的非肺部症状，其他可有鼻窦炎、气道反应性疾病及脓胸。肺炎衣原体呼吸道感染的主要症状表现为发热、咳嗽，肺部可闻湿啰音。反复感染常见，肺炎衣原体常常与其他病原菌发生共同感染，特别是肺炎链球菌。老年患者肺炎衣原体肺炎的临床症状较重，有时可为致死性的。此外，肺炎衣原体感染可能参与 COPD 的发病。重症 COPD 患者的肺炎衣原体感染的百分比为 71%，中等程度 COPD 患者的肺炎衣原体感染率为 46%。

根据肺炎衣原体培养、DNA 检测、PCR、血清学（微免疫荧光抗体检测）可提示肺炎衣原体感染存在。目前认为，最佳的诊断方法为恢复期较急性期血标本抗体滴度升高 4 倍，同时有 PCR 或培养支持的证据。治疗可使用大环内酯类抗生素和四环素（包括脱氧土霉素）以及氟喹诺酮类药物（氧氟沙星、左氧氟沙星或莫西沙星等）。

6. 肺炎支原体肺炎　肺炎支原体是呼吸道感染的常见原因，主要见于 5 ~9 岁的儿童和青年人，老年 CAP 患者中占 2% ~30%。潜伏期为 2 ~4 周。常见症状有发热、寒战、头痛和咽痛等，以后出现干咳或咳黏液样痰。咳嗽以夜间为重，可持续 3 ~4 周。肺外的临床表现有冷凝集反应、溶血性贫血、恶心、呕吐、肌痛、皮疹及多种神经性综合征。

诊断肺炎支原体感染的实验室检查有：支原体培养、血清学检查、PCR、IgM、IgG 滴度在多数病例中升高，但反应常延迟，故对早期诊断受限。冷凝集素滴度≥1 ：64 支持诊断，而且冷凝集反应与肺部症状的严重性相关，但该相检查缺乏特异性。目前认为，补体结合试验（CF）抗体滴度≥1 ：64，结合冷凝集素滴度≥1 ：64，则支持支原体感染。抗体反应常常出现在症状出现后 7 ~10 日，约 3 周达到高峰。胸片变化无特异性。

肺炎支原体肺炎的治疗可选用四环素或大环内酯类抗生素，氟喹诺酮类药物亦可选用。治疗应持续 3 周以减少复发的可能性。

7. 肺孢子菌肺炎（PCP）　PCP 仅发生于细胞免疫缺损的患者，但是 PCP 仍是一种相对重要的肺炎，特别是 HIV 感染的患者。国外一项研究表明，385 例 CAP 患者中，46% 有 HIV 感染。而 PCP 常常是初步诊断 AIDS 的依据。PCP 的临床特征性表现有干咳、发热和在几周内逐渐进展的呼吸困难。患者肺部症状出现的平均时间为 4 周，PCP 相对进展较为缓慢可区别于普通细菌性肺炎。PCP 的实验室异常包括：淋巴细胞减少（总淋巴细胞计数 < 1 000/ml），CD_4 淋巴细胞减少，低氧血症，胸片显示双侧间质浸润，有高度特征的“磨玻璃”样表现。但有 30% 的患者胸片可无明显异常，PCP 成为唯一有假阴性胸片表现的肺炎。

8. 流感杆菌肺炎　流感杆菌感染占 CAP 病例的 8% ~20%，老年人和 COPD 患者常常为高危人群。流感杆菌肺炎发病前多有上呼吸道感染的病史，起病可急可慢，急性发病者有发热、咳嗽和咳痰。COPD 患者起病较为缓慢，表现为原有咳嗽症状的加重。婴幼儿肺炎多较为急重，临床上有高热、惊厥、呼吸急促和发绀，有时可发生呼吸衰竭。听诊可闻及散在或局限的干、湿啰音，但大片实变体征者少见。胸片表现为支气管肺炎，约 1/4 呈肺叶或肺段实变影，很少有肺脓肿或脓胸形成。

流感杆菌肺炎缺乏特异性的临床表现，故诊断依赖于病原学培养。由于正常人鼻咽部常常带菌，因而可污染痰液，所以普通培养结果不能作为诊断的依据。临床上诊断流感嗜血杆菌肺炎应作痰定量培养，或在避开咽部污染的条件下，直接取下呼吸道的分泌物培养。

流感杆菌肺炎的治疗可选用广谱青霉素或第一、二代头孢菌素、多西环素、β－内酰胺类/β－内酰胺酶抑制剂、氟喹诺酮类，如耐药可应用第三代头孢菌素。

二、临床表现

1. 症状　一般包括发热、寒战、胸膜胸痛和咳嗽。咳嗽可为干咳、咳黏痰或脓性痰，有时会咳铁锈痰或血痰，甚至咯血；伴发肺脓肿时（厌氧菌感染）可出现恶臭痰。临床上可将肺炎分为两大类，一类为典型肺炎，常常为化脓性病原菌感染所致；另一类为非典型肺炎，其病原菌有：肺炎支原体、肺炎衣原体、军团菌等。两种肺炎在临床上有所不同，非典型肺炎起病隐匿，常常以干咳或咳少量黏痰为临床特征。故从病史和查体可以发现肺炎病原体的线索（表11－1）。所以，一份详细的病史对CAP的诊断相当重要，流行病学线索可为诊断提供某些参考。急性发病、寒战和胸膜炎是肺炎链球菌的一些特征。低钠血症、明显的高热和头痛提示军团菌感染。COPD是细菌性肺炎常见的基础疾病，脓臭痰提示厌氧菌感染。

表11－1　从病史和查体发现肺炎病原体的线索

临床特征	提示病原体
环境	
暴露于污染的空调冷却环境，近期内居住过旅馆接触过军团菌污染的水源	军团菌
在地区性暴风雨后发生肺炎	球孢子菌属
贫困、居住条件差的人群中暴发肺炎	肺炎链球菌、结核分枝杆菌、肺炎衣原体
接触污染的蝙蝠穴	组织孢浆菌属
接触动物	
暴露于感染的临产的猫、牛、羊等	伯纳特立克次体
暴露于鸡、鸭和鹦鹉	鹦鹉热衣原体
宿主因素	
糖尿病酮症	肺炎链球菌、金葡菌
酗酒者	肺炎链球菌、肺炎克雷白杆菌、金葡菌
慢性阻塞性肺疾病	肺炎链球菌、流感嗜血杆菌、卡他莫拉菌
器官移植后3个月发生肺炎	肺炎链球菌、流感嗜血杆菌、军团菌
	肺孢子菌、巨细胞病毒
HIV感染	肺孢子菌
口腔卫生差	厌氧菌
肺结构性疾病（支气管扩张等）	铜绿假单胞菌、金葡菌、cepacia、Burkholderia
气道阻塞	厌氧菌

续　表

临床特征	提示病原体
CD_4 细胞数 <200/μl	肺炎链球菌、流感嗜血杆菌、新型隐球菌、结核分枝杆菌、红球菌
查体发现	
牙周病伴有臭味痰	厌氧菌感染或为需氧菌和厌氧菌混合感染
鼓膜炎	肺炎支原体
意识水平的改变或近期内抽搐	吸入性肺炎，可为需氧菌和厌氧菌混合感染
多形红斑	肺炎支原体
结节红斑	肺炎衣原体、结核分枝杆菌
坏疽脓疱	黏质沙雷菌、铜绿假单胞菌属
皮下结节和脓肿、中枢神经系统发现	诺卡菌属

肺炎的肺外表现包括：头痛、恶心、呕吐、腹痛、腹泻、肌痛和关节痛等，这些肺外症状也常见于肺炎患者。但是，需注意老年人患 CAP 后主诉和症状比年青患者要少。

2. 查体　CAP 患者通常有发热，但有些患者可表现为低体温，这往往为预后不良的先兆，有些病例（20%）不发热。受累肺区能闻及湿啰音，有肺实变的表现，如叩诊呈实音、触觉语颤增强和语音增强、可有支气管管性呼吸音等。但是，这种典型的肺实变表现只占 CAP 患者的 20%。此外，约 10% 的病例可闻胸膜摩擦音。

3. 胸片表现　CAP 患者的胸部 X 线检查可以发现不透明的片状阴影，这是临床上诊断肺炎的“金标准”。但是，这种阴影也可为其他疾病过程（如血管炎或药物反应）所致的炎症，或梗死、出血、水肿及恶性肿瘤等所致。胸片表现不可能鉴别细菌性感染或非细菌性感染，但是某些放射学改变常常可以提示某些病原菌感染（表 11-2）。

表 11-2　以胸部 X 线表现为基础对 CAP 的常见类型作病原菌鉴别诊断

局部阴影	多发性阴影
肺炎链球菌	金葡菌
肺炎支原体	伯纳特立克次体
嗜肺军团杆菌	嗜肺军团杆菌
金葡菌	肺炎链球菌
肺炎衣原体	
结核分枝杆菌	
皮炎芽生菌	
肺间质改变	粟粒样改变
病毒	结核分枝杆菌
肺炎支原体	组织胞质菌
肺孢子菌	皮炎芽生菌
鹦鹉热衣原体	水痘带状疱疹
间质性肺炎伴淋巴结肿大	叶或段肺炎伴淋巴结肿大

续　表

局部阴影	多发性阴影
EB 病毒	结核分枝杆菌（原发感染）
野兔热佛郎西丝菌	非典型风疹
鹦鹉热衣原体	
肺炎支原体	
真菌	
空腔形成	肺气囊肿
混合性厌氧和需氧菌感染（肺脓肿）	金葡菌
需氧革兰阴性菌	化脓性金葡菌
结核分枝杆菌	肺孢子菌
嗜肺军团杆菌	
新型隐球菌	
星状诺卡菌	
以色列放线菌	
球孢子菌属	
肺孢子菌	
肺叶间隙膨出	“圆”形肺炎
肺炎克雷白杆菌	伯纳特立克次体
嗜肺军团杆菌	肺炎链球菌
	嗜肺军团杆菌
	金葡菌

三、临床诊断依据

（1）新近出现的咳嗽、咳痰或原有呼吸道疾病症状加重，并出现脓性痰，伴或不伴胸痛。

（2）发热。

（3）肺实变体征和（或）闻及湿性啰音。

（4）WBC $>10\times10^9$/L 或 $<4\times10^9$/L，伴或不伴细胞核左移。

（5）胸部 X 线检查显示片状、斑片状浸润性阴影或间质性改变，伴或不伴胸腔积液。

以上 1 ~4 项中任何 1 项加第 5 项，并除外肺结核、肺部肿瘤、非感染性肺间质性疾病、肺水肿、肺不张、肺栓塞、肺嗜酸性粒细胞浸润症及肺血管炎等后，可建立临床诊断。

（张　念）

第二节　病原学诊断

目前在 CAP 诊断和治疗中强调对肺炎患者的病原学检查。强调对 CAP 患者建立病原学诊断的原因有：①有助于选择针对特异病原菌的抗生素（对耐青霉素酶的肺炎链球菌尤其有用)；②有助于选择抗生素，以控制抗生素的耐药和药物的不良反应，并可控制滥用抗生素所致的医疗费用增加；③可确定有重要流行病学意义的病原菌，如军团菌、汉坦病毒和耐青霉素的肺炎链球菌；④虽然 CAP 患者咳出痰的病原菌检出率只有 30% ~40%，但是检出率可随着技术的发展而提高；而且阴性标本增加了非典型病原菌的可能性，一个高质量的标本培养如果没有发现金葡菌或革兰阴性杆菌则提示不存在这些细菌感染。

但是，由于肺炎的病原学诊断不能从临床表现中获得，而且病原学和微生物学检查也不可能在 48 小时内完成，所以肺炎对临床医师来说是一个难题。甚至如从痰里分离出某种微生物，然而临床上仍不可能确定这种微生物就一定是引起肺炎的病原菌。目前在临床上将肺炎的病原学检查划分为“确定”或“可能诊断”是有意义的（表 11 -3）。

表 11 -3　明确 CAP 病原学检查指南

能确定病原学的检查
血培养阳性而且获得某种致病原
胸腔积液培养阳性而且获得某种致病原
从诱生痰液或支气管肺泡灌洗液中发现的肺孢子菌
对肺炎支原体、肺炎衣原体抗体滴度 4 倍或 4 倍以上的增加
分离出嗜肺性军团杆菌，或抗体滴度增加 4 倍，或尿中抗原测定为阳性可诊断军团病
直接荧光抗体测定阳性，加上抗体滴度≥1 ：256 可诊断军团病
血清或尿的肺炎链球菌抗原测定阳性
痰中分离出结核分枝杆菌
病原学的可能诊断
痰培养时时发现的细菌性病原体呈明显或中度程度的生长，并与革兰染色相符合
痰培养显示某种病原菌呈轻度生长，痰革兰染色所显示的某种病原菌与培养结果一致

一、CAP 感染特定病原体的危险因素

临床上如果患者合并某些危险因素（表 11 -4）或者存在某些并发症（表 11 -5），则有可能感染某种特定病原体，治疗时应该考虑。

表 11 -4　某些特定细菌感染风险的危险因素

特定细菌	危险因素
耐药肺炎链球菌	年龄 <65 岁，近 3 个月内应用过 β - 内酰胺类抗生素，酗酒，多种临床合并症，免疫抑制性疾病（包括应用糖皮质激素治疗），接触幼儿园的儿童
军团菌属	吸烟，细胞免疫缺陷，器官移植者，肾功能衰竭或肝功能衰竭，糖尿病，恶性肿瘤
肠道革兰阴性杆菌	居住养老院，心肺基础疾病，多种临床并发症，近期应用过抗生素治疗
铜绿假单胞菌	结构性疾病（如：支气管扩张、肺囊肿、弥漫性泛细支气管炎等），应用糖皮质激素（泼尼松 >10mg/d），过去 1 个月中广谱抗生素应用 >7 天，营养不良，外周血中性粒细胞计数 <1 × 10^9/L

表 11-5 某些特定状态下 CAP 患者易感染的病原体

状态或合并症	易感染的特定病原体
酗酒	肺炎链球菌 (包括耐药的肺炎链球菌)、厌氧菌、肠道革兰阴性杆菌、军团菌属
COPD/吸烟者	流感嗜血杆菌、铜绿假单胞菌、军团菌属、肺炎链球菌、卡他莫拉菌、肺炎衣原体
居住在养老院	肺炎链球菌、肠道革兰阴性杆菌、流感嗜血杆菌、金葡菌、厌氧菌、肺炎衣原体
流感患者	金葡菌、肺炎链球菌、流感嗜血杆菌
接触鸟类	鹦鹉热衣原体、新型隐球菌
吸入因素	厌氧菌、革兰阴性肠道病原菌
结构性肺病(支气管扩张、肺囊肿、弥漫性泛细支气管炎等)	铜绿假单胞菌、洋葱伯克霍尔德菌、金葡菌
肺脓肿	社区获得性耐甲氧西林金葡菌(CA-MRSA)、口腔厌氧菌、地方性真菌性肺炎、结核分枝杆菌、非典型分枝杆菌
支气管内阻塞	厌氧菌、肺炎链球菌、流感嗜血杆菌、金葡菌
静脉吸毒	金葡菌、厌氧菌、结核分枝杆菌、肺炎链球菌
近期应用抗生素	耐药肺炎链球菌、肠道革兰阴性杆菌、铜绿假单胞菌

二、病原体标本的采集

我国在“2006 年社区获得性肺炎诊断和治疗指南”中也强调了 CAP 的病原学诊断，并对 CAP 的病原学标本的采集提出如下建议。

(1) 病原体检测标本和方法见表 11-6。

(2) 痰细菌学检查标本的采集、送检和实验室处理痰是最方便和无创伤性病原学诊断标本，但咳痰易遭口咽部细菌污染。因此痰标本质量好坏、送检及时与否、实验室质控如何，直接影响细菌的分离率和结果解释，必须加以规范。

表 11-6 社区获得性肺炎主要病原体检测标本和方法

病原体	标本来源	显微镜检查	培养	血清学	其他
需氧菌和兼性厌氧菌	痰液、经支气管镜或人工气道吸引的下呼吸道标本、BALF、经 PSB 采集的下呼吸道标本、血液、胸液、肺活检标本、尿液	革兰染色	+	-	免疫层析法检测肺炎链球菌尿抗原
厌氧菌	经支气管镜或人工气道吸引的下呼吸道标本、BALF、经 PSB 采集的下呼吸道标本、胸液	革兰染色	+	-	
分枝杆菌	痰液、经支气管镜或人工气道吸引的下呼吸道标本、BALF、经 PSB 采集的下呼吸道标本、肺活检活检	萋-尼染色	+	+	PPD、组织病理

续 表

病原体	标本来源	显微镜检查	培养	血清学	其他
军团菌属	痰液、肺活检标本、胸液、经支气管镜或人工气道吸引的下呼吸道标本、BALF、经PSB采集的下呼吸道标本、双份血清、尿液	FA（嗜肺军团菌）	+	IFA，EIA	尿抗原（嗜肺军团菌Ⅰ型）
真菌	痰液、肺活检标本、胸液、经支气管镜或人工气道吸引的下呼吸道标本、BALF、经PSB采集的下呼吸道标本、血清	KOH浮载剂镜检、HE、GMS染色、黏蛋白染色卡红（隐球菌）	+	G试验 GM试验	组织病理
衣原体属	鼻咽拭子、血清	-	+（有条件时）	MIF（肺炎衣原体）、CF、EIA	
支原体属	鼻咽拭子、血清	-	+（有条件时）	颗粒凝聚、EIA、CF	
病毒	鼻腔冲洗液、鼻咽吸引物或拭子、BALF、肺活检、血清	FA（流感病毒、呼吸道合胞病毒）	+（有条件时）	CF、EIA、LA、FA	组织病理（检测病毒）
肺孢子菌	导痰、经支气管镜或人工气道吸引的下呼吸道标本、BALF、肺活检标本；经PSB采集的下呼吸道标本	姬姆萨染色、甲苯胺蓝染色、GMS、FA	-	-	组织病理

注：BALF：支气管肺泡灌洗液；PPD：精制蛋白衍化物；FA：荧光抗体染色；IFA：间接荧光抗体法；EIA：酶免疫测定法；KOH：氢氧化钾；ID：免疫弥散法；HE：苏木素伊红染色；CMS：Comori乌洛托品银染色；CF：补体结合试验；MIF：微量免疫荧光试验；LA：乳胶凝集试验；PSB防污染毛刷。

1）采集：须在抗生素治疗前采集标本。嘱患者先行漱口，指导或辅助患者咳嗽，留取脓性痰送检。无痰患者检查分枝杆菌和肺孢子菌可用高渗盐水雾化吸入导痰。真菌和分枝杆菌检查应收集3次清晨痰标本；对于通常细菌，要先将标本进行细菌学筛选，1次即可。

2）送检：尽快送检，不得超过2小时。延迟送检或待处理标本应置于4℃保存（疑为肺炎链球菌感染不在此列），保存标本应在24小时内处理。

3）实验室处理：挑取脓性部分涂片作革兰染色，镜检筛选合格标本（鳞状上皮细胞 < 10个/低倍视野、中性粒细胞 > 25个/低倍视野，或二者比例 < 1 ：2.5）。以合格标本接种于血琼脂平板和巧克力平板两种培养基，必要时加用选择性培养基或其他培养基。用标准4区划线法接种作半定量培养。涂片油镜检查见典型肺炎链球菌或流感嗜血杆菌有诊断价值?

（3）血清学标本的采集：采集间隔2～4周急性期及恢复期的双份血清标本，主要用于非典型病原体或呼吸道病毒特异性抗体滴度的测定。

三、检测结果诊断意义的判断

2006 年中华医学会呼吸病学分会在“社区获得性肺炎诊断和治疗指南”中对检测结果诊断意义的判断，提出如下建议：

1. 确定 ①血或胸液培养到病原菌；②经纤维支气管镜或人工气道吸引的标本培养到病原菌浓度≥10^5cfu/ml（半定量培养 + +）、支气管肺泡灌洗液（BALF）标本≥10^4cfu/ml（ + ~ + +）、防污染毛刷样本（PSB）或防污染 BAL 标本 10^3cfu/ml（ + ）；③呼吸道标本培养到肺炎支原体、肺炎衣原体、嗜肺军团菌；④血清肺炎支原体、肺炎衣原体、嗜肺军团菌抗体滴度呈 4 倍或 4 倍以上变化（增高或降低），同时肺炎支原体抗体滴度（补体结合试验）≥1 ∶ 64，肺炎衣原体抗体滴度（微量免疫荧光试验）≥1 ∶ 32，嗜肺军团菌抗体滴度（间接荧光抗体法）≥1 ∶ 128；⑤嗜肺军团菌 I 型尿抗原检测（酶联免疫测定法）阳性；⑥血清流感病毒、呼吸道合胞体病毒等抗体滴度呈 4 倍或 4 倍以上变化（增高或降低）；⑦肺炎链球菌尿抗原检测（免疫层析法）阳性，儿童除外。

2. 有意义 ①合格痰标本培养优势菌中度以上生长（≥ + + +）；②合格痰标本细菌少量生长，但与涂片镜检结果一致（肺炎链球菌、流感杆菌、卡他莫拉菌）；③3 日内多次培养到相同细菌；④血清肺炎衣原体 IgG 抗体滴度增高≥1 ∶ 512 或 IgM 抗体≥1 ∶ 16（微量免疫荧光法）；⑤血清嗜肺军团菌试管凝集试验抗体滴度升高达 1 ∶ 320 或间接荧光试验 IgG 抗体≥1 ∶ 1 024。

3. 无意义 ①痰培养有上呼吸道正常菌群的细菌（如草绿色链球菌、表皮葡萄球菌、非致病奈瑟菌、类白喉杆菌等）；②痰培养为多种病原菌少量（ < + + + ）生长；③不符合 1. 和 2. 中的任何一项。

四、病原学诊断方法的选择

（1）门诊治疗的轻、中度患者不必普遍进行病原学检查，只有当初始经验性治疗无效时才需进行病原学检查。

（2）住院患者应同时进行常规血培养和呼吸道标本的病原学检查。凡合并胸腔积液并能够进行穿刺者，均应进行诊断性胸腔穿刺，抽取胸腔积液行胸液常规、生化及病原学检查。

（3）侵袭性诊断技术仅选择性地适用于以下 CAP 患者：①经验性治疗无效或病情仍然进展者，特别是已经更换抗菌药物 1 次以上仍无效时；②怀疑特殊病原体感染，而采用常规方法获得的呼吸道标本无法明确致病原时；③免疫抑制宿主罹患 CAP 经抗菌药物治疗无效时；④需要与非感染性肺部浸润性病变鉴别诊断者。

（张 念）

第三节 社区获得性肺炎的诊断评估措施和临床分组特征

一、诊断评估措施

CAP 患者住院后，临床上为判断感染的严重程度和明确病原学诊断，并提出有效的治疗方案，常常需要对患者作一系列的检查，从询问病史、体格检查、临床基本评估、实验室检查、痰液、分泌物培养和检查以及其他细胞学和微生物学检查等（表 11－7）。

表 11－7 社区获得性肺炎的诊断评估措施

1. 基本评估

   胸部 X 线检查：以确定肺炎的诊断，发现关联的肺部疾病，推测病原菌，估计疾病严重程度和作为评估治疗反应的基础

2. 实验室检查

   痰涂片革兰染色，常规细菌培养

   生化检查：包括空腹血糖、血清钠水平、肝肾功能等

   HIV 血清学检查

   血气分析

   治疗前血培养（两次）

   对某些患者作抗酸染色、检查结核分枝杆菌，尤其对咳嗽 1 个月以上、有其他常见症状或相应的胸部 X 线表现的患者

   对某些患者作军团菌检查，尤其对未明确诊断的重症 CAP 患者、年龄 >40 岁、免疫抑制者、对 β－内酰胺类抗生素治疗无反应、临床表现提示军团菌病或在流行地区居住的患者

   作肺炎支原体和肺炎衣原体相关检查（不作为常规，因其敏感性、特异性和可行性受限）

   对有胸腔积液的患者性胸腔穿刺，作胸液涂片、培养、测定 pH、白细胞计数和白细胞分类

3. 其他可以代替咯出痰液的检查

   从气管插管、气管切开和经鼻气管插管吸出气道内分泌物作相关检查（处理与咳出痰液相似）

   诱生痰液（推荐用于结核分枝杆菌或肺孢子菌病的检查）

   支气管镜（推荐用于对不能咳出痰液的患者作结核分枝杆菌检查、肺孢子菌，某些诊断不明确的病例，尤其对常规治疗无反应的患者，免疫抑制患者等）

   常规支气管镜标本与咳出痰标本一样，可用于常规病原菌检查。支气管肺泡灌洗液（BALF）或保护性毛刷作定量培养能改善诊断的特异性

   经支气管吸引和经胸壁细针吸引（推荐只用于诊断不明确的肺炎病例）

4. 其他细胞学和微生物学检查

二、临床分组特征

1. 临床分组　根据 CAP 患者的治疗地区（门诊、住院或 ICU）；是否存在心肺基础疾病（COPD、充血性心力衰竭）；存在“危险因素”：存在耐药肺炎球菌、革兰阴性菌（包括居住看护院）、铜绿假单胞菌（尤其是 ICU 患者）感染的危险因素等，可将患者分为四组（图 11－1）。

四组患者依据以下因素分组：

Ⅰ. 无心肺基础疾病和危险因素的门诊患者。

Ⅱ. 伴有心肺基础疾病（充血性心力衰竭、COPD）和（或）其他危险因素［耐药肺炎球菌感染（DRSP）或革兰阴性菌易感因素］的门诊患者。

Ⅲ. 具有以下因素、但未入住 ICU 的住院患者

a. 伴有心肺疾病和（或）其他危险因素（包括来自于看护院）。

b. 无心肺疾病并没有其他危险因素。

Ⅳ. 具有以下因素的 ICU 患者

a. 无铜绿假单胞菌感染危险因素。

b. 伴有铜绿假单胞菌感染危险因素。

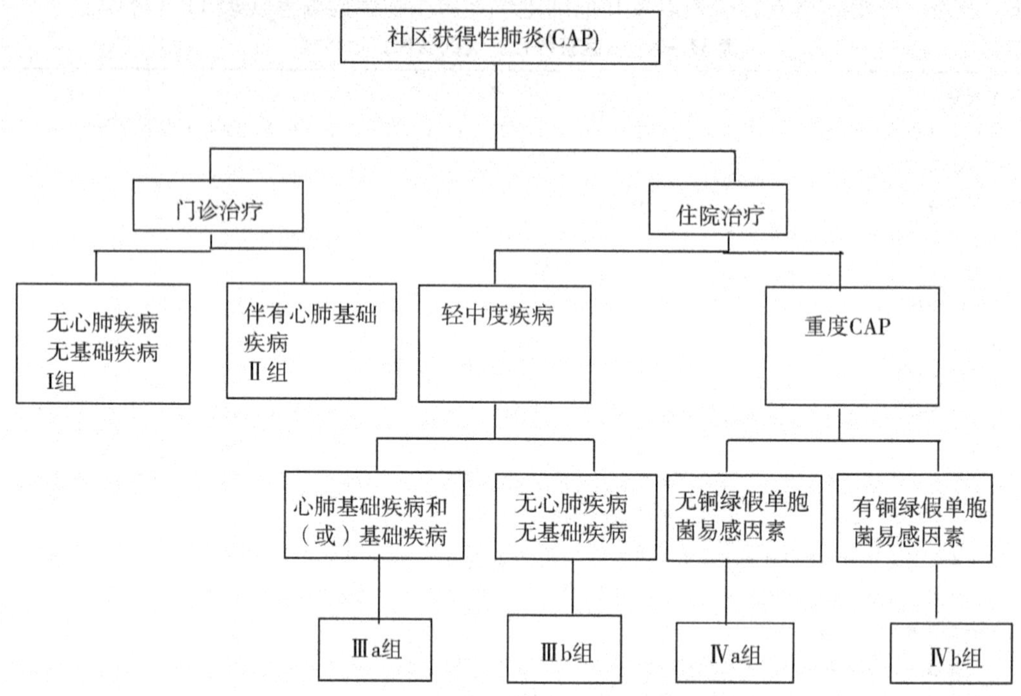

图 11-1　社区获得性肺炎患者分组示意图

2. 各组患者的病原体特征

（1）第Ⅰ组患者：无心肺基础疾病、无感染耐药肺炎链球菌（DRSP）和革兰阴性菌危险因素，这组患者最常见的病原菌为：肺炎链球菌、肺炎衣原体、肺炎支原体和呼吸道病毒。混合病原体包括军团菌（重症患者常见）、结核分枝杆菌和致病性真菌。此组患者如有吸烟史。则易患流感杆菌感染。第Ⅰ组患者病死率小于5%。

（2）第Ⅱ组患者：即具有心肺基础疾病（COPD、充血性心力衰竭）或易感 DRSP 因素（包括年龄>65 岁）或易感革兰阴性菌（包括居住于看护院）因素，本组中最常见病原菌与第一组不同。肺炎球菌仍为最常见病原菌，但常对青霉素或其他药物耐药（如大环内酯类和复方新诺明）。此外，如患者来自看护院，则有感染需氧革兰阴性菌，如大肠埃希菌、克雷白杆菌甚至铜绿假单胞菌（如果存在支气管扩张）的可能性。如患者口腔卫生较差、伴有神经疾病病史、意识不清或吞咽困难，则易患吸入性厌氧菌感染。不常见的病原菌包括卡他莫拉菌、军团菌、分枝杆菌和致病性真菌。本组病死率也小于5%。

（3）第Ⅲa 组：住院患者伴有易感 DRSP 和革兰阴性肠杆菌的危险因素或伴有心肺基础疾病，本组患者感染革兰阴性杆菌，如肠杆菌属的概率与肺炎球菌、流感杆菌和非典型病原菌（单独或混合感染）的概率相同，还包括吸入性厌氧菌（如存在危险因素）。其次还有结核分枝杆菌和致病性真菌。本组患者的病死率为5%～25%。

（4）第Ⅲb 组：住院患者不伴有易感 DRSP 和革兰阴性杆菌的危险因素，也不伴有心肺基础疾病，常见易感病原菌为：肺炎球菌、流感杆菌、支原体、衣原体、病毒和嗜肺军团菌。研究证明 CAP 住院患者，一般为多种病原菌混合感染，混合感染常包括一种细菌和一种非典型病原菌感染。通常，住院患者均可感染非典型病原菌。

（5）Ⅳa 组：通常为重症社区获得性肺炎患者。常见病原菌为肺炎球菌、嗜肺军团菌、流感杆菌、革兰阴性肠杆菌、金葡菌、肺炎支原体、呼吸道病毒和一组混合菌感染（肺炎衣原体、结核分枝杆菌和致病性真菌）。本组患者常有很高的病死率（高达 50%），研究表明，随着时间推移，重症 CAP 患者感染嗜肺军团菌的概率逐渐减少，逐渐被肺炎衣原体和肺炎支原体等其他不典型病原菌所代替。

（6）Ⅳb 组：本组的危险因素包括：长期（近 1 个月 >7 天）广谱抗生素治疗、存在支气管扩张、营养不良、与疾病和治疗相关性白细胞功能缺陷（如泼尼松 >10mg/d）。HIV 感染也为是铜绿假单胞菌感染的一个危险因素。金葡菌感染占重症 CAP 的比例不同，分别占患者的 1% ~22%，危险因素包括新近流感病毒感染、糖尿病和肾衰竭。

（张　念）

第四节　CAP 的治疗和抗菌药物应用

CAP 的治疗包括两个方面，一般治疗和特异性治疗。特异性治疗就是抗菌药物的应用，除此之外，其他各种疗法均属于一般治疗。

一、一般治疗

一般治疗的目的在于：①缓解临床症状，减少合并症状；②提高机体免疫防御功能；③提供有效的生命支持措施；④基础疾病的治疗和改善一般状态；⑤为患者提高合宜的休息环境，尤其需注意适当的室内温度。

（一）对症治疗

1. 咳嗽、咳痰的处理　咳嗽是一种保护性预防机制，但过于激烈的咳嗽可能会发生各种并发症，如咳嗽晕厥、肋骨骨折、气道痉挛和气压伤等等。肺炎早期尤其是某些非典型肺炎，如果以干咳为主，则需要酌情使用镇咳药物。痰量增加或有脓痰时，患者可能会发生咳痰不畅，需要降低痰液的黏稠度、促进痰液的咳出。常用方法有：①补充适当的水分和呼吸道湿化：临床上患者发热、出汗过多时，应该补充适量的液体，避免痰液干结、黏稠，必要时可以通过呼吸道雾化吸入非方法来降低痰液的黏稠度，促进排痰，但需注意雾化吸入应当适量，因为过多的吸入雾粒可能加重气流受限，尤其是 COPD 患者，此外应该注意雾化装置的消毒，防止雾化吸入发生院内感染；②物理疗法：体位引流和翻身拍背，必要时辅以气管吸引，可以促进痰液引流，改善气体交换。尤其适用于合并支气管扩张、肺脓肿的患者，对 COPD 继发肺部感染时也适用；③祛痰药物：祛痰药物也称为黏液溶解剂，可以降低痰液的黏稠度，有利于患者排痰。

2. 发热的处理　体温过高时尽量采取物理降温的措施，过度应用解热退烧药物可以造成患者大量出汗，产生水和电解质紊乱，老年患者可能因此发生虚脱和血压降低。故临床上应用退热药物时需要慎重，尽量使用小剂量的退热药物。

（二）营养和水电解质平衡的维持

CAP 患者多数能够经胃肠道补充营养物质，保证蛋白质和热卡的摄入即可。重症 CAP

患者如果进食困难，不能保证足够的热卡和蛋白质摄入时，可能需要经肠营养或者完全胃肠外营养。如果发生脱水或电解质紊乱，需要及时纠正。

（三）氧疗

CAP 时由于支气管黏膜充血水肿和气道内分泌物聚集，可以引起气道阻塞和通气分布不均，肺炎的实变区域通气缺如而血流依旧不变，可以造成通气/血流比例失调和分流的增加，这是 CAP 患者低氧血症的主要原因。当 $PaO_2 \leq 60mmHg$ 时，需要进行氧疗。如果有基础心肺疾病或有明显呼吸困难，氧疗指征可以适当放宽。

（四）免疫调节治疗

CAP 患者在抗感染治疗的同时，需要提高患者的免疫防御应答。抑制或调节过度的免疫炎症反应。免疫球蛋白（IVIG）制剂可以有效地预防肺部感染，协助治疗重症 CAP，减轻肺部损伤。其他细胞免疫增强剂如胸腺肽等也可试用。

二、经验性抗菌药物治疗

CAP 抗生素治疗的原则：第一个原则是迅速给予抗生素，一般在住院 2 小时内，住 ICU1 小时内就要开始抗生素治疗。第二个原则是要根据 CAP 的严重程度分层进行抗生素选择：住院 CAP 患者肺炎链球菌是最主要的致病菌；其次是流感嗜血杆菌、肺炎支原体和肺炎衣原体；需要住 ICU 的重症 CAP 最重要的致病菌是军团菌、革兰阴性肠杆菌、铜绿假单胞菌等。第三个原则是要了解当地常见细菌的耐药率。最后抗生素要给予足够的剂量，同时又不产生毒副反应。

CAP 患者开始治疗初，往往还没有病原学诊断的结果，此时，选择抗菌药物要考虑许多因素，包括疾病的严重程度、患者的年龄、对抗菌药物的耐受性或副作用、临床表现、合并联合用药情况、接触史和流行病学等。此种情况下常需要经验性抗菌治疗。

CAP 患者在未得到病原学检查结果前，一般可先按下列方案选用抗菌药物：

（1）首选：红霉素、克拉霉素、阿奇霉素或一种氟喹诺酮 * 加头孢呋肟、头孢三嗪或一种 β－内酰胺类/β－内酰胺酶抑制剂 * *。如怀疑流感杆菌感染则首选克拉霉素或阿奇霉素。

（2）调整因素：如患者有肺结构性疾病（支气管扩张症等），应选用抗单胞菌青霉素、碳青霉烯或 cefepime 加一种大环内酯类抗生素（红霉素、克拉霉素或阿奇霉素等）；或氟喹诺酮类 * 加一种氨基苷类。

如青霉素过敏：可选用氟喹诺酮类 * 合并或不合并克林霉素。

（3）怀疑吸入性肺炎：氟喹诺酮累加克林霉素或甲硝唑或一种 β－内酰胺类或 β－内酰胺酶抑制剂一。

注：* 氟喹诺酮类：左旋氧氟沙星、莫西沙星、吉米沙星或一种其他的具有加强的抗铜绿假单胞菌活性的氟喹诺酮。

* * β－内酰胺类/β－内酰胺酶抑制剂：氨苄青霉素/舒巴坦、替卡西林/棒酸或氧哌嗪青霉素/他唑巴坦；对于有肺结构性疾病者：替卡西林/棒酸或氧哌嗪青霉素/棒酸。

（一）美国胸科学会（ATS）

CAP 抗生素经验治疗方案 2001 年美国胸科学会（ATS）在“社区获得性肺炎治疗指南：

诊断、疾病严重程度评估、抗菌治疗和预防”中提出了CAP新的抗生素经验治疗方案，现摘录如下以供参考。

1. 第一组（Ⅰ组） 门诊患者，无心肺疾病，无危险因素。常见的感染病原体有：肺炎链球菌、肺炎支原体、肺炎衣原体（单一或混合感染）、流感杆菌、军团菌、呼吸系病毒、结核分枝杆菌、地方性真菌或其他。对其中某些细菌性感染的患者，临床上可选用以下抗生素：新一代大环内酯类抗生素，如阿奇霉素或克拉霉素或强力霉素。

2. 第二组（Ⅱ组） 门诊患者，伴心肺疾病，有/无危险因素。常见的感染病原体有：肺炎链球菌（包括DRSP）、肺炎支原体、肺炎衣原体、混合感染（细菌+非典型病原体、病毒）、流感杆菌、肠道革兰阴性菌、卡他莫拉菌、军团菌、吸入（厌氧菌）、结核分枝杆菌、地区性真菌、呼吸系病毒等。对其中某些细菌性感染的患者，临床上可选用以下抗生素：β-内酰胺类抗生素（口服），如cefpodoxime、阿莫西林、阿莫西林/克拉维酸、静脉滴注头孢曲松（其后使用cefpodoxime）、加用：大环内酯类抗生素或强力霉素或抗肺炎链球菌的氟喹诺酮（单用）。

3. 第三组-A（Ⅲa组） 住院患者A组伴有心肺疾病和（或）伴有其他危险因素，但未住入ICU。常见的感染病原体有：肺炎链球菌（包括DRSP）、流感杆菌、肺炎支原体、肺炎衣原体、混合感染（包括非典型病原体）、肠道革兰阴性菌、吸入性肺炎时厌氧菌感染、病毒、军团菌、其他（结核分枝杆菌、肺孢子菌等）。对其中某些细菌性感染的患者，临床上可选用以下抗生素：静脉注射β-内酰胺类抗生素（头孢噻肟、头孢曲松、阿莫西林/苏巴坦）+静脉应用大环内酯类抗生素或强力霉素。

4. 第三组-B（Ⅲb组） 住院患者B组无心肺疾病、无危险因素，也未住入ICU。常见的感染病原体有：肺炎链球菌、流感杆菌、肺炎支原体、肺炎衣原体、混合感染（细菌加非典型病原体）、军团菌、病毒、其他（结核分枝杆菌、真菌和肺孢子菌等）。对其中某些细菌性感染的患者，临床上可选用以下抗生素：单独应用阿奇霉素静脉注射，如大环内酯类抗生素过敏或耐药，可应用强力霉素和一种β-内酰胺类抗生素或者应用一种抗肺炎链球菌的氟喹诺酮作单一治疗。

5. 第四组-A（Ⅳa组） 住入ICU的患者，A组患者无铜绿假单胞菌感染的危险性。常见的感染病原体有：肺炎链球菌（包括DRSP）、军团菌、流感杆菌、肠道革兰阴性菌、金葡菌、肺炎支原体、呼吸系病毒、其他（结核分枝杆菌、真菌、肺炎衣原体等）。对其中某些细菌性感染的患者，临床上可选用以下抗生素：静脉注射β-内酰胺类抗生素（头孢噻肟、头孢曲松）加上静脉注射大环内酯类抗生素（阿奇霉素）或静脉注射氟喹诺酮。

6. 第四组-B（Ⅳb组） 住入ICU的患者，B组有感染铜绿假单胞菌的危险因素。常见的感染病原体有：所有上述A组的病原体加上铜绿假单胞菌。此时治疗应该选择静脉注射抗铜绿假单胞菌β-内酰胺类抗生素（cefepime、泰能、美洛培南、特治星）加上静脉注射抗铜绿假单胞菌喹喏酮（ciprofloxacin），或者选择静脉注射抗铜绿假单胞菌β-内酰胺类抗生素（cefepime、泰能、美洛培南、特治星）加上静脉注射氨基糖苷类抗生素，或加上静脉注射大环内酯类抗生素（阿奇霉素）或者抗铜绿假单胞菌氟喹诺酮。

（二）我国“社区获得性肺炎诊断和治疗指南”关于CAP抗生素经验治疗的建议

1. CAP抗生素经验治疗的建议（表11-8）

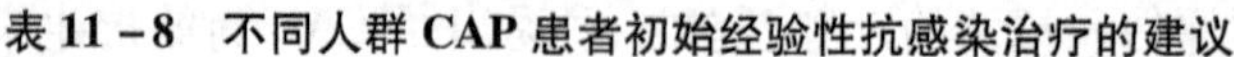

表 11-8 不同人群 CAP 患者初始经验性抗感染治疗的建议

不同人群	常见病原体	初始经验性治疗的抗菌药物选择
青壮年、无基础疾病患者	肺炎链球菌，肺炎支原体、流感嗜血杆菌、肺炎衣原体等	①青霉素类（青霉素、阿莫西林等）；②多西环素（强力霉素）；③大环内酯类；④第一代或第二代头孢菌素；⑤呼吸喹诺酮（左氧氟沙星、莫西沙星等）
老年人或有基础疾病患者	肺炎链球菌、流杆嗜血杆菌、金葡菌、需氧革兰阴性杆菌、卡他莫拉菌	①第二代头孢菌素（头孢呋辛、头孢丙烯、头孢克洛等）；②β-内酰胺类/β-内酰胺酶抑制剂（如阿莫西林/克拉维酸、氨苄西林/舒巴坦）单用或联合大环内酯类；③呼吸喹诺酮
普通病房住院患者	肺炎链球菌、流感嗜血杆菌、混合感染（包括厌氧菌）、需氧革兰阴性杆菌、金葡菌、肺炎支原体、肺炎衣原体、呼吸道病毒等	①静脉注射第二代头孢菌素单用或联合静脉大环内酯类；②静脉注射呼吸喹诺酮类；③静脉注射β-内酰胺类/β-内酰胺酶抑制剂（如阿莫西林/克拉维酸、氨苄西林/舒巴坦）单用或联合大环内酯类；④头孢噻肟、头孢曲松单用或联合应用静脉注射大环内酯类
需入住 ICU 的重症患者		
A 组：无铜绿假单胞菌感染的危险因素	肺炎链球菌、需氧革兰阴性杆菌、金葡菌、流感嗜血杆菌、肺炎支原体、嗜肺军团菌等	①头孢曲松或头孢噻肟联合静脉注射大环内酯类；②静脉注射呼吸喹诺酮联合氨基糖苷类；③静脉注射β-内酰胺类/β-内酰胺酶抑制剂（如阿莫西林/克拉维酸、氨苄西林/舒巴坦）单用或联合静脉注射大环内酯类；④厄他培南联合静脉注射大环内酯类
B 组：有铜绿假单胞菌感染的危险因素	A 组常见病原体+铜绿假单胞菌	①具有抗假单胞菌活性的β-内酰胺类抗生素（如头孢他啶、头孢吡肟、派拉西林/他唑巴坦、头孢派酮/舒巴坦、亚胺培南、美罗培南等）联合静脉注射大环内酯类，必要时还可以同时联用氨基糖苷类；②具有抗假单胞菌活性的β-内酰胺类抗生素联合静脉注射喹诺酮类；③静脉注射环丙沙星或左氧氟沙星联合氨基糖苷类

2. CAP 抗生素经验治疗的说明和注意事项 ①对于既往健康的轻症且胃肠道功能正常的患者，应尽量推荐用生物利用度良好的口服抗感染药物；②我国成人 CAP 致病肺炎链球菌对青霉素的不敏感率（包括中介与耐药）在 20% 左右，青霉素中介水平（MIC 0.1～10mg/L）耐药肺炎链球菌肺炎仍可选择青霉素，但需提高剂量，如青霉素 G 240 万 U 静脉滴注，1 次/4～6 小时，高水平耐药或存在耐药高危险因素时应选择头孢曲松、头孢噻肟、厄他培南、呼吸喹诺酮类或万古霉素；③我国肺炎链球菌对大环内酯类耐药率普遍在 60% 以上，且多呈高水平耐药，因此，在怀疑为肺炎链球菌所致 CAP 时不宜单独应用大环内酯类，但大环内酯类对非典型致病原仍有良好疗效；④支气管扩张症并发肺炎，铜绿假单胞菌是常见病原体，经验性治疗药物选择应兼顾及此，除上述推荐药物外，亦提倡联合喹诺酮类或大环内酯类，此类药物易穿透或破坏细菌的生物被膜；⑤疑有吸入因素时应优先选择氨苄西林或舒巴坦钠、阿莫西林或克拉维酸等有抗厌氧菌作用的药物，或联合应用甲硝唑、克林

霉素等，也可选用莫西沙星等对厌氧菌有效的呼吸喹诺酮类药物；⑥怀疑感染流感病毒时，一般并不推荐联合应用经验性抗病毒治疗，只有对于有典型流感症状（发热、肌痛、全身不适和呼吸道症状）、发病时间 <2 天的高危患者及处于流感流行期时，才考虑联合应用抗病毒治疗；⑦对于危及生命的重症肺炎，建议早期采用广谱强效的抗菌药物治疗，待病情稳定后可根据病原学进行针对性治疗或降阶梯治疗，抗生素治疗要尽早开始，首剂抗生素治疗争取在诊断 CAP 后 4 小时内使用，以提高疗效，降低病死率，缩短住院时间；⑧抗感染治疗一般可于热退和主要呼吸道症状明显改善后 3 ~ 5 天停药但疗程视不同病原体、病情严重程度而异，不宜将肺部阴影完全吸收作为停用抗菌药物的指征，对于普通细菌性感染，如肺炎链球菌，用药退后 72 小时即可，对于金葡菌、铜绿假单胞菌、克雷白菌属或厌氧菌等容易导致肺组织坏死的致病菌所致的感染，建议抗菌药物疗程≥2 周，对于非典型病原体，疗程应略长，如肺炎支原体、肺炎衣原体感染的建议疗程为 10 ~ 14 天，军团菌属感染的疗程建议为 10 ~ 21 天；⑨重症肺炎除有效抗感染治疗外，营养支持治疗和呼吸道分泌物引流亦十分重要。

三、针对病原菌的治疗

CAP 患者经临床和实验室有关检查，已经明确或高度怀疑某种病原菌，此时抗菌治疗的选择就可以有的放矢，根据已确定的病原菌选择抗菌治疗的方案见表 11 －9。

表 11 －9　根据病原菌选用抗菌药物治疗

病原菌	首选抗菌药物	其他抗菌药物的选择
肺炎链球菌		
青霉素敏感（MIC <0.1μg/ml）	青霉素 G 或青霉素 V，阿莫西林	头孢菌素＊、大环内酯类★、克林霉素、氟喹诺酮类▲、多西环素
青霉素中度耐药（MIC：0.1 ~ 1μg/ml）	静脉用青霉素、头孢曲松或头孢氨噻肟、阿莫西林、氟喹诺酮▲、根据体外药敏选择其他抗菌药物	克林霉素、多西环素、口服头孢菌素
青霉素高度耐药（MIC≥2μg/ml）	根据体外药敏选择其他抗菌药物氟喹诺酮等▲、万古霉素根据药敏结果	克林霉素、多西环素、万古霉素替考拉宁；利奈唑胺
经验选择		
流感嗜血杆菌	二、三代头孢菌素、多西环素、β－内酰胺类/β－内酰胺酶抑制剂、氟喹诺酮类▲	阿奇霉素、复方新诺明
卡他莫拉菌	二、三代头孢菌素、复方新诺明、阿莫西林/克拉维酸	大环内酯类★、氟喹诺酮▲
厌氧菌	克林霉素、青霉素＋甲硝唑、β－内酰胺类/β－内酰胺酶抑制剂	青霉素 G 或青霉素 V、氨苄西林/阿莫西林合用或不合用甲硝唑
金葡菌		
甲氧西林敏感	新青霉素Ⅲ/苯唑西林、合用或不合用利福平或庆大霉素、氟喹诺酮类	头孢唑林或头孢呋肟、万克霉素、克林霉素、复方新诺明 需要体外药敏试验
甲氧西林耐药	万古霉素合用或不合用利福平或庆大霉素	替考拉宁±利福平；利奈唑胺

续 表

病原菌	首选抗菌药物	其他抗菌药物的选择
肠杆菌科		
（大肠埃希菌、克雷白杆菌、变形杆菌、肠杆菌）	三代头孢菌素合用或不合用氨基糖苷类、碳青霉烯类	氨曲南、β－内酰胺类/β－内酰胺酶抑制剂、氟喹诺酮类▲
铜绿假单胞菌	氨基糖苷类＋抗假单孢杆菌β-内酰胺类：替卡西林、哌拉西林、美洛西林、头孢他定、头孢吡肟（cefepime）、氨曲南或碳青霉烯类	氨基糖苷类＋环丙沙星或左氧氟沙星、环丙沙星或左氧氟沙星＋抗假单胞杆菌β－内酰胺类
军团菌属	大环内酯类★、合用或不合用利福平、氟喹诺酮类▲	多西环素合用或不合用利福平
肺炎支原体	多西环素、大环内酯类★、氟喹诺酮类▲	
肺炎衣原体	多西环素、大环内酯类★、氟喹诺酮类▲	
鹦鹉热衣原体	多西环素	红霉素、氯霉素
诺卡菌	磺胺嘧啶合用或不合用米诺环素或阿米卡星、复方新诺明	泰能合用或不合用阿米卡星、多西环素或米诺环素
伯纳特立克次体	四环素	氯霉素

注：头孢菌素*：头孢唑林、头孢呋辛、头孢氨噻肟、头孢曲松；

大环内酯类★：克拉霉素、阿奇霉素；

氟喹诺酮类▲：左氧氟沙星、莫西沙星或其他有加强抗肺炎球菌活性的氟喹诺酮。环丙沙星适用于军团菌属、对氟喹诺酮类敏感金葡菌和多数革兰阴性杆菌。

四、治疗的疗程和给药途径

通常根据病原菌、对治疗的反应、合并症和并发症可以作出抗菌疗程的决定。一般抗生素的疗程为7～10天。肺炎衣原体感染在红霉素治疗后，如果疗程小于3周时或四环素治疗小于2周时则容易复发。肺炎链球菌所致的细菌感染，抗菌治疗应持续到患者退热后72小时。军团菌肺炎、肺炎支原体或肺炎衣原体所致的肺炎，可能应该抗菌治疗至少两周。阿奇霉素因为组织半衰期较长，疗程可以短一些。

住院CAP患者开始治疗时应使用静脉注射药物。如果中重度CAP患者的临床病情开始好转（连续2日体温正常，咳嗽减轻，血白细胞下降），且患者的血流动力学稳定，胃肠道功能正常，则可以遵循从静脉到口服的序贯治疗原则，选用的口服抗菌药物的生物利用度和抗菌活性良好，对可耐受口服抗菌药的患者，可以给予口服抗菌药物治疗（表11－10）。这些条件大多数患者可以在有效的抗菌治疗后3天内达到，这时即可以开始口服抗菌药物治疗。

表11－10　序贯治疗时，抗生素治疗的选择

序贯治疗的方案	静脉用药	口服药物
同一药物/相同的AUC*	莫西沙星、左氧氟沙星、环丙沙星、克林霉素	莫西沙星、左氧氟沙星、环丙沙星、克林霉素
同一药物/AUC降低	氨苄西林	阿莫西林
	头孢呋辛	头孢呋辛酯

续 表

序贯治疗的方案	静脉用药	口服药物
不同的药物/不同的 AUC	红霉素 克拉霉素 头孢曲松	红霉素 克拉霉素 头孢呋辛酯 Cefixime

注：AUC ＊：曲线下面积，表示给药后吸收进入系统循环的药量。

五、对治疗反应的评估

对治疗的反应应根据临床疾病、致病菌、病情的严重性、患者的基本情况和胸部放射学表现作出估计。主观的反应通常在最初治疗的 3～5 天内可以见到。客观指标包括呼吸道症状（咳嗽或呼吸困难）、发热、PaO_2 水平、外周血白细胞计数和连续 X 线检查的改善。年轻成人肺炎链球菌肺炎平均治疗后发热持续时间是 2.5 天；菌血症肺炎患者是 6～7 天；老年患者似乎更长些。支原体肺炎患者通常在治疗 1～2 天后退热，无免疫缺陷的军团菌病平均需要 5 天才能退热。

菌血症肺炎患者血培养通常在抗菌治疗后 24～48 小时内转阴，呼吸道分泌物中的细菌通常也在 24～48 小时内受到抑制。但是，铜绿假单胞菌可能在适当的治疗之后仍持续存在，肺炎支原体，通常在有效地治疗之后也持续存在。除结核杆菌感染外，对治疗有反应的患者不需要复查血和痰培养。抗菌治疗后，任何来自呼吸道分泌物的培养结果都不可信，尤其是培养困难的致病菌如肺炎链球菌和流感杆菌。

胸片本身不适合早期的疗效评价，因为胸片的好转往往需要更长的时间，故胸片的表现通常比临床表现的变化出现得慢。所以对肺炎患者反复多次摄胸片，常常是浪费。CAP 患者在治疗最初的几天里，尽管临床反应良好，胸片的病变常常还可有进展。但是，重症 CAP 患者在 ICU 住院期间复查胸片，目的是为了评估气管内插管或中心静脉插管的位置，除外机械通气或中心静脉插管后出现气胸，以及明确对治疗无反应的原因，如气胸、浸润加重、空洞形成、肺水肿或 ARDS。患者的年龄和有无合并疾病是决定 CAP 恢复速度的重要因素。年龄小于 50 岁的肺炎球菌肺炎患者，虽然伴有菌血症，其胸片上的浸润阴影可在 4 周内消散；但老年患者或有基础疾病，特别是酗酒或 COPD 的患者，或重症 CAP 患者的恢复速度显著减慢。只有 20%～30% 的患者胸片表现可在 4 周时消散。嗜肺军团菌感染的肺部阴影消散时间则更长。只有 55% 的病例能在 12 周时完全消除。对大于 40 岁和（或）吸烟的某些患者应复查胸片，以证实阴影的消退和除外潜在疾病如肿瘤。建议胸片随诊的时间是在抗菌治疗后的 7～12 周。

1. 对治疗无反应的患者　如果在最初的经验治疗后，重症 CAP 的临床情况无好转或恶化，应考虑多种可能性。

（1）诊断错误：可能导致肺炎样临床表现和胸部 X 线表现的非感染性疾病，包括充血性心力衰竭、肺栓塞、支气管扩张症、结节病、肿瘤、放射性肺炎、药物引起的肺部反应、闭塞性细支气管炎伴机化性肺炎（BOOP）、血管炎、ARDS、肺出血和炎症性肺病。

（2）诊断正确：如果作出了正确诊断，但患者对抗菌治疗无反应，应考虑患者－药物－致病菌三者中任何一个因素。

1）与患者相关的问题：常见原因是抗菌治疗开始得太晚或某些先前存在的情况使得对治疗不能作出充分的反应。有时患者存在一些阻碍良好反应的局部因素，如肿瘤或异物阻塞。肺气肿是对治疗无反应的一种重要的因素。其他的并发症包括药物副反应或药物治疗的其他并发症如液体过量、肺部二重感染或输液管感染。

2）与药物相关的问题：抗菌药物未能覆盖致病菌或细菌耐药，应结合实验室痰培养结果并评价其意义，审慎调整抗感染药物，并重复病原学检查。此外，还需要确认所用的抗菌药物和剂量是否合适，应排除有隔离感染灶（如脓胸）的存在，以确认药物是否到达感染部位。

3）与致病菌相关的问题：应考虑耐药菌引起感染的可能性，还要考虑病原菌变化、增加或非常见致病菌的可能性。应根据患者的防御功能状况和流行病学因素考虑多种致病菌如结核分枝杆菌、霉菌、病毒、奴卡菌、鹦鹉热衣原体、伯纳特立克次体、肺孢子菌和多重耐药的肺炎链球菌。

2. 对治疗无反应患者的评估　如果最初的疗效不满意，医生需要确定：①患者是否真的是 CAP；②抗生素选择是否正确（包括种类、给药途径、剂量）；③对已知病原菌的治疗是否得当。下一步还应进一步检查以除外非感染性疾病的可能性。包括肺通气灌注扫描，甚至肺血管造影以明确有无肺栓塞；支气管镜检查或对某些病例实施开胸肺活检以诊断多种（包括肿瘤）非感染性病因。也应考虑其他疾病，如脓胸、肺脓肿、HIV 感染、囊性纤维化和肿瘤等。胸部 CT 有助于确认是否形成了阻止药物和致病菌接触的隔离感染灶如肺脓肿和脓胸。如果在胸片上发现胸液，超声波检查可以明确胸液的位置和估计液体的量。在完善了这些检查后，给予第二个疗程的抗生素治疗可能是有必要的。

六、出院标准

CAP 患者经有效治疗后，病情明显好转，同时满足以下 6 项标准时，可以考虑出院（原有基础疾病可影响到以下标准判断者除外）：①体温正常超过 24 小时；②平静时心率≤100 次/分；③平静时呼吸≤24 次/分；④收缩压≥90mmHg；⑤不吸氧情况下，动脉血氧饱和度正常；⑥可以接受口服药物治疗，无精神障碍等情况。

七、预防

戒烟、避免酗酒有助于预防肺炎的发生。预防接种肺炎链球菌疫苗和（或）流感疫苗可减少某些特定人群罹患肺炎的机会。目前应用的多价肺炎链球菌疫苗是从多种血清型中提取的多糖荚膜抗原，可有效预防 85% ~90% 的侵袭性肺炎链球菌的感染。建议接种肺炎链球菌疫苗的人员体弱的儿童和成年人；60 岁以上老年人；反复发生上呼吸道感染（包括鼻窦炎、中耳炎）的儿童和成年人；具有肺、心脏、肝脏或肾脏慢性基础疾病者；糖尿病患者；癌症患者；镰状细胞性贫血患者；霍奇金病患者；免疫系统功能失常者；脾切除者；需要接受免疫抑制治疗者；长期居住在养老院或其他护理机构者。灭活流感疫苗的接种范围较肺炎链球菌疫苗广泛一些，建议接种的人员包括 60 岁以上老年人；慢性病患者及体弱多病者；医疗卫生机构工作人员，特别是临床一线工作人员；小学生和幼儿园儿童；养老院、老年人护理中心、托幼机构的工作人员；服务行业从业人员，特别是出租汽车司机，民航、铁路、公路交通的司乘人员，商业及旅游服务的从业人员等；经常出差或到国内外旅行的人员。

（张　念）

第五节 重症社区获得性肺炎

按照CAP的临床表现、治疗处理和死亡率等方面来衡量。需要入住重症监护病房（ICU）治疗的CAP患者与普通CAP患者有着明显的临床差异。重症CAP患者有严重的呼吸窘迫症状、血流动力学不稳定、需要吸入高浓度的氧（FiO_2），严重者需要机械通气支持、补充液体和血流动力学支持，有时需要应用血管活性药物支持并应该入住ICU进行呼吸监护（表11－11）。

重症CAP患者由于肺内分流的存在和气体交换的恶化，往往表现为严重和持久的低氧血症。严重的血流动力学异常。其原因有：严重的低血容量，隐匿或明显的脓毒性休克，表现为低血压、血清乳酸增加、弥散性血管内凝血（DIC）等。CAP患者出现这些威胁生命的严重心肺功能异常时，应该及时诊断和处理，迅速转入ICU作呼吸监护。

表11－11 重症CAP患者的临床定义

次要指标：
呼吸频率 >30次/分
低氧血症：PaO_2/FiO_2 <250mmHg
胸片显示多个肺叶的浸润影
昏迷/定向力丧失
白细胞减少（WBC≤4×10^9/L）
血小板减少（血小板计数≤100×10^9/L）
尿毒症（BUN≥20mg/L）
低体温（T≤36℃）
低血压，需要积极补液
主要指标
需要有创机械通气
脓毒性休克，需要血管加压药物

一、重症社区获得性肺炎患者的危险因素

临床上认识重症CAP患者的危险因素，也就是及时发现CAP患者临床表现恶化的相关因素、症状和体征、实验室检查，迅速对肺炎患者作出客观的临床评估相当重要（表11－12）。

表11－12 重症CAP患者危险因素的临床评估

患者相关因素	症状和体征	实验室检查
年龄	无胸膜胸痛	白细胞增多
男性	精神、神经状态的改变	白细胞减少
长期酗酒	呼吸困难	氮质血症
伴随疾病		低蛋白血症
免疫抑制或应用皮质激素	寒战	菌血症
肿瘤患者	收缩或舒张性低血压	多个肺叶受累
心脏病		
精神或神经疾病		

二、住院治疗标准及病情严重程度评价

我国在社区获得性肺炎诊断和治疗指南中，对 CAP 患者的入院标准和病情严重程度提出以下评估标准。

1. 住院治疗标准

（1）年龄 65 岁以上。

（2）存在基础疾病或相关因素：①慢性阻塞性肺疾病；②糖尿病、恶性实体肿瘤或血液病；③慢性心、肾功能不全；④吸入或易致吸入因素；⑤近 1 年内因 CAP 住院史；⑥精神状态改变；⑦脾切除术后状态；⑧慢性酗酒或营养不良；⑨器官移植术后；⑩长期应用免疫抑制剂或获得性免疫缺陷综合征（AIDS）。

（3）体征异常：①呼吸频率 >30/min；②脉搏≥120/min；③动脉收缩压 <90mmHg；（1mmHg =0. 133kPa）；④体温≥40℃或 <35℃；⑤意识障碍；⑥存在肺外感染病灶如败血症、脑膜炎。

（4）实验室和影像学异常：①WBC $>20\times10^9$/L，或 $<4\times10^9$/L，或中性粒细胞计数 $<1\times10^9$/L；②呼吸空气时 PaO_2 <60mmHg、PaO_2/FiO_2 <300，或 $PaCO_2$ >50mmHg；③血肌酐（Scr）>106μmol/L 或血尿素氮（BUN）>7. 1mmol/L；④Hb <90g/L 或血细胞比容（HCT）<30%；⑤血浆白蛋白 <2. 5g/L；⑥败血症或弥散性血管内凝血（DIC）的证据，如血培养阳性、代谢性酸中毒、凝血酶原时间（PT）和部分凝血活酶时间（PTT）延长、血小板减少；⑦X 线胸片病变累及一个肺叶以上、出现空洞、病灶迅速扩散或出现胸腔积液。

2. 重症肺炎的诊断标准　出现下列征象中 1 项或以上者可诊断为重症肺炎，需密切观察，积极救治，必要时收住 ICU 治疗：①意识障碍；②呼吸频率 >30 次/分；③PaO_2 <60mmHg、PaO_2/FiO_2 <300，需行机械通气治疗；④动脉收缩压 <90mmHg；⑤并发脓毒血症；⑥X 线胸片显示双侧或多肺叶受累，或入院 48 小时内病变扩大≥50%；⑦少尿：尿量 <20ml/h，或 <80ml/4h，或急性肾功能衰竭需要透析治疗。

从上述各项标准中可以看出，判断 CAP 严重程度时，年龄为第一重要因素。因为年龄的增长可从多方面影响机体的防御功能。如老年人肺弹性功能降低或咳嗽反射下降、局部和全身的反应减退等。统计分析也表明，年迈是肺炎患者死亡的重要预期因素。无伴随疾病的 60 岁肺炎患者，与 30 岁的肺炎患者相比，其死亡危险性明显增加。如果老年患者有一种或多种伴随疾病，其死亡危险性更为增加。对 CAP 患者的回顾性分析研究表明，46% ~75% 的重症 CAP 患者患有各种伴随疾病，其中较为危险的疾病有：恶性肿瘤、免疫抑制性疾病或使用皮质激素治疗和酗酒者。

酗酒者由于机体在多个水平上降低了对病原体的防御功能，使病原体易侵入下呼吸道造成 CAP。此外，酗酒者因精神神智障碍，可造成吸入性肺炎，酒精也可能从细胞水平降低了抗病原体功能。动物实验表明，肺炎克雷白杆菌进入鼠的下呼吸道之后，鼠的支气管肺泡灌洗液中可发现有大量的肿瘤坏死因子（TNF）释出。相反如有急性酒精中毒时，则可显著的抑制 TNF 释放，导致微生物的侵入。

重症 CAP 患者的临床症状和体征、实验室检查、影像学资料等也有助于认识重症 CAP 的死亡危险因素。临床上如无胸膜胸痛而伴有呼吸困难、寒战、精神神志改变、高热、低体

温、低血压和心动过速均表明与重症 CAP 的死亡危险相关。重症 CAP 患者 6 周死亡率中的危险因素有：年龄 >65 岁、合并恶性肿瘤、无胸膜胸痛、精神神志改变、生命体征异常，收缩压 <90mmHg，或心率 >120 次/分，以及高危险的病原体感染：金黄色葡萄球菌（金葡菌）、革兰阴性菌或吸入性、阻塞性肺炎等。

实验室检查中的危险因素有：白细胞增多、白细胞减少，氮质血症和高胆红素血症等。老年重症 CAP 患者，如果血白细胞计数超过 20×10^9/L，相对危险因素将增加 12 倍。明显的白细胞减少（ $<1\times10^9$/L）死亡的危险性同样也增加。血尿素氮（BUN）大于 7mmol/L，为独立的死亡预期危险因素。

三、PORT 评分

美国肺炎预后研究组（PORT）提出了一个预测肺炎患者死亡危险性的方案，方案中包括了 19 个因素的累积积分系统，可将 CAP 患者分为 5 类（图 11－2）。应用该方案回顾性地分析了 38 039 例住院 CAP 患者，发现患者的分类与死亡有直接关系（表 11－13、表 11－14）。1～3 类 CAP 患者预后佳，3 类患者需短期住院观察，4、5 类患者则应正规住院治疗。

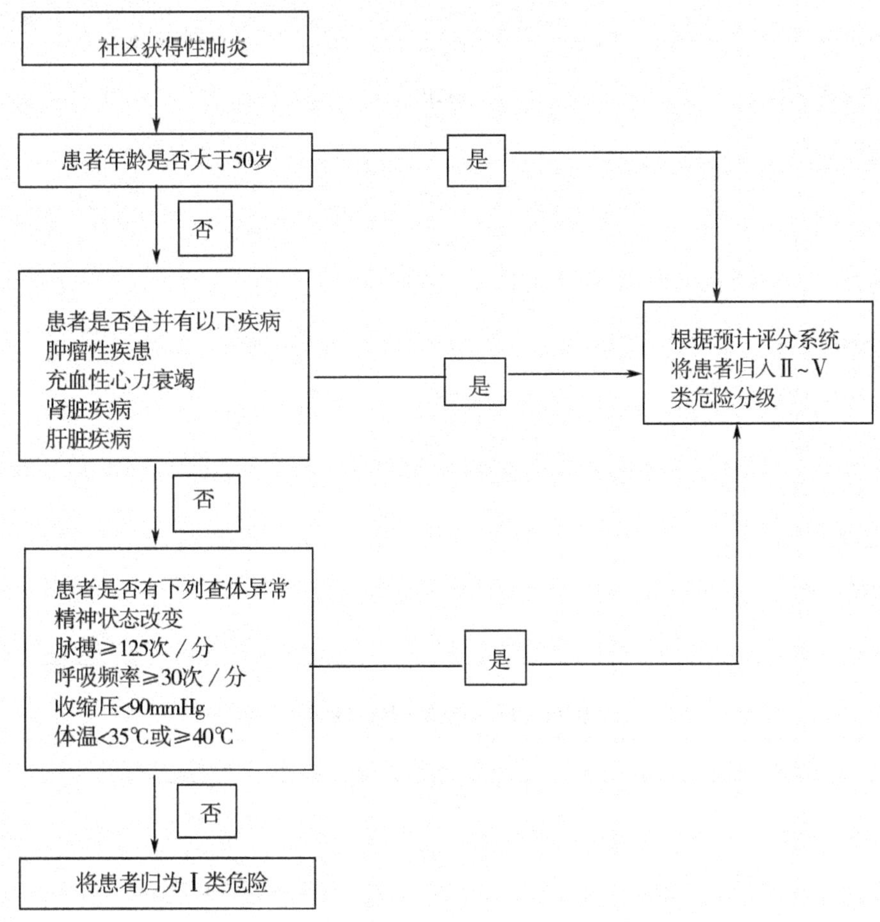

图 11－2　肺炎预后预测规律临床评定

表 11－13　评分系统

患者特征	得分
统计学因素	
性别：男	年龄（按年龄计分）
女	年龄（按年龄计分）－10
居住养老院	＋10
并发疾患	
肿瘤疾患	＋30
肝脏疾患	＋20
充血性心力衰竭	＋10
脑血管疾患	＋10
肾脏疾患	＋10
查体发现	
精神状态改变	＋20
呼吸频率≥30 次/分	＋20
收缩压＜90mmHg	＋10
体温＜35℃或≥40℃	＋15
脉搏≥125 次/分	＋10
实验室检查	
pH＜7.35	＋30
BUN＞10.7mmol/L	＋20
Na＜130mEq/L	＋10
血糖＞13.9mmol/L	＋10
血细胞比容＜30%	＋10
PaO_2＜60mmHg	＋10
胸腔积液	＋10

表 11－14　危险分数的等级

危险程度	危险分级	分类程序根据
	Ⅰ	
低度	Ⅱ	总分≤70
	Ⅲ	总分 71～90
中度	Ⅳ	总分 91～130
高度	Ⅴ	总分＞130

四、预后因素

重症 CAP 患者的自身机体相关因素影响患者的预后，但是患者住入 ICU 后的临床因素也同样对患者预后产生影响（表 11－15）。研究表明患者如伴发脓毒血症休克对死亡率产生相当大的影响。

重症 CAP 患者如需要机械通气支持，尤其需应用呼气末正压（PEEP）和较高的吸氧浓度，也增加了死亡的危险性。此外，如伴发急性呼吸窘迫综合征（ARDS）、双肺广泛大片阴影和铜绿假单胞菌感染与死亡率也相关。最初治疗反应不佳和出现与肺炎无关的并发症也提示预后不佳。

临床上在治疗初期选用抗生素不适当与重症 CAP 的病死率有关，尤其对革兰阴性杆菌处理欠妥将导致较高的死亡率。统计表明，住院重症 CAP 的平均病死率为 18%～23%。有一项 5 年回顾性的研究中，299 例重症 CAP 的病死率为 28.5%。

表 11－15　重症 CAP 患者住入 ICU 后影响预后的因素

影响预后因素
发生脓毒血症休克
需要机械通气，$FiO_2 > 0.6$ 并需 PEEP
双肺广泛大片阴影
菌血症
铜绿假单胞菌肺炎
最初抗生素选择不适当
初期治疗反应不佳
与肺炎无关的并发症

五、重症 CAP 患者的呼吸支持

重症 CAP 患者常发生呼吸衰竭，其特征为严重的低氧血症，往往需要进行呼吸支持。

1. 常规机械通气　在 ICU 治疗的重症 CAP 患者，如伴有严重的呼吸衰竭，则应进行气管插管和机械通气治疗。机械通气初期可给予氧浓度为 100%，以后再逐渐降低氧浓度。临床上常用的通气模式为同步间歇强制通气（SIMV）或辅助通气/控制（A/C）模式，给予恰当的呼吸频率。根据低氧血症的严重程度和肺顺应性降低地情况来选择 PEEP。

2. 无创伤性通气　对于中等程度低氧血症的 CAP 患者，可以应用面罩进行无创伤性机械通气，模式有持续气道正压（CPAP）、双水平正压气道（BiPAP）以纠正低氧血症，其优点是可避免气管插管并减少常规机械通气的并发症。CPAP 或 BiPAP 可以复张塌陷和通气不佳的肺泡，因而能减少肺内分流和改善通气灌注不均。如患者有呼吸肌群疲劳发生，面罩通气可为患者提供压力支持通气，使患者的潮气量增加，并增加肺泡内压力以纠正低氧血症。应用无创伤性通气时，应该进行持续的呼吸监护。

3. 侧卧位通气　重症肺炎患者中，有时需要特殊的机械通气治疗，尤其当患者出现广泛的单侧肺脏受累时。肺叶实变的患者常可发生严重的低氧血症，多见于肺炎链球菌所致的 CAP。这些肺炎患者中，由于肺血管严重低氧性收缩的消除（常因氧疗之后），血流灌注到通气不佳或无通气的肺泡，产生明显的分流，往往加重低氧血症。对于这类单侧肺炎的患者，如要改善氧合，那么患者的体位尤为重要。通常可将患侧的肺部位置朝上，而健侧（指未受累的肺叶）肺部位置向下，通过调整患者在床上位置，使重力作用增加健侧肺叶的血流灌注，从而达到通气和灌注的最佳比例，改善氧合作用。

4. 分侧肺通气　单侧肺炎所产生的严重低氧血症，如果应用常规机械通气，有时可造成动态过度充气、肺血管阻力增加、纵隔移位、胸腔内压增加和心脏压塞症状（图 11 -3）。现能使用一项新的通气治疗技术来治疗单侧肺炎所产生的严重低氧血症，即分侧肺通气（differential lung ventilation）。分侧肺通气时，用一个双腔气管插管代替常规气管插管管，这样可以对每一侧肺分别进行机械通气治疗，通常应用两台通气机对两侧肺作独立的机械通气（图 11 -4）。两肺通气时一般同步进行，有时也可以非同步。对每侧肺通气时，通气机的设置可以按最佳氧合来选择。病变肺部通常顺应性较差，需要较高的 PEEP 以复原微小的肺不张和改善肺顺应性。而未受累侧的肺脏可以常规机械通气，以防止肺过度扩张。有人认为，分侧肺通气时，两肺之间潮气量之差为 20% 时，其效果最佳。

分侧肺通气的缺点是：需要双腔气管插管，插管技术难度较大，且双腔气管管腔较小易发生阻塞。此外双机通气，机器性能、协调方面也有较高的要求。

10% 的重症 CAP 患者可以并发 ARDS。当前，已有新的通气策略和模式对 ARDS 患者进行通气支持如：允许性高碳酸血症，反比通气等等，这些新措施可以降低肺部气压伤和呼吸机所致的肺损伤。

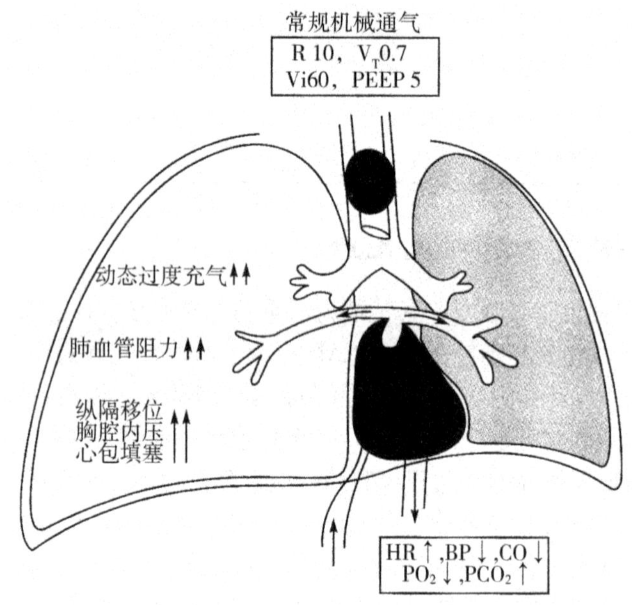

图 11 -3　常规机械通气

造成动态过度充气、肺血管阻力增加、纵隔移位、胸腔内压增加和心脏压塞症状（机械通气设置：R 呼吸频率 10 次/分；V_T 潮气量 0.7L；Vi 流速率 60L/min；PEEP 5cm）

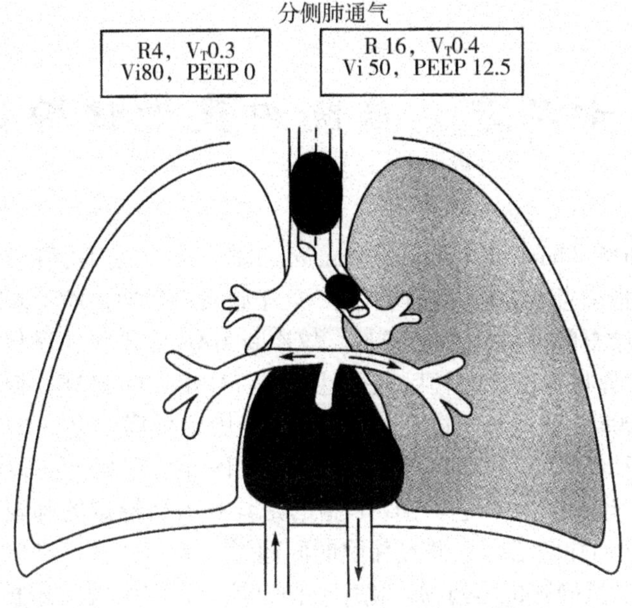

图 11-4 分侧肺通气（双腔气管插管，双机通气）

机械通气设置如下：健侧肺：R 呼吸频率 4 次/分，V_T 潮气量 0.3L，Vi 流速率 80L/min；PEEP 5cm；病侧肺：R 呼吸频率 16 次/分，V_T 潮气量 0.4L，Vi 流速率 50L/min，PEEP 12.5cm

（张 念）

第十二章　医院内获得性肺炎

医院内获得性肺炎（hospital - acquired pneumonia，HAP）亦称医院内肺炎（nosocomial-pneumonia，NP）是指患者入院时不存在、也不处于感染潜伏期，而于入院48小时后在医院（包括老年护理院、康复院）内发生的肺炎。故诊断HAP要排除在潜伏期的其他肺部感染性疾病。传统上医学界将肺炎分为社区获得性肺炎（CAP）和HAP，但某些患者并不能纳入其中任何一种。2005年美国胸科协会（ATS）和美国感染病协会（IDSA）共同制定的关于医院内获得性肺炎（HAP）的新指南，首次提出了医疗护理相关性肺炎（healthcare - associated pneumonia，HCAP）的概念。HCAP指的是具有下列特点的肺炎患者：本次感染前90天内因为急性疾病而住院治疗，并且住院时间超过2天；住在养老院和康复机构中；本次感染前30天内接受过静脉抗菌药物、化疗或伤口护理；在医院或透析门诊定期接受血液透析。由于从未进行气管插管的HAP患者取得细菌学资料既困难又不准确，现有资料大多来自对呼吸机相关性肺炎（VAP）的研究，当然，VAP的诊断和治疗原则同样适用于HAP和HCAP。

第一节　HAP的流行病学和发病机制

一、流行病学

HAP发生率报道不一。据美国疾病控制中心（CDC）调查，HAP约占出院患者的0.6%。在全部院内感染的病例中，HAP约占18%，占第二位。发生HAP后平均每例患者住院时间延长7～9天，医疗费用增加5万美元。HAP的发生率大约是每1 000次住院发生5～10例，气管插管后HAP的发生率增加6～20倍。HAP约占ICU感染总数的25%，占ICU抗菌药物使用量的50%。ICU中，近90%的HAP发生在机械通气过程中。住院早期发生VAP的危险性最高，VAP的发生率为11%～54%。据估计，在机械通气的前5天内，VAP以每天增加3%的速度递增，5～10天VAP的发生率就降低到每天2%，10天后危险性就降低到每天1%。这说明气管插管本身增加HAP感染的危险，随着无创机械通气应用的增多，HAP的发生也会下降。

气管插管和机械通气代表了HAP的最为危险的因素。所以，现在CDC等以每1 000个机械通气天数内，HAP的病例数目作为发生率。VAP发生率（每1 000个机械通气日中的病例数），普通内科ICU或外科ICU中发生率自3.8%～20.0%。HAP患者的病死率为20%～30%；但当ARDS患者同时存在HAP时，其病死率可升至90%。所有死于HAP病例中直接缘于感染的病例只占1/3～1/2，但由它引起的一系列并发症所致的病死率却可高达70%。故HAP为医院内感染性疾病中的最主要的死亡原因。

发生HAP的时间是一个重要的流行病学参数。早期HAP指的是住院前4天内发生的肺炎，通常由敏感菌引起，预后好；晚期 HAP 是指住院 5 天或 5 天以后发生的肺炎，致病菌常是多药耐药（MDR）的细菌，病死率高。HAP 的病死率为 30% ~70%，但是大多数 HAP 患者死于基础病而不是死于 HAP 本身。VAP 的病死率为 33% ~50%，病死率增加与菌血症、耐药菌（如铜绿假单胞菌和不动杆菌属）感染、内科疾病以及不恰当抗菌药物治疗等因素相关。

二、发病机制

呼吸系统感染的发生有赖于相当数量的、具有致病力的病原菌进入下呼吸道并破坏宿主防御机制（图 12－1）。

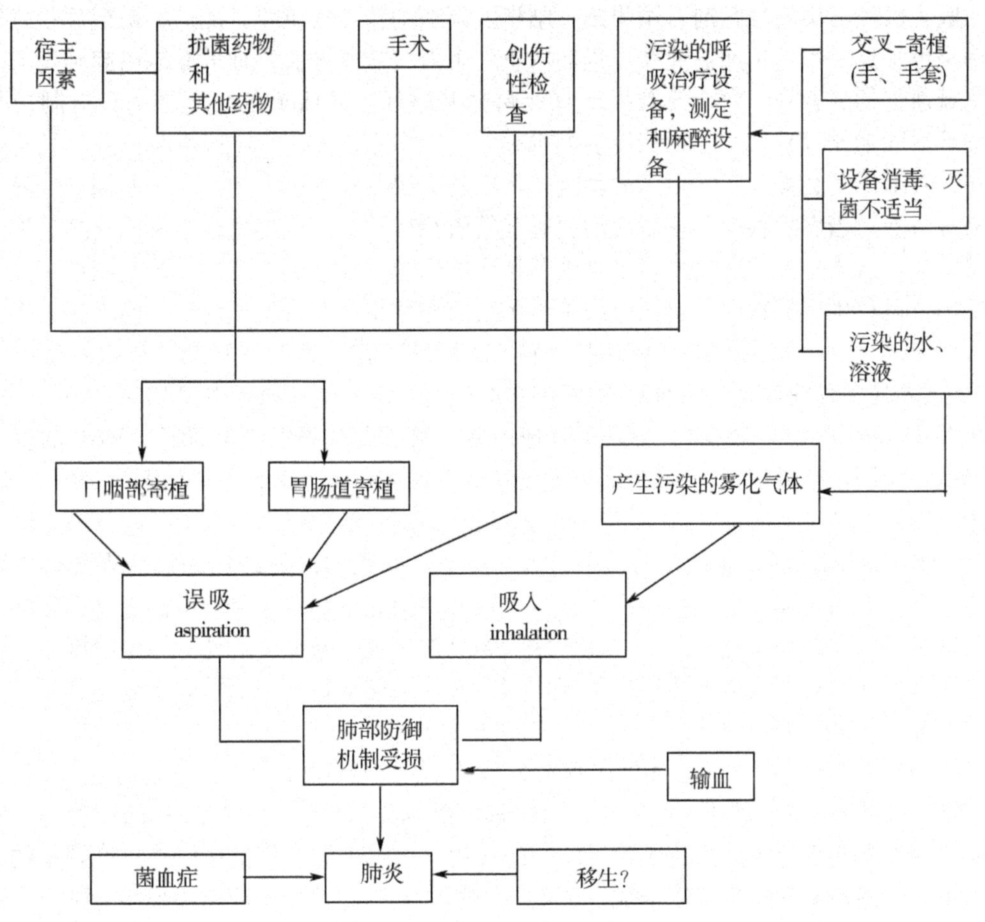

图 12－1 医院内获得性肺炎的发病机制

1. 细菌进入呼吸道的途径 细菌进入呼吸道的途径包括微量吸入含有移生致病菌的口咽分泌物，误吸胃内容物，吸入已被污染的气雾剂，远处血行播散，临近感染灶的直接侵入，从气管插管直接进入等。其中以微量吸入含有移生致病菌的口咽分泌物是最重要的。微量吸入并非在病理状态时才出现，正常人睡眠时其发生率就可达 45%。但是此时虽然口咽部也有细菌移生的存在，但多不是肠道革兰阴性杆菌（EGNB）；EGNB 的发生率要低于 10%

且持续时间很短。当出现各种严重疾病时，EGNB 就会取代原有的正常菌群。据现有资料，大部分入院患者在入院 3 天后就可在口咽部检出 EGNB。故在患有严重系统性疾病的患者中，EGNB 的发生率可达 35%，危重患者则高达 75%。另外，当患者使用抗菌药物、H_2 受体抑制剂或胃酸抑制剂后，EGNB 移生的发生率会进一步升高。胃细菌移生被认为是口咽细菌移生的来源，与单独应用抗酸药或抗酸药和 H_2 受体抑制剂联合使用相比，使用胃黏膜保护剂（如硫糖铝，不提高胃的 pH 值）可明显降低 HAP 的发生率。当胃的 pH 值大于 4.0 时，胃部细菌移生与胃的 pH 值呈正相关性，也与 HAP 的发生率呈正相关性；所以保持胃内低 pH 值是降低 HAP 发生率的关键之一。

大量误吸胃内容物引起 HAP 的情况很少见，只有当吞咽反射出现障碍（如昏迷）时才出现。吸入已被污染的气雾剂对军团菌、结核、真菌的传播很重要；此外，机械呼吸机的雾化器污染也常见。术后长期输液及安置输尿管的患者，病原体血行播散亦能引起肺炎。

机械通气的患者中，由于气管插管直接跨越和破坏了呼吸道的防御结构和机制（如咳嗽和黏液清除功能等），故为各种致病菌直接进入下呼吸道创造了有利条件。由于气管插管的存在，吞咽反射会受到不同程度的影响。污染的分泌物较易沉积于声门下和插管气囊上方而不易被清除；当发生吞咽和呼吸活动引起气管管径变化时，分泌物就会漏入下呼吸道。胃细菌移生也被认为是机械通气患者气管细菌移生的来源。在这类患者中，革兰阴性菌先移生至口咽部，再移生至气管内。但铜绿假单胞菌可首先移生至气管支气管束，而不必先出现在口咽部。据统计，在气管插管的患者中，革兰阴性杆菌在气管支气管束的移生发生率可达 100%，且多是多种致病菌；而 HAP 的病例在有气道细菌移生的患者中占 13% ~23%。所以 HAP 的发生率在机械通气患者中要高于其他患者，且随着插管时间的延长，HAP 的发生率也在提高。使用机械通气 10 天的患者，其患 HAP 的危险率达 6.5%；20 天为 19%；30 天则达 28%。

2. 防御机制的破坏　在正常情况下，人体具有一系列的防御结构和机制来抵御细菌微生物的侵犯。但当人体处于某种特殊状态时，这些结构和机制将会受到不同程度的破坏和影响；而这必将出现肺部易感状态。这些特殊状态可被称为引起肺炎的特异性危险因素，而这些危险因素往往又与呼吸道细菌移生共同作用于人体。通常将这些危险因素分为如下几种：

（1）宿主因素：从统计学分析看，85% 以上的 HAP 患者均伴有各种严重的基础病变和（或）处于严重的疾病状态。如各种严重的慢性疾病（慢性阻塞性肺疾病、呼吸功能衰竭、营养不良、氮质血症），昏迷，低血压，酸中毒，吸烟，高龄，糖尿病和长期住院等。吸烟可以使原本无菌的下呼吸道出现细菌，50% 的慢性支气管炎患者可出现气管支气管束的菌群移生；另外，慢性肺部疾患可以造成气道黏膜清除功能下降。中枢神经系统病变则会造成因吞咽反射失调所致的误吸。系统性疾病可以引起呼吸道细胞受体数量的增加和细胞表面纤维粘连素的丧失，这样就可以促进细菌与组织的粘连。如果呼吸道受损，基底膜和结缔组织就会暴露，因而更易与细菌粘连。细菌的粘连可以使气管支气管的细菌移生，尤其见于机械通气的患者。如果宿主的防御机制完好，单纯的细菌粘连并不会引起细菌移生和感染情况的加重。然而，许多促进粘连的因素同时还可以破坏气管黏膜的清除功能，并干扰肺的细胞及体液免疫功能。如营养不良、糖尿病、氮质血症等因素均参可与呼吸道细菌移生；它们还可以引起气管上皮细胞与细菌粘连的增强，破坏细胞调节的免疫功能，降低中性粒细胞、巨噬细胞的迁移能力，降低补体及呼吸道内 IgA 的水平。

(2) 医源性因素：常常与医院内控制感染的措施不严格有关。如医护人员的手或手套可传播感染性疾病；当给患者进行机械通气或呼吸治疗时，未能严格落实消毒措施和程序可造成感染。尤其是前者，应引起医护人员的充分警惕。另一种因素则是由于某些治疗措施的副效应，而使得宿主的防御机制遭受破坏，从而使细菌更易进入、侵害人体组织。例如：镇静剂在抑制中枢神经系统功能的同时必然会增加吸入性肺炎的发生率；糖皮质激素和细胞毒性药物的应用将破坏系统的细胞和体液免疫功能；使用抗酸剂、H_2 受体阻断剂以及快速大量的鼻饲可以引起胃内 pH 值上升，胃过度膨胀，增加反流，从而造成胃中以及口咽部 EGNB 移生率的上升；气管插管不仅直接跨越了呼吸道的防御结构及机制，还会造成内皮细胞的损伤，使得细菌在气管壁上产生菌膜。所以在临床实践中，对这一系列问题，在某些措施使用之前就应有一个清醒的认识，要权衡利弊，力求将治疗的副作用降至最低程度。

三、危险因素

临床实践证明，许多危险因素与 HAP 相关（表 12-1）。通常，这些危险因素可分成以下几种类型：①患者自身因素：例如年龄、基础疾病（肺部疾病和营养状态等）、意识障碍；②医疗因素：如腹部、胸部手术，抗菌药物的应用，免疫抑制剂的使用和入住 ICU 等；③呼吸治疗器械的应用，尤其是气管插管进行机械通气；④输血。

表 12-1　医院内获得性肺炎的危险因素

医院内获得性肺炎的危险因素	
呼吸机相关性肺炎	非机械通气患者
独立因素	肺炎的危险因素
年龄 >60 岁	年龄 >60 岁
COPD/PEEP/肺部疾病	男性，吸烟史
昏迷/意识受损	饮酒
治疗干预	吸入氧浓度 >50%
颅内压监测	肾功能衰竭或透析
器官衰竭	COPD
大量胃内容物吸入	H_2 受体阻断剂或抗酸剂的应用
抗菌药物使用过多	昏迷
H_2 受体阻断剂或抗酸剂	头部创伤
胃内细菌寄植	湿化器的使用
季节：秋季，冬季	连续肠道内营养
呼吸机管道	大量使用抗菌药物
反复气管插管	鼻窦炎
机械通气 >2 天	急诊室手术
气管切开	经鼻支气管插管
输血	鼻胃管
	使用多种医疗器械
	输血

1. 自身因素　年迈患者患 HAP 的可能性增加，这往往与年迈者的营养状态、患有慢性肺部疾病、神经肌肉疾病和免疫抑制等因素有关。意识障碍增加了吸入的危险因素。

2. 医疗因素　入住 ICU 是发生 HAP 的重要危险因素。ICU 的患者中，未接受机械通气治疗的患者 HAP 的发生率平均为 9.5%，而接受机械通气的患者则可达 24%。其他重要因素有颅内压监测、胸腹部手术、大量的胃内容物吸入、反复气管插管、气管切开、大量抗菌药物的应用、器官衰竭和 H_2 受体阻断剂的使用。危重症患者中常使用抗酸剂和 H_2 受体阻断剂预防应激性溃疡出血，因而可导致胃内细菌的过度生长。研究表明，如应用硫糖铝代替 H_2 受体阻断剂，则 HAP 的发生率较低。鼻胃管的使用也增加了 HAP 的危险性。鼻胃管可增加院内获得性鼻窦炎的发生率，也使口咽部细菌寄植增加，并使胃食管反流和细菌移生增多。

3. 呼吸治疗器械的应用　气管插管后进行机械通气为发生 HAP 的一个重要危险因素。由于这一缘故，临床上必须严格掌握气管插管的指征，并且严格做好设备的消毒、维护工作。呼吸治疗器械中的液体污染也是 HAP 的主要危险因素，这些包括机械通气气囊、湿化装置、支气管镜吸引导管和有关护理人员。通常，支气管镜检查所致的术后发热或肺炎少于 1%，然而如应用污染的支气管镜可导致 HAP。

4. 输血　研究表明，危重症患者输血后增加医院内感染（HAP、VAP）的可能性，输血造成“输血相关性免疫抑制”。其原因为输血增加白介素 6 和其他炎性介质前体；储存的红细胞中含有大量的炎性介质前体；献血者的白细胞可成为外来抗原并改变 T 细胞的功能。文献报道输血为 VAP 的重要相关因素。

5. HAP 患者死亡危险性　HAP 患者死亡的危险性通常与下列危险因素有关（表12-2）。

表 12-2　医院内获得性肺炎患者病死率的危险因素

需氧革兰阴性菌感染，尤其是铜绿假单胞菌感染
基础疾病的严重程度
年迈
不适当的抗菌药物治疗
休克
恶性肿瘤
双侧肺部浸润性阴影
大量抗菌药物的应用
长期住院
接受机械通气治疗

（于　蕾）

第二节　HAP 的常见病原体和病情分类

一、常见病原体

在非免疫缺陷的患者中，HAP、VAP 和 HCAP 通常由细菌感染引起，可能为多种细菌所致的混合感染，而由真菌和病毒引起的感染较为少见。常见的致病菌包括：需氧的革兰阴性杆菌，包括铜绿假单胞菌、大肠埃希菌、肺炎克雷白菌和不动杆菌。金黄色葡萄球菌（金葡菌）感染常在糖尿病、头部创伤和入住 ICU 的患者中发生。口咽部的定植菌（化脓链球菌、凝固酶阴性葡萄球菌、奈瑟菌属、棒状杆菌属）的过量生长可以造成免疫缺陷者和部分免疫正常患者的 HAP。导致 HAP 的 MDR 病原菌的种类受到多种因素的影响，比如入住所在的医院、基础病、是否接受过抗菌药物治疗、外科患者还是内科患者，另外，MDR 菌还随着时间而改变。因此要了解 MDR 菌，强调当地实时的、动态的病原学监测非常重要。无气管插管的住院患者可因误吸而引起厌氧菌 HAP，但是 VAP 中厌氧菌少见。

实际上，因为没有气管插管，HAP 和 HCAP 中的细菌病原学资料非常少，医院内获得性肺炎的病原学主要来自对 VAP 的研究。但目前认为没有进行机械通气的患者，与进行机械通气的患者，其病原学差别不大。主要的 MDR 菌包括耐甲氧西林的金黄色葡萄球菌（MRSA）、铜绿假单胞菌、不动杆菌属和肺炎克雷白菌。但某些致病菌，如 MRSA 和肺炎克雷白菌更多见于没有进行机械通气的患者；铜绿假单胞菌、嗜麦芽窄食单胞菌、不动杆菌在 VAP 的患者中更为多见。嗜肺军团菌所致的 HAP 并不少见，特别在免疫缺陷的患者中，比如器官移植的接受者、HIV 感染者、糖尿病、肺部疾病或终末期肾病等患者。如果嗜肺军团菌在医院供水系统中存在，或医院正在进行基础建设，发生嗜肺军团菌 HAP 的机会则增加。

在 HAP、VAP 和 HCAP 的病原体中，金葡菌占 20%，铜绿假单胞菌 16%，肠杆菌属 11%，克雷白杆菌 7%，白色念珠菌 5% 和不动杆菌属 4%。其中需氧的肠道革兰阴性菌约占肺炎病原体的 1/3。在机械通气的患者中，革兰阴性菌感染占 58% ~83%，革兰阳性球菌占 14% ~38%，而厌氧菌感染占 1% ~3%。多种病原体感染多见，占全部病例的 26% ~53%，平均 40%。巨细胞病毒、流行性感冒病毒和呼吸道合胞体病毒的致病作用，目前尚不清楚。从每个医院分离出来的致病病原体，可存在某些差异，与许多因素相关，患者的人类学特征、抗菌药物应用的类型、环境因素对病原体的影响，例如军团菌和烟曲菌，以及机体自身的防御功能。

院内获得性肺炎的常见病原体见表 12 -3。

表 12 -3 院内获得性肺炎的常见病原体

病原体	发生率	病原体的来源
早期细菌性感染		
肺炎链球菌	5% ~20%	内源性，其他患者
流感嗜血杆菌	<5% ~15%	呼吸道微粒
晚期细菌性感染	≥20% ~60%	内源性，其他患者，环境，经肠道营养，医务工作者，设备
需氧革兰阴性菌		
铜绿假单胞菌		
肠道杆菌		
不动杆菌		
肺炎克雷白杆菌		
大肠埃希菌		
革兰阳性菌	20% ~40%	内源性，医务工作者，环境

续　表

病原体	发生率	病原体的来源
金黄色葡萄球菌		
早期和晚期肺炎		
厌氧菌感染	0～35%	内源性
军团菌	0～10%	饮用水，淋浴器，水龙头，冷却塔
分枝杆菌	<1%	内源性，其他患者，工作人员
病毒		
流感病毒 A 和 B	<1%	其他患者，工作人员
呼吸道合胞体病毒	<1%	其他患者，工作人员
真菌或原虫		
烟曲菌	<1%	空气，建筑物
白色念珠菌	<1%	内源性，工作人员，其他患者
肺孢子菌病	<1%	内源性，其他患者

入院早期（入院时间<5 天）的患者发生肺炎时，病原体可为社区获得性菌群，如肺炎链球菌、金葡菌和流感嗜血杆菌；但随入院时间的推移，革兰阴性菌就成为主要的病原体。这与微量吸入上呼吸道分泌物，使得移生在此的菌落进入下呼吸道有关。临床上可以通过患者的临床表现、基础疾病和住院时间来判断：①肺炎是轻～中度或重度；②特异性的宿主或治疗的危险因素以及特异性致病菌；③入院早期（入院时间<5 天）或晚期（≥5 天）出现的肺炎。据此将患者分为三组，得到相应的可能致病菌的资料：①患者无特异性危险因素，轻～中度肺炎，发病时间不论早晚，或早期发病的重度 HAP；②有特异性危险因素，轻～中度 HAP，肺炎发生时间不论早晚；③严重 HAP 伴危险因素，或无危险因素，晚期发病。

第一组患者所感染的病原菌被认为是“核心病原菌”。虽然在其他组的患者中也可有此类核心病原菌，但多会有其他细菌感染的可能。这些核心病原菌包括：肠杆菌科细菌（非假单胞类）——大肠埃希菌、克雷白菌、变形杆菌和沙门菌；流感嗜血杆菌和革兰阳性菌——对甲氧西林敏感的金葡菌（MSSA）。未纳入核心致病菌的是具有高度耐药性的革兰阴性杆菌——铜绿假单胞菌、不动杆菌属和耐甲氧西林的金葡菌（MRSA）。

二、病情严重程度分类

1. 轻度～中度 HAP　轻～中度 HAP 中，危险因素的存在是影响病原体种类的重要因素；另外，入院后的发病时间也会影响病原体的种类。入院后 5 天内起病的 HAP，其病原菌多为流感嗜血杆菌、肺炎链球菌和 MSSA；若≥5 天，EGNB 的比例将提高。在一项研究中，轻～中度 HAP 中的肺炎链球菌和流感嗜血杆菌占 31%，革兰阴性杆菌占 24%，金葡菌 10%。假单胞菌属（主要指铜绿假单胞菌）以及克雷白杆菌、大肠埃希菌、沙门菌是革兰阴性杆菌肺炎中最常见的致病菌。假单胞菌和沙门菌又是引起菌血症性 HAP 的常见菌，而克雷白菌和大肠埃希菌则多与非菌血症性 HAP 相关。由革兰阴性菌引起的菌血症性 HAP 多见于有基础病变的老人，其病死率为 58%～82%。大肠埃希菌可通过口咽移生的途径进入下呼吸道，但当患者有严重的原发病如使用过广谱抗菌药物、糖皮质激素，化疗时，则可通过菌血症途径从远处的泌尿、生殖、消化系统侵犯肺部。它所引起的 HAP 的病死率可达

80%，其预后与是否存在菌血症有关。

若有危险因素存在，病原体就可发生变化。如患者有明确的误吸发生，除核心病原菌（主要是革兰阴性杆菌）外，还有厌氧菌存在的可能；新近的胸腹手术、气道异物均可为厌氧菌感染的依据。此类患者的厌氧菌培养阳性率达 1/3。当有危险因素存在时，金葡菌感染的可能也增加。金葡菌多为 MSSA，在昏迷、胸外伤、流感、慢性肾炎和糖尿病等患者中多见。如患者入院时间过长，或已用过大量抗菌药物，那么 MRSA 出现的可能性就明显增多。同样，具有耐药特性的铜绿假单胞菌和不动杆菌的比例也会升高。

糖皮质激素、肿瘤、肾功能衰竭和血白细胞下降等影响机体免疫力的因素均会造成军团菌感染的 HAP 的出现，而与意识障碍、已用过抗菌药物和气管插管等无明显关系。军团菌感染的 HAP 可呈散发或流行方式出现，临床上则很难与其他 HAP 相鉴别。一旦发现军团菌感染的 HAP，流行的危险可能为医院水源的污染。

2. 重度 HAP　多见于住 ICU 的患者，特别是行气管插管及有其他危险因素患者（表 12 -4）。这与特异性危险因素以及致病菌的毒力有关。当重度 HAP 发生于早期且无危险因素时，多为核心致病菌感染。这多见于急诊手术、急性起病的严重疾病（心肌梗死或脑血管意外）的患者。核心致病菌主要是流感嗜血杆菌和 MSSA。流感嗜血杆菌占 20%，未使用过抗菌药物、入院时间短的患者，流感嗜血杆菌的比例更高。随着时间的推移，EGNB 的比例会上升。

表 12 -4　重度 HAP 指标

入住 ICU
呼吸功能衰竭——需机械通气或需 FiO_2 >35% 以维持 SaO_2 >90%
影像学进展迅速，多叶肺炎或肺浸润性空洞
严重的低血压性脓毒血症和（或）晚期脏器功能衰竭
休克（收缩压 <90mmHg，或舒张压 <60mmHg）
需要升压药 >4 小时
尿量 <20ml/h 或 4 小时内尿量 <80ml（除非另有原因）
需要血液透析的急性肾功能衰竭

对入院时间≥5 天的重度 HAP 而言，病原体多为核心致病菌 + 高度耐药的革兰阴性杆菌（铜绿假单胞菌和不动杆菌）及 MRSA。对存在危险因素的早期重度 HAP 患者也一样。容易引起金葡菌感染的因素有年龄 <25 岁、近期创伤、糖皮质激素治疗和昏迷。金葡菌感染时，患者在肺炎发生前使用过抗菌药物是 MRSA 存在的重要指标。易于感染铜绿假单胞菌的危险因素有使用过糖皮质激素、营养不良、肺实质破坏性疾病（如支气管扩张）、长期住院和机械通气等。菌血症性铜绿假单胞菌感染的 HAP 在机体免疫功能严重低下者（如肿瘤、化疗引起的白细胞下降者）中较为常见；而无菌血症的则多见于有基础病变的老人。铜绿假单胞菌感染的 HAP 的病死率取决于原发病和免疫抑制的程度。在呼吸机相关性肺炎的感染中，多种细菌混合感染占 40%，已用过抗菌药物的患者更容易感染铜绿假单胞菌和不动杆菌。

医院内病毒性肺炎主要见于儿童。病毒主要是呼吸道合胞体病毒、流感病毒、副流感病毒。医院内病毒性肺炎与细菌性肺炎有着较多的差异：细菌性 HAP 反映的是医院内环境中的菌群情况，而病毒则与同期和社区感染一致；细菌性 HAP 多见于有危险因素者，而病毒感染则多无选择性。

（于　蕾）

第三节　HAP 的诊断

近来已认识到正确地诊断 HAP 是困难的。既往较重视临床症状和体征（如发热、咳嗽、咳脓性痰和肺实变体征等），放射学检查发现新的或进展性的肺部浸润影，实验室检查结果（如痰革兰染色涂片、痰培养、血培养、经气管吸引物培养和胸腔积液培养等）。现在发现上述这些标本的培养对获得相关细菌学病原体而言是敏感的，但相当不特异，尤其是对气管插管进行机械通气的患者尤为如此。

一、临床诊断

HAP 的临床诊断应包括两层含义：一方面可以明确患者是否患有肺炎，另一方面可以确定肺炎的病原学。如果患者有发热、白细胞增高、脓性痰以及痰或支气管分泌物培养阳性，但是影像学没有新发现的浸润影，只能诊断医院内获得性气管支气管炎，而不能诊断 HAP。气管支气管炎可以使 ICU 的住院时间和机械通气的时间延长，但是病死率并不增加。与 VAP 相比较，HAP 的诊断更困难，因为没有气管插管，怀疑 HAP 的患者较少进行支气管镜检查。研究发现，临床标准对诊断 HAP 的准确性影响很大：如果影像学肺部浸润影加 1 项临床表现（即发热、白细胞增高、脓性痰），其敏感性高，但特异性差（特别对于 VAP）；而影像学加 2 项临床表现则是目前最准确的临床诊断标准。

当上述临床表现一项都不存在时，发生 HAP 的可能性很小。但是如并发 ARDS、难以解释的血流动力学不稳定，机械通气过程中血氧下降，要警惕 HAP 的可能性。气管插管的患者往往能培养出多种致病菌，但是如果对单纯的细菌定植就给抗菌药物治疗是危险的。目前临床上不推荐对无感染迹象的患者进行气道分泌物的常规细菌培养，其结果只能产生误导。

临床诊断有其局限性，可以导致临床上抗菌药物的过量使用，这与临床诊断过于敏感有关。许多临床表现类似 HAP 的非感染性疾病患者，也可能接受抗菌药物治疗，例如充血性心力衰竭、肺不张、肺栓塞、药物性肺损害、肺出血或 ARDS 患者。为了提高临床诊断的特异性，Pugin 等提出临床肺炎评分（CPIS），这是一项结合症状、影像学、生理学和细菌学的综合性评分系统，CPIS 超过 6 分诊断 HAP（表 12－5）。CPIS 可用于动态监测上，如果低度怀疑 VAP，经过抗菌药物治疗 3 天后 CPIS 仍很低，可以比较安全地停用抗菌药物。

表 12－5　临床肺炎评分（clinical pneumonia infection score，CPIS）

项目	CPIS 评分		
	0	1	2
气道分泌物	无	非脓性分泌物	脓性分泌物
胸片	无浸润		有浸润（除外 CHF 和 ARDS）
体温（℃）	≥36.5 和≤38.4	≥38.5 和≤38.9	≥39 和≤36
白细胞（$\times 10^9$/L）	≥4 和≤10	<4 和 >11	<4 或 >11，＋杆状核≥50%

续 表

项目	CPIS 评分		
	0	1	2
PaO_2/FiO_2	>240 或 ARDS		≤240，无 ARDS
气道吸出物细菌培养	≤1 + 或没有生长	>1 +	>1 +，且与革兰染色结果一致

注：CPIS 总分 =6 项评分的总和；ARDS：急性呼吸窘迫综合征；CHF：充血性心力衰竭。

二、病原学的诊断

HAP 病原学的诊断往往需要获得下呼吸道分泌物，从血培养或胸液培养中得到病原学的机会非常低。即使血培养阳性，致病菌也往往来自肺外的感染，而不是来自 HAP。对于 ICU 患者出现发热，怀疑有感染存在，但是经保护性毛刷获得的下呼吸道分泌物培养阴性（近期未更换过抗菌药物），这通常提示不存在 VAP，临床上需要寻找其他的感染来源。同样，VAP 患者如果某种耐药菌培养阴性，往往表明该菌不是真的致病菌。

很多实验室对于 HAP 的病原学诊断是通过痰或气道分泌物的半定量培养获得的。痰涂片革兰染色直接镜检，通过仔细检查多形核白细胞及细菌形态，并与细菌培养结果比较，可以提高 HAP 诊断的准确性。

下呼吸道分泌物的定量培养的目的是为了鉴别定植和感染，因此可减少抗菌药物的过量使用，特别是那些低度怀疑 HAP 的患者。支气管镜肺泡灌洗（BAL）诊断阈值为 10^4CFU/ml，诊断 VAP 的敏感性为 73% ±18%，特异性为 82% ±19%。支气管镜保护性毛刷（PSB）的诊断阈值为 10^3CFU/ml，与 BAL 比较，PSB 的重复性不好，敏感性和特异性分别为 66% ±19% 和 90% ±15%。因此，PSB 对于诊断 HAP 特异性高于敏感性，阳性结果可提高诊断的准确性。定量培养假阴性主要原因是最近使用过抗生素或抗菌药物发生改变，在这种情况下，适当降低定量培养的阈值可以减少假阴性。定量培养也适用于盲法气管插管内吸引、盲法 BAL 和盲法 PSB，这在支气管镜技术不普及的医院应用较多。三种方法的敏感性分别为 74% ~97%，63% ~100%，58% ~86%，特异性分别为 74% ~100%，66% ~96%，71% ~100%。至于选择哪种方法，受专业知识、临床经验、仪器设备和费用的影响。与经验性抗菌药物治疗相比，接受侵入性检查（经支气管镜 PSB、BAL）的患者住院 14 天病死率下降（16% 和 25%），同时第 28d 停用抗菌药物天数也增加（11 ±9 对 7 ±7 天）。

三、诊断途径

HAP 的诊断可采取下列步骤（表 12 –6）。对疑有医院内获得性肺炎的患者，首先应仔细询问病史和进行体格检查，以确定肺炎的严重程度。患者应做动脉血血气分析决定是否需氧疗。如果患者在常规治疗之后仍不能纠正低氧血症或不能保护其气道，应考虑机械通气。所有患者应做影像学检查和血培养。胸部 X 线检查可发现肺炎的存在、肺部浸润影的范围和位置以及有无胸腔积液。其他常规实验室检查还有血常规、血电解质和肝肾功能等。

现在已有几项新技术可用于 HAP 的诊断，或为培养提供标本，其中有支气管肺泡灌洗液（BAL）定量培养和保护性毛刷（PSB）定量培养。这些新方法的敏感性和特异性可达 100%。然而由于缺乏“金标准”，这些检查方法的敏感性和特异性不能被明确地决定其意义。应用 PSB 也可有假阳性的结果，其原因与先前应用大量抗菌药物或下呼吸道的细菌寄殖有关；同样，还有相当数量的病例出现假阴性的结果。应用这些有创的方法来诊断 HAP 可导致某些临床并发症，如低氧血症、出血和心律失常。

1. 痰或气道吸出物的化验　应从流行病学和临床发现出发，做相应的有关病毒、真菌、分枝杆菌、军团菌和肺孢子菌等涂片和培养。但是必须认识到咳出痰检查对诊断 HAP 既不敏感也不特异，其主要临床价值是测定抗菌药物对病原体的敏感程度，帮助选用恰当的抗菌药物。气管插管的患者应从气管内吸引出分泌物。革兰染色可能能显示占优势的病原体。在鉴别 HAP 病原体时，培养既不敏感也不特异。从气管内吸引出的分泌物培养，最大的用处是排除特定潜在的病原体（如 MRSA）以供获得关于分离出病原体的抗菌药物敏感性结果。

但是对这些分泌物直接涂片行革兰染色检查的意义并不大。这是因为口咽部和气管内本身就可存在移生菌群，就是使用定量培养技术，也通常会出现不止一个的病原菌。另外，分泌物的收集方式以及患者当时的状态均可影响检查的结果。但这种方式对结核、真菌的诊断尚有较高的特异性。

将痰或气道吸出物先用氢氧化钾消化，再观察弹性纤维的比例，被认为是诊断 HAP 的非常可靠的指标；且可在胸片的肺部阴影出现前就提示感染的存在。由于弹性纤维是肺实质受损和坏死的指标，故它与坏死性细菌性肺炎密切相关，其敏感性达 52%，特异度达 100%；但对 ARDS 患者，其特异度只有 50%，这是由于非感染性的肺组织坏死也会产生弹性纤维。

对于免疫抑制的患者、患有严重院内感染的危重患者、经验使用抗菌药物治疗后不见好转的患者，则应该考虑应用创伤性方法，以对潜在的病原体明确诊断。

表 12－6　对疑有医院内获得性肺炎的患者进行常规检查

常规检查
病史：近期内可能接触的呼吸系统感染源（如流行性感冒、结核）
旅行
职业接触史
动物接触史
免疫抑制状态（如皮质激素，HIV 的危险因素）
查体
辅助检查
胸部 X 线
测定动脉血氧分压或血氧饱和度（动脉血气或血氧饱和度仪）
从非机械通气的患者获得咳出的痰液，从已做气管插管或气管切开的患者中吸出痰液
痰液做革兰染色和细菌培养
根据临床情况决定是否做病毒培养，对呼吸道合胞体病毒做直接抗原测定
军团菌 DFA 和培养，分枝杆菌的涂片和培养、真菌培养和涂片、肺孢子菌染色等
评价和排除肺外感染源
常规检查
从 2 个不同的部位做血培养
尿液分析和培养
伤口检查

续 表

根据病史、查体和实验室检查 ①如果患者有阳性的血培养和（或）脓毒血症的根据，应取中心静脉导管或动脉血管插管皮下部位和导管顶部做细菌培养； ②如果有不能解释的神志改变或神经外科手术后，在头部 CT 或 MRI 后，考虑做腰穿检查； ③如果患者有腹部体征（腹肌紧张、局部或弥漫性压痛等），做腹部 CT 或 MRI； ④如果患者有右上腹疼痛或肝功能异常，做腹部超声检查。 其他胸、肺部检查 ①如果有胸腔积液存在，做超声检查或 CT，并考虑做诊断性穿刺； ②如果疑有血栓栓塞性疾病，做下肢血管多普勒超声探测、通气/灌注显像、肺动脉造影； ③对急性进展性肺炎、气管插管进行机械通气的重症肺炎、免疫抑制的患者、对经验抗菌药物治疗效果不佳者，则应考虑做支气管镜并进行保护性毛刷和支气管肺泡灌洗检查； ④检查和排除肺不张，48 小时后重复胸部 X 线检查。 考虑发热的其他原因 抗菌药物治疗的途径、剂量和次数不适当 药物热 非感染性发热或肺部阴影 病原菌耐药

2. 支气管镜检查　对有气管插管的患者，通过支气管镜行气管内吸引（endotracheal aspiration，ETA）是较为方便的。由于支气管镜必须通过细菌移生率达 90% 的口咽或气管插管部位，所以吸出物很难避免被污染，且培养出的细菌也无法区分是致病菌还是移生菌。但另一方面的研究也表明，病原菌多会存在于 ETA 中。故 ETA 的非定量培养至少可排除一些细菌的存在，修订经验性抗菌药物治疗方案，并可提供一部分分离菌的抗菌谱资料。现在，定量培养技术正在兴起。所谓定量培养，就是将标本培养一段时间后，当生长的某种细菌数目大于预定的阈值时，就可诊断肺炎和该致病菌的存在。这种方法目前基本上都与支气管镜检查联合应用。为了避免污染的产生，有两项技术可供使用。

（1）肺泡灌洗（BAL）：非保护性 BAL 也存在被污染的可能。就大部分资料来说，BAL 定量培养的菌群形成单位（CFU）$>10^5$CFU/ml，且有 1% 的腺泡上皮细胞存在，说明有严重污染的可能；而当结果接近 10^5CFU/ml 且腺样上皮细胞不足 1% 时，其诊断 HAP 敏感性达 88%，特异度达 100%。现在已有保护性 BAL 用于 HAP 诊断，其阈值是 10^4CFU/ml，其敏感度和特异度分别有 92% 和 97%。对 BAL 液离心的沉淀物行镜检对诊断也有帮助。这里观察的是内含微生物的细胞的数量，当 >7% 时，诊断的敏感度是 86%，特异度为 96%。

（2）保护性毛刷（protected specimen brush，PSB）：此种方法开始于 1979 年，需要有胸部 X 线指示定位，可以有效地取得未被污染的下呼吸道标本。在 HAP 患者中，PSB 的定量培养结果与尸检的组织学、细菌学结果有着很高的一致性，其敏感性达 75%。虽然操作前用抗菌药物会使 PSB 定量培养的诊断准确度下降，但总的说来，其敏感和特异度均可达 90%。通过 BAL 和 PSB 两种方法的比较，二者在诊断上具有互补性。当 PSB 标本的结果处于 $10^2 \sim 10^3$CFU/ml 时，对仍怀疑 HAP 者应考虑重复操作，1/3 ~ 1/2 的患者会在重复时出现阳性结果。

如有胸腔积液存在，应进行诊断性胸腔穿刺，尤其是当患者有明显的中毒症状或大量胸腔积液时，更应做胸腔穿刺。胸腔积液应做细胞计数、细胞分类、蛋白、糖、乳酸脱氢酶、pH、革兰染色以及需氧和厌氧菌培养。必要时也应作真菌和分枝杆菌培养。

住院患者中出现发热和肺部浸润阴影，应该与其他疾病相鉴别：如肺不张、急性放射性肺炎、大量的胃内容物吸入、肺栓塞伴肺梗死、肺挫伤和急性呼吸窘迫综合征等。

（于　蕾）

第四节　HAP 的抗菌药物治疗

理想的治疗应根据细菌培养的结果来选择抗菌药物，而这在临床工作中往往很难办到，大部分情况都是首先依靠经验用药。所以确诊 HAP 后应该根据疾病严重程度、发病时间、是否有危险因素等给予相应的抗菌药物。一旦有了培养结果，应当及时调整。

HAP 的经验性抗菌药物治疗，不仅需要适当（对可能的致病菌有体外活性），而且要迅速。延误治疗导致 HAP 病死率增加。另外，如果治疗初期抗菌药物选择不适当，等细菌学结果回报后调整抗菌药物，患者的病死率并不下降。目前关于 HAP 的诊治指南也提出了相关治疗方案，但这些方案只是一般的指导方针，其理由为：①新的抗菌药物不断被批准用于治疗 HAP；②HAP 的病原体范围变化相当大（如军团菌）；③HAP 病原体的抗菌药物敏感性在不同医院内差异相当大（如 MRSA）；④诊断 HAP 的创伤性技术仍然不十分完善。

一、HAP 的经验性抗菌药物治疗

1. 原则　HAP 治疗初经验性使用抗菌药物，应依据疾病的严重程度、危险因素的存在可发现某种特殊的病原体，HAP 的发生时间等来选择。抗菌药物的选择取决于以下几个因素：①抗菌药物对引起 HAP 呼吸道病原体的敏感性；②询问患者对抗菌药物的过敏病史，由于 β-内酰胺抗菌药物有交叉过敏的可能性，对有青霉素过敏的患者应用头孢菌素应十分谨慎；③抗菌治疗时应该选用药物间相互作用最小的药物；④对肝肾功能不全的患者，需选用特殊药物以避免调整剂量；⑤注意抗菌药物的潜在毒副作用，在某些特殊患者中应考虑到其相对禁忌证，如对患有神经肌肉疾患或有肾功能不全病史的患者应避免使用氨基糖苷类抗菌药物；⑥患者内在因素包括年龄、妊娠和哺乳等限制了某些抗菌药物的应用；⑦如果疗效和副作用相似，选用价格低廉的药物。

药物的抗菌作用机制与选用的抗菌药物与剂量相关。通常优先选用杀菌的抗菌药物而不选用抑菌的抗菌药物。β-内酰胺类抗菌药物（青霉素类、头孢菌素类、碳青霉烯类、单环 β-内酰胺类）和万古霉素均为杀菌药物，并且与时间相关。氨基糖苷类和喹诺酮类抗菌药物也为杀菌药物，但属于浓度依赖性药物，也就是说，在高浓度的情况下，能迅速杀灭病原体。一般而言，杀菌性抗菌药物表现为较长的抗菌药物后效应（PAE），也就是在抗菌药物的浓度低于抑菌浓度后仍能抑制细菌繁殖。这些特殊的药理性能导致了某些药物特殊的临床用法和剂量，如氨基糖苷抗菌药物应用时，提倡每日一次单剂量。故临床上应用氨基糖苷类药物时，可采取一次冲击治疗的方式以取得较高的峰浓度、较长的 PAE 并减少药物的不良反应。

β-内酰胺类基本上不具有 PAE 作用（如青霉素类、头孢菌素类、氨曲南等），但亚胺培南（泰能）是个例外。抗菌药物在炎症区域的组织渗透性也是很重要的一个因素。如喹诺酮类药物在气管分泌物中的药物浓度≥血浆浓度，而氨基糖苷类就差些，所以一般不会单

独使用氨基糖苷类药物，且炎症区域内的低 pH 环境也不利于其活性的发挥。虽然氟喹诺酮类肺组织浓度高，而且肾毒性小，但是临床研究表明，β－内酰胺类与氨基糖苷类的联合疗效高于 β－内酰胺类与氟喹诺酮类的联合。

2. 抗菌药物合适的剂量和合适的给药方式　临床上要获得最佳的治疗效果，不但要选择合适的抗菌药物，而且要有合适的剂量和合适的给药方式。为此，必须了解常用抗菌药物的药代学和药效学。大多数 β－内酰胺类药物肺组织浓度可以达到血浆浓度的一半，而氟喹诺酮类和利奈唑胺的肺组织浓度可以达到甚至超过血浆药物浓度。氨基糖苷类和氟喹诺酮类是浓度依赖的杀菌剂，万古霉素和 β－内酰胺抗菌药物也是杀菌剂，但属于时间依赖抗菌药物。氨基糖苷类和氟喹诺酮类对革兰阴性杆菌有明显的抗菌药物后效应（PAE），而 β－内酰胺类抗菌药物对革兰阴性杆菌就没有明显 PAE（卡巴培能除外）。时间依赖性抗菌药物要求一天多次给药，甚至持续静脉点滴；而浓度依赖性抗菌药物则要求一天一次给药。

气管内滴药和雾化吸入给药只限于氨基糖苷和多黏菌素 B 两类抗菌药物。虽然局部给药（妥布霉素）并不降低病死率，但是细菌清除率有所增加。局部给药的顾虑在于担心这种方法不用于治疗目的而用于预防，这样可能增加耐药菌感染的危险。雾化吸入抗菌药物的另一个副反应是可能引起支气管痉挛。

3. HAP 常见病原体的临床判断　HAP 的常见致病菌有铜绿假单胞菌、肺炎克雷白杆菌、肠杆菌属、大肠埃希菌、流感杆菌、黏质沙雷菌、不动杆菌和金葡菌。①铜绿假单胞菌：常见于气管插管或气管切开后应用机械通气的患者，以及长期或大量使用抗菌药物或抑菌药物、皮质激素、慢性肺疾病和营养不良者；②流感杆菌：常见于未用过抗菌药物治疗的患者；③金葡菌：可见于昏迷、糖尿病、头部外伤、肾功能衰竭、近期流感、已使用过多种抗菌药物者（多为 MRSA 感染）；④军团菌：应用大量皮质激素、细胞毒化疗药物，未应用过抗菌药物治疗的患者；⑤厌氧菌：大量误吸胃内容物，近期做过胸腹部手术的患者；⑥曲霉菌：已使用过多种抗菌药物，或慢性阻塞性肺疾病合并应用皮质激素者；⑦混合性细菌感染：慢性阻塞性肺疾病、食管反流伴误吸，反复应用抗菌药物。

4. 经验性抗菌药物治疗的选择　见表 12－7，12－8。

表 12－7　HAP 经验性抗菌药物治疗

	常见病原体	首选治疗药物及备用药物	静脉转换为口服药物
经验治疗	铜绿假单胞菌 肠杆菌科 克雷白杆菌	美罗培南（meropenem）1g（iv）q8h×2 周或者 亚胺培南（imipenem）500mg（iv）q6h×2 周	环丙沙星 750mg（po）q12h× 2 周
	黏质沙雷菌	或者头孢匹肟（马斯平）2g（iv）q8h×2 周 或者特治星（piperacillin/tazobactam） 或者联合用药（见以下铜绿假单胞菌治疗）	q24h×2 周
特异治疗	铜绿假单胞菌	上述任何经验治疗药物加以下任一种药物： ①环丙沙星 400mg（iv）q8h×2 周 ②左氧氟沙星 750mg（iv）q24h×2 周 ③氨曲南 2g（iv）q8h×2 周 ④阿米卡星（丁胺卡那）1g（iv）q24h×2 周	环丙沙星 750mg（po）q12h× 2 周 或者左氧氟沙星 750mg（po） q24h×2 周

注：iv，静脉注射；po，口服；q8h，8 小时 1 次；q6h，6 小时 1 次；q12h，12 小时 1 次；q24h，24 小时 1 次。

表 12-8 医院内获得性肺炎（NP、HAP、VAP）金葡菌的治疗

	首选治疗药物	备用药物	静脉转换为口服药物
MRSA	利奈唑胺（linezolid）600mg（iv）q12h×2 周 或者万古霉素 1g（iv）q8h×2 周	quinupristin/dalfopristion 7.5mg/kg（iv）q8h×2 周	利奈唑胺（linezolid）600mg（po）q12h×2 周 或者二甲胺四环素（Minocyccline）100mg（po）q12h×2 周
MSSA	萘夫西林（新青Ⅲ nafcillin）2g q8h（iv）q4h×2 周 或者克林霉素 600mg（iv）q8h×2 周 或者 利奈唑胺（Linezolid）600mg（iv）q12h×2 周	万古霉素 1g（iv）q8h×2 周	利奈唑胺（Linezolid）600mg（po）q12h×2 周 或者克林霉素 300mg（po）q8h×2 周 或者头孢氨苄 1g（po）q6h×2 周

注：iv，静脉注射；po，口服；q12h，12 小时 1 次；q8h，8 小时 1 次；q6h，6 小时 1 次；q4h，4 小时 1 次。

5. 美国胸科协会和美国感染病协会最新关于 HAP 经验性抗菌药物治疗建议 2005 年 2 月，美国胸科协会（ATS）和美国感染病协会（IDSA）发表的关于 HAP 的新指南认为，初期经验性抗菌药物的选择一方面要根据当地细菌流行病学监测，另一方面取决于有无多药耐药（MDR）菌感染的危险。指南认为，MDR 菌感染的危险因素包括以下几方面：90 天内使用过抗生素治疗、近期内住院时间 5 天以上、当地社区或所在医疗机构内抗生素耐药发生率高、存在 HCAP 危险因素，如本次感染前 90 天内住院史、住院 >2 天，住养老院或康复医院，本次感染前 30 天接受静脉抗菌药物、化疗或伤口护理，定期到医院接受血液透析治疗；免疫缺陷或接受免疫抑制剂治疗。临床上无 MDR 感染危险的 HAP 患者可以选择窄谱抗菌药物治疗，反之则需要选择广谱抗菌药物，甚至多药联合使用。以前联合抗菌药物治疗的目的有两个：协同效应和减少耐药菌的产生；目前联合治疗的目的仅仅为了广覆盖。虽然氟喹诺酮类抗生素肺组织浓度高，而且肾毒性小，但是临床研究表明，β-内酰胺类与氨基糖苷类抗生素的联合疗效高于 β-内酰胺类与氟喹诺酮类抗生素的联合。经验性抗菌药物治疗见表 12-9，12-10。

表 12-9 无 MDR 菌感染危险的 HAP、VAP 经验性抗菌药物治疗

可能致病菌	推荐抗菌药物
· MSSA	头孢曲松
· 肺炎链球菌	或
· 流感嗜血杆菌	左氧氟沙星，莫西沙星，或环丙沙星
· 革兰阴性肠杆菌（不包括铜绿假单胞菌）	或
-肠杆菌属	氨苄西林/舒巴坦
-大肠埃希菌	或
-克雷白菌属	厄他培南
-变形杆菌属	
-黏质沙雷菌属	

表 12-10 需要覆盖 MDR 菌感染的 HAP、VAP 经验性抗菌药物治疗

可能有致病菌	抗菌药物联合治疗
·表 12-9 的致病菌，加上	有抗铜绿假单胞菌活性的头孢菌素（头孢他啶，头孢吡肟）
·MDR 菌	或
·铜绿假单胞菌	有抗铜绿假单胞菌活性的碳青霉烯（伊米配能，卡巴培能）
·肺炎克雷白菌（产 ESBL）	或
·不动杆菌属	β-内酰胺（或）β-内酰胺酶抑制剂（哌拉西林或三唑巴坦）
	加上
耐甲氧西林的金黄色葡萄球菌	有抗铜绿假单胞菌活性的氟喹诺酮（环丙沙星，左氧氟沙星）
嗜肺军团菌	或
	氨基糖苷类（阿米卡星，庆大霉素，妥布霉素）
	加上
	利奈唑胺，或万古霉素

注：ESBL，超广谱 β-内酰胺酶；MDR，多药耐药。

二、免疫抑制患者 HAP 的经验性抗菌药物治疗。

1. 免疫抑制患者 HAP 的病原体判断　见表 12-11，12-12。

表 12-11 CD_4^+ 淋巴细胞数与常见肺部感染的关系

CD_4^+ 淋巴细胞数	常见可能的肺部感染
≤500/μl	细菌性肺炎（肺炎链球菌肺炎、流感杆菌肺炎、铜绿假单胞菌肺炎）
	结核
≤200/μl	肺孢子菌肺炎
	隐球菌病（肺部感染为系统性感染的一部分）
	弓形体病（肺部感染为系统性感染的一部分）
≤50/μl	巨细胞病毒肺炎
	非典型分枝杆菌肺炎

表 12-12 从胸部 X 线片阴影判断可能的病原体

浸润阴影的特征	分类	可能病原体
浸润阴影	细菌	常见细菌，军团菌（多发浸润影）
	真菌	支原体，结核
		隐球菌
结节状浸润阴影	细菌	奴卡菌
	真菌	曲霉菌，隐球菌，毛霉菌
空洞形成	细菌	金葡菌，克雷白杆菌，铜绿假单胞菌，奴卡菌，非典型
	真菌	分枝杆菌
		曲霉菌
弥漫性间质浸润	细菌	巨细胞病毒
阴影	真菌	肺孢子菌

2. 免疫抑制患者 HAP 的经验性抗菌药物治疗

(1) 中性粒细胞减少症：①中性粒细胞数在 500～1 000/μl，选用第三代头孢菌素或第四代头孢菌素；②中性粒细胞数少于 500/μl，选用伊曲康唑联合以下一种抗菌药物治疗方案：第三代头孢菌素＋氨基糖苷类抗菌药物，第四代头孢菌素，碳青霉烯类。

(2) 体液免疫抑制：大部分体液免疫抑制患者患肺炎后，病原体主要是细菌：流感杆菌和肺炎链球菌；10% 流感杆菌产 β－内酰胺酶；50% 肺炎链球菌对青霉素不敏感 (PRSP)。如果 IgG 水平低于 500mg/dl，免疫球蛋白联合以下一种抗菌药物：第三代头孢菌素或第四代头孢菌素或碳青霉烯类。

(3) 细胞免疫抑制：细胞免疫抑制患者如果发生 HAP，病原体多种多样，经验治疗困难，需考虑常见细菌、肺孢子菌、军团菌等感染的可能性。

1) CD_4^+ 淋巴细胞在 200～500/μl 之间（CD_4^+ 淋巴细胞正常值为 850～1 600/μl），选用第三代头孢菌素或第四代头孢菌素。

2) CD_4^+ 淋巴细胞少于 200/μl，或者双肺浸润阴影和（或）PaO_2＜70mmHg，应该选用以下方案之一：TMPco12 片/天＋氟喹诺酮＋伊曲康唑＋第三代头孢菌素；TMPco12 片/天＋氟喹诺酮＋伊曲康唑＋第四代头孢菌素；TMPco12 片/天＋氟喹诺酮＋伊曲康唑＋碳青霉烯类。

三、吸入性肺炎的经验性抗菌药物治疗

1. 导致吸入性肺炎的疾病　常见有神经系统疾病，包括脑血管疾病（急性和慢性期），巴金森病，意识丧失（昏迷、酒精中毒、镇静剂或麻醉剂过量）；卧床不起；口腔疾病、胃和食管疾病，包括食管憩室病，食管运动异常（食管失弛缓、进行性系统性硬化），食管肿瘤，食管反流，胃切除术后（胃全部或大部切除），胃管进食。

2. 吸入性肺炎的经验性抗菌药物治疗　吸入性肺炎以老年人多，多有基础疾病，肺炎严重程度以中～重度居多。通常推荐应用抗菌药物：青霉素或 β－内酰胺酶抑制剂或碳青霉烯类或第三、四代头孢菌素＋克林霉素。

四、呼吸机相关性肺炎的经验性抗菌药物治疗

呼吸机应用已有 70 年历史，呼吸机在现代医学中占有十分重要的地位。但是，在呼吸机使用过程中会有许多并发症，呼吸机相关性肺炎（VAP）随应用机械通气治疗时间的延长而增加。VAP 的发生拖延通气时间，并增加病死率。VAP 的经验性抗菌药物治疗方案如下。

1. 轻、中症 VAP　治疗与医院内肺炎治疗相同，分为经验性治疗和抗病原微生物治疗。

(1) 常见病原体：肠杆菌科细菌、流感嗜血杆菌、肺炎链球菌、甲氧西林敏感金葡菌 (MSSA) 等。

(2) 抗菌药物：第一、二代头孢菌素（不包括具有抗铜绿假单胞菌活性者）、β－内酰胺类或β－内酰胺酶抑制剂；青霉素过敏者选用氟喹诺酮类或克林霉素联合大环内酯类。

2. 重症 VAP

(1) 常见病原菌：铜绿假单胞菌、耐甲氧西林金葡菌（MRSA）、不动杆菌、肠杆菌属细菌、厌氧菌。

（2）抗菌药物：氟喹诺酮类或氨基糖苷类联合下列药物之一：①抗假单胞菌β-内酰胺类，如头孢吡肟、头孢他啶、头孢哌酮、哌拉西林、替卡西林等；②广谱β-内酰胺类或β-内酰胺酶抑制剂，如替卡西林或克拉维酸、头孢哌酮或舒巴坦钠、哌拉西林或他佐巴坦；③碳青霉烯类，如亚胺培南、美洛培南；④联合万古霉素（针对MRSA）；⑤真菌感染可能性大时应选用抗真菌药物。

（于 蕾）

第五节 HAP明确病原体后的抗菌药物治疗

1. 铜绿假单胞菌　临床上可以选用：①抗铜绿假单胞菌活性的青霉素（高剂量）：如替卡西林、哌拉西林；②第三代抗铜绿假单胞菌头孢菌素，如头孢哌酮、头孢他啶，或四代头孢菌素，如头孢匹罗、头孢吡肟（马斯平）；③单环β-内酰胺抗菌药物，如氨曲南（aztreonam）；④碳青霉烯类抗菌药物，如泰能（tienam）、美罗培南（meropenem）；⑤喹诺酮药物（环丙沙星、左氧氟沙星）。以上抗菌药物±氨基糖苷类抗菌药物。

2. 金黄色葡萄球菌

（1）甲氧西林敏感金黄色葡萄球菌（MSSA）：①如果对青霉素敏感，可应用青霉素；②对于产β-内酰胺酶的金葡菌，可以试用苯唑西林（新青Ⅱ号）、含β-内酰胺酶抑制剂的青霉素或第一代头孢菌素；③氟喹诺酮类也可以应用。

（2）甲氧西林耐药金黄色葡萄球菌（MRSA）：万古霉素；替考拉宁（teicoplanin）；利奈唑胺（linezolid）。

3. 肺炎克雷白杆菌　常用有第三代头孢菌素、碳青霉烯类抗菌药物和氟喹诺酮药物、氨曲南。

4. 肺炎链球菌　口服抗菌药物有氟喹诺酮类药物（呼吸氟喹诺酮类药物对肺炎链球菌活性良好）；静脉注射药物可以选用碳青霉烯类或糖肽类抗菌药物。

5. 流感杆菌　可以应用氟喹喏酮药物、第三代头孢菌素、β-内酰胺类或β-内酰胺酶抑制剂（氨苄西林或舒巴坦钠、阿莫西林或克拉维酸）。

6. 厌氧菌　常用克林霉素、含β-内酰胺酶抑制剂的青霉素和碳青霉烯类抗菌药物。

7. 军团菌　临床上可以应用大环内酯类抗菌药物、氟喹诺酮药物和利福平等。

8. 真菌　患有严重的中性粒细胞减少，伴有发热，抗菌药物治疗无效，怀疑有侵袭性曲霉病感染时，可以应用：①两性霉素B：初始剂量1mg~5mg或按体重每次0.02~0.1mg/kg，以后根据耐受情况每日增加5mg，维持剂量1.0mg/（kg·d），累积总量1.5~3.0g；②伊曲康唑：200~400mg（分为1~2次剂量）；③伏立康唑：适用于免疫抑制患者的严重真菌感染、急性侵袭性曲霉病、由氟康唑耐药的念珠菌引起的侵袭性感染、镰刀霉菌引起的感染等，用法与用量：负荷剂量：静脉给予6mg/kg，每12小时1次，连用2次。输注速度不得超过每小时3mg/kg，在1~2小时输完，维持剂量：静脉给予4mg/kg，每12h1次；④卡泊芬净：适用于发热性中性粒细胞减少患者疑似真菌感染的经验性治疗，并用于治疗侵袭性念珠菌病、念珠菌血症和其他疗法难控制或不能耐受的侵袭性曲霉菌病，用法与用量：首日给予一次70mg负荷剂量，随后50mg/d的剂量维持。

9. 肺孢子菌肺炎　TMPco 8~12片/天，分3~4次口服。

10. 不动杆菌　首选抗菌药物为亚胺培南、美洛培南，或者氟喹诺酮类联合阿米卡星或头孢他啶、头孢哌酮或舒巴坦钠。

（于　蕾）

第六节　HAP 的治疗反应和预防

理论上应根据细菌培养的结果来调整用药；若无细菌培养，则应根据患者对最初经验治疗的反应来决定是否换药。由于临床反应与患者的某些自身因素（如年龄、并发症）以及细菌因素（如毒力、耐药性）有关，所以尚无 HAP 的自然病程的资料可供借鉴。

一、正常痊愈

临床或微生物学方面的痊愈，其临床评判指标有发热、脓痰、白细胞、胸片和衰竭器官功能的痊愈。假使治疗完全正确，这些指标也不会在治疗后 2～3 天出现改善，所以除非病情恶化或有细菌学结果的提示，否则此间不宜换药。连续的呼吸道分泌物培养可以提示：细菌消灭，新致病菌感染，再感染或持续存在情况。在一项研究中，在患者治疗 72 小时后，连续行 PSB 定量培养，以判断细菌对治疗的反应，并与临床预后相联系：当 PSB 无菌或 $<10^3$CFU/ml 时，临床改善率可达 30%；PSB $>10^3$CFU/ml（致病菌未消灭）时，临床失败率达 55.8%。

胸片的改变往往落后于临床表现 1～2 周（特别是老年人，有肺部其他病变者），所以其临床判断价值有限。除非出现影像学上的急速恶化。

Luna 等以 CPIS 为研究工具，研究 VAP 抗菌药物治疗的疗程，发现治疗后 3～5 天临床就有明显改善。因此，如果经验性抗菌药物有效，治疗 6 天就可达到很好的临床疗效，延长抗菌药物治疗时间只会导致耐药菌的定植，最终引起 VAP 的复发。研究表明，VAP 抗菌药物治疗，8 天疗程和 14 天疗程临床预后相同。

二、治疗无反应的原因

初始抗菌药物治疗无效可能有 3 种原因：①诊断错误：有很多其他原因临床上被误认为 HAP，例如肺栓塞、肺不张、肺泡出血、ARDS、肺肿瘤；②宿主原因：如高龄、机械通气时间长、呼吸衰竭、潜在致死性疾病、双侧肺浸润、抗菌药物治疗史等；③细菌因素：初始治疗未覆盖某些耐药菌，如铜绿假单胞菌、不动杆菌属，或者其他少见病原体，如结核分枝杆菌、真菌、呼吸道病毒等。另外，在治疗过程中，可能出现导致发热的并发症，如鼻窦炎、静脉导管相关感染、伪膜性肠炎、泌尿系感染等。

首先要考虑 HAP 的诊断是否正确。因为肺实变、心力衰竭、肺栓塞、化学性肺炎、ARDS、肺出血等非感染因素，均可误诊为 HAP。当患者长期应用机械通气治疗、呼吸衰竭、年龄 >60 岁、一般情况差、有慢性肺疾病史、使用免疫抑制剂等状态时，病死率也会明显升高。细菌因素也是不可忽视的一个重要方面。如耐药菌持续或中途出现，存在某些特殊致病菌（如结核、真菌、病毒）以及未列入经验治疗菌范畴的少见菌。最后，还要注意患者有无并发症的存在；如憩室炎、静脉和尿道插管感染、伪膜性肠炎、药物热、多脏器功能衰竭等。

三、治疗无反应的处理

等候培养结果时应首先扩大抗菌谱的范围，重新鉴别诊断，反复细菌培养。一旦取得细菌学资料（血培养、痰培养），则对初始的抗菌药物进行调整。这既包括初始治疗未覆盖致病菌（主要是耐药菌），又包括初始治疗有效、需要降阶梯换用窄谱抗菌药物。

若仍无效果，则应考虑非感染因素或合并症问题，有时对静脉、尿道引流管的培养会产生意想不到的收获。还可以行 CT、超声检查。若上述检查仍为阴性，则该考虑是否换药。对疑难患者行开胸肺活检是一个很有争议的诊断手段，初步认为在使用前应首先排除肺外感染的可能，再行支气管镜检查，最后在权衡利弊的前提下方可考虑之。

对于初始治疗无效的患者，需要扩大鉴别诊断的范围，同时重复下呼吸道分泌物细菌培养。如果发现耐药菌或少见致病菌，就应该根据药敏结果调整抗菌药物。如果细菌培养阴性，就要考虑其他并发症或非感染性因素。必要时需要更换深静脉插管，并做导管末端、导管血培养，做尿培养。影像学检查可以帮助发现治疗失败的原因，比如侧位胸片、B 超可以发现胸腔积液（通过胸液检查可以排除脓胸），腹部 CT 可以帮助发现腹腔内的感染，鼻窦 CT 可以发现鼻窦的气液平面，帮助鼻窦炎的诊断，另外还要特别警惕肺栓塞的可能。如果微生物学和影像学检查均未发现异常，可以考虑开胸肺活检。但是在肺活检前，可以先考虑纤维支气管镜检查；如果纤维支气管镜也无任何阳性发现，可以先经验性地更换抗菌药物治疗。

四、HAP 的预防

目前尚无特效的预防 HAP 的方法。目前临床应用的方法较多，有些已被证实是有效的，而有些则尚待进一步研究。

1. 控制医院内感染的常规措施　主要是发现感染源，隔断传染途径，预防移生菌引起的感染，改善宿主的免疫机能。金葡菌和流感病毒的疫苗对预防特殊人群中的呼吸道感染有一定的效果，从而间接地降低 HAP 的发生率。工作人员的双手容易引起致病菌（尤其是不动杆菌和铜绿假单胞菌）的传播，临床工作中医护人员洗手是非常重要而又易被忽略的控制感染途径的一环。对携带呼吸道耐药菌株的患者施行隔离，对控制 MRSA 流行有一定的预防作用，而对绝大多数的革兰阴性杆菌肺炎无效。

2. 胃肠营养　这是一种非创伤性的较胃肠外营养更为生理，更为经济的营养方式。由于营养不良是 HAP 的危险因素，故此项措施更显重要。胃肠营养可以刺激肠道黏膜，预防细菌的易位（肺炎发生的一种可能机制）；可以促进肝脏合成炎症调节因子以维持宿主免疫功能的平衡。但是，需要指出的是，胃肠营养也会产生一些引起感染的危险因素，最主要的是胃部细菌的移生和进入呼吸道。通过每天同时培养呼吸机使用者（未应用抗酸及 H_2 受体阻滞剂）的胃、气管和咽部的分泌物后发现：胃中的革兰阴性杆菌在胃肠营养后明显增多；36% 的患者可先在胃中找到革兰阴性杆菌，再在气管中发现。这种移生可能与自身吸入有关，而自身吸入又与营养管的管径和放置的部位有关。在放置营养管时，应尽可能选用口径小的管，且越深越好。在食物进入胃时，应注意不要使胃体积过于膨胀——这会使细菌易于进入呼吸道，所以持续灌注营养物当为首选。对卧床的患者更为重要。

3. 胃内 pH 值和细菌的过度生长　胃内 pH 值的上升与胃内革兰阴性杆菌浓度呈对数级

生长关系，胃内细菌与咽、气管部位细菌移生之间也存在一定关系。也就是说，提高胃内pH值的药物可以升高HAP的发生率。如果使用硫糖铝（不影响胃pH值），可以降低HAP的发生率。

4. 抗菌药物的预防作用

（1）全身运用：此法已证明并不成功。此外，它还会引起耐药革兰阴性杆菌肺炎、皮肤感染和菌血症等。研究表明，在ICU病房中实行此方案后的4天内就有一半的患者发生肺炎。预防性使用抗菌药物并不能使得早期HAP的发生率和HAP的病死率得到改善。

（2）雾化吸入：将抗菌药物通过雾化的形式送入呼吸道只获得了少数成功降低HAP发生率的报道。由于多黏菌素B可以广泛杀伤革兰阴性杆菌（包括铜绿假单胞菌），且它只在上皮细胞表面吸收，故曾较多使用。虽然长期运用可以明显降低铜绿假单胞菌的移生和肺炎的发生率，但会引起耐药菌株的出现，而且并无改善HAP病死率的报道。庆大霉素也是如此。故并不被提倡雾化吸入抗菌药物。

（3）选择性灭菌措施：使用不吸收的抗菌药物作用于咽部可以降低HAP的发生率，但并不能改善病死率。选择性消化道灭菌是服用不吸收的抗菌药物杀死消化道中的可能的致病菌。但这也有引起耐药菌的可能。近来很多前瞻、随机、双盲对照研究都不能证明选择性胃肠道灭菌可以降低院内感染的发生率（包括肺炎）、缩短住院时间或减少病死率。此种方法只对某些特定患者如腹部手术者有效。

5. 对呼吸治疗器械的处理　细菌可以在呼吸治疗器械中生长。在呼吸机管道中，来自患者的凝集液应被引出，因为其中含有大量的细菌。虽然不少医院规定了每隔2~3天就应重新置换管道，但仍无数据表明置换管道较不换管道能降低HAP的发生率。使用加热湿化器可减少管道内细菌的污染，也可减少管道中细菌的移生，但对HAP的发生率同样无影响。使用特殊的气管插管可以吸出声门下和气囊上部位的分泌物。有报道说这可以降低气管插管中某些HAP的发生率。吸引可以以间断、也可以以连续的方式进行，而后者似乎可以延迟HAP的发生，预防早期感染。但它对铜绿假单胞菌等可直接移生至呼吸道的致病菌无效。总之，临床上应加强对机械呼吸机的管理以减少HAP的发生（表12-13）。

表12-13　在机械通气的患者中应用降低HAP发生率的措施

一般方法
积极治疗患者的基础疾病
如为了防止应激性溃疡的发生，应尽量避免使用抗酸剂+组胺 H_2 受体阻断剂
患者头部抬高30°
只要临床许可，尽早拔除气管插管和胃管
控制应用抗菌药物
呼吸治疗设备
区别对待雾化器和湿化器
机械通气时应用湿化器者，每48小时需更换管道（管道和湿化器）
及时去除管路中的凝集水，防止凝集水倒流气管内
在患者之间不要交换使用各种设备和装置
仔细护理和应用在管路中的雾化器

续 表

感染控制
ICU 中监测感染
对院内获得性感染进行教育和提高认识
洗手和（或）预防隔离
应用有效的方法清洗和消毒各种设备和装置
考虑在消化道应用选择性的药物，如口服不吸收的抗菌药物，以预防院内获得性感染

（于 蕾）

第十三章　肺脓肿

肺脓肿（lung abscess）指微生物引起的肺实质坏死性病变，形成包含坏死物或液化坏死物的脓腔，常表现有气液平面。有临床学者将直径小于 2cm 的多发肺内脓腔病变定义为坏死性肺炎（necrotizing pneumonia）或肺坏疽（lung gangrene）。坏死性肺炎和肺脓肿是同一病理学过程中的表现。

肺脓肿可根据持续时间及相应的病原学特征进行分类。急性肺脓肿指发病时间小于 6 周的肺脓肿，慢性肺脓肿则持续时间长。原发性肺脓肿（primary abscess）指健康人因吸入或肺炎而引起的原发感染。继发性肺脓肿（secondary abscess）指在某些疾病基础上继发感染所致，如肿瘤或异物阻塞支气管、存在支气管扩张和（或）机体处于免疫抑制状态，肺外病变扩散至肺（包括血源性肺脓肿）也属此类。肺脓肿可由以下病原体感染引起：化脓性细菌、分枝杆菌、真菌或寄生虫，根据不同的病原可进一步分类，如葡萄球菌肺脓肿、厌氧菌或曲菌肺脓肿。

肺脓肿病情常较急，但有时平缓。可与肺梗死、原发或转移性恶性肿瘤、矽肺的坏死性凝固性病变或煤炭工的尘肺相混淆。抗生素治疗后肺脓肿的预后常较好。

一、流行病学

与抗生素前时期相比，目前由化脓性细菌引起的肺脓肿已相对减少，这可能与肺炎患者早期应用有效的抗生素，避免发展至坏死有关。而且，住院昏迷或麻醉下患者的管理技术的提高事实上减少了由于误吸引起的肺脓肿。现今所遇到的肺脓肿大多由厌氧性细菌引起。误吸在厌氧菌引起肺脓肿的病理生理中占有重要地位，特别是在有牙周疾病的情况下。

因牙周疾病增多和微量吸入发生率增加，肺脓肿常见于老年人。目前普通人群中肺脓肿的发生率并不清楚。

二、病因、发病机制与病理

细菌性感染可经几种途径到达肺。最常见的为口咽内容物吸入。大多数情况下，肺脓肿是口腔厌氧菌引起的吸入性肺炎的并发症。牙龈裂缝处的细菌侵入下呼吸道，如宿主防御机制不能清除细菌，就发生感染，并导致吸入性肺炎，进一步在 7 ~ 14d 后可导致组织坏死，从而导致肺脓肿形成。发生肺脓肿的高危因素包括严重牙病、癫痫发作、酗酒。其他因素包括丧失呕吐反射如昏迷、意识不清、全身麻醉或镇静状态以及原发性肺疾病、三尖瓣心内膜炎、血管性疾病、癌性空洞、肺囊性疾病。肺大疱或肺囊肿的感染可形成脓肿。支气管阻塞可引起阻塞后肺炎，可导致肺脓肿。其他形成肺脓肿的机制包括菌血症或三尖瓣心内膜炎，导致肺内菌栓形成。

1974 年 Bartlett 等报告，89% 肺脓肿可培养出厌氧菌，其中 46% 肺脓肿患者痰培养仅发现厌氧菌，43% 患者有厌氧菌和需氧菌的混合感染。最常见的厌氧菌是消化链球菌、类杆菌属、梭形杆菌属及微需氧链球菌。其他可引起肺脓肿的不常见的微生物包括金黄色葡萄球菌（可形成多发脓肿）、肺炎链球菌（罕见）、肺炎克雷白菌、流感杆菌、铜绿假单胞杆菌、放线菌属、奴卡菌属和其他革兰染色阴性杆菌。非细菌性病原也可引起肺脓肿，包括寄生虫（如并殖吸虫属、阿米巴属）、真菌（如曲菌、隐球菌属、组织胞质菌、牙生菌属、球孢子菌属）、分枝杆菌。

肺脓肿从一小坏死灶逐渐发展为肺组织的实变区域，这些区域可融合形成单个或多个化脓性区域，从而形成肺脓肿。如在早期抗生素干预了此自然过程，病变可愈合不遗留残余病变。当进展性感染破坏临近的支气管，脓肿内容物咳出时，表现为恶臭痰。若感染经久不愈，肺内炎症不能完全吸收，脓腔壁可发生纤维化，引起瘢痕，分隔脓腔。脓肿可再次形成，脓液溢入支气管树可致感染播散。一般病情迁延超过 3 个月，多形成慢性肺脓肿。

三、临床表现

症状取决于肺脓肿是由厌氧菌还是由其他细菌感染造成。单纯厌氧菌性肺脓肿患者多有吸入史，在就诊前症状可能已存在几周或几月，表现为乏力、低热、盗汗、食欲不振、咳嗽。以后出现明显咳嗽、咳大量痰，痰常带恶臭味以及消瘦、贫血等症状。常无胸痛，可咯血或形成胸膜炎。

非厌氧菌（其他细菌）感染引起的肺脓肿的症状与急性肺炎相似，常发生于住院或免疫抑制患者。发病常急骤，发热，体温常高于 38.5℃，伴畏寒，有时有寒战，咳嗽、咳黏液痰或黏液脓性痰，可伴胸痛、气促。1 ~2 周后咳出大量脓性痰，每日可达几百毫升。咯血常见，约占 80%。60% 左右痰带臭味，多提示合并厌氧菌感染。

真菌、奴卡菌属和分枝杆菌引起的肺脓肿常无胸痛，病情进展较慢。

继发性肺脓肿发病前多伴原发疾病的临床表现，多起病较缓，咳脓臭痰或咯血较少。其中血源性肺脓肿常有肺外感染症状如畏寒、高热，1 ~2 周后出现呼吸道症状，较轻。

慢性肺脓肿多由急性肺脓肿治疗不及时发展而致，表现为反复不规则发热、咳脓性痰、咯血，消瘦、贫血等全身慢性中毒症状严重。

体征也随病原菌、病情的严重程度、患者的状态和合并症的不同而不同。在肺脓肿早期，体格检查发现与肺炎相似，可无明显阳性体征或有伴随的肺实变体征（如肺呼吸音减低、叩诊呈浊音、管状呼吸音、吸气相湿啰音）。当脓腔形成时，所累及肺可闻及空瓮音，但在现今，由于抗生素的早期应用，很少能听到空瓮音或空洞性呼吸音。可有一些并发症如胸腔积液的体征，可存在胸膜摩擦音和脓气胸体征，包括叩诊呈浊音、纵隔向对侧移位、患侧呼吸音减低或消失。一般存在齿龈疾病的证据。慢性病例可有杵状指。

四、实验室检查

（一）血常规

白细胞增多、中性粒细胞核左移。

（二）影像学检查

大多数肺脓肿的诊断由胸部影像学检查确定。

1. 胸部 X 线检查　肺脓肿早期胸片为大片边缘模糊的肺实变阴影，典型的胸部平片表现为空洞里伴气液平面，周围有炎性浸润阴影，也可见多个透亮区的炎性浸润阴影而后融合成一较大空洞或多房空洞。在后前位或侧位胸片上，肺脓肿气液平面的程度常是一致的。吸入引起的肺脓肿常发生在上叶后段或下叶背段，右侧多见，占 75%，少数可发生在基底段，多紧贴胸膜或叶间裂。随着周围肺部感染的减轻，肺脓肿壁从厚到薄，从边界模糊到边界清楚，最后炎症消散可不留痕迹或仅遗留少许纤维条索状阴影。

血源性肺脓肿则为两肺周围部位多发性片状阴影，并逐渐形成含有液平的多个脓腔。慢性肺脓肿空洞壁厚，形态多不规则，内可有液平，周围有慢性炎症浸润及条索状阴影。

肺脓肿空洞壁可光滑或粗糙，但常不呈结节样，如呈结节样，应考虑癌性空洞可能。超过 1/3 肺脓肿伴有脓胸。有时确定肺炎区域内的透亮区是否为脓腔比较困难。真性脓腔为肺炎区域内可见到完全包绕透亮区的壁或存在气液平面，然而，类似放射学表现也可由以前存在的囊腔或大疱内存在液体造成。脓肿可能延伸至胸膜表面，从而与胸膜形成锐角，如肺实质脓肿位于肺野周边，普通 X 线胸部平片很难与支气管胸膜瘘引起的局限性胸腔积液鉴别。通常胸部 CT 对此类病变的诊断特异性高。

2. 肺 CT　对肺脓肿的诊断价值较胸片好。在确定是否伴有脓胸或肺梗死上更为有用。肺脓肿的 CT 表现常为圆形低密度区，伴有厚壁，边界模糊，不规则。肺脓肿时纵隔和气管不发生移位，而脓胸时则相反。与形成分隔的脓胸不同，肺脓肿位于肺实质内，二者在胸片上可能不易区分，CT 则较易鉴别。

（三）病原学诊断

肺脓肿的病原学诊断依赖于微生物学检查。痰标本行革兰染色、培养和药物敏感性试验，如怀疑结核，应行抗酸染色和分枝杆菌培养，如怀疑寄生虫，应行痰找虫卵及寄生虫。脓性痰液尤其有恶臭味时应怀疑厌氧菌引起的肺脓肿，其常包含大量革兰染色阳性和革兰染色阴性菌。然而，咳出的痰液培养并不能用于明确诊断。肠道的革兰染色阴性杆菌可在患者口咽部形成菌落，从而使痰培养结果并不可靠。

胸腔积液或血培养更易获得肺脓肿的病原学诊断。如血培养或胸腔积液培养阴性，要获得病原学诊断需要经有创性检查获得呼吸道样本。可应用经气管穿刺、经支气管镜保护性毛刷、经肺泡灌洗来获得气道未污染的标本进行病原的定量培养，以建立病原学诊断，但目前用上述方法诊断吸入性肺部感染的经验并不多，诊断可靠性也不确定，而且存在感染物溢出进入未感染肺组织的危险。所有获得的标本应正规地尽快地培养以获取厌氧菌病原。

（四）支气管镜检查

以前肺脓肿患者进行支气管镜检查被认为是必需的。目前多仅用于经正规治疗病情无改善或高度怀疑支气管内膜癌或存在异物时。

五、并发症

肺脓肿的并发症：破入胸腔引起脓胸、胸膜纤维化、肺塌陷、呼吸衰竭、支气管胸膜瘘、胸膜皮肤瘘。

六、诊断

发病急，高热、畏寒、咳嗽、咳大量脓臭痰，结合胸部影像发现空洞里伴气液平面，基本可诊断肺脓肿。有些早期肺脓肿患者可能无症状，X 线胸片对诊断很有帮助。对咳恶臭痰或异味痰患者应怀疑肺脓肿。在诊断肺脓肿后应区别原发性或继发性。有吸入史，存在口腔疾病，受累肺区域形成肺段性高密度实变，内有空洞形成，多提示吸入性肺脓肿，但之前应除外继发性肺脓肿。所有肺脓肿应尽量得到病原学的诊断，可行胸腔积液或血培养，必要时可行有创性检查如经支气管镜保护性毛刷或经肺泡灌洗获得呼吸道样本。痰标本对细菌性微生物的诊断意义不大，但对分枝杆菌、真菌、寄生虫或细胞学检查是必需的。

七、鉴别诊断

（一）细菌性肺炎

肺脓肿早期与细菌性肺炎在临床和 X 线表现上有时难以区别。如果细菌性肺炎经充分的抗生素治疗后仍高热，咳嗽加重，并咳大量脓臭痰时，应考虑肺脓肿可能。

（二）支气管肺癌

癌组织坏死形成的空洞可发生感染，应与肺脓肿区别。前者空洞周围炎性反应少，空洞多偏心，壁厚，内壁呈结节样，液平较少，可多次痰找瘤细胞检查以及行支气管镜检查。一般 40 岁以上，中毒症状不明显时应除外支气管肺癌。

（三）其他需要鉴别的疾病

局限性脓胸、有液平的肺大疱发生感染、先天性肺疾病如支气管原性囊肿或隔离肺发生感染、肺内血肿、肺尘埃沉着病（尘肺）、食管裂孔疝、Wegener 肉芽肿和其他血管炎、肺栓塞形成空洞、结节病空洞形成。可根据影像学检查（胸部平片及 CT 检查）和临床表现予以区别。有些肺出血引起的肺脓肿需与心内膜炎、感染性血栓性静脉炎引起的肺脓肿区别，后者发病早期的表现明显有别于肺内疾病。

八、治疗

肺脓肿的治疗应根据病原体和相应情况进行。治疗的原则是早期应用有针对性的强有力的抗生素，辅以良好的支气管引流。

（一）抗生素治疗

1. 抗生素选择　对细菌性肺脓肿而言，经验性抗生素治疗应能覆盖临床怀疑的所有可能的病原体。确定病原体和药物敏感性后应予相应治疗。大多数肺脓肿继发于吸入，由厌氧菌引起。社区获得性肺炎病史或住院时肺脓肿形成病史对决定抗生素的选择是重要的。因误吸发生肺脓肿的住院患者，抗生素的抗菌谱应能覆盖克雷白菌属、肠杆菌属和假单胞菌属。

吸入性肺脓肿的标准治疗方案是克林霉素 600mg 静脉滴注 8h，后可改为 150～300mg 口服。已发表的临床试验已证实此方案要好于静脉青霉素。有几种厌氧菌可能产生 β－内酰胺酶如类杆菌属和梭杆菌属的各个菌类，从而对青霉素耐药。以前的方案为静脉应用青霉素 G（240 万 U～1 000 万 U/d）。

尽管甲硝唑是治疗厌氧菌的有效药物，但应用甲硝唑治疗肺脓肿效果不佳，因为这种感染常为混合感染。有报告治疗失败率在 50%。合并厌氧菌时可加用甲硝唑。

也可选用头孢二代或三代抗生素，或其他敏感抗生素。头孢西丁是第二代头孢菌素，抗菌谱包括革兰染色阳性、阴性菌和厌氧菌，可用于怀疑肺脓肿存在混合感染时。

医院内获得性感染肺脓肿大多为革兰阴性杆菌或葡萄球菌感染，可用头孢二代或三代抗生素加氨基糖苷类抗生素，喹诺酮类抗生素也可考虑。血源性肺脓肿的致病菌多为金黄色葡萄球菌，常对青霉素耐药，可选用耐青霉素酶的半合成抗生素如苯唑西林（6～12g/d），可加用氨基糖苷类，也可选用万古霉素。如为军团菌感染，应选用红霉素或利福平。奴卡菌感染可选用磺胺药。结核杆菌感染应正规抗结核治疗。

2. 疗程　尽管未明确规定疗程，但大多数临床医师建议抗生素疗程为4～6周。目前推荐抗生素应用到X线胸片显示肺脓肿吸收或仅存在小的稳定病灶。因为短疗程方案存在复发危险，故应长疗程治疗。对厌氧菌引起的肺脓肿抗生素治疗应延长，疗程通常为6～8周。

3. 治疗反应　肺脓肿患者常表现为临床上的改善，包括在抗生素治疗3～4d后体温下降，在7～10d可退热。恶臭痰在3～10d内消失。X线胸片的消退较缓慢，往往第1周浸润阴影有扩大，甚至有新的空洞出现，一般2～3周浸润病灶边缘清楚，以后可转变为薄壁空洞或残存的索条影。如治疗超过2周后仍存在发热提示治疗失败，应进一步检查以明确治疗失败的原因。抗生素疗效差的原因包括异物或新生物阻塞支气管或耐药菌、分枝杆菌或真菌感染、空洞范围大（直径超过6cm），常需要延长疗程。因为有气液平面的脓胸可与肺脓肿混淆，应行CT予以鉴别。以前存在的隔离液、囊肿或肺大疱的感染可能是抗生素治疗效果欠佳的原因。对抗生素治疗不敏感时也应考虑存在无菌性肺空洞如肺癌、肺栓塞或Wegener肉芽肿的可能。

4. 门诊或住院治疗的选择　对肺脓肿小、临床表现不重、依从性好的患者，在诊断性检查如痰培养、血培养和血液方面检查完成后可门诊治疗。在起初的静脉应用抗生素治疗后，可门诊治疗完成整个疗程以彻底治愈。肺脓肿患者应住院治疗的原因包括评估和管理呼吸系统状态，静脉应用抗生素，需要时引流脓胸或脓肿。

（二）引流排脓

肺脓肿患者应行体位引流以促进痰液排出，从而减轻症状，改善气体交换。有时肺脓肿可出现大量分泌物，如患者不能咳嗽或咳嗽无力，通常需要经鼻气管人工吸痰。偶尔，需要气管插管。

（三）外科治疗

对非复杂的肺脓肿，虽然以前经常采用外科手术，但经过长期抗生素治疗，大多数肺脓肿均可好转，目前外科手术已大大减少。经彻底的抗生素治疗后，可能遗留无感染的空洞或纤维化。除非是反复发作肺炎或咯血的明确病灶，残余病灶无需处理。对脓胸和肺脓肿共存的患者，在继续长疗程抗生素治疗时引流脓胸是必要的。手术的常见适应证包括内科治疗无效、怀疑新生物或先天性肺畸形。手术途径可为肺叶切除术或全肺切除术。

九、预后

在抗生素前时期，1/3的肺脓肿患者死亡，1/3自然痊愈，1/3发展为慢性疾病如反复复发的肺脓肿、慢性脓胸、支气管扩张或其他慢性化脓性病变。目前抗生素治疗后肺脓肿的预后常较好。超过90%肺脓肿在单独内科治疗后可痊愈，除非是癌继发的支气管阻塞引起的肺脓肿。大多数原发性肺脓肿患者经抗生素治疗后病情改善，治愈率在90%～95%。但存在免疫低下状态或支气管阻塞的肺脓肿患者的病死率可高达75%。一回顾性研究报告混合感染革兰染色阳性和阴性菌的肺脓肿整体病死率为20%。

十、预防

为减少肺脓肿的发生，预防吸入是重要的。对无咽反射的患者应早期插管和保护呼吸道。仰卧患者倾斜30度可减少吸入。呕吐患者应侧卧。老年衰弱患者的口腔卫生和牙齿护理的改善可减少吸入性肺脓肿的发生。

（毕红梅）

第十四章　慢性阻塞性肺疾病

慢性阻塞性肺疾病（COPD）是一种重要的慢性呼吸系统疾病，病人数多，病死率高。由于 COPD 呈缓慢进行性发展，严重影响患者的劳动能力和生活质量。目前 COPD 在全球已成为第四位的致死原因，COPD 现引起了世界各国的重视。在我国 COPD 同样也是一种常见病，严重影响广大人民的身体健康。20 世纪 90 年代对我国北部及中部地区 102 230 成年人调查，COPD 约占 15 岁以上人群 3%。近年来 COPD 流行病学调查表明，我国 40 岁以上人群中 COPD 的患病率为 8.2%，其患病率之高是十分惊人的，在世界上处于较高的发病率。据统计，在我国死因顺位中，COPD 占据第三位，而在农村中，COPD 则占死因的首位。由于我国是农业大国，农村人口占 80%，故对 COPD 预防和治疗更具有十分重要的意义。

我国早在 20 世纪 70 年代起就重视 COPD 的预防和治疗，做了大量的临床和实验室研究。近十余年来美国胸科学会（ATS）、英国胸科学会（BTS）和欧洲呼吸学会（ERS）分别对 COPD 的诊断和治疗提出了各自的指南。但各国医学会制订的 COPD 诊治指南，对 COPD 的认识存在着一定的差异。2001 年 4 月，美国国立心、肺、血液学会（NHLBI）和 WHO 共同发表了“慢性阻塞性肺疾病全球创议”（Global Initiative for Chronic Obstructive Lung Disease，GOLD），旨在引起全世界对 COPD 有足够的重视，降低 COPD 的发病率和死亡率，帮助 COPD 患者逆转疾病发展趋势。GOLD 在现有各国医学会 COPD 指南的基础上，结合 COPD 近年研究新进展，提出了意见一致的研究报告，即 COPD 诊断、处理和预防的全球创议。由于 COPD 临床诊断和治疗的进展，GOLD 每年都在不断更新。参考 GOLD，中华医学会呼吸分会（CSRD）在 2002 年也制定了慢性阻塞性肺疾病诊治指南，2007 年又重新修订、发表了慢性阻塞性肺疾病诊治指南（2007 年修订版）。

第一节　慢性阻塞性肺疾病的定义、病因和发病机制

一、定义

1. COPD 的定义　COPD 是一种可以预防、可以治疗的疾病，伴有一些显著的肺外效应，这些肺外效应与患者疾病的严重性相关。肺部病变的特点为不完全可逆性气流受限，这种气流受限通常进行性发展，与肺部对有害颗粒或气体的异常炎症反应有关。

COPD 的定义强调了 COPD 是可以预防和可以治疗的，其目的是给患者呈现出一个积极的前景，并鼓励医疗卫生工作者在 COPD 防治中勇于探索，克服对 COPD 的消极、悲观情绪，提倡采取乐观的应对态度。当患者有咳嗽、咳痰或呼吸困难症状，及（或）疾病危险因素接触史时，应考虑 COPD。慢性咳嗽、咳痰常先于气流受限许多年存在，但不是所有有咳嗽、咳痰症状的患者均会发展为 COPD。

肺功能检查可明确诊断 COPD，即在应用支气管扩张剂后，FEV_1 占预计值% < 80%，

同时 $FEV_1/FVC<70\%$ 表明存在气流受限，并且不能完全逆转。为改进 COPD 的诊断，应努力提供标准化的肺功能检查。

在 COPD 的定义中采用了“气流受限”这一概念，而未用“气道阻塞”这一旧名称，是因为单纯肺气肿时，气道并无器质性阻塞性病变，但由于肺泡组织的弹性降低，因而肺泡压降低，使气流流速减慢、受阻。此外，细支气管上均附着有肺泡组织，当其弹性降低时，作用在细支气管壁上的牵拉力量也降低，使细支气管变窄，因而使流速减慢。在这种情况下，如果仍然称作“气道阻塞”，显然易误解为气道内存在器质性阻塞性病变，故使用“气流受限”这一名称较为合理。

2. 慢性支气管炎　是指除外慢性咳嗽的其他各种原因后，患者每年慢性咳嗽、咳痰3个月以上，并连续2年，不一定伴有气流受限。由此可见，慢性支气管炎的定义是以症状学为基础的，具有这些症状的患者，其中一部分伴有气流受限，或者暂时没有出现气流受限，但是经过若干年后病情可以发展，从而出现气流受限。然而，另外一部分患者虽具有慢性咳嗽、咳痰症状，但始终不出现气流受限，此时，只能诊断为慢性支气管炎，而不能诊断为 COPD。与 COPD 有关的慢性支气管炎，只是指伴有气流受限的慢性支气管炎。

3. 肺气肿　肺部远端的气室到末端的细支气管出现异常持久的扩张，并伴有肺泡壁和细支气管的破坏而无明显的纤维化。“破坏”是指呼吸性气室扩大且形态缺乏均匀一致，肺泡及其组成部分的正常形态被破坏和丧失。

这里需指出：慢性支气管炎的定义属于临床范畴，而肺气肿的定义为病理解剖术语。

4. COPD 与慢性支气管炎、肺气肿、支气管哮喘等之间的关系　COPD 与慢性支气管炎和肺气肿关系密切，但临床上患者有咳嗽、咯痰等症状时，并不能立即可诊断 COPD。如患者只有“慢性支气管炎”和（或）“肺气肿”，而无气流受限，则不能诊断为 COPD，患者仅可诊断为单纯的“慢性支气管炎”和（或）“肺气肿”。虽然在各种类型的支气管哮喘中，许多特殊因素均可造成气流受限。但是根据支气管哮喘的定义，这种气流受限是可逆性的。所以如果支气管哮喘患者的气流受限能完全逆转，则患者没有合并 COPD。实际上在许多病例中，某些支气管哮喘患者并发的气流受限并不能完全逆转；而某些 COPD 患者却伴有气流受限的部分逆转，且合并气道高反应性，此时很难将这两类患者区分开。慢性支气管炎和肺气肿合并气流受限常同时存在，某些患者在患支气管哮喘的同时也可以并发这两种疾病：即慢性支气管炎和肺气肿。如果支气管哮喘患者经常暴露在刺激性物质中，如抽烟，也会发生咳嗽和咳痰，而咳嗽和咳痰是慢性支气管炎的一项重要特征。这类患者可诊断为“哮喘型支气管炎”或“COPD 的哮喘类型”。此外，已知病因或具有特异病理表现并有气流受限的一些疾病，如囊性纤维化、弥漫性泛细支气管炎或闭塞性细支气管炎等不包括在 COPD 内。

二、病因

COPD 的发病因素很多，迄今尚有许多发病因素还不够明了，尚待研究。近年来认为，COPD 有关发病因素包括个体易感因素以及环境因素两个方面，这两者相互影响。现在认为比较明确的个体易感因素为 α_1-抗胰蛋白酶缺乏，最主要的环境因素是吸烟，以及接触职业粉尘和化学物质（烟雾、过敏源、工业废气和室内空气污染等）。在我国农村，COPD 的危险因素还与烹调时产生的大量油烟和燃料产生的烟尘有关。

（一）个体因素

1. 遗传因素　某些遗传因素可增加 COPD 发病的危险性。常见遗传危险因素是 α_1 -抗胰蛋白酶的缺乏。目前认为 α_1 -抗胰蛋白酶的重度缺乏与非吸烟者的肺气肿形成有关。

2. 气道高反应性　支气管哮喘和气道高反应性被认为是发展成为 COPD 的重要危险因素，与某些基因因素和环境因素等相关的复杂发病因素有关。气道高反应性可能与吸烟或暴露于其他的环境因素相关。

（二）环境因素

1. 吸烟　现今公认吸烟为 COPD 重要发病因素，吸烟能使支气管上皮纤毛变短，不规则，纤毛运动发生障碍，降低局部抵抗力，削弱肺泡吞噬细胞的吞噬、灭菌作用，又能引起支气管痉挛，增加气道阻力。吸烟者肺功能的异常率较高，并多有呼吸道症状，FEV_1 的年下降率较快，吸烟者死于 COPD 的人数较非吸烟者为多。但并不是所有的吸烟者都可能发展为 COPD，这表明遗传因素可能起了一定的作用。被动吸烟也可能导致呼吸道症状以及 COPD 的发生。

2. 职业粉尘和化学物质　当职业粉尘及化学物质（烟雾、过敏原、工业废气及室内空气污染等）的浓度过大或接触职业粉尘以及化学物质中的时间过久，均可导致与吸烟无关的 COPD 的发生。接触某些特殊的物质、刺激性物质、有机粉尘及过敏原能够使气道反应性增加，尤其当气道已接触其他的有害物质、吸烟或合并哮喘时更易并发 COPD。

3. 大气污染　化学气体如氯、氧化氮、二氧化硫等烟雾，对支气管黏膜有刺激和细胞毒性作用。空气中的烟尘或二氧化硫明显增加时，慢性支气管炎的急性发作就显著增多。其他粉尘如二氧化硅、煤尘、棉屑、蔗尘等也刺激支气管黏膜，使气道清除功能遭受损害，为细菌入侵创造条件。城市重度的空气污染对于存在心肺疾患的患者来说极其有害。燃料燃烧不完全及烹调时的油烟而引起的室内空气污染也是 COPD 的危险因素。

4. 感染　呼吸道感染是 COPD 发病和加剧的另一个重要因素，目前认为肺炎球菌和流感嗜血杆菌，可能为 COPD 急性发作的最主要病原菌。病毒也对 COPD 的发生和发展起重要作用，肺炎衣原体和肺炎支原体与 COPD 发病的直接关系仍有待于进一步阐明。儿童期的重度呼吸道感染和成年时的肺功能降低及呼吸系统症状的发生有关。此外，低出生体重也与 COPD 的发生有关。

5. 社会经济地位　COPD 的发病与患者社会经济地位的相关。这也许与室内外空气污染的不同程度、营养状况或其他和社会经济地位有关的因素等有一定的内在联系。

6. 其他　除上述因素外，气候变化，特别是寒冷空气能引起黏液分泌物增加，支气管纤毛运动减弱。在冬季，COPD 患者的病情波动与温度和温差有明显关系。迷走神经功能失调，也可能是本病的一个内因，大多数患者有迷走神经功能失调现象。部分患者的副交感神经功能亢进，气道反应性较正常人增强。

三、发病机制

当前 COPD 的发病学研究也有很大进展，现在比较流行的发病机制如下。

（一）细胞机制

吸烟和其他吸入刺激物能诱发周围气道和肺实质内的炎性反应，并激活巨噬细胞。巨噬细胞在 COPD 的炎性过程中起了重要作用，被激活的巨噬细胞、上皮细胞和 CD_8T 淋巴细胞可释放出中性粒细胞趋化因子，巨噬细胞还能生成蛋白分解酶。COPD 患者的支气管肺泡灌洗液中巨噬细胞数目比正常可增加 5~10 倍，巨噬细胞主要集中在肺气肿最为显著的中心腺泡带。此外，肺泡壁上巨噬细胞和 T 淋巴细胞的数目与肺实质破坏的程度呈正相关。通过释放出中性粒细胞蛋白酶和其他蛋白酶，巨噬细胞在肺气肿蛋白持续分解的过程中起了重要作用，并进一步造成肺实质的破坏和刺激气道内黏液的过度分泌。白介素-8（IL-8）对中性粒细胞有选择性的吸附作用，在 COPD 患者的诱生痰液中存在高浓度的 IL-8。巨噬细胞、中性粒细胞和气道上皮细胞均可分泌 IL-8。COPD 发病过程中，IL-8 在中性粒细胞所致的炎症中起了相当重要的作用。IL-8 的水平与中性粒细胞数量相关，并与气流受限的程度相匹配。COPD 患者的痰液中存在着高浓度的肿瘤坏死因子 α（TNFα），可起动核因子——κB（NF-κB）的转录，随之又转向 IL-8 基因的转录。

气道内的白三烯 B_4（LTB_4）同样是一种重要的中性粒细胞趋化因子。α_1-抗胰蛋白酶（α_1-AT）缺乏的患者，其肺泡巨噬细胞可分泌大量的 LTB_4。T 淋巴细胞在 COPD 中的作用尚不清楚。优势的 CD_8 细胞（抑制 T 细胞），通过释放多种酶，如颗粒酶和穿透因子，诱发肺实质细胞的凋亡。吸烟者仅少数发生肺气肿，其原因与肺内的抗蛋白酶水平有关，而抗蛋白酶水平由抗蛋白酶基因突变所决定（基因多态现象）。例如，约 10% 肺气肿患者可发生基因突变。突变位于基因的调节部位，提示 α_1-AT 产生的调节具有防御功能，尤其是在急性感染时期。

（二）蛋白酶-抗蛋白酶系统失衡

肺气肿是由于蛋白酶-抗蛋白酶系统失衡所致。蛋白酶可以消化弹性蛋白和肺泡壁上的其他蛋白结构，其中有中性粒细胞弹性酶（NE），组织蛋白酶，基质金属蛋白酶（MMPs），颗粒酶，穿透因子。抗蛋白酶系统能对抗蛋白酶的作用，其中最重要的有 α_1-AT、分泌型白细胞蛋白酶抑制剂（SLPI）、基质金属蛋白酶组织抑制剂（TIMPs）等。NE 为一种中性丝氨酸蛋白酶，是肺内促弹性组织离解活动的主要成分。NE 可消化连接组织和蛋白聚糖，从而造成肺气肿的形成。NE 除能使肺组织基质分解外，还可造成气道扩张、纤毛上皮变形和黏液腺增生以及纤毛摆动消失。NE 也有潜在的刺激黏液分泌的功能，并能从上皮细胞内诱发释放 IL-8，故可促使气道炎症的发生，形成慢性支气管炎。在 α_1-AT 缺乏的患者中，NE 在调节弹性组织离解中起主要作用；但是在吸烟所致的 COPD 患者中，NE 并不起主要的弹性组织离解酶作用。与吸烟相关的 COPD 中，吸烟所产生的氧化剂则起了重要作用。吸烟可造成肺泡内巨噬细胞的激活和中性粒细胞的募集，同时释放出中性粒细胞趋化因子，产生更多的炎症介质，并降价弹性蛋白和胶原。此外，吸烟也通过 α_1-AT 的氧化失活与 NE 的结合率的降低而造成肺组织的损伤。

蛋白酶 3 为另一种中性粒细胞中的中性丝氨酸蛋白酶，参与这些细胞的弹性组织离解活动。组织蛋白酶 G 为中性粒细胞的半胱氨酸蛋白酶，也参与弹性组织离解活动，组织蛋白酶 B、L 和 S 由巨噬细胞释放。MMPs 是一组 20 个相似的肽链内切酶，能降解肺实质所有细胞外基质成分，包括：弹性蛋白、胶原、蛋白多糖、层黏素和纤维结合素。MMPs 是由中性粒细胞、肺泡巨噬细胞和气道上皮细胞所生成。肺气肿时支气管肺泡灌洗液中的胶原酶（MM-1）和明胶酶（MM-9）的水平增加。肺气肿患者肺泡灌洗液中，巨噬细胞内 MM-9 和 MMP1 的表达也高于正常人。肺泡巨噬细胞也能表达特有的 MMP1，即巨噬细胞金属-

弹性酶。

对抗和平衡这些蛋白酶的物质是一组抗蛋白酶。其中较为重要的有 α_1 - AT，也称为 α_1 - 蛋白酶抑制剂，是一种肺实质内的主要抗蛋白酶，在肝内合成，再从血浆内分泌出去。遗传性的纯合子 α_1 - AT 缺乏可能产生严重的肺气肿，尤其是吸烟者，但在 COPD 病例中这种基因型疾病少于1%。α_1 - AT 为对抗 NE 的主要成分，但不是唯一的抗蛋白酶成分。此外还有 α_1 - 抗糜蛋白酶，该酶主要存在肺内，纯合子个体其水平较低，患 COPD 的危险性也增加。SLPI 为气道中最重要的保护物质，来自气道上皮细胞，为气道提供局部防御机制。TIMPs 可对抗基质金属蛋白酶的效应。

（三）氧化剂的作用

氧化剂在 COPD 的病理生理过程中起了重要作用。香烟中存在有大量的氧化剂，活化的炎症细胞也能产生内源性氧化剂，这些炎症细胞包括中性粒细胞和肺泡巨噬细胞。COPD 患者呼出气中的凝集水内的过氧化氢（H_2O_2）增加，在急性加重期尤为明显，可说明内源性氧化剂生成增加。氧化剂以下列几种方式参与 COPD 的病理过程，包括损害血清蛋白酶抑制剂，加强弹性酶的活性和增加黏液的分泌。此外，氧化剂能活化转录 NF - κB，NF - κB 可协助转录其他许多炎症因子，包括 IL - 8、TNFα、诱导型一氧化氮（NO）合成酶和诱导型环氧化酶。氧化剂通过直接氧化作用于花生四烯酸，而产生异前列腺素。COPD 患者中异前列腺素是增加的，对气道产生多种效应，包括支气管缩窄，增加血浆漏出和黏液过度分泌。

（四）感染

下呼吸道细菌感染和慢性炎症加剧了肺损伤，造成了支气管纤毛清除系统的破坏，寄生于上呼吸道的细菌移生至下呼吸道。细菌首先附着在黏膜内皮细胞上，一方面释放细菌产物，造成气道内皮细胞损伤；另一方面，炎症细胞释放各种细胞因子和蛋白酶，破坏了蛋白酶．抗蛋白酶系统平衡，从而促进了 COPD 的进展。肺炎衣原体慢性感染在 COPD 的发病中起了重要作用，COPD 患者在肺炎衣原体感染后，所产生的免疫反应与机体因素有着密切的关系，如吸烟、慢性疾病、长期应用糖皮质激素、老年及某些基因因素等，均参与了免疫反应的调节及所产生 Th2 类型的免疫反应。如需清除细胞内感染的肺炎衣原体，则需要强有力的 Th1 免疫反应。细胞内持续寄殖的肺炎衣原体必然会引起机体的免疫反应，吸烟所致的炎症加重了肺炎衣原体产生的慢性感染，吸烟和肺炎衣原体的协同效应共同参与了气道阻塞的病理过程。

（五）黏液过度分泌和小气道阻塞

吸烟和吸入某些刺激性气体可使气道内分泌物增加。其机制涉及气道感觉神经末梢反射性增加了黏液分泌，并直接刺激某些酶的生成，如 NE。长期刺激可造成黏膜下腺体的过度增生和杯状细胞增殖，也能导致黏蛋白基因（MUC）的上调。目前已认识到人类至少有 9 种 MUC 基因，但尚不清何种基因在慢性支气管时呈过度表达。黏液的过度分泌为气流阻塞的危险因素。因各种刺激物诱发的慢性气道炎症过程，其特征为中性粒细胞浸润，导致各种趋化因子释放，如巨噬细胞释放出 IL - 8 和 LTB_4，从而导致周围气道的阻塞。进一步使纤维生成介质分泌，偶可造成周围气道纤维化，及周围气道的慢性炎症和结构重组。

（六）血管的病理改变

COPD 时，因长期慢性缺氧可导致肺血管广泛收缩和肺动脉高压，常伴有血管内膜增生，使原来缺乏血管平滑肌的血管出现血管平滑肌，某些血管发生纤维化和闭塞，造成肺循环的结构重组，少数COPD患者可发生肺心病。肺血管结构重组的过程中可能涉及血管上皮生长因子、成纤维生成因子以及内皮素-1（ET-1）。慢性缺氧所致的肺动脉高压患者中，肺血管内皮的ET-1表达显著增加，COPD患者尿中的ET-1分泌也明显升高。ET-1通过ETA受体诱发肺血管平滑肌的纤维化和增生，在COPD后期产生的肺动脉高压中起了一定作用。

四、病理和病理生理

1. 病理　常见病理改变有支气管黏液腺增生、浆液腺管的黏液腺化生、腺管扩张杯状细胞增生、灶状鳞状细胞化生和气道平滑肌肥大。慢性支气管炎黏液腺扩大为非特异性。

呼吸性细支气管显示明显的单核细胞炎症。膜性细支气管（直径<2mm）有不同程度的黏液栓，杯状细胞化生、炎症；平滑肌增生及纤维化管腔狭窄而扭曲。以上改变以及因肺气肿而引起的气道外部附着的肺泡丧失使气道横切面减少。

COPD合并肺气肿时有三种类型：①中心型肺气肿：从呼吸性细支气管开始并向周围扩展，在肺上部明显；②全小叶肺气肿：均匀影响全部肺泡，在肺下部明显，通常在纯合子α_1抗胰蛋白酶缺乏症见到；③第三种为远端腺泡性肺气肿或旁间隔肺气肿：在远端气道、肺泡管与肺泡囊受损，位于邻近纤维隔或胸膜。

小气道病变是流阻塞的主要原因。早期病变是呼吸性细支气管单核细胞炎症。炎症性纤维化、杯状细胞化生黏液栓或黏液脓栓以及终末支气管平滑肌肥大是重要原因。附着于细支气管的肥胖由于肺气肿破坏而使细支气管塌陷也是重要原因。气流阻塞的另一原因是支气管及细支气管痉挛收缩。

2. 病理生理　COPD肺部病理学的改变导致相应的疾病特征性的生理学改变，包括黏液高分泌、纤毛功能失调、气流受限、肺过度充气、气体交换异常、肺动脉高压和肺心病。黏液高分泌和纤毛功能失调导致慢性咳嗽及多痰，这些症状可出现在其他症状和病理生理异常发生之前。呼气气流受限，是COPD病理生理改变的标志，是疾病诊断的关键，主要是由气道固定性阻塞及随之发生的气道阻力的增加所致。肺泡附着的破坏，这使小气道维持开放的能力受损，在气流受限中所起的作用较小。

COPD进展时，外周气道阻塞、肺实质破坏及肺血管的异常减少了肺气体交换容量，产生低氧血症，以后出现高碳酸血症。在COPD晚期（Ⅲ级：重度COPD）出现的肺动脉高压是COPD重要的心血管并发症，与肺心病的形成有关，提示预后不良。

（刘　莹）

第二节　慢性阻塞性肺疾病的临床表现和实验室检查

一、临床表现

1. 病史　COPD患病过程应有以下特征：①患者多有长期较大量吸烟史；②职业性或环境有害物质接触史如较长期粉尘、烟雾、有害颗粒或有害气体接触史；③家族史COPD有家族聚集倾向；④发病年龄及好发季节多于中年以后发病，症状好发于秋冬寒冷季节，常有反复呼吸道感染及急性加重史，随病情进展，急性加重愈渐频繁；⑤COPD 后期可出现低氧血症和（或）高碳酸血症，并发慢性肺源性心脏病（肺心病）和右心衰竭。

2. 症状　每个 COPD 患者的临床病情取决于症状严重程度（特别是呼吸困难和运动能力的降低）、全身效应和患者患有的各种合并症。而并不是仅仅与气流受限程度相关。COPD 的常见症状：①慢性咳嗽通常为首发症状，初起咳嗽呈间歇性，早晨较重，以后早晚或整日均有咳嗽，但夜间咳嗽并不显著，少数病例咳嗽不伴咳痰，也有少数病例虽有明显气流受限但无咳嗽症状；②咳痰咳嗽后通常咳少量黏液性痰，部分患者在清晨较多，合并感染时痰量增多，常有脓性痰，合并感染时可咳血痰或咯血；③气短或呼吸困难是 COPD 的标志性症状，是患者焦虑不安的主要原因，早期仅于劳力时出现，后逐渐加重，以致日常活动甚至休息时也感气短；④喘息和胸闷可为 COPD 的症状，但无特异性，部分患者特别是重度患者有喘息，胸部紧闷感通常于劳力后发生，与呼吸费力、肋间肌等容性收缩有关；⑤COPD 的肺外效应——即全身效应，其中体重下降、营养不良和骨骼肌功能障碍等常见，此外，还有食欲减退、精神抑郁和（或）焦虑等，COPD 的并存疾病很常见，合并存在的疾病常使 COPD 的治疗变得复杂，COPD 患者发生心肌梗死、心绞痛、骨质疏松、呼吸道感染、骨折、抑郁、糖尿病、睡眠障碍、贫血、青光眼、肺癌的危险性增加。

3. 体征　COPD 早期体征可不明显。随疾病进展，常有以下体征：①视诊及触诊胸廓形态异常，包括胸部过度膨胀、前后径增大、剑突下胸骨下角（腹上角）增宽及腹部膨凸等，常见呼吸变浅，频率增快，辅助呼吸肌如斜角肌及胸锁乳突肌参加呼吸运动，重症可见胸腹矛盾运动，患者不时采用缩唇呼吸以增加呼出气量，呼吸困难加重时常采取前倾坐位，低氧血症者可出现黏膜及皮肤发绀，伴右心衰者可见下肢水肿、肝脏增大；②叩诊由于肺过度充气使心浊音界缩小，肺肝界降低，肺叩诊可呈过清音；③听诊两肺呼吸音可减低，呼气延长，平静呼吸时可闻干性啰音，两肺底或其他肺野可闻湿啰音；心音遥远，剑突部心音较清晰响亮。

4. COPD 急性加重期的临床表现　COPD 急性加重是指 COPD 患者“急性起病，患者的呼吸困难、咳嗽和（或）咳痰症状变化超过了正常的日间变异，须改变原有治疗方案的一种临床情况”。COPD 急性加重的最常见原因是气管 - 支气管感染，主要是病毒、细菌感染所致。但是约 1/3 的 COPD 患者急性加重不能发现原因。

COPD 急性加重的主要症状是气促加重，伴有喘息、胸闷、咳嗽加剧、痰量增加、痰液颜色和（或）黏度的改变及发热等，还可出现全身不适、失眠、嗜睡、疲乏、抑郁和精神紊乱等症状。与急性加重期前的病史、症状、体格检查、肺功能测定、血气等实验指标比较，对判断 COPD 严重程度甚为重要。对重症 COPD 患者，神志变化是病情恶化的最重要指标。COPD 急性加重期的实验室检查如下：①肺功能测定：对于加重期患者，难以满意的进行肺功能检查，通常 $FEV_1 < 1L$ 可提示严重发作；②动脉血气分析：呼吸室内空气下，$PaO_2 <$ 60mmHg 和（或）$SaO_2 < 90\%$，提示呼吸衰竭，如 $PaO_2 <$ 50mmHg，$PaCO_2 >$ 70mmHg，pH < 7.30，提示病情危重，需加严密监护或住 ICU 治疗；③X 线胸片和心电图（ECG）：X 线胸片有助于 COPD 加重与其他具有类似症状疾病的鉴别，ECG 对右心室肥厚、心律失常及心肌缺血诊断有帮助，螺旋 CT 扫描和血管造影，或辅以血浆 D - 二聚体检测是诊断 COPD 合并肺栓塞的主要手段，但核素通气 - 血流灌注扫描在此几无诊断价值，低血压和（或）高流量吸氧后 PaO_2 不能升至 60mmHg 以上也提示肺栓塞诊断，如果高度怀疑合并肺

栓塞，临床上需同时处理 COPD 加重和肺栓塞；④其他实验室检查：血红细胞计数及血细胞比容有助于识别红细胞增多症或出血，血白细胞计数通常意义不大，部分患者可增高和（或）出现中性粒细胞核左移，COPD 加重出现脓性痰是应用抗生素的指征，肺炎链球菌、流感嗜血杆菌以及卡他莫拉菌是 COPD 加重最常见的病原菌，因感染而加重的病例若对最初选择的抗生素反应欠佳，应及时根据痰培养及抗生素敏感试验指导临床治疗，血液生化检查有助于明确引起 COPD 加重的其他因素，如电解质紊乱（低钠、低钾和低氯血症等）、糖尿病危象或营养不良（低白蛋白）等，并可以了解合并存在的代谢性酸碱失衡。

二、实验室检查及临床评估

1. 肺功能检查　肺功能检查是判断气流受限且重复性好的客观指标，临床常用于 COPD 严重程度和治疗效果的肺功能指标有：时间肺活量（FEV）、深吸气量（IC）、呼气峰流速（PEFR）、呼气中期最大流速（MMFR）、气道阻力和弥散功能等。

（1）时间肺活量：目前气流受限的常用肺功能指标是时间肺活量（图 14－1），即以第一秒用力呼气容积（FEV_1）和 FEV_1 与用力肺活量（FVC）之比（FEV_1/FVC）降低来确定的。时间肺活量对 COPD 的诊断、严重度评价、疾病进展、预后及治疗反应等均有重要意义。FEV_1/FVC 是 COPD 的一项敏感指标，可检出轻度气流受限。FEV_1 占预计值的百分比是中、重度气流受限的良好指标，变异性小，易于操作，应作为 COPD 肺功能检查的基本项目。吸入支气管扩张剂后 FEV_1 <80% 预计值且 $FEV_1/FVC\%$ <70% 者，可确定为不能完全可逆的气流受限。

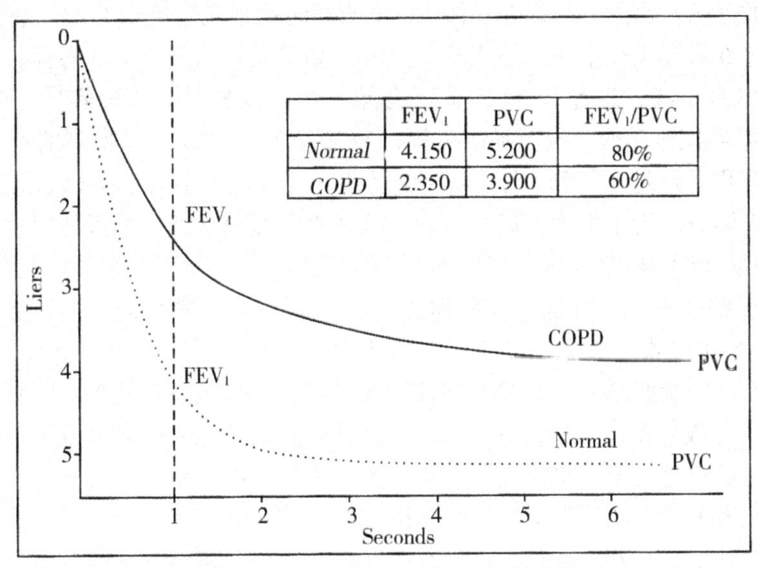

	FEV1	PVC	FEV1/PVC
Normal	4.150	5.200	80%
COPD	2.350	3.900	60%

图 14－1　正常人和 COPD 患者的第 1 秒用力呼气容积（FEV_1）

FEV_1 是临床上评估 COPD 严重程度和支气管扩张药物疗效最重要的指标，同样也是肺通气功能指标，最常用为 FEV_1、FVC 及 FEV_1/FVC。其中，FEV_1 由于检测结果稳定，可重复性好、分辨率高，应用最为广泛。临床上常以应用支气管扩张剂后，FEV_1 改善的最大程度来显示支气管扩张剂的即时效应，这有多种表达方式，如：FEV_1 改善值占基础 FEV_1 的百分数；占患者预计值的百分数；FEV_1 改善的绝对值等。上述表述方法各有其优缺点，相互之间并无优劣差别。COPD 患者 FEV_1 增高多少才有临床意义，患者才能感受到呼吸困难的缓解呢？美国胸科协会（ATS）及 GOLD 的专家认为，用药后 FEV_1 增加值占基础值的 12%，同时绝对值增加 200ml 以上才表明患者对支气管扩张剂有反应。

FEV_1 应用虽然广泛，但也有局限性。由于 COPD 主要是小气道疾病，FEV_1 并不能敏感的反映小气道阻塞，同时其结果还与患者用力程度有关；而且 FEV_1 与患者平静呼吸及吹蜡烛或打喷嚏等日常生理活动也无关系；最重要的是，FEV_1 与 COPD 患者的一些临床指标如呼吸困难及一些长期的预后指标，如死亡率或医疗诊治费用等相关性也不强。

第 1 秒用力呼气容积/肺活量（FEV_1/FVC）也常被用作观测气流阻塞性疾病患者长期疗效的指标，与 FEV_1 不同的是，这一指标与患者的年龄、性别、身高以及肺容量无关。FEV_1/FVC% 被认为是反映早期气流受限的敏感指标。因为 COPD 早期 FVC 可无明显变化，而 FEV_1 即可出现下降。故只要 FEV_1 有轻微下降，其比值就会有下降，能首先确定是否存在气流受限。只要 FEV_1/FVC% $<70\%$ 即可诊断 COPD，所以目前可以说 FEV_1/FVC% $<70\%$ 是 COPD 临床诊断的肺功能重要指标，也是所谓的“金标准”。

（2）深吸气量（inspiratory capacity，IC）：肺功能检查中另一有意义的肺量计检测指标是深吸气量（IC）。有很多的 COPD 患者，在使用支气管扩张剂后虽然有明显效果，但其 FEV_1 却无显著改善，即所谓“容量反映者”。在这些患者中，支气管扩张剂的应用导致患者肺容积下降，因而用药后进行肺量计检测时患者起始肺容积小于用药前。由于呼气流速与肺绝对容积正相关，肺容积下降后，仍采用传统肺通气功能指标如 FEV_1，则可能会忽视掉支气管扩张剂的疗效。当然，如果在检测 FEV_1 的同时也检测肺绝对容积，有助于明确避免这一误差，但这在实际工作中却不易实施。此时，如果采用深吸气量的指标，则可能避免这一误差。由于 FRC 下降，患者 IC 可有显著改善。IC 的检测相对比较容易，而且，IC 增加 0.3L 则与患者呼吸困难的改善及活动耐力提高显著相关。但是，IC 检测的意义还需要更深入的研究。肺容积下降时，COPD 患者可在更低的、更舒适的肺容积基础状态下呼吸，因而有助于减轻呼吸困难。为了更为准确的评测 COPD 患者使用支气管扩张剂疗效，应常规检测 FEV_1 及深吸气量（图 14－2）。

IC 同样是反映呼吸肌力特别是膈肌肌力的良好指标。COPD 是一个全身性疾病，重症 COPD 患者常有肌肉受累。如果全身肌肉重量下降达 30%，则膈肌的重量也同样可明显下降。肺功能指标与呼吸肌群张力有关，肺过度充气越严重，膈肌越低平，IC 越小。

吸气分数（深吸气量/肺总量，IC/TLC）也是一项有用的 COPD 严重程度的评估指标。近年研究表明，静态过度充气也能反映 COPD 的严重性，由于静态过度充气可能是动态过度充气的前体，在 COPD 症状产生中起重要作用。

（3）肺容量变化：COPD 患者在有效治疗后功能残气量和动态过度充气可出现改变。吸入支气管舒张剂后，COPD 患者活动耐力和呼吸困难有较明显的改善，这种改善与肺容量的降低有明显的关系，肺容量的降低表现为功能残气量（FRC）和肺动态过度充气的降低。肺容量增加对呼吸动力学有非常显著的不利影响，一方面降低吸气功能，动态过度充气改变了吸气肌的初长和形态，降低了吸气肌的收缩力和工作效率；另一方面增加呼吸做功和呼吸困难程度，COPD 患者产生内源性呼气末正压（PEEPi），患者必须首先产生足够的压力克服 PEEPi，使肺泡内压力低于大气压才能产生吸气气流，因此，胸腔内压下降幅度增加，吸气做功也相应增加。肺容量改变具有重要的生理学意义，肺容量的变化可能比通气功能（即 FEV_1）变化更敏感，可为 COPD 疗效评价的重要指标。

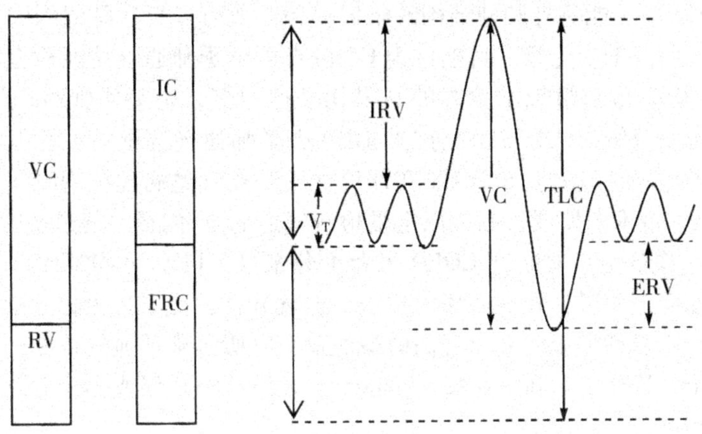

图 14－2　肺容量组成和 IC（深吸气量）

VC：肺活量；RV：残气量；IC：深吸气量；IRV：补吸气容积；V_T：潮气容积；TLC：肺总量；ERV：补呼气容积

（4）其他指标：呼气峰流速（PEF）及最大呼气流量－容积曲线（MEFV）也可作为气流受限的参考指标，但 COPD 时 PEF 与 FEV_1 的相关性不够强，PEF 有可能低估气流阻塞的程度。气流受限也可导致肺过度充气，使肺总量（TLC）、功能残气量（FRC）和残气容量（RV）增高，肺活量（VC）减低。TLC 增加不及 RV 增加的程度大，故 RV/TLC 增高。肺泡隔破坏及肺毛细血管床丧失可使弥散功能受损，一氧化碳弥散量（DLco）降低，DLco 与肺泡通气量（VA）之比（DLco/VA）比单纯 DLco 更敏感。

（5）关于支气管扩张试验：支气管扩张试验作为辅助检查有一定临床价值，结合临床可以协助区分 COPD 与支气管哮喘，也可获知患者应用支气管扩张剂后能达到的最佳肺功能状态。目前对支气管舒张试验有了新评价：我国 COPD 诊治指南（2007 年修订版）指出："作为辅助检查，不论是用支气管舒张剂还是口服糖皮质激素进行支气管舒张试验，都不能预测疾病的进展。用药后 FEV_1 改善较少，也不能可靠预测患者对治疗的反应。患者在不同的时间进行支气管舒张试验，其结果也可能不同"。

现在 GOLD 也不再建议仅仅根据气流受限的可逆程度（如：使用支气管舒张剂或糖皮质激素后的 FEV_1 改变值）来鉴别 COPD 与哮喘，以及预计患者对支气管舒张剂或糖皮质激素长期治疗的反应。因为 COPD 可与哮喘并存，长期哮喘本身也可导致固定的气流受限。

2. 胸部 X 线片　胸片对确定肺部并发症及与其他疾病（如肺间质纤维化、肺结核等）鉴别有重要意义。COPD 早期胸片可无明显变化，以后出现肺纹理增多、紊乱等非特征性改变；主要 X 线征为肺过度充气：肺容积增大，胸腔前后径增长，肋骨走向变平，肺野透亮度增高，横膈位置低平，心脏悬垂狭长，肺门血管纹理呈残根状，肺野外周血管纹理纤细稀少等，有时可见肺大疱形成。并发肺动脉高压和肺源性心脏病时，除右心增大的 X 线征外，还可有肺动脉圆锥膨隆，肺门血管影扩大及右下肺动脉增宽等。

3. 胸部 CT　CT 检查一般不作为常规检查，但当诊断有疑问时，高分辨率 CT（HRCT）

有助于鉴别诊断。另外，HRCT 对辨别小叶中心型或全小叶型肺气肿及确定肺大疱的大小和数量，有很高的敏感性和特异性，对预计肺大疱切除或外科减容手术等的效果有一定价值。

此外，胸部 CT 由于能除外肺外结构的影像重叠，故可以反映肺组织的实际状况，能定量显示早期的肺气肿并准确分级。目前认为 CT 检查可早于肺通气功能检查发现肺解剖结构的异常，定量 CT 检查与肺组织学检查的结果相关性很好，是替代肺组织学检查最好的方法。运用计算机自动分级方法，CT 评分与 COPD 患者肺通气容量相关性很好，但与气流检查及血气检查结果相关性较差。定量 CT 在评价支气管炎气道病理解剖时用处还有限，但是将来随着高分辨 CT 技术的发展，则可以定量检测气道的直/内径、气道壁的厚度。

4. 血气检查　血气分析对晚期 COPD 患者十分重要。$FEV_1<40\%$ 预计值者及具有呼吸衰竭或右心衰竭临床征象者，均应做血气检查。血气异常首先表现为轻、中度低氧血症。随疾病进展，低氧血症逐渐加重，并出现高碳酸血症。呼吸衰竭的血气诊断标准为海平面吸空气时动脉血氧分压（PaO_2）<60mmHg（1mmHg = 0.133kPa）伴或不伴动脉血二氧化碳分压（$PaCO_2$）>50mmHg。

5. 其他检查　低氧血症时，即 $PaO_2<7.32$kPa 时，血红蛋白及红细胞可增高，血细胞比容 >55% 可诊断为红细胞增多症。并发感染时，痰涂片可见大量中性白细胞，痰培养可检出各种病原菌，如肺炎链球菌、流感嗜血杆菌、卡他摩拉菌、肺炎克雷白杆菌等。

6. 多因素分级系统（BODE）　虽然 $FEV_1\%$ 预计值对反映 COPD 严重程度、健康状况及病死率有用，但 FEV_1 并不能完全反映 COPD 复杂的严重情况，除 FEV_1 以外，已证明体重指数（BMI）和呼吸困难分级在预测 COPD 生存率等方面有意义。近年来新推出的多因素分级系统（BODE），被认为可更全面的比 FEV_1 更好地反映 COPD 预后的标准（表 14－1）。

如果将 FEV_1 作为反映气流阻塞（obstruction）的指标，呼吸困难（dyspnea）分级作为症状的指标，BMI 作为反映营养状况的指标，再加上 6 分钟步行试验（6MWT）作为运动耐力（exercise）的指标，将这四方面综合起来建立一个多因素分级系统（BODE）。

BMI 等于体重（以 kg 为单位）除以身高的平方（以 m^2 为单位），BMI $<21kg/m^2$ 的 COPD 患者病死率增加。

功能性呼吸困难分级：可用呼吸困难量表来评价：0 级：除非剧烈活动，无明显呼吸困难；1 级：当快走或上缓坡时有气短；2 级：由于呼吸困难比同龄人步行得慢，或者以自己的速度在平地上行走时需要停下来呼吸；3 级：在平地上步行 100m 或数分钟后需要停下来呼吸；4 级：明显的呼吸困难而不能离开房屋或者当穿脱衣服时气短。

表 14－1　BODE 评分细则

评分指标	BODE 评分的分值（各项累加，0～10 分）			
	0	1	2	3
$FEV_1\%$	≥65	50～64	36～49	≤35
6MWT（m）	≥350	250～349	150～249	≤149
MMRC	0～1	2	3	4
BMI	>21	≤21		

三、临床类型

COPD 可分为两种典型的类型。一种以慢性支气管炎为主要表现，另一种以肺气肿为主要表现，但大多数COPD患者，兼有这两种类型的基本临床特点和肺功能特点（表14-2，表14-3）。

表14-2 COPD慢性支气管炎型与肺气肿型的临床特点比较

临床表现	慢性支气管炎型（BB型）	肺气肿型（PP型）
一般表现	肥胖、体重超重、肢体温热	消瘦、憔悴、缩唇呼吸、主要应用辅助呼吸肌呼吸、肢体冷
年龄（岁）	40~55	50~75
发绀	明显	轻度或无
气短	轻	重
咳痰	多	少
呼吸音	中度减弱	显著减弱
支气管感染	频繁	少
呼吸衰竭	反复出现	少
肺心病和右心衰竭	常见	仅在呼吸系统感染期间发生或在临终时发生
胸部X线片	肺纹理增重、心脏大	肺透光度增加、肺大疱、心界小、横膈扁平
PaO_2（mmHg）	<60	>60
$PaCO_2$（mmHg）	50	<45
血细胞比容	增高	正常
肺心病	常见	少见或终末期表现
气道阻力	高	正常至轻度
弥散能力	正常	降低

表14-3 COPD慢性支气管炎型与肺气肿型的肺功能特点比较

	慢性支气管炎型（BB型）	肺气肿型（PP型）
FEV_1/VC	降低	降低
FRC	轻度增加	显著增加
TLC	正常或轻度增加	明显增加
RV	中度增加	显著增加
肺顺应性	正常或降低	正常或降低
肺泡弹性回缩力	正常或增加	降低
MVV	中度降低	显著降低
气道阻力	增加	正常或稍有增加
弥散功能	正常或降低	降低
动脉血氧分压	中度至重度降低	轻度至中度降低
动脉血高碳酸血症	慢性	仅在急性感染时发生
肺动脉压力	一般增加	正常或轻度增加

注：TLC：肺总量；RV：残气量；MVV：最大通气量。

1. 支气管炎型（发绀臃肿型——blue bloater，BB型） 支气管病变较重，黏膜肿胀，黏液腺增生，而肺气肿病变较轻。患者常常有多年的吸烟史及慢性咳嗽、咳痰史。体格检查可发现患者较为肥胖、发绀、颈静脉怒张、下肢水肿，双肺底可闻及啰音。胸部 X 线检查有肺充血，肺纹理增粗，未见有明显的肺气肿征。肺功能检查示通气功能明显损害，气体分布不均匀，功能残气及肺总量增加，弥散功能正常，PaO_2 降低，$PaCO_2$ 增加，血细胞比容增高，易发展为呼吸衰竭和（或）右心衰竭。

2. 肺气肿型（粉喘型——pink puffer，PP 型）　肺气肿较为严重，多见于老年患者，体格消瘦，呼吸困难明显，通常无发绀。患者常采取特殊的体位，如两肩高耸、双臂扶床、呼气时两颊鼓起和缩唇。X 线片示双肺透明度增加。通气功能虽有损害，但不如 BB 型严重，残气占肺总量的比值增大，肺泡通气量正常甚至过度通气，故 PaO_2 降低不明显，$PaCO_2$ 正常或降低。

（刘　莹）

第三节　慢性阻塞性肺疾病的诊断和鉴别诊断

一、诊断

1. 全面采集病史进行评估　诊断 COPD 时，首先应全面采集病史，包括症状、既往史和系统回顾、接触史。症状包括慢性咳嗽、咳痰、气短。既往史和系统回顾应注意：童年时期有无哮喘、变态反应性疾病、感染及其他呼吸道疾病如结核；COPD 和呼吸系统疾病家族史；COPD 急性加重和住院治疗病史；有相同危险因素（吸烟）的其他疾病，如心脏、外周血管和神经系统疾病；不能解释的体重下降；其他非特异性症状，喘息、胸闷、胸痛和晨起头痛；要注意吸烟史（以包/年计算）及职业、环境有害物质接触史等。

2009 年“慢性阻塞性肺疾病全球创议，GOLD”修订版提出 COPD 诊断的主要线索如下：大于 40 岁，出现以下任何症状，应考虑 COPD 的可能性，进行肺功能检查。临床症状本身不能诊断 COPD，但提示 COPD 的可能性。①呼吸困难：进行性（随时间恶化）、活动后加剧、持续性（每日都发生），患者诉说：喘气费劲、呼吸用力、气不够用；②慢性咳嗽：可为间断、伴有多痰；③慢性咳痰：任何类型的痰量增多可能表明 COPD；④危险因素的接触史：吸烟、职业粉尘和化学物品、厨房烟尘和燃料等。

2. 诊断　COPD 的诊断应根据临床表现、危险因素接触史、体征及实验室检查等资料，综合分析确定。考虑 COPD 诊断的关键症状为慢性咳嗽，咳痰，呼吸困难及危险因素接触史，存在不完全可逆性气流受限是诊断 COPD 的必备条件。肺功能检查是诊断 COPD 的金标准。用支气管扩张剂后 $FEV_1 < 80\%$ 预计值及 $FEV_1/FVC < 70\%$ 可确定为不完全可逆性气流受限。凡具有吸烟史，及/或环境职业污染接触史，及（或）咳嗽、咳痰或呼吸困难史者，均应进行肺功能检查。COPD 早期轻度气流受限时可有或无临床症状。胸部 X 线检查有助于确定肺过度充气的程度及与其他肺部疾病鉴别。

2009 年 WHO 在新修定的 GOLD 中，对 COPD 作出了新的定义，并制定了诊断 COPD 的新标准（见前述）。GOLD 提出在诊断 COPD 时应该注意：①COPD 的诊断基础是患者有明显的危险因素接触史，以及有气流阻塞且不能完全逆转的实验室检查证据，可伴有或不伴有临床症状；②如果患者有咳嗽和多痰的症状，并且有危险因素接触史，无论有无呼吸困难均应进行气流限制的测定，即肺功能检查；③诊断和评估 COPD 病情时，应用肺活量仪测定肺功能可作为一项“金”标准，其重复性强、标准化、能客观测定气流阻塞的程度；④在诊断和治疗 COPD 患者时应该使用肺活量仪；⑤所有 FEV_1 占预计值% <40%或临床症状提示有呼吸衰竭或右心室衰竭时，均应作动脉血气分析。

二、COPD 严重程度分级

COPD 严重程度分级是基于气流受限的程度。气流受限是诊断 COPD 的主要指标，反映了病理改变的严重度。由于 FEV_1 下降与气流受限有很好的相关性，故 FEV_1 的变化是严重度分级的主要依据。此外，还应考虑临床症状及合并症的程度。COPD 严重程度分为四级（表 14-4）。

Ⅰ级　轻度 COPD：特征为轻度气流受限（FEV_1/FVC <70%，但 FEV_1 ≥80%预计值），通常可伴有或不伴有咳嗽、咳痰。此时，患者本人可能还不认识到自己的肺功能是异常的。

Ⅱ级　中度 COPD：特征为气流受限进一步恶化（50% ≤FEV_1 <80%预计值）并有症状进展和气短，运动后气短更为明显。此时，由于呼吸困难或疾病的加重，患者常去医院就诊。

Ⅲ级　重度 COPD：特征为气流受限进一步恶化（30% ≤FEV_1 <50%预计值），气短加剧，并且反复出现急性加重，影响患者的生活质量。

Ⅳ级　极重度 COPD：为严重的气流受限（FEV_1 <30%预计值）或者合并有慢性呼吸衰竭。此时，患者的生活质量明显下降，如果出现急性加重则可能有生命危险。

表 14-4　COPD 病情严重程度分级

分级	特征
Ⅰ级：轻度 COPD	• FEV_1/FVC <70%
	• FEV_1%预算值≥80%
Ⅱ级：中度 COPD	• FEV_1/FVC <70%
	• 50% ≤FEV_1%预计值 <80%
Ⅲ级：重度 COPD	• FEV_1/FVC <70%
	• 30% ≤FEV_1%预计值 <50%
Ⅳ级：极重度 COPD	• FEV_1/FVC <70%
	• FEV_1%预计值 <30%或 FEV_1%预计值 <50%合并慢性呼吸衰竭

注：FEV_1%预计值为 FEV_1 占预计值百分比。

COPD 病程可分为急性加重期与稳定期。COPD 急性加重期是指在疾病过程中，患者短期内咳嗽、咳痰、气短和（或）喘息加重，痰量增多，呈脓性或黏脓性，可伴发热等炎症明显加重的表现。稳定期则指患者咳嗽、咳痰、气短等症状稳定或症状轻微。

三、鉴别诊断

慢性阻塞性肺疾病全球创议（GOLD）强调指出，COPD 应与支气管哮喘、支气管扩张症、充血性心力衰竭、肺结核等鉴别（表 14-5）。

表 14－5　COPD 的鉴别诊断

诊断	鉴别诊断要点
COPD	中年发病，症状缓慢进展，长期吸烟史，活动后气促，大部分为气流不可逆性受限
支气管哮喘	早年发病（通常在儿童期），每日症状变化快，夜间和清晨症状明显，也可有过敏史、鼻炎和（或）湿疹，哮喘家族史，气流阻塞大部分可逆
充血性心力衰竭	听诊肺基底部可闻细啰音，胸部 X 线片示心脏扩大、肺水肿，肺功能测定示限制性通气障碍（而非气流受限）
支气管扩张	大量脓痰，常伴有细菌感染，粗湿啰音、杵状指，胸片或 CT 示支气管扩张、管壁增厚
结核病	所有年龄均可发病，胸片示肺浸润性病灶或结节状阴影，微生物检查可确诊，流行地区高发
闭塞性细支气管炎	发病年龄较轻且不吸烟，可能有类风湿关节炎病史或烟雾接触史、CT 在呼气相显示低密度影
弥漫性泛细支气管炎	大多数为男性非吸烟者，几乎所有患者均有慢性鼻窦炎，胸部 X 线片和 HRCT 显示弥漫性小叶中央结节影和过度充气征

（一）支气管哮喘

COPD 主要与支气管哮喘进行鉴别诊断。一般认为 COPD 患者有重度的吸烟史，影像学上有肺气肿的证据，弥散功能降低，慢性低氧血症等支持 COPD 的诊断。而支气管哮喘则与上述 4 项特征相反，且应用支气管扩张剂或皮质激素后肺功能显著改善则支持哮喘的诊断。但在目前影像学和生理测定技术的情况下，对某些慢性哮喘与 COPD 作出明确的鉴别是不可能的。然而，此时 COPD 的治疗与支气管哮喘是相似的。

1. COPD 与支气管哮喘发病机制的差异　COPD 的炎症过程与支气管哮喘有着本质上的差别，当然少数患者可同时患有这两种疾病，具有这两种疾病的临床和病理生理特征。甚至有时鉴别 COPD 和支气管哮喘相当困难。几乎所有支气管哮喘患者周围血中的嗜酸细胞均有普遍增加，而 COPD 急性加重期也可有嗜酸细胞的增多。重症哮喘患者则在气道中有中性粒细胞的炎症过程，这与 COPD 相似。

但是，COPD 与支气管哮喘的病因、病程中所涉及的炎症细胞、所产生的炎症介质均不同且对皮质激素治疗的效果也不一样（表 14－6）。COPD 炎症过程中，涉及的炎症细胞主要有中性粒细胞、CD_8 细胞、较多的巨噬细胞；而哮喘炎症时参与的炎症细胞主要是肥大细胞、嗜酸细胞、CD_4 细胞，少许巨噬细胞。COPD 的主要炎症介质有 LTB_4，$TNF\alpha$，IL－8 和较多的氧化剂作用参与；而哮喘炎症介质主要有白三烯 D_4（LTD_4），组胺、白介素 IL－4，IL－5，IL－13 和少许的氧化剂作用参与。COPD 患者中，炎症效应主要作用于周围气道，气道高反应性不明显，常伴有气道上皮化生和中度的纤维化，有肺实质的破坏和较多的黏液分泌；而支气管哮喘患者中，炎症效应作用于所有气道，具有显著的气道高反应性，常伴有气道上皮细胞脱落，通常不累及肺实质，黏液分泌不多。

表 14-6 慢性阻塞性肺疾病和支气管哮喘在炎症过程中的差别

炎症过程	COPD	支气管哮喘
炎症细胞		肥大细胞
	中性粒细胞	嗜酸性粒细胞
	CD_8 细胞	CD_4 细胞
	巨噬细胞 + +	巨噬细胞 +
炎症调节介质	白三烯（LTB_4）	白三烯（LTD_4），组胺
	TNF-α	白介素（IL-4，IL-5，IL-13）
	IL-8，CRO-α	Eotaxin，BANTES
	氧化剂作用 + + +	氧化剂作用 +
炎症效应	周围气道	所有气道
	气道高反应性 + -	气道高反应性 + + +
	上皮细胞化生	上皮细胞脱落
	纤维化 + +	纤维化 +
	肺实质破坏	不累及肺实质
	黏液分泌 + + +	黏液分泌 +
对激素治疗的反应	+ -	+ + +

注：RANTES：（regulated on normal T-cells expressed and secreted）对正常T细胞表达和分化的调节。

2. COPD与支气管哮喘的临床鉴别诊断　虽然COPD与支气管哮喘的鉴别诊断有时存在一定困难，但是临床上仍可依据以下数点鉴别诊断COPD与支气管哮喘（表14-7）。COPD多于中年后起病，哮喘则多在儿童或青少年期起病；COPD症状缓慢进展，逐渐加重，严重时合并肺心病；支气管哮喘则症状起伏大，极少合并肺心病；COPD多有长期吸烟史和（或）有害气体、颗粒接触史，支气管哮喘患者则常伴过敏体质、过敏性鼻炎和（或）湿疹等，部分患者有哮喘家族史；COPD时气流受限基本为不可逆性，哮喘时则多为可逆性。然而，部分病程较长的哮喘患者已发生气道重塑，气流受限不能完全逆转；而少数COPD患者伴有气道高反应性，气流受限部分可逆。此时应根据临床及实验室所见全面分析，必要时作支气管激发试验、支气管扩张试验和（或）最大呼气流量（PEF）昼夜变异率来进行鉴别。在少部分患者中，两种疾病可重叠存在。

此外，COPD与支气管哮喘鉴别，病史很重要，支气管哮喘常有过敏史，常因某些刺激而发生阵发性的哮喘发作或加重，又可经治疗或不经治疗而自然缓解，这些特点在COPD是不具备的。肺功能能协助区别COPD和哮喘，二者均可有FEV_1的降低，但吸入支气管扩张剂后，哮喘的FEV_1改善率大于COPD，一般以吸入支气管扩张剂后FEV_1改善≥12%为判断标准。如果患者吸入支气管扩张剂之后，FEV_1改善≥12%则有助于哮喘的诊断。现在不再建议仅仅根据气流受限的可逆程度（如：使用支气管舒张剂的FEV_1改变值）来鉴别COPD与哮喘，在实际鉴别诊断时应综合评价，把病史、体征、X线与肺功能等检查结合起来判断才比较可靠。因有一部分COPD患者经支气管扩张剂或吸入糖皮质激素治疗，FEV_1的改善率也可能≥12%。

表 14－7　慢性阻塞性肺疾病（COPD）和支气管哮喘的区别

	COPD	支气管哮喘
发病时间	多于中年后起病	多在儿童或青少年期起病
病史特点	多有长期吸烟史和（或）有害气体、颗粒接触史	常伴有过敏体质、过敏性鼻炎和（或）湿疹等，部分有哮喘家族史
症状	逐渐进展	间断发作
体征	严重时合并肺心病	极少有肺心病
对支气管扩张剂的效应	<12%	>12%
PEF 变异程度	<12%	>12%
对糖皮质激素的效应	<12%	>12%
炎性细胞	中性粒细胞	嗜酸性粒细胞

注：PEF：(peak expiratory flow) 呼出气峰流速。

COPD 的炎症过程与支气管哮喘有着本质上的差别，当然少数患者可同时患有这两种疾病，具有这两种疾病的临床和病理生理特征（图 14－3）。甚至有时鉴别 COPD 和哮喘相当困难。几乎所有哮喘患者周围血中的嗜酸性粒细胞均有普遍增加，而 COPD 急性加重期也可有嗜酸性粒细胞的增多。重症哮喘患者则在气道中有中性粒细胞的炎症过程，这与 COPD 相似。临床实际工作中，有时 COPD 与支气管哮喘很难区别，典型的支气管哮喘容易诊断，如以喘息为首发症状，有过敏史，发作间期症状消失，肺功能恢复正常。典型的 COPD 也容易诊断，如老年吸烟者，长年咳嗽、咳痰伴肺气肿，无过敏史，肺功能持续减退。但在这两个极端之间，常有一些患者出现重叠症状，即所谓慢性喘息支气管炎，这些患者常先有多年的吸烟、咳嗽、咳痰，而后出现哮喘，于病情加重时，肺部出现广泛的哮鸣音，经治疗后哮鸣音有不同程度的减少，甚至完全消失，许多患者也有过敏表现与血 IgE、嗜酸性粒细胞增高，这类患者的诊断最为困难，这类患者实际上是慢性支气管炎合并了支气管哮喘。对在慢性支气管炎的基础上发生了具有上述支气管哮喘发作特点的哮鸣可诊断为慢性支气管炎合并支气管哮喘，而且许多慢性支气管炎合并支气管哮喘的患者，其气道阻塞最终发展为不可逆，因此将慢性支气管炎合并支气管哮喘归入 COPD 的范畴是可以的。

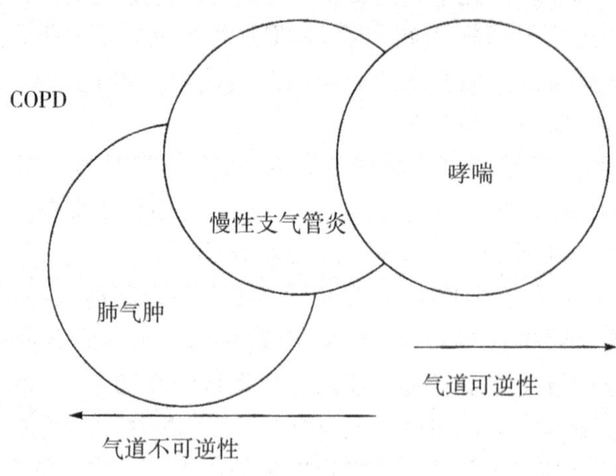

图 14－3　图示支气管哮喘和 COPD 的关系和重叠

3. COPD 与支气管哮喘的实验室区别辅助方法　COPD 与支气管哮喘的鉴别有时比较困难，支气管扩张试验可协助区分这两种疾病。虽然 COPD 与支气管哮喘患者均可有 FEV_1 的下降，但这两种疾病气流受限的可逆程度并不相同，因而结合临床能协助区分 COPD 与支气管哮喘。方法如下：

（1）试验前患者应处于临床稳定期，无呼吸道感染。试验前 6 小时、12 小时分别停用短效与长效 β_2 受体激动剂，试验前 24 小时停用长效茶碱制剂。

（2）试验前休息 15 分钟，然后测定 FEV_1，共 3 次，取其最高值，吸入 β_2 受体激动剂 400μg，或者 160μg 以上抗胆碱药物，或二者联合使用。吸入短效支气管扩张剂 10～15 分钟后再测定 FEV_1 3 次，取其最高值。

（3）计算 FEV_1 改善值

$$\frac{\text{吸药后 } FEV_1 - \text{吸药前 } FEV_1}{\text{吸药前 } FEV_1} \times 100\% \geqslant 12\%$$

如果 FEV_1 改善值≥12%，而且 FEV_1 绝对值在吸入支气管扩张剂后增加 200ml 以上，为支气管扩张试验阳性，表示气流受限可逆性较大。结合临床可以协助支持支气管哮喘，如吸入支气管扩张剂后，FEV_1 改善率＜12%，则有 COPD 的可能性。

必须指出，10%～20%的 COPD 患者支气管扩张试验或皮质激素可逆试验也可出现阳性，故单纯根据这一项检查来鉴别 COPD 或支气管哮喘是不可取的，应该结合临床表现及其他实验室检查结果，进行综合判断才比较可靠。

（二）充血性心力衰竭

COPD 的重要临床表现之一是呼吸困难，而呼吸困难是心功能不全（充血性心力衰竭）的重要症状之一，有时临床上 COPD 需要与充血性心力衰竭相鉴别。

充血性心力衰竭产生呼吸困难的主要原因是：①长期肺淤血，导致肺泡弹性减退和限制性通气功能障碍；②心排血量减少与血流速度减慢，换气功能障碍，可导致低氧血症与二氧化碳潴留；③肺循环压力增高，导致反射性呼吸中枢兴奋性增高。

充血性心力衰竭的主要症状为呼吸困难、端坐呼吸、发绀、咳嗽、咳血性痰、衰弱、乏力等。痰中有大量的心力衰竭细胞。体检发现左心增大、心前区器质性杂音、肺动脉瓣第二音亢进、奔马律、双肺底湿啰音等。臂－舌循环时间延长。

充血性心力衰竭所致呼吸困难的临床特点可概括如下：①患者有重症心脏病存在，如高血压心脏病、二尖瓣膜病、主动脉瓣膜病、冠状动脉粥样硬化性心脏病等；②呼吸困难在坐位或立位减轻，卧位时加重；③肺底部出现中、小湿啰音；④X 线检查心影有异常改变，肺门及其附近充血或兼有肺水肿征；⑤静脉压正常或升高，臂－舌循环时间延长。

急性右心衰竭见于肺栓塞所致的急性肺源性心脏病，主要表现为突然出现的呼吸困难、发绀、心动过速、静脉压升高、肝大与压痛、肝颈回流征等。严重病例（如巨大肺栓塞）迅速出现休克。

COPD 合并肺心病时，临床上需与反复发生肺血栓栓塞所致的慢性肺源性心脏病相鉴别。但两者一般较容易区别，COPD 患者往往有长期咳喘病史，而肺血栓栓塞所致的肺心病则深静脉血栓病史；COPD 患者有肺气肿体征，听诊可闻哮鸣音或干啰音，胸部 X 线检查显示肺部过度充气等，肺功能检查可发现气流受限。而肺血栓栓塞所致肺心病则缺乏这些特点。

（三）支气管扩张

支气管扩张患者有时可合并气流受限，以往曾经将支气管扩张归入 COPD，目前已将支气管扩张与 COPD 分开。GOLD 特别指出 COPD 应该与支气管扩张相鉴别。支气管扩张多数有肺炎病史，特别是麻疹、百日咳、流感等所继发的支气管性肺炎。咯血是支气管扩张的常见症状，90% 患者有不同程度的咯血，并可作为诊断的线索。咯血可在童年开始，支气管扩张的咯血有两种不同表现。

1. 小量咯血　在经常有慢性咳嗽、脓痰较多情况下，同时有小量咯血；有时在咯血前先有一段咳嗽较重的感染阶段。因感染，支气管内肉芽组织充血及损伤小血管而导致咯血。

2. 大咯血　由于支气管有炎症性变，血管弹性纤维被破坏，管壁厚薄不匀或形成假血管瘤，加以炎症影响下，易破裂引起大咯血。血量每次达 300～500ml 以上，色鲜红，常骤然止血（因此种出血常来自支气管动脉系统，压力高，而动脉血管壁弹性好，收缩力强，故可较快止血）。

患者病程虽长，但全身情况比较良好。咳嗽和咳痰也为常有的症状，咳嗽可轻微，也可相当剧烈；咳嗽和咳痰常与体位改变有关，如在晨起或卧床后咳嗽可加剧，咳痰增多。痰量可为大量，每天达数百毫升（湿性型）。痰液静置后可分为三层：上层为泡沫状黏液，中层为较清的浆液，下层为脓液及细胞碎屑沉渣。有些患者痰量甚少（干性型），如合并感染，痰量随之增多，并有发热、咯血等。

支气管扩张的好发部位是下肺，以左下叶较右下叶为多见，最多累及下叶基底支。病变部位出现呼吸音减弱和湿性啰音，位置相当固定，体征所在的范围常能提示病变范围的大小。常有杵状指（趾）。

胸片检查不易确诊支气管扩张，但可排除慢性肺脓肿及慢性纤维空洞型肺结核。如患者有支气管扩张的临床表现，胸片又显示一侧或双侧下肺纹理增粗、紊乱以及蜂窝状小透明区，或见有液平面则支气管扩张的可能性最大，支气管造影检查可确定诊断，并对明确病变部位及决定治疗方案有重要意义。在进行支气管造影前，应作痰结核菌检查，以除外结核性支气管扩张。

胸部 HRCT 可用于支气管扩张的诊断，HRCT 诊断支气管扩张的敏感性为 63.9%～97%，特异性为 93%～100%。HRCT 可显示 2mm 支气管，增强影像清晰度。支气管扩张的 CT 表现有：①柱状支气管扩张：如伴发黏液栓时，呈柱状或结节状高密度阴影，当支气管管腔内无内容物时，表现为支气管管腔较伴随的肺动脉内径明显增大，管壁增厚，呈现为环状或管状阴影，肺野外带见到较多的支气管影像；②囊状支气管扩张：常表现为分布集中，壁内、外面光滑的空腔，有时可见液平；③支气管扭曲及并拢：因肺部病变牵拉导致支气管扩张时，常合并支气管扭曲及并拢。

（四）肺结核

与 COPD 不同，肺结核患者以青壮年占大多数，常常以咯血为初发症状而就诊。咯血后常有发热，是由于病灶播散及病情发展所致。患者常同时出现疲乏、食欲减退、体重减轻、午后潮热、盗汗、脉快和心悸等全身中毒症状。

咯血是肺结核患者常见的症状，且常为提示此病诊断的线索。咯血量可多可少，多者一次可达 500ml，少则仅为痰中带血。血色鲜红。咯血与结核病变的类型有一定关系，多见于浸润型肺结核、慢性纤维空洞型肺结核和结核性肺炎，而少见于原发性综合征和急性血行播散性肺结核。咯血程度并不一定与病灶大小成比例，小的病灶可有较多的咯血，而病灶广泛的反可无咯血。出血量常和血管损害程度有关。血管壁渗透性增高所致的咯血，出血量少，但持续时间较长，而小血管的破裂则多引起小量出血，这多由于慢性活动性肺结核所致。大咯血多为肺动脉分支破损所致，其中以空洞内形成的动脉瘤破裂所致的大咯血为多。

肺结核的诊断主要依靠症状、体征、胸片和痰结核菌检查。如在青壮年患者一侧肺尖部经常听到湿啰音，又有上述全身性中毒症状，则支持活动性肺结核的诊断。胸片检查通常能确定病灶的存在、性质及范围。因此，定期进行胸片检查能及时发现早期病灶，并有助于早期治疗。有下列表现应考虑肺结核的可能：①咳嗽、咳痰 3 周或以上，可伴有咯血、胸痛、呼吸困难等症状；②发热（常午后低热），可伴盗汗、乏力、食欲降低、体重减轻、月经失调；③结核变态反应引起的过敏表现：结节性红斑、泡性结膜炎和结核风湿症等；④结核菌素皮肤试验：我国是结核病高流行国家，儿童普种卡介苗，阳性对诊断结核病意义不大，但对未种卡介苗儿童则提示已受结核分枝杆菌（简称结核菌）感染或体内有活动性结核病，当呈现强阳性时表示机体处于超过敏状态，发病概率高，可作为临床诊断结核病的参考指征；⑤患肺结核时，肺部体征常不明显。肺部病变较广泛时可有相应体征，有明显空洞或并发支气管扩张时可闻及中小水泡音。

临床上细菌学检查是肺结核诊断的确切依据，但并非所有的肺结核都可得到细菌学证实。胸片检查也常是重要的，肺结核胸部 X 线表现有：①多发生在肺上叶尖后段、肺下叶背段、后底段；②病变可局限也可多肺段侵犯；③X 线影像可呈多形态表现（即同时呈现渗出、增殖、纤维和干酪性病变），也可伴有钙化；④易合并空洞；⑤可伴有支气管播散灶；⑥可伴胸腔积液、胸膜增厚与粘连；⑦呈球形病灶时（结核球）直径多在 3cm 以内，周围可有卫星病灶，内侧端可有引流支气管征；⑧病变吸收慢（一个月以内变化较小）。

痰结核菌检查阳性可确诊为肺结核，且可肯定病灶为活动性。但痰菌阴性并不能否定肺结核的存在，对可疑病例须反复多次痰液涂片检查，如有需要，可采取浓集法、培养法、PCR 法、BACTEC 法。在咯血前后，因常有干酪性坏死物脱落，其中痰菌阳性率较高。

（五）闭塞性细支气管炎

是一种小气道疾病，患者可能有类风湿关节炎病史或烟雾接触史，发病年龄通常较轻且不吸烟。临床表现为快速进行性呼吸困难，肺部可闻及高调的吸气中期干鸣音；胸片提示肺过度充气，但无浸润阴影，CT 在呼气相显示低密度影。肺功能显示阻塞性通气功能障碍，而一氧化碳弥散功能正常。肺活检显示直径为 1～6mm 的小支气管和细支气管的疤痕狭窄和闭塞，管腔内无肉芽组织息肉，而且肺泡管和肺泡正常。闭塞性细支气管炎对皮质激素治疗反应差，患者常常预后不良。

（六）弥漫性泛细支气管炎（diffuse panbronchiolitis，DPB）

是一种鼻窦－支气管综合征，其特征为慢性鼻窦炎和支气管炎症。主要表现为慢性咳嗽、咳痰，伴有气流受限和活动后呼吸困难，并可导致呼吸功能障碍。常有反复发作的肺部感染，并可诱发呼吸衰竭。DPB 是以肺部呼吸性细支气管为主要病变区域的特发性、弥漫性、炎性和阻塞性气道疾病。DPB 与 COPD 在临床症状有相似之处，但 DPB 具有特殊的病理学和影像学表现。目前国内临床医师对 DPB 仍认识不足，DPB 可被误诊为 COPD、支气管扩张和肺间质纤维化等。

1. 临床表现　DPB 通常隐袭缓慢发病，常见症状为咳嗽，咳痰及活动时气短。几乎所有患者都有慢性鼻窦炎的病史，通常发生于 20～40 岁，男性多于女性。肺部听诊可闻湿啰音、干啰音或高调的喘鸣音。早期可出现低氧血症，伴有发绀及轻度杵状指。慢性鼻窦炎症状有鼻塞，流脓性鼻涕，嗅觉减退等。

2. 胸片　表现为含气量增加所致的肺透亮度增强和两肺野弥漫性小结节状和粟粒样阴影。结节直径 2～5mm，边缘不清，形状不规整，主要分布于双肺肺底部。这种小结节的存在有别于 COPD。轻度的支气管扩张常可发生于中叶和舌叶，表现于双轨征。随着病情进展，有些病例可有囊性病变或弥漫性支气管扩张。

CT 显示小结节或粟粒样阴影的特点，表现为：①弥漫性小结节影和线状阴影，小叶中心性小颗粒状，肺小动脉逐渐分支变细，在其前端或其邻近可见小结节，宛如“小雪团挂在树枝上”的影像，而且与胸壁有少许间隔是其特点，CT 上的圆形影常散在分布于胸膜至支气管和血管分支的末端以及叶中部区域；②小支气管和细支气管扩张，细支气管扩张表现为双轨状或小环形，多数病例以两肺下叶最明显，多呈弥漫性，在其近端的细支气管常有扩张和肥厚；③支气管壁增厚；④另一特点是常易合并中叶和舌叶肺不张。

3. 肺功能测定　表现为阻塞性损害，FEV_1 降低，某些进展性的病例中，在阻塞性肺功能损害的基础上可伴有限制性通气障碍。但肺顺应性和弥散功能多在正常范围，血气分析显示早期低氧血症，晚期伴有高碳酸血症。残气量（RV）和残气量与肺总量（RV/TLC）之比通常是增加的。如肺泡通气不足加重，可出现高碳酸血症，病程较长者可并发肺动脉高压和肺心病，最终将演变为慢性呼吸衰竭。

诊断 DPB 的最低条件为：慢性鼻窦炎、慢性咳嗽、多痰和活动性呼吸困难；X 线上表现为弥漫结节影，其边缘不清，肺功能为阻塞性障碍；冷凝集试验呈持续性的增加。通常在其疾病过程中，大部分患者有这些临床特点。

DPB 和 COPD 虽均表现为阻塞性通气功能障碍，但 COPD 患者的胸片缺乏结节状阴影：病理学检查有助于对本病的确诊。DPB 的病理诊断标准如下：①淋巴组织增生（淋巴滤泡的肥大、增生），淋巴细胞和浆细胞浸润；②脂肪吞噬细胞（泡沫细胞）的聚集；③胶原纤维化（纤维化）。上述 1、2、3 项的改变中至少有 2 项者，可诊断 DPB。

弥漫性泛细支气管炎是一种慢性和进展性疾病，预后较差。疾病的进展依赖于炎症部位的范围和严重程度，以及慢性气道感染的并发症。长期、低剂量红霉素疗法，DPB 患者的预后得到了显著的改善。

（刘　莹）

第四节　慢性阻塞性肺疾病的治疗

一、COPD 稳定期的治疗

慢性阻塞性肺疾病稳定期治疗目的主要是减轻症状，阻止 COPD 病情发展；同时缓解或阻止肺功能下降；并且改善 COPD 患者的活动能力，提高其生活质量；达到降低死亡率的目标。

(1) 教育与管理：通过教育与管理可以提高患者及有关人员对 COPD 的认识和自身处理疾病的能力，更好的配合治疗和预防措施，减少反复加重，维持病情稳定，提高生活质量。主要内容包括：①教育与督促患者戒烟；②使患者了解 COPD 的病理生理与临床基础知识；③掌握一般和某些特殊的治疗方法；④学会自我控制病情的技巧，如腹式呼吸及缩唇呼吸锻炼等；⑤了解赴医院就诊的时机；⑥社区医生定期随访管理。

(2) 控制职业性或环境污染，避免或防止粉尘、烟雾及有害气体吸入。

二、药物治疗

药物治疗用于预防和控制症状，减少急性加重的频率和严重程度，提高运动耐力和生活质量。

1. 支气管舒张剂　支气管舒张剂可松弛支气管平滑肌、扩张支气管、缓解气流受限，是控制 COPD 症状的主要治疗措施。短期按需应用可缓解症状，长期规则应用可预防和减轻症状，增加运动耐力。但不能使所有患者的 FEV_1 得到改善。

主要的支气管舒张剂有 β_2 受体激动剂、抗胆碱药及甲基黄嘌呤类，根据药物的作用及患者的治疗反映选用。定期用短效支气管舒张剂较为便宜，但不如长效支气管舒张剂方便。不同作用机制与作用时间的药物联合可增强支气管扩张作用、减少不良反应。短效 β_2 受体激动剂与抗胆碱药异丙托溴铵联合应用与各自单用相比可使 FEV_1 获得较大与较持久的改善；β_2 受体激动剂、抗胆碱药物和（或）茶碱联合应用，肺功能与健康状况亦可获进一步改善。

(1) β_2 受体激动剂：β_2 受体是一种广泛分布于呼吸道平滑肌，上皮细胞和内皮细胞膜上的跨膜受体，尤以小气道和肺泡中的数量居多。β_2 受体激动剂主要作用于呼吸道平滑肌细胞中的 β_2 受体，以舒张支气管。同时 β_2 受体激动剂还能抑制气道的胆碱能神经递质传递，减少血浆蛋白的渗出和细胞因子的分泌，增加气道的排痰作用，改善心血管的血流动力学，降低肺动脉高压，改善膈肌的耐力和收缩力，对减轻气道炎症和预防 COPD 病情恶化有重要意义。

β_2 受体激动剂可通过吸入或口服应用，临床常用的口服制剂有丙卡特罗和特布他林等。丙卡特罗为第三代高度选择性支气管 β_2 受体激动剂，对心脏的作用要明显弱于特布他林，该药在舒张支气管平滑肌的同时，还具有较强抗过敏和促进呼吸道纤毛运动的作用，因此还具有祛痰和镇咳作用。上述口服制剂均可有心悸、手颤等不良反应，临床应用受到一定限制。

临床上稳定期以吸入制剂为主，常用短效制剂主要有沙丁胺醇、间羟舒喘宁等，为短效定量雾化吸入剂，由支气管吸收迅速，数分钟内开始起效，15～30 分钟达到峰值，持续疗效 4～5 小时，每次剂量 100～200μg（每喷 100μg），24 小时不超过 8～12 喷。主要用于缓解症状，按需使用。沙美特罗（salmeterol）与福莫特罗（formoterol）为长效支气管舒张剂，通过定量吸入装置吸入，起效快，且不良反应少。福莫特罗可于 3～5 分钟起效。沙美特罗在 30 分钟起效，作用持续 12 小时以上。沙美特罗 50μg，每日两次可改善 COPD 健康状况。

(2) 抗胆碱药：COPD 患者的迷走神经张力较高，而支气管基础口径是由迷走神经张力决定的，迷走神经张力愈高，则支气管基础口径愈窄，此外各种刺激，均能刺激迷走神经末梢，反射性地引起支气管痉挛，抗胆碱能药物可与迷走神经末梢释放的乙酰胆碱竞争性地与平滑肌细胞表面的胆碱能受体相结合，因而可阻断乙酰胆碱所致的支气管平滑肌收缩。随着药物研究的发展，尤其是异丙托溴铵季胺结构类药物的发现使抗胆碱类药物已成为安全有效的支气管扩张剂，选择性、长效胆碱能受体阻断剂的临床应用，使其扩张支气管作用明显增加，在气流阻塞性疾病尤其是COPD治疗中占据重要地位。抗胆碱能药物在COPD的很多阶段都被提倡使用，能提高患者肺功能、和健康相关的生活质量及运动耐力，降低急性发作和死亡率。目前临床上用于COPD治疗的抗胆碱药物主要有以下几种：①短效抗胆碱能药物：异丙托溴铵、氧托溴铵；②长效抗胆碱能药物：噻托溴铵；③短效 β_2 受体激动剂和抗胆碱能药物联合制剂：沙丁胺醇/异丙托溴铵。

1）异丙托溴铵：异丙托溴铵属于水溶性的阿托品季胺类衍生物，经胃肠道黏膜吸收很少，不易被全身吸收，不能透过血脑屏障，从而可避免吸入后出现类似阿托品的一些副作用，在COPD治疗中发挥着重要作用。异丙托溴铵为非亚型选择性的抗胆碱药物，同时阻断 M_1、M_2、M_3 受体，而阻断 M_2 受体会导致更多的乙酰胆碱释放，降低其扩张支气管的作用。目前临床常用短效抗胆碱药物主要为异丙托溴铵（ipratropinum bromide，atrorent，爱全乐），起效30～90分钟，作用持续时间3～6小时，较 β_2 受体起效慢但激动剂长，尤其适用于需立即缓解症状，而不能耐受 β_2 受体激动剂的患者。

异丙托溴铵用定量吸入器（MDI）每日喷3～4次，每次2喷，每喷20μg，必要时每次可喷40～80μg，剂量愈大则作用时间愈长；水溶液用雾化吸入（用雾化器）每次剂量可用至0.5mg。定量吸入时，开始作用时间比沙丁胺醇等短效 β_2 受体激动剂慢，但持续时间长，30～90分钟达最大效果，维持6～8小时。由于此药不良反应少，可长期吸入，据最近资料：早期COPD患者吸入异丙托品每日3次，每次40μg，经5年观察，未发现耐药与明显的不良反应。而抗胆碱能制剂（溴化异丙托品）有效持久的支气管扩张效应，长期使用抗胆碱能药物能改善基础肺功能，并可增加气道气流和改善COPD患者健康状况。

2）噻托溴铵（tiotropine）：是一种长效季胺类抗胆碱能药物，选择性结合M受体，能较快从 M_2 受体解离，而与 M_1、M_3 受体结合时间较长，尤其与 M_3 受体结合时间长达34.7小时，支气管扩张作用1～3小时达峰，持续时间>24小时，1次/天给药，疗效持久时间长，支气管扩张效果明显。该药作为一种选择性和长效的抗胆碱能药物，与M受体的结合力大约是异丙托溴铵的10倍，支气管扩张作用更强。使用方便，提高了患者的治疗依从性，在COPD的治疗中具有特异、强大的抗胆碱能作用。噻托溴铵18μg，1次/天吸入治疗，支气管扩张作用优于异丙托溴铵4次/天。噻托溴铵能显著缓解呼吸困难临床症状，提高COPD患者活动耐力，降低COPD急性发作的频率和严重程度，持续显著改善肺功能。噻托溴铵像异丙托溴铵一样，不易被胃肠道吸收，安全性较好，全身不良反应小，主要的不良反应口干，发生率为10%～16%，且能较易耐受。研究表明，噻托溴铵可以有效改善COPD患者的肺功能，改善健康相关的生活质量，降低急性加重和相关住院风险，降低死亡率。目前还没有发现其对支气管扩张作用有耐受性。

3）抗胆碱能药物和 β_2 受体激动剂的联合应用：抗胆碱能药物和 β_2 受体激动剂具有不同的作用机制，为联合应用提供了理论依据和理论基础。当单独使用药物吸入治疗不能很好控制COPD患者临床症状时，可以推荐联合用药，尤其吸入性抗胆碱能药物和 β_2 受体激动剂联合，能更好缓解症状，提高肺功能。噻托溴铵的支气管扩张作用大于24小时，联合长效 β_2 受体激动剂（LABA），达到更快的支气管平滑肌的松弛。研究显示：噻托溴铵联合福莫特罗较噻托溴铵单用，显著提高 FEV_1，更好缓解呼吸困难症状，减轻 COPD 急性加重。严重气流受限、反复急性加重、持续呼吸困难的 COPD 患者，推荐抗胆碱能药物和 β_2 受体激动剂以及糖皮质激素联合吸入治疗，可以使支气管达到最大程度的扩张。

（3）茶碱类药物：可解除气道平滑肌痉挛，在 COPD 应用广泛。另外，还有改善心搏血量、扩张全身和肺血管，增加水盐排出，兴奋中枢神经系统、改善呼吸肌功能以及某些抗炎作用等。但总的来看，在一般治疗血浓度下，茶碱的其他多方面作用不很突出。缓释型或控释型茶碱每天 1 次或 2 次口服可达稳定的血浆浓度，对 COPD 有一定效果。茶碱血浓度监测对估计疗效和副作用有一定意义。血茶碱浓度大于 5μg/ml，即有治疗作用；茶碱在较高的血清水平时，有一种剂量 - 治疗效应的相应关系。但是当茶碱水平上升到一定水平后，药物的治疗作用就不再增加。在茶碱的血清水平达到 15μg/ml 之后，FEV_1 就变得平坦，症状也不再改善，然而茶碱的毒副作用却会显著增加，甚至于在治疗水平范围内也会发生。故大于 15μg/ml 时不良反应明显增加。吸烟、饮酒、服用抗惊厥药、利福平等可引起肝脏酶受损并减少茶碱半衰期；老人、持续发热、心力衰竭和肝功能明显障碍者；同时应用西咪替丁、大环内酯类药物（红霉素等）、氟喹诺酮类药物（环丙沙星等）和口服避孕药等都可使茶碱血浓度增加。

茶碱在治疗 COPD 中有多系统效应：

1）茶碱对呼吸系统的效应：茶碱能使严重的 COPD 患者改善通气，使陷闭气体的容量减少。茶碱能增加呼吸肌的强度和效能，并能增加膈肌血流，故能预防和减轻 COPD 患者的膈肌疲劳。COPD 患者茶碱治疗后，其肺功能的改进与呼吸肌功能的改善密切相关。茶碱也能增加气道内黏液的清除，通过降低气道对刺激物的反应性，能减轻气道的炎症反应和分泌物的量，从而缓解支气管痉挛。

2）茶碱对心血管系统的效应：茶碱也是一种肺血管扩张剂，茶碱可增加心肌收缩力，所以能改善右心室功能，因而可使 COPD 患者的运动能力提高和改善 COPD 患者的生活质量。

3）茶碱对中枢通气驱动力的效应：茶碱类药物也是一种呼吸兴奋剂，能在中枢中起到增加中枢通气驱动力的作用。

临床上应用茶碱治疗 COPD 时应注意以下几方面：①开始使用茶碱治疗时，应使用相对较低的剂量（如在中等身材的成年 COPD 患者中，可选用缓释制剂）；②通过几天对患者的观察，如治疗效应不明显，可适当增加剂量；③如有不良反应出现，则应测定血清茶碱水平，并根据所测结果重新调整茶碱剂量；④如果有低氧血症，发热，充血性心力衰竭或肝功能不全等，茶碱的清除率下降，则应暂时降低茶碱的剂量；⑤加用其他药物时应该慎重，因为可能影响茶碱的清除率或产生中毒的可能，必要时应测定茶碱的血清浓度，西咪替丁、喹诺酮应尤为小心，因为该二药可迅速增加血清茶碱的水平；⑥无论患者或医师发现有茶碱的毒副作用表现时，应立即测定茶碱的血浓度，并应相应地降低茶碱剂量。

2. 糖皮质激素　糖皮质激素对支气管哮喘的治疗效果较好，但对 COPD 的效果目前尚不清楚，一般来说，只有 10% ~15% 的患者对皮质激素治疗有效。故对于皮质激素在 COPD 治疗中的应用，仍有不同的意见。所以在 COPD 患者应用糖皮质激素应取谨慎态度。在 COPD 急性加重期，可考虑口服或静脉滴注糖皮质激素，但要尽量避免大剂量长期应用。通常皮质激素可通过三种途径了给药：静脉、口服和吸入。急性加重期可口服或静脉给药，一般试用泼尼龙 30~40mg/d，7~10 日；但是这种全身给药的方法，有皮质激素的不良反应：肥胖、肌无力、高血压、心理障碍、糖尿病、骨质疏松、皮肤变薄等。10 日后，如无疗效，则停用；如有效，则改为吸入疗法。吸入疗法具有无或很少发生周身不良反应等优点，但对其疗效仍有争议。现有研究表明 COPD 稳定期应用糖皮质激素吸入治疗并不能阻止其 FEV_1 的降低。吸入激素的长期规律治疗只适用于具有症状且治疗后肺功能有改善者。目前有关长期吸入激素治疗 COPD 的效果和安全性尚无结论。对稳定期 COPD 患者，不推荐长期口服糖皮质激素治疗。

（1）糖皮质激素在 COPD 稳定期的应用：COPD 稳定期治疗原则是根据病情采用个性化治疗方案，目标为提高生活质量，减少症状和并发症。目前认为 FEV_1 <50% 预计值并有症状的 COPD 患者（Ⅲ、Ⅳ期）或反复加重的患者可规律性吸入糖皮质激素治疗（inhaled cortico steroids，ICS），可减少恶化次数，改善健康状态，及降低死亡率。ICS 作为 COPD 稳定期吸入用药，属于局部给药，与全身用药相比具有以下优点：①局部靶区域可达到较高的药物浓度，充分利用了药物剂量反应曲线的顶部；②较少的剂量进入全身，极大地减少不良反应的发生，增加药物的安全性，研究发现 ICS（布地奈德 800μg/d 或丙酸氟替卡松 1mg/d）能使稳定期 COPD 患者急性发作频率、就诊率降低，改善健康生活质量、降低气道高反应。

（2）联合用药：ICS 联合长效 β_2 受体激动剂（long - acting beta agonist，LABA）在 COPD 稳定期的疗效已明确。ICS 和 LABA 有相互促进作用，糖皮质激素可提高 β_2 肾上腺受体的表达，而 LABA 可加速激素受体核转位，促进诱导基因的转录和表达，增强糖皮质激素的抗炎效应。吸入氟替卡松，每次 500μg，每日 2 次，联合吸入沙美特罗，每次 50μg，每日 2 次可大幅减少气道炎症细胞，尤其是 CD_8^+ T 细胞和巨噬细胞（CD_{68}^+），对痰中性粒细胞有一定影响。两者在气道细胞内相互补充的这种生物效应在临床上产生协同效应，因此在气道平滑肌细胞和上皮细胞代谢，炎症介质释放及对呼吸道黏膜的保护作用等方面，两药联用的疗效比单用一种要好。中重度 COPD 患者应用氟替卡松/沙莫特罗 8 周，可减少急性发作，改善健康状态，其效果明显优于单一用药，肺功能也有一定程度的改善。TORCH 研究证明联合吸入治疗后可改善 COPD 患者的呼吸困难评分、6 分钟步行距离、生活质量评分等指标，并减少急性加重次数和住院次数，表明联合用药对 COPD 的治疗有相当优越性。目前临床上可用长效 β_2 受体激动剂和糖皮质激素联合制剂有：福莫特罗/布地奈德、沙美特罗/氟替卡松。2006 年德国上市的倍氯米松/福莫特罗，以及未来几年中可能投入市场的环索奈德/福莫特罗，莫米松/茚达特罗（indacaterol），卡莫特罗/布地奈德均是以每日一次应用剂型为主。

临床上对于严重气流受限、反复急性加重、持续症状的 COPD 患者，抗胆碱能药物和 β_2 受体激动剂以及糖皮质激素联合使用，使其支气管达到最大程度的扩张。噻托溴铵 + 沙美特罗 + 氟替卡松三个药物联合应用吸入治疗 COPD，在住院次数、健康相关生活质量方面等疗效方面显示相当明显的疗效。

3. 其他药物

（1）祛痰药（黏液溶解剂）：COPD 气道内可产生大量黏液分泌物，可促使继发感染，并影响气道通畅，应用祛痰药似有利于气道引流通畅，改善通气，但除少数有黏痰患者获效外，总的来说效果并不十分确切。常用药物有盐酸氨溴索（Ambroxol）、乙酰半胱氨酸等。

（2）抗氧化剂：COPD 气道炎症使氧化负荷加重，促使 COPD 的病理、生理变化。应用抗氧化剂如 N-乙酰半胱氨酸可降低疾病反复加重的频率。但目前尚缺乏长期、多中心临床研究结果，有待今后进行严格的临床研究考证。

(3) 免疫调节剂：对降低 COPD 急性加重严重程度可能具有一定的作用。但尚未得到确证，不推荐作常规使用。

(4) 疫苗：流感疫苗可减少 COPD 患者的严重程度和死亡，可每年给予 1 次（秋季）或两次（秋、冬）。它含有杀死的或活的、无活性病毒，应每年根据预测的病毒种类制备。肺炎球菌疫苗含有 23 种肺炎球菌荚膜多糖，已在 COPD 患者应用，但尚缺乏有力的临床观察资料。

(5) 中医治疗：辨证施治是中医治疗的原则，对 COPD 的治疗亦应据此原则进行。实践中体验到某些中药具有祛痰、支气管舒张、免疫调节等作用，值得深入的研究。

4. 戒烟药物　大部分 COPD 患者发病与吸烟有关，目前戒烟在这些患者中是减缓 COPD 进展最有效的措施。现在常用的有尼古丁替代疗法及抗抑郁药物，两者效果差，患者复吸率高。随着对尼古丁成瘾的神经机制逐渐明确，多种新型戒烟药物将应用于临床。伐尼克兰（畅沛，Varenicline）为 $\alpha_4-\beta_2$ 尼古丁受体部分拮抗剂，通过减轻或阻断尼古丁对人体的作用，帮助吸烟者戒烟。恶心是最常见的不良反应，其他还包括头痛、呕吐、肠胃胀气、失眠、多梦和味觉障碍。利莫那班是首个大麻脂（CB1）受体拮抗剂，通过作用于大脑与脂肪组织中的大麻脂受体来减少食物和烟草的摄取，达到戒烟及减肥的效果。

5. 氧疗　COPD 稳定期进行长期家庭氧疗（LTOT）对具有慢性呼吸衰竭的患者可提高生存率。对血流动力学、血液学特征、运动能力、肺生理和精神状态都会产生有益的影响。LTOT 应在Ⅲ级重度 COPD 患者应用，具体指征是：①$PaO_2<55mmHg$ 或 $SaO_2<88\%$，有或没有高碳酸血症；②PaO_2 55～70mmHg，或 $SaO_2<89\%$，并有肺动脉高压、心力衰竭水肿或红细胞增多症（血细胞比容 >55%）。LTOT 一般是经鼻导管吸入氧气，流量 1.0～2.0L/min，吸氧持续时间 >15h/d。长期氧疗的目的是使患者在海平面水平，静息状态下，$PaO_2>60mmHg$ 和（或）使 SaO_2 升至 90%，这样才可维持重要器官的功能，保证周围组织的氧供。

6. 康复治疗　康复治疗可以使进行性气流阻塞、严重呼吸困难而很少活动的患者改善活动能力、提高生活质量，是 COPD 稳定期患者一项重要的治疗措施。它包括呼吸生理治疗，肌肉训练，营养支持、精神治疗与教育等多方面措施。在呼吸生理治疗方面包括帮助患者咳嗽，用力呼气以促进分泌物清除；使患者放松，进行缩唇呼吸以及避免快速浅表的呼吸以帮助克服急性呼吸困难等措施。在肌肉训练方面有全身性运动与呼吸肌锻炼，前者包括步行、登楼梯、踏车等，后者有腹式呼吸锻炼等。在营养支持方面，应要求达到理想的体重；同时避免过高碳水化合物饮食和过高热卡摄入，以免产生过多二氧化碳。

三、夜间无创机械通气

无创通气在稳定期 COPD 中的应用存在争议，缺乏足够证据。临床上对明显 CO_2 潴留（$PaCO_2\geq52mmHg$）的患者，尤其是夜间存在缺氧和睡眠障碍的患者，无创通气获益最大。而对 CO_2 潴留不明显者，尽管其气流受限很明显，但由于患者呼吸肌疲劳问题不突出，因而无创通气的效果并不明显。

理论上 COPD 患者夜间无创机械通气可使呼吸肌群得到休息，改善通气，纠正夜间低氧血症，并降低睡眠时的 $PaCO_2$。同时改善睡眠质量，而且可使白天的 PaO_2 和 $PaCO_2$ 也得到明显改善。部分严重夜间低氧血症的 COPD 患者能够从夜间无创机械通气受益，目前常用的方法有：

1. 经鼻持续气道正压（CPAP） COPD 患者在睡眠中上气道阻力可有显著的增加。CPAP 通过对上气道的作用，使上气道的阻力降低，并降低睡眠时吸气肌群的作用。CPAP 可使用较低的压力，5～8cmH_2O。研究证明，经鼻 CPAP 应用 7 天后，COPD 患者的最大吸气压力可得到显著改善。夜间 CPAP 治疗，也能减少内源性 PEEP（PEEPi），尤其在 REM 时期，CPAP 可有效地对抗 PEEPi。

2. 经鼻间歇正压通气（IPPV） 经鼻 IPPV 能治疗 COPD 所致的慢性呼吸衰竭，并缓解呼吸肌疲劳，可通过改善肺部顺应性来消除微小肺不张，也能使呼吸中枢得到休息，最终纠正夜间低氧血症。因而可应用 COPD 所致的夜间严重的气体交换异常。COPD 患者如使 CPAP 效果欠佳时，可考虑使用 IPPV。

3. 经鼻/面罩双水平气道正压通气（BiPAP） BiPAP 应用时，同时设定气道内吸气正压水平（IPAP）和气道内呼气正压水平（EPAP）。IPAP 通常为 5～20cmH_2O，而 EPAP 尽可能保持较低水平。IPAP 的设定数值增加，可改善肺泡通气，增加每分钟通气量，以纠正低通气，使 $PaCO_2$ 下降。而 EPAP 数值的增加，可使上气道维持开放状态，以克服阻塞性通气障碍。BiPAP 可用于 COPD 患者的夜间通气治疗。BiPAP 与经鼻 CPAP 相比，BiPAP 能提供吸气辅助，把患者的潮气量“放大”，因而可对微弱的呼吸肌群提供辅助。而 CPAP 不能提供吸气辅助。此外，CPAP 由于有时不能有效地改善通气，因而可在睡眠时导致 CO_2 潴留；但 BiPAP 能改善通气而避免 CO_2 潴留。

四、外科治疗

1. 肺容量减容术 肺容量减容术（lung volume reducton surgery，LVRS），为近年来新发展的手术治疗 COPD 合并重症肺气肿的方法。即：通过手术切除部分肺组织，以缓解 COPD 患者的临床症状，改善肺功能。其治疗机制为：①多个楔形切除严重肺气肿组织可恢复肺的弹性回缩力，使邻近相对正常的肺组织扩张，在呼气时维持气道的扩张，使气道阻力下降；②由于 LVRS 降低肺容量，因而可改变原先膈肌过度变平的状态，改善膈肌的收缩力；③切除病变的气肿组织后，使相对正常肺组织复张，恢复通气，改善通气/血流比例及动脉血氧合；④部分肺组织切除后也可缓解对组织血管的压迫作用，使总血管阻力降低和肺动脉内压力降低，改善右心功能。

LVRS 的指征有：COPD 患者有明显的呼吸困难、活动受限，影像学检查提示肺脏过度充气，通气/血流扫描出现肺气肿组织分布不均，有明显的肺气肿区。肺功能检查：$FEV_1 < 35\%$ 预计值、RV > 250% 预计值，肺总量 > 125% 预计值等。心功能正常，年龄 < 75 岁。总之，LVRS 为 COPD 合并重症肺气肿的患者提供了一个有效的治疗方式，但是其适应证、疗效、手术方法都有待于进一步评估。

2. 微创肺减容术 由于 LVRS 手术创伤较大，对手术条件有一定要求，且存在一定的围手术期死亡率，目前正在探索一些不需开胸的微创 LVRS 技术。主要包括：内镜下单向活瓣（one－way valve）的放置、内镜下肺气肿局部注射聚合体使其不张、支气管肺开窗增加呼气流量，胸腔镜下压缩肺气肿部位等方法。其中，通过支气管镜在肺气肿最严重的部位气管内放置单向活瓣，导致局部肺不张，可以达到类似 LVRS 的效果，此项研究较多。

3. 肺大疱切除术　在有指征的患者，术后可减轻患者呼吸困难的程度并使肺功能得到改善。术前胸部 CT 检查、动脉血气分析及全面评价呼吸功能对于决定是否手术是非常重要的。肺减容术：与常规的治疗方法相比，其效果及费用仍待进一步调查研究，目前不建议广泛应用。

4. 肺移植术　对于选择合适的 COPD 晚期患者，肺移植术可改善生活质量，改善肺功能，但技术要求高，花费大，很难推广应用。

总之，稳定期 COPD 的处理原则根据病情的严重程度不同，选择的治疗方法也有所不同，关于 COPD 分级治疗问题，表 14－8 可供参考。

表 14－8　COPD 的分级治疗

分级	Ⅰ级（轻度）	Ⅱ级（中度）	Ⅲ级（重度）	Ⅳ极（极重度）
特征	$FEV_1/FVC<70\%$	$FEV_1/FVC<70\%$	$FEV_1/FVC<70\%$	$FEV_1/FVC<70\%$
	$FEV_1\geq80\%$	$50\%\leq FEV_1<80\%$	$30\%\leq FEV_1<50\%$	$FEV_1<30\%$ 或 $FEV_1\%<50\%$ 合并慢性呼吸衰竭
治疗	避免危险因素；接种流感疫苗 →	→	→	→
	按需使用短效支气管舒张剂 →	→	→	→
		规律应用一种或多种长效支气管舒张剂（需要时）		
		康复治疗		
			反复急性发作，可吸入糖皮质激素	
				如有慢性呼吸衰竭，长期氧疗，可考虑外科治疗

五、COPD 的预防

COPD 的预防应包括预防 COPD 的发生和防止慢性支气管炎、肺气肿患者进展为气流阻塞。主要措施包括以下几个方面：①戒烟：吸烟者应立即戒烟；②避免或减少有害粉尘、烟雾或气体吸入；③预防呼吸道感染：包括病毒、支原体、衣原体或细菌感染，流感疫苗和肺炎球疫苗等对于预防易受到流感病毒或肺炎球菌感染的易感者可能有一定意义，但目前难于广泛应用；④对慢性支气管炎患者进行监测肺通气功能（FEV_1、FEV_1/FVC 及 $FEV_1\%$），及早发现慢性支气管炎气流阻塞发生以便及时采取措施也有重要意义。此外，提高患者的生活水平，避免环境污染，加强卫生宣教和改善工作条件与卫生习惯等对 COPD 防治都有重要的意义。

六、COPD 治疗展望

近年来随着对 COPD 研究的进展，COPD 的治疗也有了不少新的动向，这些新疗法能预防气流阻塞的加重，改善 COPD 患者的预后。

（一）新型支气管扩张剂

目前认为，支气管扩张剂在控制 COPD 症状方面起了关键作用，是治疗 COPD 的首选药物，研究长效支气管扩张剂成为新的课题。

1. 新型抗胆碱能制剂　在 COPD 的治疗方面，抗胆碱能制剂是较好的支气管扩张药物，

比 β 受体激动剂疗效为佳。目前对蕈毒碱（muscarine）。受体的药理学已有很大进展，认识到气道上有多种蕈毒碱受体，具有不同的生理功能。故应用选择性的蕈毒碱受体拮抗剂比非选择性的药物（如：溴化异丙托品）更有优越性。M_1 受体位于副交感神经节，阻断这些受体可以缓解支气管痉挛作用。乙酰胆碱的支气管痉挛作用主要通过 M_1 受体起作用。相反 M_2 受体位于胆碱能神经的末梢，能抑制乙酰胆碱的释放。非选择性的抗胆碱能制剂同时阻断 M_1 和 M_2 受体，然而，阻断 M_2 受体可增加乙酰胆碱释放，使支气管扩张效应减弱。噻托溴铵（思力华）可迅速与 M_2 受体解离，而与 M_1 和 M_3 受体解离缓慢。该药最重要的特征是作用时间长，在气道平滑肌上对蕈毒碱受体产生长时间的阻断作用。噻托溴铵 - 这一长效吸入性抗胆碱能药物成为 COPD 治疗中重要的里程碑。

新型长效抗胆碱能制剂，如阿地溴铵（aclidinium，LAS34273），LAS - 35201，GSK656398（TD5742），GSK233705，格隆溴铵（NVA - 237，glycopyrrolate）和 OrM3、CHF5407、QAI370 正在研究之中。和噻托溴铵和异丙托溴铵相比，阿地溴铵（aclidinium）具有抗胆碱能活性，较噻托溴铵起效更快，较异丙托溴铵作用时间更久，具有 24 小时持续活性。NVA - 237 作用同噻托溴铵相似，但对心血管影响较低。OrM3 是 4 - 乙酰胺哌啶衍生物，不同于 M_2 受体，对 M_3 受体具有高度选择性，同时能口服给药，尤其适用于顺应性差及不能吸入给药的患者。CHF5407 对 M_3 受体结合持续时间同噻托溴铵相似，但于 M_2 受体作用时间更短。GSK233705，通过吸入给药应用于动物模型，作用时间长，1 天 1 次给药对 COPD 起到扩张支气管作用。

临床上使用包含多种支气管扩张剂的吸入器将简化用药，对治疗起有利作用。临床试验结果显示，LABA 和噻托溴铵联合明显扩张支气管，改善 COPD 症状，作用大于单独使用及 LABA + ICS 联合。目前福莫特罗 + 噻托溴铵联合吸入治疗，沙美特罗 + 噻托溴铵联合吸入治疗目前正在进行临床试验，Carmoterol + 噻托溴铵，Indacaterol + NVA237，GSK159797 + CSK233705 都在研究之中。

2. 长效 $β_2$ 受体激动剂　每日使用一次的新型吸入型长效 $β_2$ 受体激动剂，如茚达特罗（indacaterol）和卡莫特罗（carmoterol）现正处于临床开发阶段。茚达特罗是一种非常有效的小气道扩张剂，对 COPD 患者的支气管扩张作用超过 24 小时，起效迅速，且未出现明显不良反应或患者耐药现象。茚达特罗和卡莫特罗均为新型超长效 $β_2$ 受体激动剂（VLABA），可迅速起效，疗效持续 24 小时。临床实验显示卡莫特罗可使 FEV_1 改善 30 小时以上，布地奈德和卡莫特罗合用可增加疗效，很可能制作成一种联合剂型。茚达特罗在游离支气管中表现出高度的内在拟交感活性，在中重度哮喘患者可保持 24 小时扩张支气管的疗效，200mg 的剂量可保证安全有效，有可能单独或与其他药物合用。超长效 β 受体激动剂可以简化治疗，使患者应用更便利，依从性增高，最终改善疾病的预后。如与长效抗胆碱能药物合用可以起到疗效协同作用。

阿福特罗为福莫特罗一种新的变构体，阿福特罗可减少小气道上皮细胞在受到抗原刺激后 IL - 8 的释放。其吸入制剂和雾化剂型（商品名 brovana）在美国已经获得批准并将投入临床，可用于维持治疗 COPD 引起的支气管收缩。该药起效快，主要疗效持续时间不足 24 小时，通常一日 2 次应用。临床实验显示，患者吸入较高剂量后，$FEV_1\%$ 在 24h 后仍可改善 15%，因此在某些情况下可每日 1 次。

（二）抗炎治疗

COPD 的特征为气道炎症、支气管灌洗液中有中性粒细胞数量的增加。COPD 患者的痰液中有中性粒细胞数量的增加。COPD 患者的痰液中有 TNF－α 的增加。白三烯 B_4 为气道中的化学介质，在 COPD 的痰液中浓度显著增加。目前已有多种药物用于抑制 COPD 患者的气道炎症。

1. 化学激动因子抑制剂（Chemokine inhibitors） COPD 痰液中白介素－8（IL－8）有显著的升高，阻断 IL－8 的抗体可抑制中性粒细胞炎症。转录因子 NF－κB 可诱发 IL－8，抑制 NF－κB 则能抑制 IL－8。TNF－α 也能增加气道中的 IL－8。目前人类 TNF 抗体已被用于临床治疗，对某些慢性炎症性疾病，如类风湿关节炎和克罗恩病有效。可溶性的 TNF 受体能结合释放出来的 TNF，目前已在临床试用，未来也许能用于 COPD 的治疗。

2. 磷酸二酯酶抑制剂 抑制磷酸二酯酶（PDE）可增加中性粒细胞中的环腺苷酸（cAMP）的含量，降低其化学趋化性、活性、脱颗粒和黏附作用。其主要同工酶为 PDE_4，现在临床上正在试用几种 PDE_4 抑制剂治疗哮喘。第一代 PDE_4 抑制剂由于存在某种不良反应，如恶心，而限制了其临床应用。第二代 PDE_4 抑制剂不良反应较少。既往常用的茶碱制剂，作用较弱，并且是一种非选择性 PDE 抑制剂。而 PDE_4 抑制剂不仅能抑制从肺泡巨噬细胞中释放出化学趋化因子，而且对中性粒细胞产生直接作用。PDE_4 为人体内肺泡巨噬细胞内 PDE 的主要亚型。罗氟司特（roflumilast）是一种选择性 PDE_4 抑制剂，在吸烟小鼠 COPD 模型中，罗氟司特能抑制肺内炎症和肺气肿。COPD 患者口服罗氟司特 4 周以上可明显减少痰内中性粒细胞数量和 CXCL8（即 IL－8）浓度。在临床研究中，服用罗氟司特 6 个月或 12 个月以上可轻度改善 COPD 患者肺功能。

3. 转化生长因子 β 抑制剂 小气道纤维化是 COPD 患者 FEV_1 和活动能力进行性下降的主要原因之一，转化生长因子（TGF）－β 可能在其中起关键作用。在氧化应激状态下或患者吸烟时，TGF－β 可被激活。COPD 患者小气道内 TGF－β 相关基因表达上调。TGF－β 受体酪氨酸激酶（激动素受体样激酶 5）的小分子抑制剂如 SD－280 已经问世。并且一种哮喘模型已显示 SD－280 能抑制气道纤维化。然而，对于长期的 TGF－β 抑制尚存顾虑。TGF－β 对维持调节型 T 淋巴细胞水平有重要作用。TGF－β 的很多功能是通过结缔组织生长因子介导的，因此抑制该因子或其受体可能在将来是一条更有吸引力的途径。

4. 核因子－κB 抑制剂 核因子（NF）－κB 调节 CXCL8 和其他趋化因子、TNF－α 和其他炎症细胞因子及 MMP9 表达。COPD 患者巨噬细胞和上皮细胞中 NF－κB 处于被激活状态，COPD 急性加重的患者尤为明显。在多条可能抑制 NF－κB 的途径中，NF－κB 激酶（IKK）2 的小分子抑制物可能是最有前景的。

5. p38 MAP 激酶抑制剂 有丝分裂原激活的蛋白激酶（MAPK）在慢性炎症中发挥重要作用，p38 MAPK 通路就是其中一种，在细胞应激状态下被激活，调控炎症因子表达。COPD 患者肺泡巨噬细胞中，p38 MAPK 处于激活状态。已开发出几种 p38 MAPK 小分子抑制剂。SD－282 是 p38－α 亚型的一种强效抑制剂，在体外能有效抑制肺巨噬细胞释放 TNF－α，并能有效抑制吸烟 COPD 小鼠模型的炎症。

（三）表面活性物质

表面活性物质的重要功能是防止气道关闭，且有免疫调节效应和黏液清除作用。吸烟使表面活性物质生成减少，对气道产生不良作用。外源性的表面活性物质疗法，可能对 COPD 治疗有效，但代价昂贵。

（四）抗蛋白酶制剂

COPD 患者中存在着消化弹性蛋白酶和对抗消化弹性蛋白酶之间失平衡，故抑制这种蛋白溶解酶或者增加抗蛋白酶，理论上都能预防 COPD 患者气道阻塞的加重。

1. 中性粒细胞弹性蛋白酶抑制剂　中性粒细胞弹性蛋白酶是肺强力蛋白溶解活性的主要成分，能刺激黏液分泌，此外还能使上皮细胞释放出 IL－8，造成炎症状态。中性粒细胞弹性蛋白酶的多种肽抑制剂：如 ICI 200355，和非多肽类抑制剂，如：ON0－5046，能抑制中性粒细胞弹性蛋白酶诱制的肺损伤和黏液分泌。但目前还没有在 COPD 患者应用此类抑制剂的研究报道。

2. α_1－抗胰蛋白酶制剂　α_1－抗胰蛋白酶制剂（α_1－AT）缺乏与肺气肿的关系，提示这种内源性的中性粒细胞蛋白酶抑制剂，可能对 COPD 有治疗作用。虽然人类 α_1－AT 已能应用 α_1－AT 缺乏的患者和严重的肺气肿患者治疗，但目前只发现 α_1－AT 对 FEV_1 的改善只有边缘的效应，没有证据表明 α_1－AT 对阻断 COPD 患者病程的进展。

（五）抗氧化制剂

氧化剂参与了 COPD 的病理过程，氧化剂有损伤作用，可加强弹性蛋白酶的活性和增加黏液的分泌。此外，还能活化许多炎性因子，如 IL－8 和诱导型 NO（一氧化氮）合成酶。这些均提示抗氧化剂可用于 COPD 的治疗。N－乙酰半胱氨酸（N－acetyl cysteine，NAC）在体内外有抗氧化作用，能抑制内毒素诱发的中性粒细胞炎症，在 COPD 患者中可减慢 FEV_1 的下降速度，并且缓解重症 COPD 患者的病情。将来可能有更有效的抗氧化制剂应用于临床。

（六）黏液调节制剂

COPD 患者的气道内黏液分泌增多与 FEV_1 的迅速下降有着密切关系。这提示临床上应有一种药物能抑制黏液的过度分泌，而且又不影响纤毛的清除功能以及腺体的正常分泌功能。

1. 速激肽（tachykinin）拮抗剂　速激肽为一种有效的刺激黏膜下腺体和杯细胞分泌的物资，速激肽受体拮抗剂能显著地抑制黏液分泌，也许能成为 COPD 患者黏液过度分泌的一种调节制剂。临床试验表明，对 COPD 患者能有效地减少黏液生成和缓解咳嗽症状。

2. 感觉神经多肽释放抑制剂　阻断速激肽的调节效应，抑制感觉神经末端释放出速激肽，也为减少黏液分泌的一种途径。吗啡能作用于感觉神经而抑制黏液分泌，但由于吗啡能成瘾而不能用于临床治疗。然而，周围作用的阿片，如 BW443，不能透过血脑屏障，临床上有一定的应用前途。

3. 黏液溶解制剂　已有多种药物能降低黏液的黏稠度，使之容易从呼吸道中被清除，包括半胱氨酸衍生物，如 N－乙酰半胱氨酸、甲基半胱氨酸和 carbocisteine 能有效地降低黏液的黏稠度。DNA 酶也能降低痰的黏稠度，尤其是感染性的痰液。

（七）肺血管扩张药物

血管活性肠肽（VIP）有抗炎，扩张血管和支气管的作用，因此有可能治疗 COPD。

COPD 患者雾化吸入 VIP 3 个月，6 分钟步行试验行走距离明显增加，生活质量改善，且无严重的不良反应。初步证实 VIP 可改善 COPD 患者的运动能力及生活质量。

七、COPD 加重期的治疗

（一）COPD 急性加重的诱因

COPD 急性加重（AECOPD）的最常见原因是气管 - 支气管感染，主要是病毒、细菌感染。部分病例加重的原因尚难以确定。肺炎、充血性心力衰竭、气胸、胸腔积液、肺血栓栓塞和心律失常等可以引起与 AECOPD 类似的症状，需加以鉴别。

AECOPD 的主要症状是气促加重，常伴有喘息、胸闷、咳嗽加剧、痰量增加、痰液颜色和（或）黏度的改变以及发热等，此外亦可出现全身不适、失眠、嗜睡、疲乏、抑郁和精神紊乱等症状。当患者出现运动耐力下降、发热和（或）胸部 X 线影像异常时可能为 AECOPD 的征兆。痰量增加及出现脓性痰常提示细菌感染。

与加重前的病史、症状、体格检查、肺功能测定、动脉血气检测和其他实验检查指标进行比较，对判断 AECOPD 的严重性甚为重要。应注意了解本次病情加重或新症状出现的时间，气促、咳嗽的严重程度和频度，痰量和颜色，日常活动的受限程度，是否曾出现水肿及持续时间，既往加重情况和是否曾住院治疗，以及目前的治疗方案等。本次加重期肺功能和动脉血气结果与既往对比可提供非常重要的信息，这些指标的急性改变较其绝对值更为重要。对于严重 COPD 患者，神志变化是病情恶化的最重要指标，一旦出现需及时送医院诊治。是否出现辅助呼吸肌参与呼吸运动、胸腔矛盾呼吸、发绀、外周水肿、右心衰竭、血流动力学不稳定等征象亦可有助于判定 COPD 加重的严重程度。

（二）AECOPD 的评估

1. 肺功能测定　对于加重期患者，难以满意的进行肺功能检查。通常 $FEV_1 < 1L$ 可提示严重发作。

2. 动脉血气分析　呼吸室内空气下，$PaO_2 < 60mmHg$ 和（或）$SaO_2 < 90\%$，提示呼吸衰竭。如 $PaO_2 < 50mmHg$，$PaCO_2 > 70mmHg$，$pH < 7.30$，提示病情危重，需加严密监护或住 ICU 治疗。

3. X 线胸片和心电图（ECG）　X 线胸片有助于 COPD 加重与其他具有类似症状疾病的鉴别。ECG 对右心室肥厚、心律失常及心肌缺血诊断有帮助。螺旋 CT 扫描和血管造影，或辅以血浆 D - 二聚体检测是诊断 COPD 合并肺栓塞的主要手段，D - 二聚体不升高是排除肺栓塞的指标之一。但核素通气 - 血流灌注扫描在此几无诊断价值。低血压和（或）高流量吸氧后 PaO_2 不能升至 60mmHg 以上也提示肺栓塞诊断。如果高度怀疑合并肺栓塞，临床上需同时处理 COPD 加重和肺栓塞。

4. 其他实验室检查　血红细胞计数及血细胞比容有助于识别红细胞增多症或出血。血白细胞计数通常意义不大。部分患者可增高和（或）出现中性粒细胞核左移。COPD 加重出现脓性痰是应用抗生素的指征。肺炎链球菌、流感嗜血杆菌以及卡他莫拉菌是 COPD 加重最常见的病原菌。因感染而加重的病例若对最初选择的抗生素反应欠佳，应及时根据痰培养及抗生素敏感试验指导临床治疗。血液生化检查有助于明确引起 COPD 加重的其他因素，如电解质紊乱（低钠、低钾和低氯血症等）、糖尿病危象或营养不良（低白蛋白）等，并可以了解合并存在的代谢性酸碱失衡。

（三）AECOPD 的治疗

1. 门诊治疗　对于 COPD 加重早期、病情较轻的患者可以在门诊治疗，但需特别注意病情变化，及时决定送医院治疗的时机。COPD 加重期的院外治疗包括适当增加以往所用支气管舒张剂的量及频度。若未曾使用抗胆碱药物，可以加用，直至病情缓解。对更严重的病例，可以使用数天较大剂量的雾化治疗。如沙丁胺醇 2 500μg、异丙托溴铵 500μg 或沙丁胺醇 1 000μg 加异丙托溴铵 250～500μg，用生理盐水稀释后雾化吸入。

全身使用糖皮质激素对加重期治疗有益，可能加快病情缓解和肺功能恢复。如果患者的基础 FEV_1 <50% 预计值，除支气管舒张剂外可考虑加用糖皮质激素如给予泼尼松龙每日 30～40mg，连用 10 天。

COPD 症状加重、特别是有痰量增加并呈脓性时应给予抗生素治疗。抗生素的选用需依据患者所在地常见病原菌类型及药物敏感情况决定。

2. 住院治疗　COPD 急性加重且病情严重者需住院治疗。COPD 急性加重期住院患者的处理方案：①根据症状、血气分析、胸片等评估病情的严重程度；②控制性氧疗并于 30 分钟后复查血气；③应用支气管扩张剂：增加剂量或频度；联合应用 β_2 受体激动剂和抗胆碱能药物，使用贮雾器或气动雾化器，考虑静脉加用茶碱类药物；④口服或静脉加用糖皮质激素；⑤细菌感染是 COPD 急性加重的重要原因，应密切观察细菌感染征象，积极、合理的使用抗生素；⑥考虑应用无创性机械通气；⑦整个治疗过程中应注意：水和电解质平衡和营养状态，识别和处理可能发生的合并症（如心力衰竭、心律失常等），对患者情况进行密切监测。此外，鉴于近来血栓栓塞病例增多的趋势，在 COPD 治疗中应对本病给予注意，必要时考虑皮下注入低分子肝素进行预防。

COPD 加重期主要的治疗方法包括：

（1）控制性氧疗：氧疗是 COPD 加重期患者住院的基础治疗。无严重合并症的 COPD 加重期患者氧疗后较容易达到满意的氧合水平（PaO_2 >60mmHg 或 SaO_2 >90%），但有可能发生潜在的 CO_2 潴留。给氧途径包括鼻导管或 Venturi 面罩，其中 Venturi 面罩更能精确地调节吸入氧浓度。氧疗 30 分钟后应复查动脉血气以确认氧合满意而未引起 CO_2 潴留或酸中毒。

（2）抗生素：当患者呼吸困难加重，咳嗽伴有痰量增加及脓性痰时，应根据患者所在地常见病原菌类型及药物敏感情况积极选用抗生素。由于多数 COPD 急性加重由细菌感染诱发，故抗感染治疗在 COPD 加重治疗中具有重要地位。COPD 患者多有支气管－肺部感染反复发作及反复应用抗生素的病史，且部分患者合并有支气管扩张，因此这些患者感染的细菌耐药情况较一般肺部感染患者更为严重。长期应用广谱抗生素和糖皮质激素者易导致真菌感染，宜采取预防和抗真菌措施。

（3）支气管舒张剂：短效 β_2 受体激动剂较适用于 COPD 加重期治疗。若疗效不显著，建议加用抗胆碱药物。对于较为严重的 COPD 加重者，可考虑静脉滴注茶碱类药物，监测血茶碱浓度对估计疗效和不良反应有一定意义。

（4）糖皮质激素：COPD 加重期住院患者宜在应用支气管扩张剂基础上加服或静脉使用糖皮质激素。皮质激素的剂量要权衡疗效及安全性，建议口服泼尼松龙 30～40mg/d，连续 7～10 天。也可静脉给予甲泼尼龙。延长给药时间不能增加疗效，相反使不良反应增加。

（5）无创性机械通气：COPD 急性加重期患者应用无创性间断正压通气（NIPPV）可以

降低 $PaCO_2$，减轻呼吸困难，从而降低气管插管和有创机械通气的使用，缩短住院天数，降低患者的病死率。使用 NIPPV 要注意掌握应用指征和合理的操作方法，避免漏气，从低压力开始逐渐增加辅助吸气压和采用有利于降低 $PaCO_2$ 的方法，从而提高 NIPPV 的效果。

（刘　莹）

第十五章　支气管哮喘

第一节　支气管哮喘的病因

支气管哮喘的发病原因极为复杂，至今尚无满意的病因分类法，目前多主张将引起支气管哮喘的诸多因素分为致病因素和诱发因素两大类。致病因素是指支气管哮喘发生的基本因素，因此是该疾病的基础，无论在支气管哮喘的发生抑或发作中均起重要作用。诱发因素也可称为激发因素，是指患者在已有哮喘病的基础（即气道炎症和气道高反应性）上促使哮喘急性发作的因素，是每次哮喘发病的扳机。

在哮喘的气道炎症学说提出以前，传统上把哮喘分为外源性（过敏性）和内源性（隐源性）哮喘。现在已经普遍感觉到这种分类法的明显不足和理论上的不合理性。其实哮喘的内因，更多指作为哮喘的易感者的患者本身的“遗传素质”、免疫状态、内分泌调节等因素，但同时也包含精神心理状态，而后者并不是“哮喘易感者”的决定因素，一般作为激发因素起作用。实际上这些因素对外源性或内源性哮喘患者来说都是存在的。周围环境的因素在哮喘的发病过程中既起致病作用，又起激发作用。

一、支气管哮喘的遗传因素

众所周知，支气管哮喘有非常明确的家族性，表明哮喘的发生与遗传有密切的关系，但它属于“多基因病”，环境因素也起重要的作用，因此遗传只决定患者的过敏体质，即是否容易对各种环境因素产生变态反应，是否属于哮喘的易感人群。引起哮喘发病还必须有环境因素，如变应源和激发因素。

哮喘实际上是主要发生在气道的过敏性（即变态反应性）炎症，而变态反应是因免疫功能异常所造成的。许多有过敏性体质（或称特应性）的患者，患者的一级亲属发生各种过敏性疾病（包括过敏性哮喘、过敏性鼻炎、花粉症、婴儿湿疹、荨麻疹等）的概率，比其他无过敏体质的家庭成员高得多。就哮喘病而言，许多哮喘患者祖孙三代，甚至四代均有患哮喘的患者。我们曾经对 150 名确诊的哮喘患者进行了问卷调查，其三代成员共 1 775 人，哮喘患病率高达 18.3%，相当一般人群的将近 20 倍。文献也报道哮喘家族的哮喘患病率高达 45%。我们最近采用序列特异性引物聚合酶链反应（seqencespecific primer polymerase chain react，SSP－PCR）研究了人白细胞抗原（HLA）－DRB 的等位基因在 50 例哮喘患者和 80 例健康对照者间的分布，同时用 RAST 法测定了 50 例哮喘患者的血清总免疫球蛋白 E（TIgE），屋尘螨（d_1）特异性免疫球蛋白 E（sIgE）及其与乙酰甲胆碱支气管激发试验和 β_2 受体激动剂支气管扩张试验，受试者均为北京及其周边地区的居民。结果显示 HLA－$DR_{6(13)}$，DR_{52}基因频率在哮喘组明显高于对照组（17% vs4.3%，$P<0.01$；50% vs17.5%，$P<0.01$），相对危险度（RR）分别为 7.55，4.7。而 $DR_{2(15)}$，DR_{51}则低于对照组（7%

vs18%，$P<0.01$；2% vs33.8%，$P<0.01$）。HLA 单体型 $DRB_1 13-DRB_3$ 在哮喘组也显著高于对照组，具有统计学差异（20% vs4%，$P<0.01$，RR6.4）。70% $DR_{6(13)}$ 及 56% DR_{52} 阳性个体血清 d_1 的 sIgE +4 级。27% $DR_{6(13)}$ 及 28% DR_{52} 阴性个体血清 d_1sIgE +4 级。HLA - DRB 等位基因与 TIgE 及气道高反应性（BHR）间无显著相关性。我们的研究提示 $DR_{6(13)}$，DR_{52} 为北京地区哮喘人群的易感基因，而 $DR_{2(15)}$，DR_{51} 可能是哮喘发病的抗性基因。$DR_{6(13)}$，DR_{52} 基因与 d_1sIgE 抗体的产生呈正相关。上述结果表明 HIA - DRB 基因在哮喘患者对某种变应源的特异性免疫应答中起重要作用，也表明遗传因素在哮喘的发病中的确起十分重要的作用。然而，并非所有具遗传因素者都会发生哮喘，父亲或母亲患哮喘的同一个家庭中，兄弟姐妹数人，并非每人都发生哮喘。因此只能认为遗传因素导致“潜在”性发展为哮喘的过敏性或特应性体质。

遗传因素对哮喘发病的影响可能是通过调控免疫球蛋白 E（IgE）的水平及免疫反应基因，两者相互作用，相互影响的结果，导致气道受体处于不稳定状态或呈高反应性。现已有文献报道，第 11 对染色体 13q 区存在着与特应症发病有关的基因，此外，还发现了其他的染色体异常。

既然遗传因素在哮喘的发病中起着重要作用，那么是不是出生后很快就发作哮喘呢？不一定，其规律目前还不很清楚。下一代可以在出生后的婴幼儿期即发病，也可以到了成年后才发病，也可以在第三代才出现哮喘患者，即所谓隔代遗传。我们曾见到一位哮喘患者，其女儿只有变应性鼻炎症状，毫无哮喘症状，但气道激发和扩张试验显示明显的气道高反应性。大约经过半年以后，因感冒，哮喘即开始发作，肺底可闻哮鸣音。

二、外源性变应源

引起哮喘的变应源与引起变态反应的其他变应源一样，大都是蛋白质或含有蛋白质的物质。它们在变态反应的发病过程中起抗原的作用，可以引起人体内产生对应的抗体。在周围环境中常见的变应源可分为以下几类。

（一）外源性变应原的分类

1. 吸入性变应原　一般为微细的颗粒，包括：①家禽、家畜身上脱落下来的皮屑；②衣着上脱落的纤维，如毛毯、绒衣或羽绒服上脱落的毳毛；③经风媒传播的花粉；④飞扬在空气中的细菌、真菌等微生物和尘螨等昆虫，人因吸入昆虫排泄物诱发哮喘也有报道，以蟑螂为多见，有人认为它是华东地区主要变应源之一，有些昆虫例如蜜蜂、黄蜂则经叮刺后诱发Ⅰ型变态反应；⑤尘土或某种化学物质，这些微小物质一旦从鼻孔中吸入，就可能引起过敏性哮喘的发作；⑥油烟；⑦职业性吸入物，例如棉纺厂、皮革厂、羊毛厂、橡胶厂和制药厂的工人吸入致敏性或刺激性气体和灰尘可诱发哮喘。

2. 摄入性变应原　通常为食品，经口腔进入，如牛奶、鸡蛋、鱼、虾、蟹及海鲜等，引起过敏反应的药物实际也属这一类。

3. 接触性变应原　指某些日用化妆品，外敷的膏药，外用的各种药物。药物涂擦于皮肤，吸收到体内后，即可引起过敏反应。可表现为局部反应，如接触性皮炎，也可导致哮喘发作。

（二）哮喘的常见变应原

严格讲，除了食盐和葡萄糖外，世界上千千万万的物质，都可能成为变应原，但什么人发生过敏，这要看他（她）是否是易感者，对什么过敏。

虽然理论上几乎什么东西都可以引起过敏，但至今比较明确的变应源约有500种，能够用特异性免疫球蛋白E（sIgE）抗体检测出来的变应原约为450种。引起哮喘的变应原多由特异性IgE介导，因此多为速发型过敏反应。

1. 屋尘和粉尘　包括卧室中的灰尘和工作环境的灰尘，如图书馆的灰尘。粉尘包括面粉厂粉尘、皮革厂粉尘、纺织厂棉尘、打谷场粉尘等。卧室或某些工厂车间的灰尘含大量的有机物，如人身上脱落的毛发、上皮，微生物，小的昆虫尸体，螨及各种衣物的纤维碎屑等。这些有机物都是引起呼吸系统等过敏的重要致敏原。

2. 花粉　花粉是高等植物雄性花所产生的生殖细胞，可引起花粉症。主要分为风媒花和虫媒花两大类。风媒花粉经风传播，虫媒花粉是由昆虫或小动物传播。引起过敏者主要是风媒花粉，其体积小，在风媒花植物开花的季节，空气中风媒花粉含量高，很容易被患者吸入呼吸道而致病。这类花粉春天多为树木花粉，如榆、杨、柳、松、杉、柏、白蜡树、胡桃、枫杨、桦树、法国梧桐、棕榈、构、桑、臭椿等；夏秋季多为杂草及农作物花粉，如蒿、豚草、藜、大麻、葎草、蓖麻、向日葵、玉米等。这些花粉的授粉期一般均在3～5月和7～9月，所以花粉症和花粉过敏的哮喘患者多集中在这两个季节发病。其中蒿和豚草花粉是强变应原，危害极严重，可引起花粉症的流行。

花粉引起人体过敏，是因为它含有丰富的植物蛋白。由于花粉粒体积很小，大多数直径在20～40μm，加上授粉季节空气中花粉含量很高，极易随着呼吸进入人体。当花粉粒被其过敏者吸入后，便和支气管黏膜等组织的相应抗体（特异性IgE）相结合，产生抗原抗体反应，引起发病。

3. 真菌　真菌有一个庞大家族，约有10万多种。它们寄生于植物、动物及人体或腐生于土壤。但无论是哪种生存方式，在繁殖过程中都会把大量的孢子散发到空气中，在过敏患者的周围形成包围圈。常见的致敏真菌为毛霉、根霉、曲霉、青霉、芽枝菌、交链孢霉、匍柄霉、木霉、镰刀菌、酵母菌等。

真菌的孢子和菌丝碎片均可引起过敏，但以真菌的孢子致敏性最强。真菌和花粉一样，都富含多种生物蛋白，其中某些蛋白质成分可引起过敏。许多患者的哮喘发作有明确的季节性或在某一季节加重，这除了与季节花粉过敏有关以外，还与真菌和气候条件的变化有关。

4. 昆虫　昆虫过敏的方式可分为叮咬过敏、蜇刺过敏和吸入过敏等。引起叮咬过敏的昆虫如蚊、白蛉、跳蚤等，它们通过口部的吸管排出分泌物进入人体皮肤后引起过敏；蜇刺过敏的昆虫主要为蜜蜂、马蜂等，它们通过尾部蜇针（排毒管）蜇刺，并将毒液注入人体而引起过敏；吸入过敏的昆虫主要有蟑螂、家蝇、象鼻虫、娥、螺，而最主要者为尘螨，它是引起哮喘的最常见，也是最重要的变应源。此外，一些昆虫的排泄物、分泌物等经与人体接触后亦可引起皮疹、湿疹等。

螨在分类学上属于蜘蛛纲，目前已知有约5万种，但与人类变态反应有关系的螨仅是少数几种，如屋尘螨、粉尘螨和宇尘螨等。屋尘螨主要生活在卧室内的被褥、床垫、枕套、枕头、沙发里或躲藏在木门窗或木椅桌的缝隙里，附着在人的衣服上，也可与灰尘混在一起，随灰尘到处飘扬。据统计，1克屋尘内最多可有2 000只螨。粉尘螨生长在各种粮食（如面粉）内，并以其为食，因此在仓储粮食内，常有大量的螨生长。宇尘螨为肉食螨，以粮食、屋尘等有机物中的真菌孢子为食料。

尘螨的致敏性很强，但引起过敏的原因并不是活螨进入人体内，而是螨的尸体、肢体碎屑、鳞毛、蜕皮、卵及粪便。这些变应源随着飘浮的灰尘被吸入到人的呼吸道内而致病。

尘螨引起的哮喘发病率极高，据报道，德国60%以上的支气管哮喘患者均与尘螨过敏有关。1974年，国外有人报道儿童哮喘患者的皮试结果，显示对螨的反应阳性率高达89.4%。尘螨一年到头与哮喘患者缠绵不断，因此对尘螨过敏的患者一般是全年都可发病，但在尘螨繁殖高峰季节，症状常常加重。

5. 纤维　包括丝、麻、木棉、棉、棕等。这类物品常用于服装、被褥、床垫等的填充物或各种织品。患者因吸入它们的纤维碎屑而发病，其中对丝过敏者最多见。

6. 皮毛　包括家禽和家畜皮毛，如鸡毛、鸭毛、鹅毛、羊毛、驼毛、兔毛、猫毛、马毛等，它们的碎屑可致呼吸道过敏。

7. 食物　米面类、鱼肉类、乳类、蛋类、蔬菜类、水果类、调味食品类、硬壳干果（如腰果、花生、巧克力等）类等食物均可成为变应原，引起皮肤、胃肠道、呼吸系统等过敏。

食物过敏大都属Ⅰ型变态反应，即由变应源和特异性IgE相互作用而发生。临床可见哮喘患者常伴有口腔黏膜溃疡，有些患儿可出现“地图样”舌或伴有腹痛和腹泻等消化道症状，而食物过敏患儿也常伴有哮喘的发作。

8. 化妆品　化妆品种类很多，成分也较复杂，常用的如唇膏、脂粉、指甲油、描眉物、擦脸油及染发剂等。这些化妆品大部分为化学物质，属于半抗原，不单独引起过敏，但当它们和人体皮肤蛋白质结合后，即可形成全抗原，可引起接触性皮炎，有时也可引起哮喘。

其他可引起过敏者尚有药物，有机溶剂，各种金属饰物等。

三、哮喘发作的主要诱因

引起哮喘发作的诱因错综复杂。作为诱因，主要是指变应源以外的各种激发哮喘发作的非特异因素，包括气候、呼吸道感染、运动、药物、食物和精神等。吸入、摄入或接触过敏源虽然也可激发哮喘的发作，但它主要是作为特异性（即为特应性）的致病因子参与气道炎症和哮喘的发病过程的，有别于非特异（非特应性）的激发因素。

1. 气候　许多哮喘患者对天气的变化非常敏感，气候因素包括气压、气温、风力和风向、湿度、降水量等。气压低往往使哮喘患者感到胸闷、憋气。气压低诱发哮喘发作的原因尚不清楚，可能是低气压使飞扬于空气中的花粉、灰尘及真菌孢子沉积于近地面空气层，增加患者吸入机会之故。气压突然降低可使气道黏膜小血管扩张、充血、渗出增多，支气管腔内分泌物增加、支气管腔变窄、支气管痉挛而加重哮喘。南方初春的黄梅季节就是气压较低、湿度又大的季节，哮喘发病也增加。

气温的影响中温差的变化尤其重要。冷空气侵袭往往发生于季节变化时刻。如华东地区的秋季日平均气温从25℃下降到21℃时，哮喘发作的患者明显增多。初冬季节，寒潮到来，气温突然下降，温差迅速增大，哮喘发作者猛增。在秋天，空气中的花粉要比春季少得多，这时螨类数量虽增加，但气温和湿度并不适合它的大量繁殖。由此可见，秋季哮喘发作的主要原因可能是由于冷空气刺激具有高反应性气道之故，这也说明哮喘患者对气温的变化特别敏感。

风力的作用与哮喘发作的关系主要有两方面：风力强，空气流动快常导致气温的下降，若在秋天或初冬，必定会增加气道的冷刺激；强风时增加了气道的阻力，使本来存在呼气性呼吸困难的哮喘患者更加感到出不来气。风向常常与空气的湿润度有关，初冬时主要刮来自西伯利亚的西北风，途经沙漠地带，因此特别干燥，这对哮喘患者不利，因为哮喘患者的气道比正常人更需要温暖和湿润。

正常人的气道必须有一定的湿度，降水量和空气的湿度直接影响哮喘患者气道的湿润度。但过于潮湿的空气和环境有利于真菌的繁殖，增加了吸入气中变应源的密度，对哮喘患者不利。

空气离子浓度对哮喘的发作也有一定关系。一般情况下空气中的阳离子多于阴离子。空气中的阳离子可使血液碱化，致支气管平滑肌收缩，对健康人和哮喘患者均不利，而阴离子可使支气管纤毛运动加速，使支气管平滑肌松弛，可缓解哮喘的发作。对于正常人来说，阳离子与阴离子的作用基本处于平衡状态。但当气候变化使空气中阳离子浓度增加时，气道处于高反应性的患者就容易发作哮喘。相反如果 $1cm^3$ 空气中含有 10 万～100 万个阴离子时就具有防治疾病的作用。国内外已应用阴离子发生器来改善环境气候，防治哮喘等疾病。

环境污染对哮喘发病有密切的关系，诱发哮喘的有害刺激物中，最常见的是煤气（尤其是煤燃烧产生的二氧化硫）、油烟、被动吸烟、杀虫喷雾剂、蚊烟香等。烟雾对已经处于高反应状态的哮喘患者气道来说，是一种非特异的刺激，可以使支气管收缩，甚至痉挛，使哮喘发作。烟雾的有害物质在气道沉积下来以后，可导致慢性支气管炎。慢性支气管炎形成后支气管黏膜增厚，分泌物增多等因素不但可增加气道的刺激，而且可进一步造成管腔的狭窄。这些因素都会加重哮喘患者的病情，而且给治疗造成困难。

2. 运动　由于运动诱发的支气管收缩在哮喘患者中是一种很普遍的问题，人们在运动与哮喘的关系方面作了大量的研究，但仍有很多问题尚待解决。首先，在哮喘患者的运动耐量问题上，人们普遍认为重度的哮喘患者的运动耐量是减低的，但在轻中度的哮喘患者中则有不同意见。有报道认为是减低的，亦有报道认为是与正常无差异的。在临床上，大多数哮喘或变应性鼻炎的患者，运动后常导致哮喘发作或出现咳嗽、胸闷。短跑、长跑和登山等运动尤其容易促使轻度哮喘或稳定期哮喘发作。游泳的影响相对比较轻，因此较适于哮喘患者的运动锻炼。但我们最近的研究发现轻中度哮喘患者的运动耐量与相同日常活动量的正常人是没有差异的。哮喘患者与正常人在无氧阈水平和最大运动量水平上均显示了与正常人相似的氧耗量、分通气量和氧脉搏，由此推论他们具有与正常人相等的运动能力，亦即在哮喘患者中不存在对运动的通气和循环限制。FEV_1 是衡量哮喘严重程度的主要指标之一，但我们的研究发现，FEV_1 无论以绝对值形式或占预计值的百分比的形式表示，都与运动所能取得的最大氧耗量没有相关关系，表明在轻中度哮喘患者中，疾病的严重程度并不影响其运动耐量。有研究发现，即使是在重度的哮喘患者，下降的运动耐量与控制较差的疾病之间也没有相关性，表明运动能力的下降是多因素的，不能仅仅用疾病本身来解释，在这些因素中，日常活动量起一很重要的作用。然而，运动过程中 FEV_1 可能会有不同程度的下降，对此，也许可以通过预先吸入 β_2 受体激动剂而得到解决。因此目前大多数研究表明运动锻炼在哮喘患者中是安全而有效的，经过运动锻炼，运动耐量是可以提高的，在完成相同运动时的通气需求是下降的，从而也能预防 EIA 的发生。

3. 呼吸道感染　呼吸道感染一般不作为特应性因子激起哮喘的发作，但各种类型的呼吸道感染，如病毒性感染、支原体感染和细菌性感染都往往诱发哮喘的发作或加重。

呼吸道病毒性感染尤其多见于儿童，好发于冬春季节，以上呼吸道为常见，但可向下蔓延引起病毒性肺炎。病毒感染与支气管哮喘的发作之间确实有着密切的关系，尤其是5岁以下的儿童。儿童呼吸道病毒感染引起哮喘发作者高达42%，在婴幼儿甚至可达90%。成人虽较少，但也有约3%。在有过敏体质或过敏性疾病家族史者中，呼吸道病毒感染引起哮喘发作更为多见，尤其男性。引起哮喘发作的病毒种类可因年龄而有所不同。一般来说，成人以流感病毒及副流感病毒较为多见，而儿童则主要为鼻病毒及呼吸道合胞病毒，婴幼儿主要是呼吸道合胞病毒。病毒可作为变应源，通过机体T－细胞、B－细胞的一系列反应，继而刺激浆细胞产生特异性IgE。特异性IgE与肥大细胞上的IgE受体结合，长期停留在呼吸道黏膜的肥大细胞上。当相同的病毒再次入侵机体时，即可发生过敏变态反应，损伤呼吸道上皮，增加了炎性介质的释放和趋化性，降低了支气管壁β受体的功能，增加了气道胆碱能神经的敏感性，还可产生对吸入抗原的晚相（迟发性）哮喘反应。

病毒的感染大多在冬末春初和晚秋温差变化比较大时发生。一般起病较急，起病初可有发热、咽痛，以后很快出现喷嚏、流涕、咳嗽、全身酸痛、乏力和食欲减退等症状，继而出现气急、呼气性呼吸困难等哮喘的症状，肺部可闻及明显的哮鸣音。文献还报道，持续和（或）潜伏性腺病毒感染，可能影响皮质激素和支气管扩张剂对哮喘的疗效。

呼吸道病毒感染不但可使哮喘患者的气道反应性进一步增高，哮喘发作，而且可引起健康人的气道反应性增高和小气道功能障碍，这种状态一般持续6周左右。

气道急性或慢性细菌感染并不引起过敏反应，但由于气道分泌物增多，因此可加重哮喘患者的气道狭窄，使哮喘发作或加重。这时抗菌药物的使用是必要的，而且有效的抗菌治疗往往可收到缓解症状之功。呼吸道细菌性感染虽然也可诱发气道平滑肌痉挛，但较病毒性感染要轻得多。

4. 精神和心理因素　精神和心理状态对哮喘的发病肯定有影响，但这一因素往往被患者和医务人员所忽视。许多患者受到精神刺激以后哮喘发作或加重，而且很难控制。

据报道，70%的患者的哮喘发作有心理因素参与，而在引起哮喘发作的诸多因素中，其中单纯以外源性变应源为主要诱因者占29%，以呼吸道感染为主要诱因者占40%，心理因素为主的占30%。还有的学者报道，在哮喘发作的诱因中过敏反应合并精神因素占50%。与哮喘有关的精神心理状态涉及非常广泛的因素，包括社会因素，性格因素和情绪因素，社会因素常常是通过对心理和情绪的影响而起作用的。哮喘患者在出现躯体痛苦的同时，伴有多种情绪、心理异常表现，主要为：焦虑、抑郁和过度的躯体关注。因此，往往形成依赖性强、较被动、懦弱而敏感、情绪不隐和自我中心等性格特征，是比较典型的呼吸系统的心身疾病。哮喘儿童的母亲也常呈“神经质性”个性，母亲的焦虑、紧张、唠叨、烦恼的表现影响儿童哮喘的治疗和康复。

精神因素诱发哮喘的机制目前还不清楚，有人认为在可接受大量感觉刺激的人脑海马回部位，可能存在与基因有关的异常。遗传素质或早年环境的影响，造成某些哮喘患者精神心理的不稳定状态。同时精神忧虑或紧张的哮喘患者，生理上气道的敏感性升高，可能与迷走神经兴奋性增强有关。长期的情绪低落，心理压抑可使神经－内分泌－免疫网状调节系统功能紊乱，引起一系列心身疾病。

精神和心理因素也属于内因，但它有别于遗传背景。精神和心理因素不决定一个人是否成为哮喘的易感者，然而可明显地影响哮喘的发作及其严重程度，对于哮喘常年反复发作的患者来说，这种影响尤其显著。因此许多学者强调哮喘的防治必须采用包括心与身两方面的综合性治疗措施。

5. 微量元素缺乏　以缺铁、缺锌为较常见，这些微量元素缺少可致免疫功能下降。

6. 药物　药物引起哮喘发作有特异性过敏和非特异性过敏两种，前者以生物制品过敏最为常见，因为生物制品本身即可作为完全抗原或半抗原引起哮喘发作。以往认为阿司匹林引起哮喘发作的机制是过敏，现在普遍认为是由于患者对阿司匹林的不耐受性。非特异性过敏常发生于交感神经阻断药，例如普萘洛尔（心得安）和增强副交感神经作用药，如乙酰胆碱和新斯的明。

（杨耀峰）

第二节　支气管哮喘临床表现与诊断

一、支气管哮喘的临床表现

几乎所有的哮喘患者的都有长期性和发作性（周期性）的特点，因此，近年认为典型哮喘发作3次以上，有重要诊断意义。哮喘的发病大多与季节和周围环境、饮食、职业、精神心理因素、运动或服用某种药物有密切关系。过敏性疾病的病史和家族性的哮喘病史对哮喘的诊断也很有参考意义。此外还应注意有无并存呼吸道感染及局部慢性病灶。

（一）主要症状

自觉胸闷、气急，即为呼吸困难，以呼气期为明显，但可以自行缓解或经用平喘药治疗而缓解。典型的哮喘发作症状易于识别，但哮喘病因复杂，其发作与机体的反应性，即遗传因素和特应性素质的个体差异，变应源和刺激物的质和量的不同均可导致哮喘发作症状的千变万化。有些患者表现为咳嗽，称为咳嗽变异性哮喘或过敏性咳嗽，其诊断标准（小儿年龄不分大小）是：①咳嗽持续或反复发作 >1 个月，常在夜间（或清晨）发作，痰少，运动后加重；②没有发热和其他感染表现或经较长期抗生素治疗无效；③用支气管扩张剂可使咳嗽发作缓解；④肺功能检查确认有气道高反应性；⑤个人过敏史或家族过敏史和（或）变应源皮试阳性等可作辅助诊断。

（二）体征

发作时两肺（呼气期为主）可听到如笛声的高音调，而且呼气期延长的声音，称为哮鸣音是诊断哮喘的主要依据之一。一般哮鸣音的强弱和气道狭窄及气流受阻的程度相一致，因此哮鸣音越强，往往说明支气管痉挛越严重。哮喘逐步缓解时，哮鸣音也随之逐渐减弱或消失。但应特别注意，不能仅靠哮鸣音的强弱和范围来作为估计哮喘严重度的根据，当气道极度收缩加上黏痰阻塞时，气流反而减弱或完全受阻，这时哮鸣音反而减弱，甚至完全消失，这不是好现象，而是病情危笃的表现，应当积极抢救。

（三）哮喘严重发作

1. “哮喘持续状态”　哮喘严重发作通常称为“哮喘持续状态”，这是指一次发作的情况而言，并不代表该患者的基本病情，但往往发生于重症的哮喘患者，而且与预后有关，可威胁患者的生命。因此哮喘严重发作是哮喘病本身的一种最常见的急症。

以往给“哮喘持续状态”所下的定义是：“哮喘严重持续发作达24h以上，经用常规药物治疗无效”。现在认为这样的定义是不全面的。因为事实上，许多危重哮喘病例的病情发展常常在一段时间内逐渐加剧，因此所有重症哮喘的患者在某种因素的激发下都有随时发生严重的致命性急性发作的可能，而无特定的时间因素。其中一部分患者可能在哮喘急性发作过程中，虽经数小时以至数天的治疗，但病情仍然逐渐加重。也有一些患者在间歇一段相对缓解的时期后，突然出现严重急性发作，甚至因得不到及时和有效治疗而在数分钟到数小时内死亡，这就是所谓“哮喘猝死”。哮喘猝死的定义通常定为：哮喘突然急性严重发作，患者在2h内死亡。其原因可能为哮喘突然发作或加剧，引起气道严重阻塞或其他心肺并发症导致心跳和呼吸骤停。重症哮喘患者出现生命危险的临床状态称为“潜在性致死性哮喘”。这些因素包括：①必须长期使用口服糖皮质激素类药物治疗；②以往曾因严重哮喘发作住院抢救治疗；③曾因哮喘严重发作而行气管切开，机械通气治疗；④既往曾有气胸或纵隔气肿病史；⑤本次发病过程中须不断超常规剂量使用支气管扩张剂，但效果仍不明显。除此以外，在本次哮喘发作的过程中，还有一些征象值得高度警惕，如喘息症状频发，持续甚至迅速加剧，气促（呼吸超过30次/分），心率超过140次/分，体力活动和说话受限，夜间呼吸困难显著，取前倾位，极度焦虑、烦躁、大汗淋漓，甚至出现嗜睡和意识障碍，口唇、指甲发绀等。患者的肺部一般可以听到广泛哮鸣音，但若哮鸣音减弱，甚至消失，而全身情况不见好转，呼吸浅快，甚至神志淡漠和嗜睡，则意味着病情危笃，随时可能发生心跳和呼吸骤停。此时其他有关的肺功能检查很难实施，唯一的检查是血液气体分析。如果患者呼吸空气（即尚未吸氧），那么若其动脉血氧分压<8kPa（60mmHg）和（或）动脉血二氧化碳分压>6kPa（45mmHg），动脉血氧饱和度<90%，则意味着患者处于危险状态，应马上进行抢救，以挽救患者生命。

2. “脆性哮喘” 正常人的支气管舒缩状态呈现轻度生理性波动，第一秒用力呼气容积（FEV_1）和最大呼气流速（PEF）在晨间降至最低（波谷），而午后达最大值（波峰），在哮喘患者，这种变化尤其明显。1977年Turner－Warwich报道将哮喘患者的肺功能改变分为三种主要类型：①治疗后PEF始终不能恢复正常，但有一定程度的可逆；②用力呼气肺活量（FVC）改变可逆，而FEV_1和PEF的降低不可逆；③FEV_1和PEF在治疗前后或一段时间内大幅度地波动，即为“飘移者”，作者将这一类型称之为“脆性哮喘”（BA）。其后关于BA的定义争论不休。如美国胸科协会（AST），用此概念描述那些突发、严重、危及生命的哮喘发作。最近Ayres在综合各种观点的基础上提出BA的定义和分型为：

Ⅰ型BA：尽管采取了正规、有力的治疗措施，包括吸入皮质激素（如吸入二丙酸倍氯米松1 500μg/d以上）或口服相当剂量皮质激素，同时联合吸入支气管扩张剂，连续观察至少150d，半数以上观察日的PEF变异率>40%。

Ⅱ型BA：特征为在基础肺功能正常或良好控制的背景下，无明显诱因突然急性发作的支气管痉挛，3h内哮喘严重发作伴高碳酸血症，可危及生命，常需机械通气治疗。经期前哮喘发作往往属于此种类型。

（四）特殊类型的哮喘

1. 运动性哮喘 运动性哮喘也称运动诱发性哮喘，是指达到一定的运动量后引起支气管痉挛而产生的哮喘，因此其发作都是急性的、短暂的，而且大多数能自行缓解。运动性哮喘固然均由运动引起，但运动的种类、运动持续时间、运动量和运动强度均与哮喘的发作有直接关系。运动性哮喘并非说明运动即可引起哮喘，实际上短暂的运动不但不会引起哮喘，而且还可兴奋呼吸，使支气管有短暂的扩张，肺通气功能改善，FEV_1 和 PEF 有短暂的升高。其后随着运动时间的延长，强度的增加，支气管转而发生收缩。虽然运动性哮喘常常兼发于支气管哮喘患者，但与过敏性哮喘不同，其特点为：①发病均在运动后；②有明显的自限性，发作后只需经过一定时间的安静休息即可逐渐自然恢复正常；③无外源性或内源性过敏因素参与，特异性变应原皮试阴性；④一般血清 IgE 水平不高。但有些学者认为，运动性哮喘常与过敏性哮喘共存，因此认为运动性哮喘与变态反应（过敏反应）存在着一些间接的关系。

临床表现疑为运动性哮喘者，应进一步作运动前后的肺功能检查，根据运动前后的肺功能变化来判断是否存在运动性哮喘，这种方法也称为运动诱发试验。常用的运动方式有跑步、自行车功率试验和平板车运动试验。如果运动后 FEV_1 下降 20% ~40%，即可诊断轻度运动性哮喘，如果 FEV_1 下降 40% ~65%，即为中度运动性哮喘，FEV_1 下降 65% 以上，则属重度运动性哮喘。受检患者患有严重心肺或其他影响运动的疾病则不能进行运动试验，试验时要备有适当抢救措施，应在专业医务人员指导下进行。

2. 药物性哮喘　哮喘的发作是由使用某些药物引起（诱发）的，这类哮喘就叫做药物性哮喘。可能引起哮喘发作的药物很多，常见者为：阿司匹林，β 受体阻断剂（包括非选择性 β 受体阻断剂——普萘洛尔、噻吗洛尔和选择性 β 受体阻断剂），局部麻醉剂，添加剂（如酒石黄，是一种黄色染料，广泛用作许多食品、饮料以及药物制剂的着色剂），医用气雾剂中的杀菌复合物（如用作定量气雾剂的防腐剂例如氯化苯甲烃铵抗氧化剂），用于饮用酒、果汁、饮料和药物作防腐保藏剂（如亚硫酸盐）和抗生素或磺胺药（包括青霉素、磺胺药、呋喃类药）等。个别患者吸入定量的扩张支气管的气雾剂时，偶尔也可引起支气管收缩，这可能与其中的氟利昂或表面活性剂有关。免疫血清、含碘造影剂等除了可引起皮疹、发热、血管炎性反应、嗜酸性粒细胞增多和过敏性休克等全身过敏表现外，也可引起哮喘的发作，但往往被忽略。

药物性哮喘的发生机制与哮喘本身极为相似，首先决定于患者的体质因素，即对某种药物的敏感性。因为这些药物通常是以抗原（如免疫血清），半抗原或佐剂的身份参与机体的变态反应过程的，没有机体的易感性就不容易发生过敏性反应。但并非所有的药物性哮喘都是机体直接对药物产生过敏反应而引起的，β 受体阻断剂更是如此，它是通过阻断 β 受体，使 β_2 受体激动剂不能在支气管平滑肌的效应器上起作用，导致支气管痉挛，哮喘发作。

3. 阿司匹林性哮喘　阿司匹林又是诱发药物性哮喘中最常见的药物，某些哮喘患者于服用阿司匹林或其他解热镇痛药及非类固醇抗炎药后数分钟或数小时内即可诱发剧烈的哮喘，其表现颇似速发型变态反应，因此以往许多人从药物过敏的角度理解阿司匹林性哮喘，但迄今尚未发现阿司匹林的特异性 IgE，也未发现其他的免疫机制参与，变应原皮肤试验阴性。所以近年来普遍认为可能不是由过敏所致，而是对阿司匹林的不耐受性。除阿司匹林以外，吲哚美辛、安乃近、氨基比林、非那西丁、保泰松、布洛芬等解热镇痛药也可引起类似的哮喘发作。这种对以阿司匹林为代表的解热镇痛药的不耐受现象就称为阿司匹林性哮喘。其中约半数合并鼻息肉和鼻窦炎，对于这种现象，过去称为阿司匹林哮喘三联征或阿司匹林三联征。对于这些提法各家意见不一，最近有些学者建议称为阿司匹林性综合征。

阿司匹林性哮喘多发生于中年人，有时也可见于少数儿童患者。在临床上可分为两个时相，即药物作用相和非药物作用相。药物作用相指服用阿司匹林等解热镇痛药后引起哮喘持续发作的一段时间，其临床表现为：服这类药 5min 至 2h，或稍长时间之后出现剧烈的哮喘。绝大多数患者的哮喘发作的潜伏期为 30min 左右。患者的症状一般都很重，常可见明显的呼吸困难和发绀，甚至出现意识丧失，血压下降，休克。药物作用相的持续时间不一，可短至 2h，也可 1 ~ 2d。非药物作用相阿司匹林性哮喘系指药物作用时间之外的时间。患者可因各种不同的原因而发作哮喘。

阿司匹林性哮喘发病率各家报道不一，国外报道它在哮喘人群中的发病率为 1.7% ~ 5.6%，但如果用口服阿司匹林作激发试验，则它的发病率可占成人哮喘的 8% ~ 22%。北京协和医院变态反应科于 1984 年曾对 3 000 例初诊的哮喘患者进行调查，其结果为：阿司匹林哮喘在哮喘人群中的发病率为 2.2%。

由于阿司匹林性哮喘的发病很可能通过抑制气道花生四烯酸的环氧酶途径，使花生四烯酸的脂氧酶代谢途径增强，因而产生炎性介质，即白细胞三烯。后者具有很强的收缩支气管平滑肌作用所致。因此近年研制的白细胞三烯受体拮抗剂，如扎鲁司特（zafirlukast，商品名 Accolate，即安可来）和孟鲁司特钠（montelukast，商品名 Singulair，即顺尔宁）可以完全抑制口服阿司匹林引起的支气管收缩。

4. 职业性哮喘　随着工农业的发展，各种有机物或无机物以尘埃、蒸汽或烟雾三种形式进入生产者的工作环境。如果这些有害物质被劳动者吸入而引起哮喘发作，那么这些有害物质就称为“职业性致喘物”（变应原）。从广义来说，凡是由职业性致喘物引起的哮喘就称为职业性哮喘，但从职业病学的角度，职业性哮喘应有严格的定义和范围。然而，不同国家，甚至同一个国家的不同时期，职业性哮喘的法定含义不同。我国在 20 世纪 80 年代末制定了职业性哮喘的诊断标准，致喘物规定为：异氰酸酯类（如甲苯二异氰酸盐等）、苯酐类、多胺类固化剂（如乙烯二胺、二乙烯二胺、二乙烯四胺等）、铂复合盐、剑麻和青霉素。

职业性哮喘的发生率往往与工业发展水平有关，工业越发达的国家，职业性哮喘发生率越高，估计美国职业性哮喘的发病率为 15%。1988 年美国公共卫生署估计职业性哮喘占整个职业性呼吸系统疾病的 26%。

职业性哮喘的病史有如下特点：①有明确的职业史，因此本病的诊断只限于与致喘物直接接触的劳动者；②既往（从事该职业前）无哮喘史；③自开始从事该职业至哮喘首次发作的“哮喘潜伏期”最少半年以上；④哮喘发作与致喘物的接触关系非常密切，接触则发病，脱离则缓解，甚至终止，典型的职业性哮喘往往是在工作期间或工作后数小时发生气促、胸闷、咳嗽、喘鸣，常伴鼻炎和（或）结膜炎，工作日的第一天（如星期一）症状最明显，周末、节假日或离开工作场所后，上述症状缓解，因此，有人称它为“星期一”综合征。还有一些患者在吸入氯气、二氧化硫及氟化氢等刺激性气体时，出现急性刺激性剧咳、咳黏痰、气急等症状，称为反应性气道功能不全综合征，气道反应性增高可持续至少 3 个月。

二、支气管哮喘的诊断

支气管哮喘的诊断可以分为非特异性诊断与特异性诊断两类。非特异性诊断亦即不要求明确病因的一般病种诊断，最主要是通过肺功能检查结合临床表现确定，而支气管哮喘的特异性诊断则是属于病因性诊断，最主要是通过变态反检查确定。哮喘诊断的主要程序一般为：病史采集、物理检查、胸部 X 线检查、肺功能检查和特异性变应源检查等。

（一）哮喘的病史采集

几乎所有的哮喘患者的喘息发作都有长期性、发作性（周期性）、反复性、自限性、可逆性的特点，因此，近年认为典型哮喘发作 3 次以上，有重要诊断意义。哮喘的发病大多与季节和周围环境、变应源接触、饮食、职业、精神心理因素、运动或服用某种药物有密切关系。过敏性疾病的病史和家族性的哮喘病史对哮喘的诊断也很有参考意义。此外还应注意有无并存呼吸道感染及局部慢性病灶。

两肺以呼气期为主的哮鸣音是诊断哮喘的主要依据之一。一般哮鸣音的强弱和气道狭窄及气流受阻的程度相一致，因此哮鸣音越强，往往说明支气管痉挛越严重。哮喘逐步缓解时，哮鸣音也随之逐渐减弱或消失。但应特别注意，不能仅靠哮鸣音的强弱和范围来作为估计哮喘严重度的根据，当气道极度收缩加上黏痰阻塞时，气流反而减弱或完全受阻，这时哮鸣音反而减弱，甚至完全消失，这可能是病情危笃的表现，应当进行血液气体分析，准确判断。

（二）胸部 X 线检查

哮喘患者常常需要进行胸部 X 线检查，特别是初诊时。胸部 X 线检查除一般的胸部平片以外，有时还需要进行胸部 CT 检查，这些检查对哮喘的诊断、鉴别诊断和估计哮喘病情的严重度有帮助。

哮喘患者的胸部 X 线表现并没有更多的特异性，常见为肺纹理增多，紊乱和肺气肿（或肺通气过度）征，有些患者可见肺大泡，有时可见气胸、纵隔气肿或肺动脉高压等并发症。但胸部 X 线检查在哮喘的鉴别诊断方面应为基本，而且重要。胸部 X 线检查也是长期皮质激素治疗安全性的重要保障之一，特别对患有肺结核的患者，因此皮质激素治疗前和治疗过程的定期胸部 X 线检查极为重要。

（三）肺功能检查

哮喘患者的气道处于不稳定状态，气道平滑肌的收缩性增加，黏膜和黏膜下层增厚，管腔分泌液增多都可能使气道的功能状态恶化，引起气流阻塞。支气管有效通气管径的缩小可使患者出现喘鸣和呼吸困难，而反映在肺功能上的改变就是通气功能的损害。因此哮喘患者的肺功能检查对于哮喘的诊断和治疗都很重要：①气道激发试验和（或）支气管扩张试验（气道可逆试验）有助于确立哮喘的诊断并与单纯慢性支气管炎鉴别；②支气管扩张试验还有助于估计 β_2 受体激动剂的可能疗效，为药物选择提供参考；③以第一秒用力呼气容积（FEV_1）和最大呼气流速（PEF，也称呼气峰流速）为主要指标，结合肺总量和残气量以及临床症状，特别是夜间哮喘的发作情况等估计哮喘患者病情的严重程度，结合血气分析的结果，尤其是动脉血氧分压（PaO_2），氧饱和度（SaO_2）和二氧化碳分压（$PaCO_2$）等参数估计哮喘急性发作期病情的严重程度；④客观评价药物的临床疗效。

哮喘患者的肺功能测定通常包括通气功能、肺动力学和血液气体分析。

1. 通气功能的测定

（1）哮喘患者呼气流速、气道阻力和静态肺容量测定：喘息症状发作时累及大、小气道，但最主要的病变部位在小支气管，而且是弥漫性的。小支气管的横截面积又远远大于大气道，再加上吸气过程是主动的，呼气过程是被动的，因此呼气阻力一般大于吸气阻力，FEV_1、最大呼气流速（PEF）、用力肺活量（FVC）均明显下降。最大呼气流速－容积曲线（F－V 环）测定是哮喘肺功能检查中极为常用也是最重要的部分，因为呼出的气量和相应的瞬间流量形成用力呼气流速－容积曲线，它能反映气流在气道里通过的情况和小气道功能状态。

正常人第 1 秒用力呼气容积和用力肺活量之比（FEV_1/FVC）应大于 75%，而哮喘患者在哮喘发作时一般小于 70%。这些参数的检测较为简易，无创伤性，如果操作正确，重复性也比较好，基本设备容易满足，因此在许多医院，包括基层医院都可以进行检查。通过这些检查可以帮助判断急性哮喘发作的严重程度，了解哮喘病情的“可逆性”（实际为处于收缩状态的支气管的可扩张性）以及平喘药物的治疗效果。采用袖珍的呼气流速仪，在家庭中和工作岗位上进行连续多日的昼夜检查，记录最大呼气流速变异的动态变化，对于发现哮喘急性发作的早期征兆和及时治疗有很大的帮助。

哮喘发作时呼吸阻力明显增加，有过多的气体潴留在肺内，所以肺残气量和肺总量增加。闭合气量在哮喘发作时不易测量，但在缓解期仍高于正常。静态肺容量测定有助于鉴别阻塞性通气功能障碍抑或限制性通气功能障碍，而且可从肺功能的角度了解肺气肿的程度，因此它对中重度哮喘的肺功能评价尤其重要。

近年来又根据脉冲振荡（Impulse Oscillometry，IOS）原理研制、开发、生产出新一代肺功能机。脉冲振荡技术也称强迫振荡技术（Forced Oscillation Technique），其主要意义在于比较精确地测定气道阻力，与传统的肺功能机比较，脉冲振荡技术能够更全面、确实地反映呼吸力学的变化，更符合生理，而且不需患者的合作，可用于儿童、老年人和呼吸功能较差的患者。运动心肺功能测定也可有助于早期哮喘的诊断，而且可了解哮喘患者对运动的耐受性，指导患者的运动耐量训练，提高健康水平。

（2）肺动态顺应性测定：顺应性系弹性物体的共同属性，是一个物理学概念。用一句通俗的话来说，肺顺应性就是肺组织顺应呼吸活动而变化的特性，即吸气时肺泡充气，体积增大，呼气时肺泡排气，肺体积出现适度的回缩，这种功能活动与肺组织的弹性关系非常密切，因此肺顺应性实际反映了肺的弹性。在吸气末高肺容积（肺总量位）时肺顺应性最低，而当呼气末肺容积接近残气量位时肺顺应性最高。肺顺应性即为单位压力改变时所引起的容积改变，通常包含肺顺应性、胸壁顺应性和总顺应性，例如：

$$\text{顺应性（C）} = \frac{\text{容积改变（}\Delta V\text{）}}{\text{压力改变（}\Delta P\text{）}} \text{L/kPa}$$

$$\text{肺顺应性（CL）} = \frac{\text{肺容积改变（}\Delta V\text{）}}{\text{经肺压}} \text{L/kPa}$$

肺顺应性可分为静态肺顺应性（Clst）和动态肺顺应性（Cldyn）两种。静态肺顺应性是指在呼吸周期中，气流暂时阻断（1～2 秒）时所测得的肺顺应性，相当于肺组织的弹力（实际还包含肺泡表面张力）。动态肺顺应性系指在呼吸周期中气流未阻塞时所测得的肺顺应性，受肺组织弹力和气道阻力的双重影响。当哮喘患者做快速呼吸时，与已狭窄的各级支气管相连的肺泡不能及时充气，肺容积相对减少，故动态顺应性下降，而静态顺应性仍可正常。

（3）通气分布不均匀：哮喘发作时吸入的气体在肺部的分布极不均匀，存在着明显的呼气延缓和减低区。这种情况在哮喘缓解期和慢性阻塞性肺疾病患者也同样存在。通气不均的现象对于吸入疗法的影响比较大，因为临床医师让患者进行吸入治疗时总是希望有比较多的药物能到达病变部位，结果适得其反，药物到达通气功能正常部位反而多于通气差的部位，通气越差，药物分布越少。

综上所述，哮喘患者肺功能检查时的常用指标是肺活量（VC，实际临床上更多测量用力呼吸肺活量，即 FVC），FEV_1 和 PEF。FEV_1 和 PEF 是用于观测用力呼气流量的两个最常用的参数。每天不同时间测定的 PEF 之间的变异率提供了一个评价哮喘稳定性和（或）严重度的合理指数，其测定设备简单，方便，患者可自行操作，而且与 FEV_1 有良好的相关性，测定结果的重复性也好，因此使用广泛。但评判气流阻塞严重度的最佳单一指标是 FEV_1。FEV_1/VC 的比值是一个观测早期气流阻塞的敏感指标，由于该比值能区别限制性和阻塞性气道疾病，因此更多用于诊断。

PEF 测定最好每日 2～3 次定时测定，其意义为：①根据最大呼气流速的绝对值评估气流阻塞的程度，其值越低，气流阻塞就越严重；②根据每天监测并计算出的最大呼气流速的变异率估计哮喘病情的稳定性，一般来说，变异率越小，病情越稳定；③根据使用某种药（如吸入药）前后最大呼气流速绝对值和变异率的变化，评估该药的疗效。因此实际测定时应计算最大呼气流速占预计值的百分率和最大呼气流速的变异率，其计算公式如下：

$$\frac{\text{正常（预计）值}-\text{实测值}}{\text{正常（预计）值}}\times 100$$，即为实测值相当正常（预计）值的百分数

每日最大呼气流速变异率由下列公式计算：

$$\frac{\text{每日最高值}-\text{最低值}}{\text{最高值}}\times 100$$，即为当天最大呼气流速变异率

2. 弥散功能　常用一氧化碳弥散量来表示。单纯哮喘，无并发症的患者的肺弥散功能一般是正常的，但严重哮喘患者可降低。

3. 动脉血气体分析　哮喘发作后，通过动脉血气分析可对哮喘急性发作的严重程度进行判断。在轻度或中度发作时，动脉血二氧化碳分压接近正常或略有下降，甚至表现呼吸性碱中毒，而氧分压则下降，此主要由于肺内通气/血流比例异常所致。当病情继续加重时，缺氧更严重，而且可出现动脉血二氧化碳分压升高，这时就需要采用急救措施以挽救生命。

4. 气道激发试验　气道激发试验是检验气道对某种外加刺激因素引起收缩反应的敏感性，并根据其敏感性间接判断是否存在气道高反应性。气道激发试验分特异性气道激发试验和非特异性气道激发试验两类，特异性气道激发试验时吸入的是不同浓度的变应源溶液，非特异性气道激发试验则吸入不同浓度的气道收缩剂。它们的共同特点都是在吸入前后，做肺通气功能检查或观察气道阻力的变化，以寻找或确定变应源，并评估气道（主要为支气管）对某种特异性变应原或非特异性刺激物的反应性（即敏感程度）。其中，主要观察指标仍然为表示肺通气功能状态的 FEV_1 或 PEF。

（1）特异性气道激发试验：可根据需要选择变应源，但变应源溶液必须新鲜配制。在临床上可采用鼻黏膜激发试验（nasalmucos provocation test）和气管内激发试验（bronchial provocation test）两种方法。鼻黏膜激发试验又有鼻吸入试验（nasal inhalation test），即将抗原经由鼻内吸入以激发呼吸道过敏症状；鼻内抗原滴入法（nasal instilation test）和抗原滤纸片鼻黏膜敷贴的激发试验，后者约有 60% 的阳性反应。气管内激发试验亦分气管内抗原滴

入及气管内抗原吸入两种。气管内滴入法目前已很少用，因为操作不便，且抗原分布不均匀。当今主要采用抗原气雾吸入法，即每次试验时让患者吸入定量抗原，然后定时检查肺哮鸣音出现，同时进行 FEV_1 测定，如激发后 FEV_1 下降15%以上，即可认为有阳性反应。目前常用的激发抗原有蒿属花粉、屋内尘土、尘螨等。大约有70%的哮喘患者有阳性反应，其中约有2/3与皮试结果相符，而且皮试反应愈强，则激发的阳性率愈高，症状亦明显。痰中有时还可出现大量的嗜酸性粒细胞。

特异性气道激发试验可能引起较明显的哮喘发作，甚至严重发作，因此必须在严密监护下进行，而且适应证必须严格限制为此，特异性气道激发试验目前只用于研究以前不认识的职业性哮喘或用于确定工作环境中的变应源，即特定环境的过敏性疾病的病因物质或做医学鉴定。一般认为吸入特异性变应源溶液后，患者的 FEV_1 或 PEF 下降20%以上，才能做出基本肯定的诊断，但阴性结果，并不排除职业性哮喘的存在。此外，应该注意有些变应源在特定的工作环境中有致敏作用，而在实验室里却不一定能够引出相似的反应，因为特异性气道激发试验的结果可受吸入变应源的特异性、吸入浓度、吸入量、试验场所以及检测指标等的影响。此外还应指出，特异性气道激发试验可表现早期（速发）、晚期（迟发）和双相哮喘反应。因此试验时应严密观察比较长的时间，以免由于晚期（迟发）反应而引起严重哮喘的发作。

（2）非特异性气道激发试验：常用的气道收缩剂有组胺和乙酰甲胆碱，也有人用高张盐水、蒸馏水、普萘洛尔。运动激发试验或过度通气激发试验也属于非特异性气道激发试验。但目前临床上应用最多的非特异性气道激发试验仍然为吸入组胺或乙酰甲胆碱，试验时所用的吸入气道收缩剂浓度从低浓度开始，由低至高，倍倍递增，例如由每1ml含0.25、0.5、1mg起逐渐增加。

目前国际上所用的药物吸入非特异性气道激发试验有两种不同的方法，一种为平静吸入经雾化器产生的雾化液，其浓度从最低起，逐步提高，以使 FEV_1 或 PEF 比试验前降低20%时为止，所用药液的累积量即表示气道对该刺激物的反应性。累积量越少，表明气道对该刺激物的敏感性越高，反应性越强。累积量越大，表示气道对该刺激物的刺激越不敏感，反应性越弱。试验时每次吸入某浓度的雾化液2min，若吸入后测定的 FEV_1 或 PEF 的减少不足试验前的20%，则再吸入浓度大1倍的溶液，进行同样的试验，直至 FEV_1 或 PEF 降至基础值（试验前的测定值）的20%为止。另一种方法在日本及澳大利亚较广泛应用，即将不同浓度的气道收缩剂放入一种由电脑控制的容器里，该仪器能全自动地转换浓度并记录气道阻力。受检者含住接口器做平静呼吸，当气道阻力成角上升时即可终止，从记录曲线即可计算出气道反应性。这种方法患者操作较为方便和省力，但曲线稳定性稍差，仪器费用较贵。非特异性气道激发试验诱发哮喘发作的程度较轻，持续时间较短，但仍须严密监护。用日本气道高反应仪进行气道激发试验时，最后一管装有支气管扩张剂，在试验结束后，让患者吸入即可解除支气管痉挛状态。

组胺或乙酰甲胆碱吸入激发试验时的气道反应性阳性的判断指标是：使 FEV_1 或 PEF 降低20%时，组胺的累积量为小于7.8mol，乙酰甲胆碱累积量为小于12.8mol。

（3）运动激发试验（exercise provocation test）：对于运动性哮喘的患者可采用运动激发试验，如登梯试验、原地跑步试验、蹲起试验、蹬自行车试验、仰卧起坐试验等。只要达到一定的运动量，患者即可有喘息。同时肺功能试验显示 FEV_1、最大呼气中期流速

（MMEF）、PEF、气道阻力（Raw）、功能残气量（FRC）及用力肺活量（FVC）等均有一定的变化。

5. 支气管舒张试验　支气管舒张试验也称支气管扩张试验或气道阻塞可逆性试验，是哮喘的重要诊断手段之一，因此在临床上得到广泛的应用，但应该指出，支气管舒张试验阴性不能作为否定哮喘诊断的依据，特别是重症哮喘患者或哮喘合并慢性支气管炎的患者。另一方面，10%的慢性阻塞性肺疾病（COPD）患者的支气管舒张试验也可为阳性。由于支气管舒张试验所用的是 β_2 受体激动剂，因此从另一角度来说，支气管舒张试验也是检验收缩或痉挛的支气管对 β_2 受体激动剂的效应，如果吸入 β_2 受体激动剂以后，FEV_1 明显增加，这就表明患者的支气管平滑肌对 β_2 受体激动剂有着良好的效应，在治疗过程中可比较重用这类药物。

支气管舒张试验的适应证是 FEV_1 的基础值小于70%的预计值。试验时先测定基础的 FEV_1 或 PEF，然后用定量雾化吸入器（MDI）吸入 β_2 受体激动剂（如沙丁胺醇的制剂喘乐宁，喘宁碟）200～400g，吸入15～20min后，再次测定 FEV_1 或 PEF（北京协和医院呼吸科通常以吸入喘宁碟400g，20min后再测定 FEV_1），其后按下列公式计算 FEV_1 或 PEF 的改善率：

$$FEV_1\text{（或 PEF）改善率（\%）}=\frac{\text{吸药后 }FEV_1\text{（或 PEF）}-\text{吸药前 }FEV_1\text{（或 PEF）}}{\text{吸药前 }FEV_1\text{（或 PEF）}}\times 100\%$$

如果改善率≥15%，则为试验阳性，即表明原来处于收缩状态的支气管可能重新舒张。

对于 FEV_1 的基础值大于预计值70%者，一般先进行支气管激发试验，阳性者再进行支气管舒张试验，如果均为阳性，则表明气道处于高反应状态。

对于支气管舒张试验阴性者，有时为了进一步确定气道阻塞是否真的是不可逆的，可进一步进行口服泼尼松试验，即每日口服泼尼松20～30mg，连服1周，其后复查 FEV_1 或 PEF，如1周后它们的改善率15%，仍可认为支气管舒张试验阳性。对于基础 FEV_1 过低者，吸入 β_2 受体激动剂后，除计算其改善率外，还应考虑 FEV_1 改善的绝对值，当改善率15%，FEV_1 的绝对值增加超过200ml时，支气管舒张试验才是真正的阳性，如果只有改善率达到15%，而增加的绝对值不足200ml，这时的支气管舒张试验可能为假阳性，因为肺通气功能差的患者，只要 FEV_1 稍微有所增加，其改善率就可达到15%。这时 FEV_1 的这一点点增加对通气功能的改善并无太大的帮助。

6. 动脉血气分析　哮喘急性发作，特别是严重发作时应当进行动脉血气分析以分析血液中的酸碱度和 PaO_2、$PaCO_2$ 和 HCO_3^- 以及机体氧合状态（即了解机体有没有缺氧）。这对了解哮喘患者的通气功能状态是极为重要的，而且可指导危重患者的抢救。

（四）变应源检查

1. 特异性变应源的体内诊断　鉴于大部分支气管哮喘是由于抗原抗体作用的结果，而过敏性抗体 IgE 对于皮肤及黏膜下组织的肥大细胞有极强的亲和力，故可利用患者的皮肤或黏膜进行特异性变应源的检查以明确病因。

皮肤试验包括斑贴试验、抓伤试验、点刺或挑刺试验、皮内试验等。目前在国外多用点刺试验，其优点为疼痛比皮内试验轻，方法较简便，容易得到儿童的合作，结果亦相当可靠，但所用抗原的浓度要比皮内试验者高出100倍。各种试验均应用氯化钠溶液或抗原的溶媒作阴性对照，同时用0.1mg/ml的磷酸组胺作阳性对照。但部分患者仍然可以出现假阴性或假阳性。

2. 阿司匹林耐受性试验　对高度怀疑、但一时不能确诊的阿司匹林不耐受性哮喘的患者，可以在备好必要的急救条件的情况下进行口服激发试验：即口服阿司匹林从15mg开始，依次逐渐增加口服剂量，如：37.5、75、150、225mg等，各剂量间隔3h。如果肺功能检查FEV_1下降20%～25%，其结果即可判定为试验阳性，对阿司匹林性哮喘的诊断有价值。一般敏感者常在口服阿司匹林30mg以下即表现为阳性。

3. 食物激发试验（food provocation test）　由食物过敏引起哮喘者较少，但部分患者食物诱因与吸入性诱因同时并存。在致敏食物中容易引起哮喘者有牛奶、葱、蒜、香菜、韭菜、酒、醋、鱼、虾、螃蟹、蛤蚌、牛肉、羊肉、辣椒、胡椒等。此类食物往往带有一定的异味，故它的致敏可能兼有食入和吸入双重性质。由于食物抗原的皮肤试验灵敏度较差，必要时亦可进行食物激发试验。即令患者空腹4h以上，而且就试前48h停用一切可疑致敏的食物及种种平喘药、激素、抗组胺药物等。激发前先为患者测量脉搏、呼吸、肺部听诊及肺功能测定，然后令患者食用激发性食物，例如生蒜2～3瓣或饮酒20～30ml。然后定时观测患者呼吸、脉搏、肺部体征及肺功能，对比激发前后的变化以做出判断。一般食物激发的阳性症状出现较慢，维持时间则较长。

4. 职业性激发试验（occupational provocation test）　适用于职业性哮喘患者，根据患者工作中可疑的致敏诱因，采用不同的职业性变应原，让患者模拟职业性操作，进行试验。常用的职业性致敏原有甲苯二异氰酸酯（TDI）、特弗隆（teflon）、粮食粉尘、鱼粉、脱粒机粉尘、洗涤剂粉尘、油漆涂料等。亦可令患者进入工作现场，操作一段时间然后观察患者的临床表现及肺功能变化。

5. 特异性变应原的体外诊断　由于特异性变应原的体内诊断受许多因素的影响，故近年来趋于将体内试验改为体外试验，以期一次采血即可完成多种微量的特异性体外试验。既能节省患者时间，又可减少患者痛苦及危险性，亦不受抗原品种的限制。现有的特异性体外诊断方法有：①特异性免疫沉淀反应——琼脂单相或双相扩散试验；②肥大细胞脱颗粒试验；③特异性荧光免疫反应；④特异性酶标免疫吸附试验；⑤特异性体外白细胞组胺释放试验；⑥特异性淋巴细胞转化试验；⑦特异性放射变应原吸附试验等。上述诸法需要有特殊的仪器设备和技术，且其灵敏度、特异性、重复性未必完善，而我科近年引进了瑞典Pharmacia Diagnostics的变态反应体外诊断仪器，即用酶标荧光免疫方法检测总IgE，Phadiatop（可用于常见变应原的筛选），嗜酸性粒细胞阳离子蛋白（ECP）和用于各种特异性IgE（Cap System）。经400多例的检测，我们认为确有较好的灵敏度与特异性，器械的自动化性能亦较高。

（五）哮喘的诊断标准

（1）反复发作喘息、气急、胸闷或咳嗽，多与接触变应原、冷空气、物理、化学性刺激、病毒性上呼吸道感染、运动等有关。

（2）发作时在双肺可闻及散在或弥漫性，以呼气相为主的哮鸣音，呼气相延长。

（3）上述症状可以治疗缓解或自行缓解。

（4）症状不典型者（如无明显喘息或体征）应至少具备以下一项试验阳性

1）支气管激发试验或运动试验阳性。

2）支气管舒张试验阳性（FEV_1 增加15%以上，且 FEV_1 增加绝对值 >200ml）。

3）最大呼气流量（PEF）日内变异率或昼夜波动率≥20%。

（5）除外其他疾病所引起的喘息、气急、胸闷和咳嗽。

（六）支气管哮喘的分期

根据临床表现支气管哮喘可分为急性发作期和缓解期。缓解期系指经过治疗或未经治疗症状、体征消失，肺功能恢复到急性发作前水平，并维持4周以上。哮喘患者的病情评估应分为两个部分：

1. 哮喘病情严重度的评估　许多哮喘患者即使没有急性发作，但在相当长的时间内总是不同频度和（或）不同程度地出现症状（喘息、咳嗽、胸闷），因此需要依据就诊前临床表现，肺功能对其病情进行估价，见表15－1。在治疗过程中还应根据症状和肺功能变化重新进行严重度的评估，以便及时调整治疗方案（表15－2）。

表15－1　治疗前哮喘病情严重程度评估

病情	临床特点
间歇发作	症状<每周1次 短暂发作 夜间哮喘症状≤每月2次 FEV_1 或 PEF≥80%预计值 PEF 或 FEV_1 变异率<20%
轻度持续	症状≥每周1次，但<每天1次 发作可能影响活动和睡眠 夜间哮喘症状>每月2次 FEV_1 或 PEF≥80%预计值 PEF 或 FEV_1 变异率20%～30%
中度持续	每日有症状 发作可能影响活动和睡眠 夜间哮喘症状>每周1次 FEV_1 或 PEF 变异率60%～80%预计值 PEF 或 FEV_1 变异率>30%
重度持续	每日有症状 频繁发作 经常出现夜间哮喘症状 体力活动受限 FEV_1 或 PEF≤60%预计值 PEF 或 FEV_1 变异率>30%

注：一个患者只要具备某级严重度的一个特点则可将其列入该级之中。

表 15－2 治疗中哮喘严重度的分类

	现行分级治疗		
	一级间歇发作	二级轻度持续	三级中度持续
治疗中患者的症状和肺功能	严重度		
一级：间歇发作	间歇发作	轻度持续	中度持续
症状少于每周 1 次			
短暂急性发作			
夜间症状不多于每月 2 次			
二级：轻度持续	轻度持续	中度持续	重度持续
症状多于每周 1 次，但少于每日 1 次			
夜间哮喘多于每月 2 次，但少于每周 1 次			
两次发作之间肺功能正常			
三级：中度持续	中度持续	重度持续	重度持续
每天均有症状			
急性发作可能影响活动和睡眠			
夜间症状至少每周 1 次			
$60\% < FEV_1 < 80\%$ 预计值，或			
$60\% < PEF < 80\%$ 平素最高值			
四级：重度持续	重度持续	重度持续	重度持续
每天均有症状			
经常发生急性发作			
经常出现夜间症状			
$FEV_1 \leq 60\%$ 预计值，或			
$PEF \leq 80\%$ 平素最高值			

2. 哮喘急性发作时严重程度的评价　哮喘急性发作是指气促、咳嗽、胸闷等症状突然发生，常有呼吸困难，以呼气流量降低为其特征，常因接触变应原等刺激物或治疗不当所致。其程度轻重不一，病情加重可在数小时或数天内出现，偶尔可在数分钟内即危及生命，故应对病情作出正确评估，以便给予及时有效的紧急治疗。哮喘急性发作时严重程度的评估，见表 15－3。

表 15－3 哮喘急性发作时严重程度的评估

临床特点	轻度	中度	重度	危重
气短	步行、上楼时	稍事活动	休息时	
体位	可平卧	喜坐位	端坐呼吸	
讲话方式	连续成句	常有中断	单字	不能讲话
精神状态	可有焦虑，尚安静	时有焦虑或烦躁	常有焦虑、烦躁	嗜睡或意识模糊
出汗	无	有	大汗淋漓	
呼吸频率	轻度增加	增加	常 >30 次/分	

续 表

临床特点	轻度	中度	重度	危重
辅助呼吸肌活动及三凹征	常无	可有	常有	胸腹矛盾运动
哮鸣音	散在，呼吸末期	响亮、弥漫	响亮、弥漫	减弱乃至无
脉率	<100 次/分	100～120 次/分	>120 次/分	脉率变慢或不规则
奇脉	无，<10mmHg	可有，10～25mmHg	常有，>25mmHg	无，提示呼吸肌疲劳
使用 $β_2$ 受体激动剂后 PEF 占正常预计值或本人平素最高值%	>80%	60%～80%	<60%，或<100L/min，或作用时间<2h	
PaO_2（吸空气）	正常	>60mmHg	<60mmHg	
$PaCO_2$	<45mmHg	≤45mmHg	>45mmHg	
SaO_2（吸空气）	>95%	91%～95%	≤90%	
pH				降低

3. 控制水平的分级　这种分级方法更容易被临床医师掌握，有助于指导临床治疗，以取得更好的哮喘控制。控制水平的分级，见表 15－4。

表 15－4　控制水平分级

	完全控制（满足以下所有条件）	部分控制（在任何 1 周内出现以下 1～2 项特征）	未控制（在任何 1 周内）
白天症状	无（或≤2 次/周）	>2 次/周	出现≥3 项部分控制特征
活动受限	无	有	
夜间症状/憋醒	无	有	
需要使用缓解药的次数	无（或≤2 次/周）	>2 次/周	
肺功能（PEF 或 FEV_1）	正常或≥正常预计值/本人最佳值的 80%	<正常预计值（或本人最佳值）的 80%	
急性发作	无	≥每年 1 次	在任何 1 周内出现 1 次

4. 相关诊断试验　肺功能测定有助于确诊哮喘，也是评估哮喘控制程度的重要依据之一。对于有哮喘症状但肺功能正常的患者，测定气道反应性和 PEF 日内变异率有助于确诊哮喘。痰液中嗜酸性粒细胞或中性粒细胞计数可评估与哮喘相关的气道炎症。呼出气一氧化氮（FeNO）也可作为哮喘时气道炎症的无创性标志物。痰液嗜酸性粒细胞和 FeNO 检查有助于选择最佳哮喘治疗方案。可通过变应原皮试或血清特异性 IgE 测定证实哮喘患者的变态反应状态，以帮助了解导致个体哮喘发生和加重的危险因素，也可帮助确定特异性免疫治疗方案。

（七）支气管哮喘的鉴别诊断

哮喘的病理生理学改变包括三个特征：①气流受限，但可经支气管舒张剂治疗而逆转；②气道对各种刺激的高反应性；③气流受限呈周期性或发作性。这一组功能性改变的发病机制最可能为局限于气道的炎症过程。

哮喘急性发作时，患者都会有不同程度的呼吸困难。呼吸困难的第一个症状就是气促，患者的主诉就是胸闷、憋气、胸部压迫感。症状的出现常常与接触变应源或激发因素（如冷空气、异味等）有关，也常常发生于劳作后或继发于呼吸道感染（如气管炎）之后。但任何原因引起的缺氧也可出现类似症状。由此可见，胸闷、憋气不是哮喘所特有，不是它的专利，应该注意区别，以免导致误诊和误治。非哮喘所致的呼吸困难可见于下列几种情况：

1. 慢性支气管炎和 COPD　慢性支气管炎常发生于吸烟或接触粉尘及其他刺激性烟雾职业的人，其中尤以长期吸烟为最常见的病因。因此患者多为中老年人，大多有长期咳嗽、咳痰史，每每在寒冷季节时症状加剧。一个人如果每年持续咳嗽 3 个月以上，连续 2 年，并排除其他可引起咳嗽、咳痰的原因者，即可诊断为慢性支气管炎。病程较长的慢性支气管炎患者的气道也可造成气流的受限，可合并肺气肿、发生通气功能障碍，而且常易发生急性呼吸道细菌或病毒感染。慢性阻塞性肺疾病（COPD）的患者与哮喘患者一样，运动常常引起症状的发作，但两者有区别。COPD 患者一般是在运动或劳作后发生喘息和呼吸困难，而哮喘患者通常是在运动过程发生中症状发作或加重。

2. 心源性哮喘　大多数发生于老年人，特别是原有高血压病、冠心病者，也常见于风湿性心脏病、心肌病的患者。他们的心功能太差，肺循环淤血。这时，即使肺通气功能正常，也会因肺循环障碍，肺泡与其周围的毛细血管的气体交换不足而缺氧。急性左心功能不全（常见与急性广泛心肌梗死）还可出现喘息症状（医学上称为心源性哮喘），特点为夜间出现阵发性呼吸困难，不能平卧，咳嗽频数，且有多量血性泡沫痰，与哮喘有别。心源性哮喘是非常严重的病症，如治疗延误，往往危及患者的生命，应紧急诊治。

3. 肺癌　大部分肺癌发生于支气管腔内，肿瘤的生长增大必将导致支气管腔的狭窄，造成通气功能的障碍。位于气管腔内的癌症，对气流的影响更为严重，可以引起缺氧，使患者喘息，甚至误诊为哮喘。发生于大气道的肺癌常常引起阻塞性肺炎。当感染或肺炎形成以后，患者的气促、咳嗽、喘鸣等症状更加明显，有时还会造成混淆。但是肺癌引起的咳嗽、喘息症状往往是逐渐形成，进行性加重，常有咯血丝痰或少量血痰的现象，平喘药物治疗无效。此外，发生于气管内的正气管癌也可引起呼吸困难，但这时的呼吸困难为吸气性呼吸困难，即空气吸不进肺，而哮喘的呼吸困难是呼气性呼吸困难，即肺里的气体不容易排出。

4. 胸腔积液　胸腔积液常常由结核病引起，液体积存于肺外一侧或双侧的胸膜腔内。少量的积液不会引起呼吸困难，但如果积液量较多，就可能使肺受压迫，因而出现通气和换气障碍。患者得不到足够的氧气，从而出现胸闷、气短、憋气等症状。胸腔积液与哮喘的鉴别诊断比较容易，胸部透视或摄胸部 X 线片就可区分。当然，两者的症状也不同。结核性胸膜炎的患者一般有发热、胸痛的症状，而哮喘患者除非合并感染，通常无发热，除非合并气胸，否则无胸痛。胸腔积液引起的呼吸困难经胸腔穿刺，积液引流以后症状很快缓解，而平喘药无效。

5. 自发性气胸　病程长的哮喘患者，由于肺气肿和肺大泡的形成，偶可在哮喘急性发作时并发气胸，使呼吸困难的症状突然加重。患者和医务人员如果忽略了并发气胸的可能性，误认为是哮喘发作加剧，而反复使用平喘药物，就必将延误治疗。并发气胸时的特征是出现胸部重压感，大多为单侧性，吸气性呼吸困难，且平喘药物治疗无效。通过医师仔细的检查或者胸部 X 线检查即可及时做出诊断，关键在于不失时机地检查治疗。

6. 肺栓塞　肺栓塞是肺动脉被某种栓子堵住，以致血流不通的严重病症。肺栓塞的早期症状都是显著的胸闷、憋气、呼吸困难，这些症状可使患者坐卧不安，极为难忍。血气分析显示明显的低氧血症，但一般肺部听不到哮鸣音，平喘药无效，这些都是与哮喘明显不同之处。进一步的确诊须借助与核素的肺通气/灌注扫描和肺动脉造影等。

7. 弥漫性肺间质纤维化　这是一组病因极其复杂的疾病综合征，大部分患者病因不清楚，如所谓特发性肺间质纤维化，少数患者的病因较清楚，最常见为系统性红斑狼疮、类风湿性关节炎、系统性进行性硬皮病、皮肌炎、干燥综合征等。弥漫性肺间质纤维化患者的病情变化可急可缓，突出症状是进行性呼吸困难，因此多数患者主诉胸闷、憋气，也可表现刺激性干咳嗽。但这些症状一般无季节性、其发作性的特点也不突出，除非合并感染。肺无哮鸣音，但有时肺可听到爆裂音。肺功能检查显示限制性通气功能障碍。这些特点均与哮喘不同。

8. 高通气综合征　这是一组由于通气过度，超过生理代谢所需要的病症，通常可由焦虑和某种应激反应所引起，因此过度通气激发试验也可引起同样的临床症状。过度通气的结果是呼吸性碱中毒，从而表现呼吸深或快、呼吸困难、气短、胸闷、憋气、心悸、头昏、视物模糊、手指麻木等症状。严重者可出现手指，甚至上肢强直、口周麻木发紧、晕厥、精神紧张、焦虑、恐惧等症状。这组综合征不同于哮喘，它并不由器质性疾病所引起，因此各种内脏的功能检查一般都正常，也无变应原。症状的发作无季节性，肺无哮鸣音。只有过度通气激发试验才能做出本病的诊断，乙酰甲胆碱或组胺吸入均不能诱发本病症。吸入皮质激素和支气管扩张剂均不是本综合征的适应证。

（八）支气管哮喘的并发症

多数哮喘患者的病程是可逆的，但有少数患者由于气道慢性过敏性炎症持续存在，反复发作，造成不可逆的病理变化，肺功能损害严重，或者由于急性严重发作，气道阻塞严重，抢救不及时，或者由于某些药物使用不当等情况，均可引起急性、慢性或治疗性的并发症，常见为：

1. 肺气肿和肺心病　哮喘患者因气道过敏性炎症持续存在，并对外界的各种特异的或非特异的刺激产生高反应性。这种患者的支气管系统极容易发生收缩，以至痉挛，造成气道阻塞。气流阻塞如果长期得不到控制，肺残气也越来越多，结果使肺体积不断增大，肺泡结构受破坏，这就形成肺气肿。其后随着肺气肿的加重，肺泡里淤积的气体造成的肺泡内压力也不断增加，肺泡周围的血管受到压迫，血液流通障碍，从而造成肺循环阻力增高，压力增大，形成慢性肺动脉高压。肺动脉高压的形成使从周围血管来的静脉血回到心脏发生困难，同时使心脏（主要是右心室）负担加重，结果有心室壁肥厚、心室增大。由于长期的超负荷工作，右心室慢慢就发生疲劳，右心功能不全，慢性肺源性心脏病（简称肺心病）。

2. 呼吸衰竭　哮喘合并呼吸衰竭时，与慢性阻塞性肺疾病（COPD）没有区别，一般都属于Ⅱ型呼吸衰竭（即有缺氧，而且有动脉血二氧化碳分压的增高）。但哮喘严重发作时的呼吸衰竭一般为Ⅰ型呼吸衰竭（即只有缺氧，没有动脉血二氧化碳分压的升高），而且往往合并过度通气。

3. 呼吸骤停　指哮喘患者的呼吸突然停止的严重并发症。发生这样的并发症前，病情一般并不太重，也没有预兆，大半发生于患者咳嗽或进食时，也可在轻微活动后。大半在家中发生，因此家属应及时救治。如果没有及时进行人工呼吸，常导致在送往医院前就继发心跳停止造成死亡。呼吸骤停的原因可能和发病时的神经反射有关。这种并发症发生的机会非常少见，但应警惕再次发生的可能。

4. 气胸和纵隔气肿　这两种情况都是肺结构受到严重的破坏，肺气肿进一步发展为肺大泡的结果。气胸有多种类型，如张力性气胸，交通性气胸和闭合性气胸等。其中最危险者为张力性气胸。因为这时胸膜的破口形成活瓣样，当患者吸气时，由于外界的大气压高于胸腔内的负压，因此外界的空气很容易进入胸腔。而当患者呼气时，胸膜的活瓣将破口关闭，胸腔里的气体不能排出，因此胸腔内的压力猛长，不但很快将同侧肺完全压瘪，而且可把纵隔向对侧推移，引起纵隔摆动，甚至可压迫对侧肺，因此患者可以突然死亡。对于这种情况，应当马上抢救，刻不容缓。对于其他两种类型的气胸和纵隔气肿也应积极治疗，以尽快使肺复张，恢复其肺功能。不管哪一类型的气胸，如果没有及时处理，肺受压的时间过长，都可能使肺复张困难。这就等于进行了没有开胸的“肺切除”。

5. 过敏性支气管肺曲菌病（ABPA）　少数支气管哮喘病例可以并发过敏性支气管肺曲菌病。表现为乏力、消瘦、咳嗽、盗汗、杵状指、吐痰中出现褐色小块状分泌，真菌培养有烟曲菌生长。胸片显示游走性肺浸润。患者血中对烟曲菌的特异性 IgE 滴度增高，用烟曲菌抗原给患者作皮肤试验可出现双相反应，即先在 15min 时出现速发反应，继而在 6～8h 后出现延迟反应。此并发症在支气管哮喘患者中虽然症状典型的不多，但有人报告支气管哮喘患者的痰液中出现曲菌菌丝的病例不少，约有 10% 的患者痰中可找到菌丝。

6. 心律失常和休克　严重哮喘发作本身可因缺氧等而引起心律失常和休克，但平喘药物，尤其是氨茶碱和异丙肾上腺素如果用量过多或注射速度过快也可引起上述不良反应。即使当前应用的选择性 β_2 受体激动剂大量静脉给药时也可发生。氨茶碱静脉注射速度太快，量过多会产生血管扩张。哮喘患者发作比较严重的哮喘时，往往丢失较多的水分，造成一定程度的脱水，其血容量相对不足，如果血管明显扩张就容易造成低血容量休克，甚至引起死亡，必须引起高度警惕。为此必须注意：①平喘药物不能过量，尤其老年人或原有心脏病的患者，注射时更要小心，最好先采用吸入疗法；②静脉注射氨茶碱剂量首次应用不超过每千克体重 5mg，注射速度要慢，不少于 15min，如果已有脱水表现，宜改用静脉滴注；③患者应该吸氧。

7. 闭锁肺综合征　β_2 受体激动剂本来是扩张支气管的平喘药，但如果哮喘患者用药过多，过于频繁，就可能起不到平喘作用，就好像呼吸道和外界隔绝，被“关闭”或“锁”起来一样。发生闭锁肺综合征主要因素是应用异丙肾上腺素过量或在治疗中因心动过速而不适当地使用了普萘洛尔（心得安）引起。普萘洛尔是一种 β_2 受体阻断剂，阻断 β_2 受体激动剂的作用，本身又可使支气管痉挛加剧，造成“闭锁状态”。异丙肾上腺素应用过量、它的代谢产物在体内积聚，也会发生普萘洛尔样的 β_2 受体的阻断作用，可发生类似的后果。此外，应用利血平或大量普拉洛尔（心得宁）后也有类似作用。因此哮喘合并冠心病、高血压者应当慎重使用这类药物。

8. 胸廓畸形　哮喘患者尤其是年幼时起病或反复发作者，往往引起胸廓畸形，最常见是桶状胸、鸡胸、肋骨外翻等胸廓畸形。严重者可能对呼吸功能有些影响。

9. 生长发育迟缓　有人认为哮喘病儿长期口服皮质激素者可以出现生长迟缓，但吸入糖皮质激素是否引起生长迟缓，目前看法不一。多数认为规范化使用适量的吸入皮质激素不会引起发育的障碍。

如上所述，哮喘本来是一种可逆的气道疾病，但如果诊断不及时，治疗不适当，可逆的病变就可能转变为不可逆的病变，而且可以产生各种各样的并发症，甚至导致患者死亡。由此可见哮喘的规范化治疗是极为重要的。

（冯俊飞）

第三节　支气管哮喘的治疗

一、哮喘治疗常用药物简介

哮喘治疗药物分为控制药物和缓解药物。①控制药物：每天需要长期使用的药物，主要通过抗炎作用使哮喘维持临床控制，包括吸入糖皮质激素（简称激素）、全身用激素、白三烯调节剂、长效 β_2 受体激动剂（LABA，须与吸入激素联合应用）、缓释茶碱、色苷酸钠、抗 IgE 抗体及其他有助于减少全身激素剂量的药物等；②缓解药物：按需使用的药物，这些药物通过迅速解除支气管痉挛从而缓解哮喘症状，包括速效吸入 β_2 受体激动剂、全身用激素、吸入性抗胆碱能药物、短效茶碱及短效口服 β_2 受体激动剂等。

1. 激素　激素是最有效的控制气道炎症的药物。给药途径包括吸入、口服和静脉应用等，吸入为首选途径。

（1）吸入给药：吸入激素的局部抗炎作用强，通过吸入给药，药物直接作用于呼吸道，所需剂量较小。通过消化道和呼吸道进入血液药物的大部分被肝脏灭活，因此全身性不良反应较少。吸入激素可有效减轻哮喘症状、提高生活质量、改善肺功能、降低气道高反应性、控制气道炎症，减少哮喘发作的频率和减轻发作的严重程度，降低病死率。多数成人哮喘患者吸入小剂量激素即可较好的控制哮喘。过多增加吸入激素剂量对控制哮喘的获益较小而不良反应增加。由于吸烟可降低激素的效果，故吸烟者须戒烟并给予较高剂量的吸入激素。吸入激素的剂量与预防哮喘严重急性发作的作用之间有非常明确的关系，所以，严重哮喘患者长期大剂量吸入激素是有益的。

吸入激素在口咽部局部的不良反应包括声音嘶哑、咽部不适和念珠菌感染。吸药后及时用清水含漱口咽部，选用干粉吸入剂或加用储雾器可减少上述不良反应。吸入激素的全身不良反应的大小与药物剂量、药物的生物利用度、在肠道的吸收、肝脏首过代谢率及全身吸收药物的半衰期等因素有关。通常成人哮喘患者每天吸入低至中剂量激素，不会出现明显的全身不良反应。长期高剂量吸入激素后可能出现的全身不良反应包括皮肤瘀斑、肾上腺功能抑制和骨密度降低等。吸入激素可能与白内障和青光眼的发生有关，现无证据表明吸入激素可增加肺部感染（包括肺结核）的发生率，因此伴有活动性肺结核的哮喘患者可以在抗结核治疗的同时给予吸入激素治疗。

1）气雾剂给药：临床上常用的吸入激素有 4 种。包括二丙酸倍氯米松、布地奈德、丙酸氟替卡松等。一般而言，使用干粉吸入装置比普通定量气雾剂方便，吸入下呼吸道的药物量较多。

2）溶液给药：布地奈德溶液经以压缩空气为动力的射流装置雾化吸入，对患者吸气配合的要求不高，起效较快，适用于轻中度哮喘急性发作时的治疗。

（2）口服给药：适用于中度哮喘发作、慢性持续哮喘吸入大剂量吸入激素联合治疗无效的患者和作为静脉应用激素治疗后的序贯治疗。一般使用半衰期较短的激素（如泼尼松、泼尼松龙或甲泼尼龙等）。对于激素依赖型哮喘，可采用每天或隔天清晨顿服给药的方式，以减少外源性激素对下丘脑－垂体－肾上腺轴的抑制作用。泼尼松的维持剂量为每天≤10mg。长期口服激素可引起骨质疏松症、高血压、糖尿病、下丘脑－垂体－肾上腺轴的抑制、肥胖症、白内障、青光眼、皮肤菲薄导致皮纹和瘀斑、肌无力。对于伴有结核病、寄生虫感染、骨质疏松、青光眼、糖尿病、严重忧郁或消化性溃疡的哮喘患者，全身给予激素治疗时应慎重并应密切随访。全身使用激素不是一种经常使用的缓解哮喘症状的方法，但严重的急性哮喘是需要的，可预防哮喘的恶化、减少因哮喘而急诊或住院的机会、预防早期复发、降低病死率。推荐剂量：泼尼松龙30～50mg/d，5～10d。具体使用要根据病情的严重程度，当症状缓解或其肺功能已经达到个人最佳值，可以考虑停药或减量。地塞米松因对垂体－肾上腺的抑制作用大，不推荐长期使用。

（3）静脉给药：严重急性哮喘发作时，应经静脉及时给予琥珀酸氢化可的松（400～1 000mg/d）或甲泼尼龙（80～160mg/d）。无激素依赖倾向者，可在短期（3～5d）内停药；有激素依赖倾向者应延长给药时间，控制哮喘症状后改为口服给药，并逐步减少激素用量。

2. β_2受体激动剂　通过对气道平滑肌和肥大细胞等细胞膜表面的β_2受体的作用，舒张气道平滑肌、减少肥大细胞和嗜碱粒细胞脱颗粒和介质的释放、降低微血管的通透性、增加气道上皮纤毛的摆动等，缓解哮喘症状。此类药物较多，可分为短效（作用维持4～6h）和长效（维持12h）β_2受体激动剂。后者又可分为速效（数分钟起效）和缓慢起效（30min起效）2种。

（1）短效β_2受体激动剂（SABA）：常用的药物如沙丁胺醇（salbutamol）和特布他林（terbutalin）等。

1）吸入给药：吸入用短效β_2受体激动剂包括气雾剂、干粉剂和溶液等，通常在数分钟内起效，疗效可维持数小时，是缓解轻至中度急性哮喘症状的首选药物，也可用于运动性哮喘。如每次吸入100～200μg沙丁胺醇或250～500μg特布他林，必要时每20min重复1次。这类药物应按需间歇使用，不宜长期、单一使用，也不宜过量应用，否则可引起骨骼肌震颤、低血钾、心律失常等不良反应。压力型定量手控气雾剂（pMDI）和干粉吸入装置吸入短效β_2受体激动剂不适用于重度哮喘发作；其溶液（如沙丁胺醇、特布他林、非诺特罗及其复方制剂）经雾化泵吸入适用于轻至重度哮喘发作。

2）口服给药：如沙丁胺醇、特布他林、丙卡特罗片等，通常在服药后15～30min起效，疗效维持4～6h。如沙丁胺醇2～4mg，特布他林125～2.5mg，每天3次；丙卡特罗25～50μg，每天2次。使用虽较方便，但心悸、骨骼肌震颤等不良反应比吸入给药时明显。缓释剂型和控释剂型的平喘作用维持时间可达12h，特布他林的前体药班布特罗的作用可维持24h，可减少用药次数，适用于夜间哮喘患者的预防和治疗。长期、单一应用β_2受体激动剂可造成细胞膜β_2受体的向下调节，表现为临床耐药现象，故应予避免。

3）贴剂给药：为透皮吸收剂型。妥洛特罗（tulobuterol），分为0.5mg、1mg、2mg 3种剂量。药物经皮肤吸收，因此可减轻全身不良反应，每天只需贴敷1次，效果可维持24h。

（2）长效β_2受体激动剂（LABA）：舒张支气管平滑肌的作用可维持12h以上。目前常用的吸入型LABA有2种。沙美特罗（salmeterol）：给药后30min起效，平喘作用维持12h以上。推荐剂量50μg，每天2次吸入。福莫特罗（formoterol）：给药后3～5min起效，平喘作用维持 8h 以上。平喘作用具有一定的剂量依赖性，推荐剂量 4.5 ~ 9μg，每天 2 次吸入。吸入 LABA 适用于哮喘（尤其是夜间哮喘和运动诱发哮喘）的预防和治疗。福莫特罗因起效迅速，可按需用于哮喘急性发作时的治疗。联合吸入激素和 LABA，具有协同的抗炎和平喘作用，可获得相当于（或优于）应用加倍剂量吸入激素时的疗效，并可增加患者的依从性、减少较大剂量吸入激素引起的不良反应，尤其适合于中至重度持续哮喘患者的长期治疗。临床上不推荐长期单独使用 LABA 治疗哮喘，LABA 应该与吸入激素联合使用。

3. 白三烯调节剂　主要是通过对气道平滑肌和其他细胞表面白三烯受体的拮抗，抑制肥大细胞和嗜酸性粒细胞释放出的半胱氨酰白三烯的致喘和致炎作用，产生轻度支气管舒张和减轻变应原、运动和二氧化硫（SO_2）诱发的支气管痉挛等作用，并有一定的抗炎作用。可减轻哮喘症状、改善肺功能、减少哮喘的恶化。但作用不如吸入激素，也不能取代激素。但可减少中至重度哮喘患者每天吸入激素的剂量，并可提高吸入激素治疗的临床疗效，尤适用于阿司匹林哮喘、运动性哮喘和伴有过敏性鼻炎哮喘患者的治疗。扎鲁司特 20mg，每天 2 次；孟鲁司特 10mg，每天 1 次；异丁司特 10mg，每天 2 次。

4. 茶碱　具有舒张支气管平滑肌作用，并具有强心、利尿、扩张冠状动脉、兴奋呼吸中枢和呼吸肌等作用。低浓度茶碱具有抗炎和免疫调节作用。可作为症状缓解药。

（1）口服给药：用于轻至中度哮喘发作和维持治疗。剂量为每天 6 ~ 10mg/kg。口服控（缓）释型茶碱后昼夜血药浓度平稳，平喘作用可维持 12 ~ 24h，尤适用于夜间哮喘症状的控制。联合应用茶碱、激素和抗胆碱药物具有协同作用。但本品与 β_2 受体激动剂联合应用时，易出现心率增快和心律失常，应慎用并适当减少剂量。

（2）静脉给药：氨茶碱加入葡萄糖溶液中，缓慢静脉注射［注射速度不宜超过 0.25mg/（kg·min）］或静脉滴注，适用于哮喘急性发作且近 24h 内未用过茶碱类药物的患者。负荷剂量为 4 ~ 6mg/kg，维持剂量为 0.6 ~ 0.8mg/（kg·h）。由于茶碱的“治疗窗”窄以及茶碱代谢存在较大的个体差异，可引起心律失常、血压下降、甚至死亡，临床上应监测其血药浓度，及时调整浓度和滴速。茶碱有效、安全的血药浓度范围应在 6 ~ 15mg/L。影响茶碱代谢的因素较多，如发热、妊娠，抗结核治疗可以降低茶碱的血药浓度；而肝脏疾患、充血性心力衰竭以及合用西咪替丁或喹诺酮类、大环内酯类等药物均可影响茶碱代谢而使其排泄减慢，增加茶碱的毒性作用，应酌情调整剂量。多索茶碱的作用与氨茶碱相同，但不良反应较轻。双羟丙茶碱的作用较弱，不良反应也较少。

5. 抗胆碱药物　吸入抗胆碱药物，如溴化异丙托品和噻托溴铵等，可阻断节后迷走神经传出支，通过降低迷走神经张力而舒张支气管。现有气雾剂和雾化溶液两种剂型。经 pMDI 吸入溴化异丙托品气雾剂，常用剂量为 20 ~ 40μg，每天 3 ~ 4 次；经雾化泵吸入溴化异丙托品溶液的常用剂量为 50 ~ 125μg，每天 3 ~ 4 次。噻托溴铵为长效抗胆碱药物，对 M_1 和 M_3 受体具有选择性抑制作用，仅需每天 1 次吸入给药。抗胆碱药物与 β_2 受体激动剂联合应用具有协同、互补作用，对有吸烟史的老年哮喘患者较为适宜，但对妊娠早期妇女和患有青光眼或前列腺肥大的患者应慎用。

6. 抗 IgE 治疗　抗 IgE 单克隆抗体（omalizumab）可应用于血清 IgE 水平增高的哮喘患者，目前主要用于经过吸入糖皮质激素和 LABA 联合治疗后症状仍未控制的严重哮喘患者。

7. 其他治疗哮喘药物

（1）抗组胺药物：口服第二代抗组胺药物（H_1 受体阻断剂）如酮替芬、氯雷他定、阿司咪唑、氮䓬司丁、特非那丁等具有抗变态反应作用，在哮喘治疗中的作用较弱。可用于伴有变应性鼻炎哮喘患者的治疗。药物的不良反应主要是嗜睡。阿司咪唑和特非那丁可引起严重的心血管不良反应，应谨慎使用。

（2）其他口服抗变态反应药物：如曲尼司特（tranilast）、瑞吡司特（repirinast）等可应用于轻至中度哮喘的治疗。其主要不良反应是嗜睡。

二、哮喘治疗原则

从理论上讲，支气管哮喘的预防比治疗更为重要，但由于哮喘的致病因素和诱发因素都非常复杂，各种因素常互相交错，而且往往是多重性的，再加上绝大多数患者还没有建立“预防为主”的坚定信念，导致预防措施难以起到主导的地位，在这种情况下，哮喘的治疗就显得尤为重要。但我们认为应当坚持“防中有治，治中有防”的基本原则。

（1）哮喘的治疗必须规范化，任何哮喘治疗方案都应把预防工作放在首位，为此应当尽可能地让患者了解“自己”，了解病因，了解药物。

（2）所有患者应尽最大可能地避免接触致病因素和诱发因素，对于特应性哮喘患者，采用脱敏疗法来提高患者对变应原的耐受性，也应作为预防措施来看待。

（3）以吸入肾上腺皮质激素（简称激素）为主的抗炎治疗应是哮喘缓解期的首要治疗原则，以达到控制气道的慢性炎症，预防哮喘的急性发作的目的。

（4）哮喘急性发作时，治疗的关键是迅速控制症状，改善通气，纠正低氧血症。

（5）强化对基层医师的培训，对哮喘患者的医学教育是哮喘防治工作的主要环节。

三、哮喘治疗目标

哮喘是一种对患者及其家庭和社会都有明显影响的慢性疾病。气道炎症是所有类型的哮喘的共同病理、症状和气道高反应性的基础，它存在于哮喘的所有时段。虽然目前尚无根治办法，但以抑制气道炎症为主的适当的治疗通常可以使病情得到控制。哮喘治疗的目标为：①有效控制急性发作症状并维持最轻的症状，甚至无任何症状；②防止哮喘的加重；③尽可能使肺功能维持在接近正常水平；④保持正常活动（包括运动）的能力；⑤避免哮喘药物治疗过程发生不良反应；⑥防止发生不可逆的气流受限；⑦防止哮喘死亡，降低哮喘死亡率。

哮喘控制的标准如下：①最少（最好没有）慢性症状，包括夜间症状；②最少（不常）发生哮喘加重；③无需因哮喘而急诊；④基本不需要使用 β_2 受体激动剂；⑤没有活动（包括运动）限制；⑥PEF 昼夜变异率低于 20%；⑦PEF 正常或接近正常；⑧药物不良反应最少或没有。

四、哮喘治疗方案的组成

哮喘的治疗可以根据采用不同治疗类型的可能性、文化背景、不同的医疗保健系统通过不同途径进行。一般应包括六个部分，即：

（1）患者教育，并使哮喘患者在治疗中与医师建立伙伴关系。

（2）根据临床症状和尽可能的肺功能测定评估和监测哮喘的严重度。

（3）脱离与危险因素的接触。

（4）建立个体化的儿童和成人的长期的治疗计划。

（5）建立个体化的控制哮喘加重的治疗计划。

（6）进行定期的随访监护。

五、长期治疗方案的确定

1. 以哮喘的严重程度选择治疗药物　哮喘治疗方案的抉择基于其在治疗人群中的疗效及其安全性。药物治疗可以酌情采取不同的给药途径，包括吸入、口服和肠道外途径（皮下、肌内或静脉注射）。吸入给药的主要优点是可以将高浓度的药物送入气道以提高疗效，而避免或使全身不良反应减少到最低程度。哮喘治疗应以患者的严重程度为基础，并根据病情控制变化增减（升级或降级）的阶梯治疗原则选择治疗药物（表 15－5）。

表 15－5　哮喘患者长期治疗方案的选择＊

严重度	每天治疗药物	其他治疗选择＊＊
一级 间歇发作哮喘＊＊＊	不必	
二级 轻度持续哮喘	吸入糖皮质激素（≤500μg BDP 或相当剂量）	缓释茶碱，或 色甘酸钠，或 白三烯调节剂
三级 中度持续哮喘	吸入糖皮质激素（200～100μg BDP 或相当剂量），加上长效吸入 β_2 受体激动剂 吸入糖皮质激素（500～1 000μg BDP 或相当剂量），加上缓释茶碱，或 吸入糖皮质激素（500～1 000μg BDP 或相当剂量），加上吸入长效 β_2 受体激动剂，或 吸入大剂量糖皮质激素（＞1 000μg BDP 或相当剂量），或 吸入糖皮质激素（200～1 000μg BDP 或相当剂量），加上白三烯调节剂	
四级 重度持续哮喘	吸入糖皮质激素（＞1 000μg BDP 或相当剂量），加上吸入长效 β_2 受体激动剂，需要时可再加上一种或一种以上下列药物： 缓释茶碱　　白三烯调节剂 长效口服 β_2 受体激动剂　　口服糖皮质激素	

注：＊各级治疗中除了规则的每日控制治疗以外，需要时可快速吸入 β_2 受体激动剂以缓解症状，但每日吸入次数不应多于 3～4 次；

＊＊其他选择的缓解药包括：吸入抗胆碱能药物、短作用口服 β_2 受体激动剂、短作用茶碱；

＊＊＊间歇发作哮喘，但发生严重急性加重者，应按中度持续患者处理。

2. 以患者的病情严重程度为基础　根据控制水平类别选择适当的治疗方案哮喘患者长期治疗方案可分为 5 级。对以往未经规范治疗的初诊哮喘患者可选择第 2 级治疗方案，哮喘患者症状明显，应直接选择第 3 级治疗方案。从第 2 级到第 5 级的治疗方案中都有不同的哮喘控制药物可供选择。而在每一级中都应按需使用缓解药物，以迅速缓解哮喘症状。如果使用含有福莫特罗和布地奈德单一吸入装置进行联合治疗时，可作为控制和缓解药物应用。如果使用该分级治疗方案不能够使哮喘得到控制，治疗方案应升级直至达到哮喘控制为止。当哮喘控制并维持至少3个月后，治疗方案可考虑降级。建议减量方案：①单独使用中至高剂量吸入激素的患者，将吸入激素剂量减少50%；②单独使用低剂量激素的患者，可改为每日1次用药；③联合吸入激素和LABA的患者：按2010年2月18日美国FDA（U. S. Food and Drug Administration）在长效 β_2 受体激动剂治疗哮喘的安全通告中的建议：LABA应该短期应用，一旦哮喘得到有效控制，则应该停止使用LABA。也就是，如果哮喘患者应用ICS和LABA联合治疗哮喘，哮喘达到完全控制后，就需要降阶梯治疗，应用单一的ICS吸入治疗，而不再继续使用LABA吸入治疗。

若患者使用最低剂量控制药物达到哮喘控制1年，并且哮喘症状不再发作，可考虑停用药物治疗。上述减量方案尚待进一步验证。通常情况下，患者在初诊后2～4周回访，以后每1～3个月随访1次。出现哮喘发作时应及时就诊，哮喘发作后2周～至1个月内进行回访。

六、哮喘急性发作期的治疗

哮喘急性发作的严重性决定其治疗方案，表15－3为根据检查时所确定的哮喘急性发作严重度而制定的指南，各类别中的所有特征并不要求齐备。如果患者对起始治疗不满意，或症状恶化很快，或患者存在可能发生死亡的高危因素，应按下一个更为严重的级别治疗。

（一）哮喘急性发作的一般治疗

一般来说，如果患者突然咳喘、胸闷、气促，而且进行性加重，平时所用的常规平喘药效果不明显时就应该到医院进一步检查，包括肺功能和血气分析等。不失时机进行治疗，以尽快缓解症状，纠正低氧血症，保护肺功能。

哮喘轻度急性发作者，可用沙丁胺醇（舒喘灵）或间羟舒喘宁（喘康速）气雾剂作吸入治疗，每次吸200μg（2撳），通常可在数分钟内起作用，也可口服 β_2 受体激动剂，如特布他林（博利康尼）每次2.5mg，每日3次，通常在服药15～30min起效，疗效维持4～6h，但心悸、震颤稍多见。如果急性发作或每天用药次数、剂量增加，表示病情加重，就需要合用其他药物，如舒弗美等。

中度哮喘急性发作者，气促明显，稍活动即气促加重，喜坐位，有时焦虑或烦躁，出汗、呼吸快、脉率达120次/分，喘鸣音响亮。吸支气管舒张剂后，仅部分改善症状，因此往往需要联合使用丙酸倍氯松或布地奈德气雾剂吸入，每次250μg，每12h或8h一次，有较强的局部抗炎作用。吸入皮质激素的疗效仍不满意者，需改用口服泼尼松每次10mg，每日3次，一般用3～4d，然后停用口服泼尼松改用吸入皮质激素（在完全停用口服泼尼松以前即应开始辅以吸入皮质激素）。

中度哮喘急性发作者常有夜间哮喘发作或症状加剧，因此常常需要使用长效缓释型茶碱，如舒弗美200mg（1片），每12h一次。也可用控释型 β_2 受体激动剂如全特宁每次4～8mg，每12h一次。此外，长效 β_2 受体激动剂，如丙卡特罗（美喘清，普鲁卡地鲁）每次25μg（小儿每次每千克体重1.25μg），沙美特罗（施立稳）每次吸入50μg，也可口服班布特罗，每晚10mg，能有效防治夜间哮喘发作和清晨加剧。有时可吸入可必特治疗，尤其是使用压缩空气吸入该药时效果更明显，优于单纯吸入 β_2 受体激动剂。

重度急性发作或危重患者，气促更严重，静息时气促也很明显，焦虑烦躁或嗜睡，大汗淋漓，呼吸困难，呼吸>30次/分，脉率>120次/分，发绀，用支气管扩张剂效果不明显。此时必须立即送医院。这时吸入β_2受体激动剂或糖皮质激素的效果均不明显，往往需在医院急诊室观察，并静脉滴注皮质激素和氨茶碱，一般还必须吸氧等。危重患者伴呼吸衰竭者还应酌情进行插管，并进行机械通气。

（二）机械通气的适应证

哮喘患者急性重度发作，经支气管扩张剂、激素、碱剂和补液等积极治疗，大部分可得到缓解，但仍有1%～3%病情继续恶化，发生危重急性呼吸衰竭。动脉血气分析提示严重缺氧和二氧化碳潴留伴呼吸性酸中毒，如不及时抢救，即会危及生命。这时，由于气道阻力很高，胸廓过度膨胀，呼吸肌处于疲劳状态。因此，若注射呼吸兴奋剂（可拉明等），通气量的增加很有限，相反呼吸肌兴奋可能加重呼吸肌疲劳，氧消耗量和二氧化碳的产生也随之增多，不但效果极差，而且会适得其反，加重病情，故只有及时采用机械通气，方能取得满意疗效。

机械通气的指针是：①呼吸心跳停止；②严重低氧血症，PaO_2<7.98kPa（60mmHg）；③$PaCO_2$>6.67kPa（50mmHg）；④重度呼吸性酸中毒，动脉血pH<7.25；⑤严重意识障碍、谵妄或昏迷；⑥呼吸浅而快，每分钟超过30次，哮鸣音由强变弱或消失，呼吸肌疲劳明显。

危重哮喘患者在机械通气时仍应当强化抗气道炎症的治疗，静脉滴入糖皮质激素是必不可少的，甚至常常需要较大剂量。在这种严重的状态下吸入支气管扩张药往往是无效的，勉强为之，有时还可增加气道阻力，加重呼吸困难。静脉使用氨茶碱是否有效，一直有争议。至于辅助机械通气的方式应根据患者的反应和血气分析的跟踪监测，及时调整。因为这时患者的气道阻力和气道内压和肺泡压显著增高，因此采用控制性低潮气量辅助呼吸（MCHV）或压力支持（PSAV）较为合理。用MCHV时呼吸机参数为：通气频率6～12/min，潮气量8～12ml/kg，这些参数约为常规预计量的2/3。也有报道，在机械通气时让患者吸入氦（80%）－氧（20%）混合气，可使气道内压降低，肺泡通气量增加，改善低氧血症，降低$PaCO_2$。呼气末正压（PEEP）的治疗是否合适尚有许多争论。因为严重哮喘发作时已存在内源性呼气末正压（PEEPi），肺泡充气过度，呼气末胸内压增高，小气道陷闭，气道阻力增加呼气流速减慢，肺泡压增高，呼气末肺泡压可高于大气压。此时若进行气道正压通气（CPAP）或PEEP通气，虽可提高气道内压力，使之超过肺泡压，部分地克服气道阻力，减少呼吸功，从而改善通气，但内源性压力和外源性压力的相加必使肺泡进一步膨胀，导致气胸等气压性损伤，因此应用时必须非常慎重。同时，正压通气可能影响静脉血回心，使心排血量减少，血压下降，组织灌注不足，因此在正压通气前应充分补液，扩充血容量。机械通气过程注意气道湿化，防止气道内黏液栓的形成。

（三）防止特异性和非特异性因素的触发

这是一个要时刻注意的问题，即使在哮喘急性发作时也应该让患者脱离变应源的接触，如治疗药物的选择，病室环境的布置和消毒都应当在详细了解患者的过敏史和哮喘发作诱发因素后周密地安排。除了避免和清除患者所提供的明确的触发因素以外，一般来说，含乙醇的药物（如普通的氢化可的松）、来苏消毒液、挥发性杀虫剂均不宜使用。急性发作的哮喘患者更不宜安排在新装修的病室内，也不宜在其病室内摆设奇花异草。

七、脱敏疗法

脱敏疗法是特异性脱敏疗法的简称，是针对引起病变的过敏物质的一种治疗方法，即用变应源制成的提取液（即为浸出液），定期给对相应变应源皮肤试验阳性的患者进行注射，以刺激体内产生“封闭”抗体（又名阻断抗体）。“封闭”抗体和特异性 IgE 抗体一样，也具有识别变应源的功能。当相同变应源再次进入体内，“封闭”抗体与肥大（嗜碱粒）细胞表面的 IgE 竞争和变应源结合，然后变成复合物而被网状内皮系统清除掉，变应源和附着于肥大（嗜碱粒）细胞表面的 IgE 的结合少了，哮喘的发作也就得以避免或减轻，但有些患者的病情改善和“封闭”抗体的形成没有关系。脱敏疗法的“封闭”抗体的学说近年来已发生动摇，有些学者发现“封闭”抗体（主要是 IgG）在身体外虽证实能和特异性变应源相结合，但在体内却不能和进入黏膜的变应源相结合，且血清中“封闭”抗体并不确切反映是来源于局部的“封闭”抗体，而仅提示免疫刺激（注射变应源）的结果，只是一种免疫伴随现象，与病情改善程度缺乏相关性。因此有人认为脱敏疗法能使患者血清中的 IgE 生成受到抑制，IgE 量减少，肥大细胞不再继续致敏，病情也就减轻。脱敏疗法还可使释放炎性介质细胞的反应性减弱等。从而减少或阻止过敏性疾病的发作，这就叫做脱敏疗法，而这种专门配制的脱敏液即为“特异性脱敏抗原”。这种疗法目前主要用于呼吸道疾患，诸如过敏性鼻炎、支气管哮喘等。

脱敏疗法的适应证主要为：①哮喘患者对某些吸入变应源的皮肤试验阳性和（或）血清特异性 IgE 升高；②皮肤试验虽呈阴性，但病史中强烈提示由某变应源诱发哮喘或经抗原激发试验证实，或血清中查到该特异性 IgE，或者特异性嗜碱性粒细胞脱颗粒试验和组胺释放试验均呈阳性；③经一般平喘药物治疗后效果不理想，而当地已证实用某种变应源提取物作脱敏疗法有效；④对药物、食物过敏的患者，一般用避免方法而不用脱敏疗法，无法避免或不能替代者可考虑用脱敏疗法。

脱敏疗法应用于防治哮喘已历半个世纪，既往国内外多数学者持肯定态度，认为可减轻再次接触变应源后的过敏反应，甚至可长期控制哮喘发作。小儿的效果较成人显著，外源性哮喘效果更好。根据国内报道，用脱敏疗法疗程 2～4 年，成人哮喘总有效率达 79.8%，小儿哮喘总有效率为 95%，2 年治愈率为 61.3%。一般经脱敏疗法后，哮喘病情减轻，发作次数减少，平喘药物用量也减少，皮肤敏感性下降，部分患者变应源的皮肤试验由阳性转变为阴性或反应性降低，引起休克器官的耐受性也提高。特异性 IgE 抗体先上升，以后下降到低于原来水平，特异性 IgG 升高而嗜碱性粒细胞敏感性下降。但脱敏疗法有一定的局限性，因此各国学者的评价不尽相同，有些学者对脱敏疗法的钟爱程度不高。有人认为，如果哮喘全年发作，表明气道过敏性炎症持续存在，脱敏疗法不能使之恢复，这时宜选用吸入抗过敏性炎症药物来替代本法。

八、哮喘诊断治疗中应注意的事项

（1）哮喘患者就诊时通常有三种情况：主诉某些与哮喘有关的症状，但没有经过必要的检查，诊断尚不明确；哮喘急性发作；哮喘经过有效治疗而处于缓解期。对于第一类患者，医师的首要任务是进行胸部 X 线、肺功能、变应原等的系统检查，以确定诊断，并了解肺功能受损情况和哮喘的严重程度，是否具有变应体质，主要变应原是什么。这些基本病情的了解对患者长期的治疗方案的制订，对病情变化的随访都是非常重要的。第二类患者首先应给予紧急处理，缓解症状，改善肺功能，不要勉强进行过多的检查。其他必要的检查可等症状缓解以后进行。第三类患者可以进行全面的诊断性检查，但重要的是要仔细分析患者的病情变化，导致病情进行性发展的因素，对各种药物治疗的反应，调整治疗方案。

（2）在哮喘的诊断依据中，最主要是临床的典型症状体征和肺功能检查的结果。变应原的确定不是哮喘的主要诊断依据，变应原阳性是哮喘诊断的有利旁证和治疗方案设计的重要根据，但变应原阴性不能否定哮喘的诊断。胸部 X 线检查虽然意义不很大，但也必不可少，因为该检查对于了解肺部的并发症和鉴别诊断非常重要。

（3）哮喘的治疗应当尽量按“哮喘防治指南”规范化进行，而且治疗过程应根据症状和肺功能的变化，适时重新评估，调整治疗方案。

（4）哮喘的治疗药物很多，用药的途径也比较特别。大量的研究证明吸入疗法（包括糖皮质激素和支气管舒张药）既有效，而且全身不良反应少，因此是首选的用药途径。但不应滥用吸入途径，如地塞米松不同于丙酸倍氯米松、布地奈德和氟替卡松，不能作为吸入药物。茶碱类药物也不能用于吸入治疗。

定量雾化吸入器（MDI）便于携带，使用方便，因此在临床上广泛使用。但肺功能很差的体弱和重症患者及其不容易合作的幼儿，往往使用困难，很难真正把药吸到下呼吸道，因此疗效差。对于这些患者，建议使用适当类型的储雾器，使由 MDI 释出的药物暂时漂浮在储雾器内，从容吸入。碟式和干粉制剂不含氟利昂，不对气道产生刺激，也不污染大气，使用也比较方便。哮喘急性发作时，或喘息症状比较明显时，通过以压缩空气或高流量氧为动力的射流式雾化吸入装置吸入 β_2 受体激动剂或抗胆碱药可望得到较快的效果。

（5）在哮喘的治疗中，对患者的科普教育，让患者了解什么是哮喘，处方药的作用和可能出现的不良反应，吸入药物及其器械的正确使用都是疗效的基本保证。

（冯俊飞）